LE RÉFÉRENTIEL | MED-LINE

LIVRE OFFICIEL DU **COLLÈGE**

Société Nationale Française de Médecine Interne (SNFMI)

Collège National des Enseignants de Médecine Interne (CEMI)

Médecine interne

iECN 2016 2017 2018

Ouvrage dirigé par les
Pr Luc Mouthon,
Pr Thomas Hanslik,
Pr Jean-François Viallard

Collection dirigée par le Pr Serge Perrot
Centre hospitalier Cochin, Paris

MED-LINE Editions

Éditions MED-LINE
127 rue Jeanne d'Arc
75013 Paris
Tél. : 09 70 77 11 48
www.med-line.fr

MEDECINE INTERNE
ISBN : 978-2-84678-156-5

Mise en page : Patrice Philétas, Élise Ducamp, David Dumand, Meriem Rezgui
Couverture : Élise Ducamp

Sommaire

UE 1 – Apprentissage de l'exercice médical et de la coopération interprofessionnelle

UE 3 – Maturation – Vulnérabilité – Santé mentale – Conduites addictives

UE 6 – Maladies transmissibles – Risques sanitaires – Santé au travail

UE 7 – Inflammation – Immunopathologie – Poumon – Sang

UE 8 – Circulation – Métabolismes

Avant-propos

Chers étudiants, chers collègues,

Nous sommes heureux de vous proposer le recueil de cours du Collège National des Enseignants de Médecine Interne (CEMI) sous l'égide de la Société Nationale Française de Médecine Interne (SNFMI). Cet ouvrage, avant tout adapté à la préparation de l'ECN informatisé et répondant au programme du DFASM, est centré sur l'UE 7 (Inflammation - Immunopathologie - Poumon - Sang). D'autres UE dont les contenus concernent directement la médecine interne sont également abordées : UE 1 (Apprentissage de l'exercice médical et de la coopération interprofessionnelle), UE 3 (Maturation - Vulnérabilité - Santé mentale - Conduites addictives), UE 6 (Maladies transmissibles - Risques sanitaires - Santé au travail) et UE 8 (Circulation - Métabolismes).

Ce travail collaboratif répondra tout autant à la demande des étudiants qu'à celle des enseignants. Il propose un support pédagogique basé sur des données actualisées et adapté à l'évolution récente des objectifs de l'ECN.

Un ouvrage d'entraînement, également rédigé par le CEMI et disponible dans la même collection, permettra de se préparer de façon optimale à l'ECN. Pour chaque item abordé dans le présent recueil de cours, les étudiants y trouveront un dossier progressif ainsi que des questions isolées. Des dossiers de lecture critique d'article sont également soumis à la sagacité des étudiants.

Nous tenons à remercier chaleureusement tous les membres du CEMI qui ont collaboré avec plaisir et enthousiasme à la rédaction de cet ouvrage. Nous espérons que la lecture des prochaines pages apportera aide et motivation aux étudiants qui préparent l'ECN. Peut-être aussi que ce livre saura éveiller chez les lecteurs intérêt et curiosité, pour cette spécialité si riche et stimulante qu'est la médecine interne !

Pr Luc Mouthon, Pr Thomas Hanslik et Pr Jean-François Viallard

Remerciements

Tous nos remerciements pour leur participation à la relecture de cet ouvrage aux :

Pr Olivier Bouchaud, Service de Maladies Infectieuses et Tropicales, Hôpital Avicenne, Bobigny, et membre du Collège National des Enseignants de Maladies Infectieuses et Tropicales.

Pr Isabelle Cochereau, Service d'Ophtalmologie, Hôpital Bichat, Paris, et membre du Collège des Ophtalmologistes Universitaires de France.

En plus des auteurs des différents chapitres, tous nos remerciements pour les photographies qu'ils nous ont fournies pour cet ouvrage aux :

Dr Cécile Bordes-Contin, Laboratoire d'Immunologie, Hôpital Pellegrin, Bordeaux,

Pr Michel Brauner, Service de Radiologie, Hôpital Avicenne, Bobigny,

Pr Antoine Brézin, Service d'Ophtalmologie, Hôpital Cochin, Paris,

Dr Sylvie Daliphard, Laboratoire d'Hématologie, Institut de Biologie Clinique, Rouen,

Pr Marie-Sylvie Doutre, Service de Dermatologie, Hôpital Haut-Lévêque, Pessac (Bordeaux),

Pr Nicolas Dupin, Service de Dermatologie, Hôpital Cochin, Paris,

Pr Bertrand Godeau, Service de Médecine Interne, Hôpital Henri Mondor, Créteil,

Pr François Laurent, Service de Radiologie, Hôpital Haut-Lévêque, Pessac (Bordeaux),

Pr Dominique Monnet, Service d'Ophtalmologie, Hôpital Cochin, Paris,

Pr Luc Mouthon, Service de Médecine Interne, Hôpital Cochin, Paris,

Dr Marie Parrens, Service d'Anatomopathologie, Hôpital Haut-Lévêque, Pessac (Bordeaux),

Dr Anna Raimbault, Service d'Hématologie Biologique, Hôpital Cochin, Paris,

Dr Yurdagul Uzunhan, Service de Pneumologie, Hôpital Avicenne, Bobigny,

Dr Orianne Wagner-Ballon, Laboratoire d'Hématologie, Hôpital Henri Mondor, Créteil.

Les auteurs

Pour le Collège National des Enseignants de Médecine Interne

Dr Sébastien Abad

Service de Médecine Interne, Hôpital Avicenne, Bobigny, Université Paris 13

Pr Daniel Adoue

Service de Médecine Interne et Immunopathologie Clinique, Institut Universitaire du Cancer de Toulouse - Oncopole, Toulouse, Université de Toulouse III (Université Paul Sabatier)

Pr Christian Agard

Service de Médecine Interne, Hôpital Hôtel-Dieu, Nantes, Université de Nantes

Pr Laurent Alric

Service de Médecine Interne, Hôpital Purpan, Toulouse, Université de Toulouse III (Université Paul Sabatier)

Pr Zahir Amoura

Service de Médecine Interne 2, Hôpital Pitié-Salpêtrière, Paris, Université Pierre et Marie-Curie

Pr Marc André

Service de Médecine Interne, Hôpital Gabriel Montpied, Clermont-Ferrand, Université d'Auvergne

Pr Emmanuel Andrès

Service de Médecine Interne, Clinique Médicale B, Strasbourg, Université de Strasbourg

Dr Jean-Benoît Arlet

Service de Médecine Interne, Hôpital Européen Georges Pompidou, Paris, Université Paris-Descartes

Dr Sylvain Audia

Service de Médecine Interne et Immunologie Clinique, Hôpital François Mitterrand, Dijon, Université de Bourgogne

Pr Olivier Aumaître

Service de Médecine Interne, Hôpital Gabriel Montpied, Clermont-Ferrand, Université d'Auvergne

Pr Jean-François Bergmann

Département de Médecine Interne A, Hôpital Lariboisière, Paris, Université Paris-Diderot

Pr Odile Beyne-Rauzy

Service de Médecine Interne et Immunopathologie Clinique, Institut Universitaire du Cancer de Toulouse - Oncopole, Toulouse, Université de Toulouse III (Université Paul Sabatier)

Pr Fabrice Bonnet

Service de Médecine Interne et Maladies Infectieuses, Hôpital Saint-André, Bordeaux, Université de Bordeaux

Pr Laurence Bouillet

Service de Médecine Interne, Hôpital Albert Michallon, Grenoble, Université de Grenoble

Pr Anne Bourgarit

Service de Médecine Interne, Hôpital Jean Verdier, Bondy, Université Paris 13

Pr Patrice Cacoub

Département de Médecine Interne et Immunologie Clinique, Hôpital Pitié-Salpêtrière, Paris, Université Pierre et Marie Curie

Pr Pascal Cathébras

Service de Médecine Interne, Hôpital Nord, Saint-Etienne, Université Jean Monnet - Saint-Étienne

Pr Patrick Cherin

Département de Médecine Interne et Immunologie Clinique, Hôpital Pitié-Salpêtrière, Paris, Université Pierre et Marie Curie

Dr Laurent Chiche

Service de Médecine Interne, Hôpital Européen, Marseille

Dr Fleur Cohen-Aubart

Service de Médecine Interne, Hôpital Pitié-Salpêtrière, Paris, Université Pierre et Marie-Curie

Pr Nathalie Costedoat-Chalumeau

Service de Médecine Interne, Hôpital Cochin, Paris, Université Paris-Descartes

Pr Olivier Decaux

Service de Médecine Interne, Hôpital Sud, Rennes, Université Rennes 1

Pr Robin Dhote

Service de Médecine Interne, Hôpital Avicenne, Bobigny, Université Paris 13

Dr Pierre Duffau

Service de Médecine Interne, Hôpital Haut-Lévêque, Pessac, Université de Bordeaux

Pr Pierre Duhaut

Service de Médecine Interne, Hôpital Nord, Amiens, Université de Picardie Jules Verne

Pr Olivier Fain

Service de Médecine Interne, Hôpital Saint-Antoine, Paris, Université Pierre et Marie Curie

Pr Bruno Fantin

Service de Médecine Interne, Hôpital Beaujon, Clichy, Université Paris-Diderot

Pr Dominique Farge
Unité de Médecine Interne et Pathologie Vasculaire, Hôpital Saint-Louis, Paris, Université Paris-Diderot

Pr Anne-Laure Fauchais
Service de Médecine Interne, Hôpital Dupuytren, Limoges, Université de Limoges

Pr Yves Frances
Service de Médecine Interne, Hôpital Nord, Marseille, Aix-Marseille Université

Pr Jean-Gabriel Fuzibet
Service de Médecine Interne, Hôpital l'Archet 1, Nice, Université de Nice Sophia-Antipolis

Dr Martine Gayraud
Département de Médecine Interne et Rhumatologie, Institut Mutualiste Montsouris, Paris

Dr Sophie Georgin-Lavialle
Service de Médecine Interne, Hôpital Tenon, Paris, Université Pierre et Marie Curie

Pr Bertrand Godeau
Service de Médecine Interne, Hôpital Henri Mondor, Créteil, Université Paris-Est Créteil

Pr Cécile Goujard
Service de Médecine Interne et d'Immunologie Clinique, Hôpital Bicêtre, Le Kremlin Bicêtre, Université Paris Sud

Pr Brigitte Granel
Service de Médecine Interne, Hôpital Nord, Marseille, Aix-Marseille Université

Pr Gilles Grateau
Service de Médecine Interne, Hôpital Tenon, Paris, Université Pierre et Marie Curie

Pr Eric Hachulla
Service de Médecine Interne, Hôpital Claude Huriez, Lille, Université de Lille

Pr Mohamed Hamidou
Service de Médecine Interne, Hôpital Hôtel-Dieu, Nantes, Université de Nantes

Pr Thomas Hanslik
Service de Médecine Interne, Hôpital Ambroise-Paré, Boulogne-Billancourt, Université de Versailles St-Quentin-en-Yvelines

Pr Pierre-Yves Hatron
Service de Médecine Interne, Hôpital Claude Huriez, Lille, Université de Lille

Pr Jean-Robert Harlé
Service de Médecine Interne, Hôpital de la Timone, Marseille, Aix-Marseille Université

Pr Roland Jaussaud
Service de Médecine Interne et Immunologie Clinique, Hôpital Brabois, Vandoeuvre-les-Nancy, Université de Lorraine

Pr Patrick Jego
Service de Médecine Interne, Hôpital Sud, Rennes, Université Rennes 1

Pr Jean Jouquan
Service de Médecine Interne, Hôpital de la Cavale Blanche, Brest, Université de Bretagne occidentale

Dr Jean-Emmanuel Kahn
Service de Médecine Interne, Hôpital Foch, Suresnes, Université de Versailles St-Quentin-en-Yvelines

Pr Karine Lacut
Service de Médecine Interne et Pneumologie, Hôpital de la Cavale Blanche, Brest, Université de Bretagne occidentale

Pr Marc Lambert
Service de Médecine Interne, Hôpital Claude Huriez, Lille, Université de Lille

Pr Olivier Lambotte
Service de Médecine Interne et d'Immunologie Clinique, Hôpital Bicêtre, Le Kremlin Bicêtre, Université Paris Sud

Pr David Launay
Service de Médecine Interne, Hôpital Claude Huriez, Lille, Université de Lille

Pr Estibaliz Lazaro
Service de Médecine Interne, Hôpital Haut-Lévêque, Pessac, Université de Bordeaux

Pr Agnès Lefort
Service de Médecine Interne, Hôpital Beaujon, Clichy, Université Paris-Diderot

Pr Grégoire Le Gal
Service de Médecine Interne, Hôpital de la Cavale Blanche, Brest, Université de Bretagne occidentale

Pr Claire Le Jeunne
Service de Médecine Interne, Hôpital Cochin, Paris, Université Paris-Descartes

Pr Hervé Levesque
Département de Médecine Interne, Hôpital Charles Nicolle, Rouen, Université de Rouen

Dr Kim Heang Ly
Service de Médecine Interne, Hôpital Dupuytren, Limoges, Université de Limoges

Pr Nadine Magy-Bertrand
Service de Médecine Interne, Hôpital Jean Minjoz, Besançon, Université de Franche-Comté

Dr Matthieu Mahevas
Service de Médecine Interne, Hôpital Henri Mondor, Créteil, Université Paris-Est Créteil

Pr François Maillot
Service de Médecine Interne, Hôpital Bretonneau, Tours, Université François Rabelais

Pr Isabelle Marie
Département de Médecine Interne, Hôpital Charles Nicolle, Rouen, Université de Rouen

Pr Thierry Martin
Service d'Immunologie Clinique et Médecine Interne, Nouvel Hôpital Civil, Strasbourg, Université de Strasbourg

Dr Alexis Mathian
Service de Médecine Interne 2, Hôpital Pitié-Salpêtrière, Paris, Université Pierre et Marie Curie

Dr Arsène Mekinian
Service de Médecine Interne, Hôpital Saint-Antoine, Paris, Université Pierre et Marie Curie

Pr Patrick Mercié
Service de Médecine Interne et Maladies Infectieuses, Hôpital Saint-André, Bordeaux, Université de Bordeaux

Pr Marc Michel
Service de Médecine Interne, Hôpital Henri Mondor, Créteil, Université Paris-Est Créteil

Pr Philippe Morlat
Service de Médecine Interne et Maladies Infectieuses, Hôpital Saint-André, Bordeaux, Université de Bordeaux

Pr Stéphane Mouly
Département de Médecine Interne A, Hôpital Lariboisière, Paris, Université Paris-Diderot

Pr Jean-Jacques Mourad
Service de Médecine Interne, Hôpital Avicenne, Bobigny, Université Paris 13

Pr Luc Mouthon
Service de Médecine Interne, Hôpital Cochin, Paris, Université Paris-Descartes

Pr Thomas Papo
Service de Médecine Interne, Hôpital Bichat-Claude Bernard, Paris, Université Paris-Diderot

Pr Jean-Loup Pennaforte
Service de Médecine Interne, Hôpital Robert Debré, Reims, Université de Reims

Pr Jacques Pouchot
Service de Médecine Interne, Hôpital Européen Georges Pompidou, Paris, Université Paris-Descartes

Pr Brigitte Ranque
Service de Médecine Interne, Hôpital Européen Georges Pompidou, Paris, Université Paris-Descartes

Pr Pascal Roblot
Service de Médecine Interne, CHU de Poitiers, Université de Poitiers

Pr Eric Rosenthal
Service de Médecine Interne, Hôpital Archet 1, Nice, Université de Nice Sophia-Antipolis

Pr Marc Ruivard
Service de Médecine Interne, Hôpital d'Estaing, Clermont-Ferrand, Université d'Auvergne

Pr David Saadoun
Département de Médecine Interne et Immunologie Clinique, Hôpital Pitié-Salpêtrière, Paris, Université Pierre et Marie Curie

Pr Laurent Sailler
Service de Médecine Interne, Hôpital Purpan, Toulouse, Université de Toulouse III (Université Paul Sabatier)

Pr Karim Sacré
Service de Médecine Interne, Hôpital Bichat-Claude Bernard, Paris, Université Paris-Diderot

Pr Nicolas Schleinitz
Service de Médecine Interne, Hôpital de la Timone, Marseille, Aix-Marseille Université

Pr Damien Sène
Département de Médecine Interne A, Hôpital Lariboisière, Paris, Université Paris-Diderot

Pr Jacques Serratrice
Service de Médecine Interne, Hôpital de la Timone, Marseille, Aix-Marseille Université

Pr Pascal Sève
Service de Médecine Interne, Hôpital de la Croix Rousse, Lyon, Université Claude Bernard Lyon 1

Dr Olivier Steichen
Service de Médecine Interne, Hôpital Tenon, Paris, Université Pierre et Marie Curie

Dr Benjamin Terrier
Service de Médecine Interne, Hôpital Cochin, Paris, Université Paris-Descartes

Pr Jean-François Viallard
Service de Médecine Interne, Hôpital Haut-Lévêque, Pessac, Université de Bordeaux

Pr Jean-Christophe Weber
Service de Médecine Interne, Nouvel Hôpital Civil, Strasbourg, Université de Strasbourg

Dr Jean-Marc Ziza
Service de Médecine Interne et Rhumatologie, Groupe hospitalier Diaconesses - Croix Saint Simon, Paris

UE 1

Apprentissage de l'exercice médical et de la coopération interprofessionnelle

- **Item 1.** La relation médecin-malade dans le cadre du colloque singulier ou au sein d'une équipe, le cas échéant pluriprofessionnelle. La communication avec le patient et son entourage. L'annonce d'une maladie grave ou létale ou d'un dommage associé aux soins.

  La formation du patient. La personnalisation de la prise en charge médicale.
- **Item 2.** Les valeurs professionnelles du médecin et des autres professions de santé.
- **Item 3.** Le raisonnement et la décision en médecine. La médecine fondée sur les preuves (*Evidence Based Medicine, EBM*). La décision médicale partagée.

Chapitre 1

La relation médecin-malade

dans le cadre du colloque singulier ou au sein d'une équipe, le cas échéant pluriprofessionnelle. La communication avec le patient et son entourage. L'annonce d'une maladie grave ou létale ou d'un dommage associé aux soins. La formation du patient. La personnalisation de la prise en charge médicale.

OBJECTIFS PÉDAGOGIQUES NATIONAUX

item 1 : La relation médecin-malade

- ➔ Expliquer les bases de la communication avec le malade, son entourage et la communication interprofessionnelle.
- ➔ Établir avec le patient une relation empathique, dans le respect de sa personnalité, de ses attentes et de ses besoins.
- ➔ Connaître les fondements psychopathologiques de la psychologie médicale.
- ➔ Se comporter de façon appropriée lors de l'annonce d'un diagnostic de maladie grave, de l'incertitude sur l'efficacité d'un traitement, de l'échec d'un projet thérapeutique, d'un handicap, d'un décès ou d'un évènement indésirable associé aux soins.
- ➔ Favoriser l'évaluation des compétences du patient et envisager, en fonction des potentialités et des contraintes propres à chaque patient, les actions à proposer (à lui ou à son entourage) : éducation thérapeutique programmée ou non, actions d'accompagnement, plan personnalisé de soins (voir item 321).

OBJECTIFS PÉDAGOGIQUES NATIONAUX

item 321 : Éducation thérapeutique, observance et automédication

- ➔ Évaluer l'impact de l'éducation thérapeutique sur le succès du traitement.
- ➔ Expliquer les facteurs améliorant l'observance médicamenteuse et non médicamenteuse lors de la prescription initiale et de la surveillance.
- ➔ Planifier un projet pédagogique individualisé pour un porteur d'une maladie chronique avec ou sans comorbidités en tenant compte de ses facteurs de risque.
- ➔ Argumenter une prescription médicamenteuse et l'éducation associée en fonction des caractéristiques du patient, de ses comorbidités, de la polymédication éventuelle, et des nécessités d'observance.

MOTS CLÉS : Relation médecin-malade ; Communication ; Annonce d'une maladie grave ; Éducation thérapeutique ; Évaluation des compétences ; Personnalisation de la prise en charge.

- En lien avec les objectifs de l'unité d'enseignement 1 (apprentissage de l'exercice médical et de la coopération interprofessionnelle) et des items reliés, ce chapitre aborde successivement plusieurs thèmes centrés autour de la relation médecin-malade.
- Sont abordés les différentes influences et les cadres conceptuels, qui permettent de penser la relation clinique contemporaine. Celle-ci s'est développée depuis l'avènement de la méthode anatomo-clinique au XVIIIe siècle, elle-même amplifiée par l'essor de la biologie et de l'imagerie modernes. Elle tente de pallier les risques d'une approche purement objectivante, en retrouvant les fondements hippocratiques, qui mettent en avant la singularité de la rencontre et qui postulent que l'expérience d'un sujet n'est réductible à aucune autre.
- Sont également abordés les aspects opérationnels de la relation médecin-malade dans la perspective de l'approche centrée sur le patient, en examinant les principes généraux de la communication professionnelle en santé et en approfondissant les deux situations particulières que constituent la problématique de l'annonce d'une mauvaise nouvelle et celle de la formation du patient.
- En forme de synthèse conclusive, sont proposés quelques principes directeurs d'une personnalisation de la prise en charge médicale.

1. La relation médecin-malade dans le cadre du colloque singulier ou au sein d'une équipe, le cas échéant pluri-professionnelle

1.1. Définition

- La relation entre un médecin et un malade, communément abrégée en « relation médecin-malade », désigne les liens qui se tissent lors d'une rencontre entre deux personnes, que réunit une situation singulière, socialement codifiée, respectivement dans le cadre de son exercice professionnel pour le médecin et de l'expérience d'un problème de santé pour le patient. Cette rencontre est habituellement initiée par la demande du patient qui l'exprime par une plainte et qui traduit ainsi une souffrance en escomptant que la réponse du médecin la soulage.
- En tant que relation interpersonnelle, la relation médecin-patient est d'abord un processus, caractérisé par des interactions itératives, dynamiques et perpétuellement mouvantes, dont seuls certains effets sont directement visibles. La relation entre le médecin et le patient ne peut donc se réduire aux comportements observables de l'un ou de l'autre. De ce fait, elle doit être appréhendée à partir de différents modèles qui s'efforcent de rendre compte de sa réalité et de sa complexité.
- Même quand ils procèdent d'une démarche scientifique, ces modèles sont socialement construits, historiquement situés et donc culturellement ancrés. Ils résultent en général de plusieurs perspectives : psychologique, sociale, juridique ou philosophique, par exemple. Aucun modèle ne peut revendiquer être totalement intégrateur des différentes dimensions de la relation médecin-malade, de même qu'aucun ne peut prétendre être définitif.

1.2. Quelques cadres conceptuels qui éclairent la relation médecin-patient

1.2.1. Un éclairage psychanalytique de la relation médecin-malade

- La psychanalyse a montré l'influence des réactions affectives réciproques dans le cadre de la relation médecin-malade :
  - La notion de transfert désigne les réactions affectives conscientes et inconscientes du patient à l'égard du médecin. Ces réactions sont souvent influencées par des désirs insatisfaits du patient qui les projette sous la forme d'attentes vers la personne du médecin, parfois idéalisée.
  - La notion de contre-transfert concerne réciproquement les réactions affectives conscientes et inconscientes du médecin à l'égard du patient. Elles sont aussi influencées par l'histoire personnelle du médecin, et par les déterminants conscients ou inconscients qui ont conduit à son choix de la profession de médecin (se rendre utile, comprendre, obtenir une reconnaissance sociale ou financière, voir et toucher, etc.).

    Le plus souvent, ce contre-transfert permet au médecin de développer une relation positive, empathique (capacité de comprendre l'expérience du patient en gardant la juste distance). Un contre-transfert excessivement positif peut parfois induire un hyper-investissement, qui peut menacer l'objectivité requise pour des soins appropriés ; à l'inverse, un contre-transfert négatif peut mettre la relation thérapeutique en échec, en raison d'une attitude insuffisamment bienveillante voire hostile. L'absence de tout contre-transfert peut générer des relations très froides, indifférentes.

1.2.2. Un éclairage sociologique de la relation médecin-malade : le modèle de Parsons

- Le modèle de Parsons met en avant l'aspect socialement codifié de la relation médecin-malade, en soulignant qu'elle est fondamentalement une relation d'inégalité :
  - le rôle du médecin, grâce à sa compétence technique, est de légitimer le statut de malade et de restaurer l'équilibre social menacé par le désordre que constitue la maladie ;
  - en contrepartie, le patient a des devoirs et des droits. Son rôle est de chercher à aller mieux, en acceptant les aides proposées par le médecin ; c'est son devoir. Il est provisoirement exempté d'un certain nombre d'obligations sociales, comme par exemple celle de devoir travailler pour être rémunéré ; c'est son droit.

- Une telle relation est caractérisée par son caractère consensuel : le malade reconnaît le pouvoir du médecin dans un cadre de réciprocité. Elle est aussi asymétrique : la résolution du problème de santé appartient au médecin et le « bon malade » est un malade obéissant et soumis.
- Le modèle de Parsons rend adéquatement compte de la relation médecin-malade dans le cadre d'une maladie aiguë. En revanche, il est aujourd'hui régulièrement mis en défaut dans le cadre d'une maladie chronique, où l'absence de perspective de guérison conduit le patient à s'inscrire dans une démarche de négociation.

1.2.3. *Une approche socio-anthropologique de la relation médecin-malade : la perspective interactionniste de Freidson*

- Freidson propose de considérer la relation médecin-malade dans une perspective nettement plus conflictuelle, selon laquelle le patient conteste l'asymétrie du pouvoir social dédié au médecin.
- Selon cette approche, les interactions médecin-malade résultent de multiples facteurs qui sont en tension permanente. Interviennent notamment :
  - la confrontation du cadre institutionnel et professionnel dans lequel évolue le médecin (par exemple, le milieu hospitalier, qui rend le médecin surtout dépendant de ses collègues, ou le milieu libéral, qui le rend davantage dépendant d'un patient « client »), et du cadre personnel du patient (par exemple, dans ses dimensions familiales, culturelles ou professionnelles) ;
  - la confrontation des savoirs technoscientifiques du médecin, aujourd'hui immédiatement accessibles par internet, et des savoirs profanes et expérientiels du patient, qui restent souvent implicites.
- La relation se développe ainsi souvent dans un conflit de perspectives, imposant une négociation perpétuelle qui remet en cause la conception d'une médecine hégémonique.

1.2.4. *L'approche intégrative contemporaine de la relation médecin-malade : la médecine centrée sur le patient et la perspective du patient partenaire*

1.2.4.1. Des influences multiples

- L'approche contemporaine de la relation médecin-malade, qui se développe depuis un quart de siècle, ne répond pas à un cadre conceptuel univoque. Elle correspond à la tentative d'intégrer plusieurs éclairages, issus notamment de la sociologie, de l'anthropologie de la santé, de la psychologie médicale ou encore de l'éthique du soin, pour proposer un modèle éclectique de la relation médecin-malade, visant à prendre en compte l'expérience singulière vécue par le patient. Elle se développe notamment autour du courant de la médecine centrée sur le patient, proposé comme une alternative à celui de la médecine centrée sur la maladie, et plus récemment de la perspective du patient partenaire.
- L'approche contemporaine de la relation médecin-malade s'est développée dans le sillage de l'apport de Michaël Balint. Dans une conception de la relation clinique d'inspiration psychanalytique, il prônait la nécessité que la relation médecin-malade réhabilite l'écoute, qu'elle intègre à la fois une approche cognitive et une approche psycho-affective des problèmes de santé, qu'elle sache reconnaître que, derrière la plainte et les symptômes, des facteurs tant « lésionnels » — ou somatiques — que « fonctionnels » — ou psycho-affectifs — pouvaient s'intriquer, et qu'elle prenne en compte les mécanismes de transfert et de contre-transfert.
- L'approche contemporaine de la relation médecin-malade a aussi intégré les développements de la perspective bio-psycho-sociale de Engel, qui propose un modèle où la santé résulte d'interactions systémiques et complexes entre les dimensions biologiques, psychologiques et sociales. De ce fait, dans sa relation clinique avec le patient, le médecin devrait prendre en compte les aspects personnels, interpersonnels et sociaux avec la même attention critique que celle qu'il applique à l'identification des aspects somatiques et biologiques.

1.2.4.2. Des points de vue complémentaires

- Dans ses développements contemporains, l'approche de la médecine centrée sur le patient tente d'articuler notamment : des perspectives alternatives de la définition d'un problème de santé ; des perspectives alternatives relatives à la place du médecin et du patient dans la relation ; des perspectives alternatives concernant la nature de la pratique médicale.

1.2.4.2.1. Les perspectives alternatives de la définition d'un problème de santé

- Partagées explicitement ou implicitement entre les professionnels de santé et les patients, elles conditionnent fortement la relation médecin-malade.
- **La perspective positiviste** considère que les problèmes de santé sont des catégories naturelles, et qu'ils existent en tant que tels, « en eux-mêmes ». Le rôle du médecin est de les identifier grâce à une approche « objective », en se méfiant de ses biais. Pour ce faire, il doit développer des stratégies se référant à une rationalité expérimentale. Elle correspond à la conception bioclinique traditionnelle de la santé.
- **La perspective constructiviste** considère que les problèmes de santé sont aussi des constructions individuelles et sociales. Le rôle du médecin est de partager un processus de construction de sens à partir de faits et de phénomènes, dans des contextes extrêmement spécifiques (parcours de vies). Pour ce faire, il doit développer des stratégies interprétatives et dialectiques. Une telle perspective favorise la conception bio-psycho-sociale des problèmes de santé.
- **La perspective anthropologique** considère pour sa part qu'un problème de santé peut être considéré selon trois points de vue :
  - en tant que catégorie nosographique, par sa correspondance avec une entité bioclinique ou épidémiologique plus ou moins stabilisée (maladie diagnostiquée ou *disease*) ;
  - en tant que vécu subjectif de la part du patient qui en fait l'expérience (maladie ressentie ou *illness*) ;
  - en tant que phénomène social qui confère un statut à la personne malade (maladie reconnue ou *sickness*).
- La prise en charge des problèmes aigus peut assez souvent s'accommoder d'une inscription exclusive dans la perspective positiviste. En revanche, celle-ci se révèle régulièrement en échec lors de la prise en charge des maladies chroniques, quelle qu'en soit la nature, qui requièrent de s'adosser sur une conception moins réductrice des problèmes de santé.

1.2.4.2.2. Les perspectives alternatives relatives à la position du médecin et du patient dans la relation

- **Le modèle paternaliste de la relation médicale** s'adosse à la forme morale téléologique (faire le bien). Le principe prioritaire est celui de la bienfaisance. L'analogie familière est celle de la responsabilité parentale, bienveillante, non réciproque, asymétrique.
- **Le modèle de la relation centré sur l'auto-détermination** s'adosse à la forme morale déontologique (faire son devoir). Le principe prioritaire est celui de l'autonomie du patient. L'analogie familière est celle du contrat réciproque et symétrique.
- **La rupture entre le modèle paternaliste traditionnel et le modèle centré sur l'auto-détermination ne doit en réalité pas être présentée de façon aussi dichotomique.** Elle implique notamment de laisser au patient le choix d'adopter préférentiellement l'une ou l'autre position, ou de signifier que les décisions devraient être partagées, le médecin aidant le patient à formuler ses préférences face aux recommandations médicales.
- **La perspective plus récente du « patient partenaire de soins »** considère que le malade ne doit pas seulement être au centre des préoccupations de professionnels de la santé qui restent seuls détenteurs du savoir sur la santé. Elle propose de le considérer comme un acteur de santé et partenaire de soins à part entière. Pour cela, elle reconnaît une forte légitimité aux savoirs expérientiels que le patient élabore dans le cadre de l'expérience qu'il fait de son problème de santé. Sous certaines conditions, elle considère que de tels savoirs peuvent être des savoirs experts. L'expertise en question n'est pas tant celle de la maladie que celle de la vie avec la maladie.

1.2.4.2.3. Les perspectives alternatives concernant la nature de la pratique médicale

- **La pratique médicale est en tension entre différentes conceptions qui la fondent :**
  - **La médecine comme art :**

    Lorsqu'on énonce que la clinique est un art, il faut entendre le terme « art » comme renvoyant à la pratique d'un artisan et non pas à celle d'un artiste. En effet, on fait référence au latin *ars*, équivalent sémantique de la *techné* grecque, qui désigne un savoir-agir orienté vers une finalité, à l'interface de l'expérience et de la science.

- **La médecine comme science :**

  Le Code de déontologie médicale stipule que « dès lors qu'il a accepté de répondre à une demande, le médecin s'engage à assurer personnellement au patient des soins consciencieux, dévoués et fondés sur les données acquises de la science [...] [et qu'il] doit toujours élaborer son diagnostic avec le plus grand soin, [...] en s'aidant dans toute la mesure du possible des méthodes scientifiques les mieux adaptées [...] ». L'évolution actuelle la plus aboutie de cette exigence est constituée par le courant de la médecine fondée sur les preuves *evidence-based medicine* ou *EBM*, qui met au premier plan le caractère démontré du bénéfice attendu d'une pratique médicale, qu'elle soit à visée diagnostique ou thérapeutique.

- **La médecine comme pratique soignante personnalisée :**

  Les deux conceptions énoncées ci-dessus ne sont en réalité pas antinomiques. Au-delà du stéréotype répandu selon lequel la médecine était un « art » et qu'elle serait désormais devenue une science, il convient plutôt de considérer que la médecine est pratique soignante personnalisée, accompagnée de science et de technique.

  Dans le cadre de la médecine scientifique moderne, il s'agit de considérer que la compréhension de ce qu'il y a à la fois de rationnel et d'universel derrière la plainte singulière d'un patient est une façon efficiente d'y répondre durablement. Pour autant, même dans le cadre de l'EBM, le point de vue et les préférences du patient sont considérés en tant que tels comme une donnée objective *evidence* à prendre en compte.

1.3. Quelques aspects opérationnels de la relation médecin-malade dans la perspective de l'approche centrée sur le patient

Six principes directeurs permettant de guider la relation médecin-malade dans la perspective d'une approche centrée sur le patient ont été formulés :

1.3.1. *Explorer l'« expérience » de la maladie vécue par le patient*

- Il s'agit d'avoir accès à ce qui constitue le vécu du problème de santé du point de vue du patient, au regard à la fois de ses perceptions, des aspects concrets de sa vie quotidienne, des représentations qu'il mobilise pour interpréter les phénomènes liés à la maladie, et de ses attentes par rapport au médecin et aux autres professionnels de la santé.

1.3.2. *Comprendre la globalité de la personne qui consulte*

- Il s'agit de se préoccuper des dimensions subjectives de la personne malade, de ses affects (dimension émotionnelle), et de son contexte social, familial et professionnel.

1.3.3. *Élaborer un champ conceptuel partagé avec le patient (partenariat)*

- Il s'agit de s'entendre avec le patient quant à la nature du problème de santé à explorer, des priorités à envisager, des buts du traitement, et des rôles respectifs du médecin et du patient.

1.3.4. *Viser la promotion de la santé*

- Au-delà de la prévention des risques et du dépistage précoce, il s'agit d'envisager avec le patient les moyens de lui donner davantage de ressources pour mieux maîtriser sa propre santé, dans le cadre d'une autonomie accompagnée.

1.3.5. *Optimiser la relation médecin-patient*

- Il s'agit d'établir cette relation et de la consolider, sur la base d'un partage équilibré du pouvoir, de la décision et du contrôle.

1.3.6. *Gérer les contraintes de façon réaliste*

- Il s'agit de tenir compte des contraintes liées aux ressources disponibles à un moment donné, mais susceptibles d'évoluer, pour fixer des priorités et des objectifs de santé raisonnables par rapport aux projets du patient.

EN CONCLUSION : quelques messages clés concernant la relation médecin-malade

- La relation médecin-malade est au centre de l'action médicale, dont la finalité ultime est la sollicitude envers une personne, pour l'aider à restaurer une autonomie, menacée par la survenue d'un problème de santé qui entrave son bien-être et sa puissance d'agir.
- Malgré de nombreuses recherches, conduites selon de multiples perspectives scientifiques, la compréhension des enjeux liés à la relation médecin-malade et des processus complexes qui se développent dans ce cadre reste imparfaite.
- Des cadres conceptuels multiples et éclectiques doivent être sollicités pour rendre compte de façon judicieuse de la complexité de cette relation.
- Les déterminants qui concourent à faire percevoir la relation médecin-malade comme satisfaisante à la fois par le patient et par le médecin sont nombreux. Ils interagissent dans le cadre de liens de causalité qui ne sont pas linéaires et univoques, mais plutôt circulaires et systémiques.
- La relation médecin-malade reste fondamentalement une relation asymétrique. Cependant, les évolutions contemporaines l'ont recentrée au profit du patient, considéré désormais comme un acteur et partenaire de santé à part entière.

2. La communication avec le patient et son entourage

- La communication du médecin avec le patient et son entourage, qui se développe en outre en lien et en interaction avec tous les autres professionnels de la santé, doit être abordée dans le cadre d'une approche globale et non réductrice de la relation médecin-patient (*cf.* section 1).
- La communication n'est en effet qu'un moyen, permettant d'atteindre l'objectif d'installer, de développer et d'entretenir, dans un cadre professionnel, la relation médecin-patient. Pour ce faire, le médecin doit identifier le problème en question (la démarche diagnostique), et élaborer des solutions (la démarche thérapeutique), l'une et l'autre de ces deux démarches étant à entendre dans leur sens le plus large. Il doit partager cette double démarche avec le patient et vérifier qu'existe la possibilité d'une concordance raisonnable entre le point de vue bio-médical et la perspective du patient, faute de quoi la relation risque d'être mise en échec. Les activités nécessaires à ces deux démarches s'exercent notamment dans le cadre d'entrevues successives.

2.1. Quelques principes conceptuels pour aborder la communication professionnelle avec le patient et son entourage

- La faculté de communiquer adéquatement en situation avec un patient résulte de compétences, c'est-à-dire d'un apprentissage et pas seulement de dispositions individuelles.
- Les compétences communicationnelles nécessitent un outillage pluriel, dont les différentes composantes sont complémentaires :
  - des habiletés, aptitudes et capacités dans le domaine cognitif, liées aux savoirs sous-jacents relatifs aux problèmes de santé ;
  - des habiletés, aptitudes et capacités procédurales, liées aux savoirs relatifs à la communication inter personnelle ;
  - des habiletés, aptitudes et capacités psycho-affectives, liées aux savoirs relatifs à la psychologie des émotions ;
  - des habiletés, aptitudes et capacités réflexives, liées à la nécessité d'évaluer, gérer et réguler ses activités.
- Les compétences communicationnelles ont vocation à s'exercer dans le cadre de situations bien spécifiques, caractérisées par un contexte (milieu d'exercice) et une fonction (rôle professionnel), qui conditionnent la nature et la qualité des ressources à maîtriser. Ainsi, il n'est pas indifférent de conduire une entrevue visant à annoncer un diagnostic de maladie grave et un pronostic péjoratif (*cf.* section 3), ou de conduire une entrevue dans le cadre d'une démarche d'éducation thérapeutique (*cf.* section 4).

2.2. Une approche opérationnelle de l'entrevue dans le cadre d'une médecine centrée sur le patient : le modèle de Calgary-Cambridge

- Les principes rappelés précédemment illustrent la nécessité que, en lien avec la perspective de la médecine centrée sur le patient, la communication avec le patient articule adéquatement le processus, les procédures et les techniques de communication avec le but, les finalités et le contenu d'une entrevue médicale. Dans le cadre de l'approche dite de Calgary-Cambridge, des auteurs anglo-saxons ont développé en ce sens un modèle intégrateur de l'entrevue médicale (**Figure 1**).

Figure 1. Un modèle d'entrevue pour structurer et construire la relation médecin-patient

Figure traduite et adaptée de Kurtz S, Silverman J, Benson J, & Draper J. Marrying content and process in clinical method teaching : Enhancing the Calgary-Cambridge Guides. *Acad Med 2003;78(3):802-809*, avec la permission des auteurs et publiée en français : Millette B, Lussier M-T & Goudreau J. L'apprentissage de la communication par les médecins : aspects conceptuels et méthodologiques d'une mission académique prioritaire. *Pédagogie Médicale 2004;5(2): 110-126*.

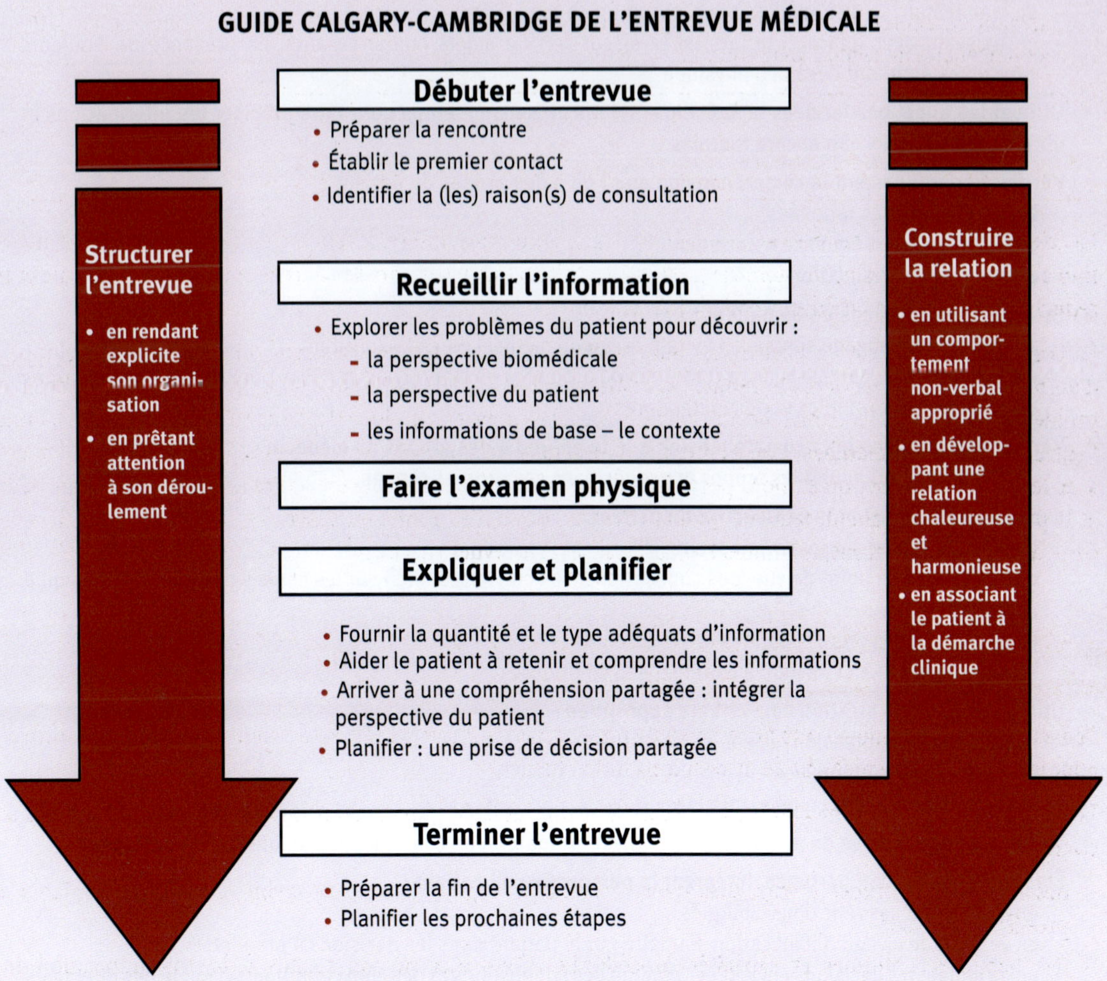

- Dans le cadre de ce modèle, une stratégie adéquate de communication lors d'une entrevue doit viser simultanément à structurer l'entrevue et construire la relation. L'entrevue se déroule selon plusieurs séquences (débuter l'entrevue, recueillir l'information, procéder à l'examen physique, expliquer et planifier, terminer l'entrevue). Au fil de chacune d'entre elles, mais notamment au cours de l'étape « recueillir l'information », l'exploration du problème doit être conduite à la fois au regard de la perspective médicale et de la perspective du patient. Des codes et des techniques de communication appropriés sont employés adéquatement selon les différentes phases de l'entrevue.

Encadré 1 : Quelques principes essentiels d'une communication adaptée dans le cadre d'une entrevue médicale

- **Saluer et se présenter**
- **Structurer l'entrevue :**
  - en identifiant les raisons de la consultation
  - en explicitant l'organisation de l'entrevue
  - en annonçant verbalement les transitions d'une phase à l'autre de l'entretien
- **Débuter une séquence d'entretien par des questions ouvertes et générales**
- **Écouter attentivement les premiers propos du patient, sans l'interrompre et sans orienter prématurément ses réponses**
- **Développer une relation chaleureuse et harmonieuse :**
  - en utilisant l'empathie : accueil et reconnaissance des points de vue et des émotions du patient
  - en n'adoptant pas une posture de jugement
  - en manifestant sa disponibilité pour fournir un soutien
  - en agissant avec délicatesse lors de la discussion de sujets embarrassants, en présence de douleurs physiques et durant l'examen physique
- **Utiliser les questions fermées et spécifiques dans un second temps pour faire préciser les informations et obtenir des données non encore fournies**
- **Vérifier périodiquement la compréhension que l'on a des propos du patient :**
  - en reformulant ses réponses
  - en résumant une séquence d'entretien
  - en sollicitant sa validation
- **Faciliter la compréhension du patient :**
  - en utilisant un langage simple, en évitant le jargon médical ou en l'explicitant
  - en sollicitant les connaissances antérieures du patient et en s'appuyant sur elles pour développer le propos
  - en utilisant des exemples et des métaphores
- **Vérifier périodiquement la compréhension que le patient a des propos du médecin :**
  - en l'invitant à reformuler les propos échangés dans ses propres termes
- **Explorer adéquatement la perspective du patient :**
  - en l'encourageant à approfondir son récit
  - en sollicitant son point de vue (ses conceptions, ses croyances, etc.) sur les causes des phénomènes qu'il rapporte
  - en recueillant ses préoccupations et ses attentes
  - en l'autorisant et en l'invitant à exprimer ses émotions
- **Utiliser une communication non-verbale appropriée :**
  - contact visuel, expression faciale
  - posture, position et mouvement
  - indices vocaux, débit, volume, tonalité
- **Veiller à ce que la prise de notes, par écrit ou sur ordinateur, ne constitue pas un obstacle au dialogue**
- **Élaborer une décision partagée, intégrant la perspective du patient :**
  - en partageant ses réflexions cliniques
  - en vérifiant le niveau d'implication souhaité par le patient dans les décisions à prendre
  - en formulant les décisions envisagées comme des suggestions et des choix plutôt que comme des directives
  - en discutant d'un plan mutuellement acceptable
- **Terminer l'entrevue :**
  - en vérifiant auprès du patient s'il considère que ses attentes ont été prises en compte
  - en résumant la session et en clarifiant le plan de soins
  - en planifiant et sollicitant l'accord du patient pour les prochaines étapes

Adapté et résumé librement d'après : Richard C, Lussier M-T & Kurtz S. Une présentation de l'approche Calgary-Cambridge. In : Richard C, Lussier MT (sous la direction de). *La communication professionnelle en santé*. Montréal : Les Éditions du Renouveaux Pédagogiques Inc., 2005:291-324.

EN CONCLUSION : quelques messages clés concernant la communication avec le patient et, le cas échéant, avec son entourage :

- La communication avec le patient et son entourage doit être abordée dans le cadre d'une approche globale et non réductrice de la relation médecin-malade.
- Elle vise à créer les conditions d'une relation médecin-malade satisfaisante.
- Certains modèles de l'entrevue médicale fournissent des repères pour structurer l'entrevue et construire la relation, et proposent des pistes pour utiliser des techniques de communication appropriées selon les différentes phases de l'entrevue.
- Une communication adéquate devrait systématiquement être conduite à la fois au regard de la perspective médicale et de la perspective du patient.

3. L'annonce d'une maladie grave ou létale ou d'un dommage associé aux soins

- Tous les médecins qui ont une pratique clinique sont confrontés régulièrement à ce qu'il est convenu d'appeler « l'annonce d'une mauvaise nouvelle ». L'annonce du diagnostic initial d'une maladie grave, potentiellement létale à court ou moyen terme, en constitue la situation la plus paradigmatique.
- Cependant, de nombreuses autres « mauvaises nouvelles » sont à annoncer en médecine. Une mauvaise nouvelle est une information qui change radicalement et négativement l'idée que se fait le patient de sa capacité d'agir, de son existence et de son avenir. Ainsi, il peut s'agir également, par exemple, de l'annonce :
  - du diagnostic d'une maladie dégénérative évolutive et handicapante, comme la maladie d'Alzheimer ;
  - d'une rechute ou d'une récidive d'une maladie ;
  - de l'échec d'un traitement ;
  - d'un effet indésirable grave d'un traitement ou d'une erreur médicale ;
  - d'une décision envisagée de limitation ou d'arrêt de traitement, ou d'évolution de la prise en charge curative d'une affection vers une logique palliative.

3.1. La problématique de l'annonce d'une mauvaise nouvelle

Deux maximes pour introduire la problématique de l'annonce d'une mauvaise nouvelle

- Il n'existe pas de « bonnes » façons d'annoncer une mauvaise nouvelle mais certaines sont moins dévastatrices que d'autres.
  Moley-Molassol I. *L'annonce de la maladie, une parole qui engage*. Courbevoie : DaTeBe éditions, 2004
- Une mauvaise nouvelle est « [...] l'information qu'un médecin n'a pas envie de dire à un malade qui n'a pas envie de l'entendre ».
  Nicole Alby, citée par : Garderet L, Ollivier M-P, Najman A, Gorin N-C. *Oncologie 2006;8: S126–HS131*

3.1.1. Le contexte professionnel et sociétal

- Jusqu'à la fin des années 1970, en lien avec le modèle paternaliste de l'exercice médical, auquel les principes de bienfaisance et non-malfaisance fournissaient aux médecins un alibi, un consensus implicite conduisait à tenir le malade dans l'ignorance d'un pronostic grave et à lui cacher « la vérité » : on pensait que l'annonce d'une telle nouvelle ne pouvait être que néfaste et qu'il fallait en protéger le malade. Il est loyal d'admettre que les médecins étaient aussi fort démunis face à cette problématique d'annonce et que les habitudes instituées d'une forme de complot du mensonge masquaient aussi de multiples mécanismes de défense chez les soignants.

- Cette conception a évolué, notamment sous l'effet des remises en cause sociétales du pouvoir médical, dans le contexte de l'irruption de l'épidémie de l'infection par le VIH et de la diffusion de l'influence anglo-saxonne privilégiant l'autonomie du patient. Des travaux ont par ailleurs documenté que les patients adéquatement informés pouvaient en retirer des bénéfices (réduction de l'anxiété à terme, diminution des besoins du recours aux antalgiques, réduction de la prévalence et de la sévérité des effets secondaires du traitement, etc.), même si l'annonce d'un diagnostic grave reste toujours une expérience éprouvante.
- En France, de nombreuses dispositions réglementaires ont par la suite consacré et renforcé l'exigence de l'information à l'égard du patient, indispensable pour qu'il puisse consentir au projet de soins (Code de déontologie, « loi Kouchner » de 2002 relative aux droits des patients, plans « cancer » et mise en place du dispositif d'annonce, « loi Leonetti » reconnaissant aux patients la possibilité d'orienter leur choix de conditions de fin de vie, etc.).

3.1.2. L'annonce d'une mauvaise nouvelle du point de vue du patient

- Les conséquences de l'annonce d'une mauvaise nouvelle chez les patients peuvent s'analyser sur deux plans.

3.1.2.1. Des mouvements psychiques importants

- L'annonce d'un diagnostic grave et d'un pronostic péjoratif induit des mouvements psychiques importants. Elle constitue un traumatisme car, même si elle est parfois anticipée par le patient dès les premiers symptômes, elle revêt une violence qui survient de façon soudaine. Ainsi :
  - elle confronte le patient à la perspective de sa propre mort ;
  - elle génère des réactions émotionnelles profondes, associant à des degrés divers la peur, la tristesse, la colère ou la honte, parfois constitutives d'un authentique syndrome de détresse émotionnelle ;
  - elle suscite un sentiment d'insécurité, de perte de contrôle et d'impuissance, qui peuvent conduire à la sidération et générer un syndrome post-traumatique.

3.1.2.2. Des mécanismes de défense

- Pour faire face à ces divers bouleversements, le patient met en jeu des mécanismes de défense, qui ont une fonction de protection face à une situation de souffrance. Ces mécanismes sont inconscients, évoluent au cours du temps, de façon non linéaire. Ils sont à la fois à respecter, au regard du bénéfice que le patient en retire, et à prendre en compte, car ils constituent souvent un obstacle à l'accueil et à la compréhension de l'annonce. Ils sont fréquemment la source de malentendus et d'incompréhension entre patients et soignants :
  - **Le déni** consiste pour le patient à refouler jusqu'à annuler tout ce qui le confronte à sa réalité ; il se comporte comme si rien ne lui avait été dit.
  - **L'isolation** consiste à intellectualiser sa maladie pour s'en distancier. Le malade parle de sa maladie avec un détachement froid.
  - **Le déplacement** permet au patient de focaliser son anxiété sur des considérations plus supportables, parfois futiles, plus ou moins en rapport avec sa maladie, par exemple sur un symptôme mineur.
  - **La projection agressive** transfère l'angoisse sous forme d'agressivité à l'égard de l'entourage ou de l'équipe médicale.
  - **La régression** conduit le patient à s'en remettre totalement à son entourage, dans une dépendance totalement disproportionnée par rapport aux contraintes et à ses capacités à les gérer.
  - **La sublimation** est un mécanisme de défense positif, qui amène le patient à s'hyper-investir de façon combative dans un projet personnel, souvent chargé symboliquement, qui mobilise toute son énergie.
  - **La maîtrise** consiste pour le patient à tenter de prendre le contrôle de tout ce qui concerne sa santé, au travers d'attitudes obsessionnelles et parfois de fortes exigences, par lesquelles il tente de gérer son angoisse.

3.1.3. L'annonce d'une mauvaise nouvelle du point de vue du médecin et des soignants

Comme chez le patient, deux types de conséquences sont à considérer :

3.1.3.1. Des mouvements psychiques importants

- En miroir des mouvements psychiques qui se développent chez le patient, le médecin se trouve lui aussi confronté à des processus complexes :
  - anxiété pouvant aller jusqu'à un authentique état de stress ;
  - sentiment de mise en échec, de perte de contrôle ou de culpabilité ;
  - émotions liées à une proximité affective qui s'est nouée avec le patient ;
  - identification au malade.

3.1.3.2. Des mécanismes de défense des soignants

- L'ampleur des mouvements psychiques suscités chez le médecin par cette mauvaise nouvelle à annoncer le conduisent également à développer des mécanismes de défense pour se protéger de la charge émotionnelle que suscite la confrontation au patient, notamment s'il n'est pas préparé et outillé en capacités adéquates pour gérer ce type de situation.
  - **Le mensonge** est souvent utilisé par le médecin avec l'alibi de préserver son patient ; il s'agit en réalité de se préserver lui-même face à une réaction du patient, qu'il anticipe en craignant de ne pas savoir y faire face ; c'est souvent le mécanisme de défense « de l'urgence ». Une forme mineure est la banalisation des phénomènes vécus par le patient. Il peut aussi s'agir de mensonge par omission. D'une façon générale, le mensonge n'a que des effets délétères et devrait être prohibé.
  - **L'identification projective** conduit à attribuer au patient ses propres représentations, sentiments, réactions, ou émotions. Elle permet au soignant de se donner l'illusion qu'il sait ce qui est bon pour le patient.
  - **La rationalisation** consiste pour le médecin à se réfugier derrière un discours technoscientifique, hermétique et incompréhensible pour le patient.
  - **La fausse réassurance** entretient chez le patient un espoir disproportionné par rapport aux données factuelles.
  - Lors de **la fuite en avant**, le soignant surestime les capacités du patient et lui délivre les informations « à marche forcée », pour s'en débarrasser lui-même.
  - **Des mécanismes d'adaptation plus positive (*coping*)** peuvent aussi être mis en œuvre. Ils peuvent être développés plus ou moins spontanément, par un médecin qui a construit de telles ressources individuellement, ou de façon plus méthodique et systématique, notamment de la part de médecins qui ont bénéficié d'une formation spécifique dans ce champ. On décrit ainsi :
    - des stratégies d'adaptation centrées sur l'annonce : préparation minutieuse de l'entretien, de ses conditions, de son contenu et de son déroulement ;
    - des stratégies d'adaptation centrées sur la relation avec le patient : développement d'une relation empathique, soucieuse de maintenir en même temps une distance professionnelle appropriée ;
    - des stratégies centrées sur la gestion de ses propres émotions de la part du médecin : identification, expression, régulation, réévaluation cognitive.

3.2. Quelques principes directeurs opérationnels pour un meilleur déroulement de l'annonce d'une mauvaise nouvelle

3.2.1. Réunir les conditions d'un environnement adapté

- Plusieurs conditions sont constitutives d'un climat approprié pour un entretien d'annonce :
  - pièce confortable, calme ;
  - temps imparti suffisant, sans risque d'interruption (neutraliser les téléphones, afficher un avertissement sur la porte) ;
  - présence d'un proche ou d'un tiers si le patient l'a souhaité ;
  - ne jamais faire d'annonce au téléphone, sauf circonstance exceptionnelle.

3.2.2. Construire la démarche dans la durée en associant d'autres professionnels de la santé

- L'annonce d'une « mauvaise nouvelle » n'est pas un acte de communication unique et ponctuel, dont il conviendrait de se débarrasser au plus vite. Il doit s'envisager comme un processus développé dans la durée et intégré à la prise en charge globale.
- La délivrance de l'information a souvent avantage à être progressive, adaptée aux informations disponibles et à l'appréciation qui est faite du niveau d'anticipation du patient.
- Les mécanismes de défense développés par les patients peuvent momentanément limiter leur capacité à entendre et accepter une annonce, à laquelle il conviendra donc de surseoir, en la construisant graduellement selon l'évolution des mouvements psychiques.
- Le premier entretien doit se conclure par une proposition d'un entretien complémentaire à brève voire très brève échéance, en proposant que des proches soient présents s'ils ne l'étaient pas lors du premier entretien, et par une proposition d'autres entretiens de suivi, associant d'autres professionnels de la santé, notamment un psychologue, un infirmier, un assistant de service social, tel que cela est prévu dans le cadre du dispositif d'annonce du « Plan cancer ».
- Il convient par ailleurs de partager sans délai avec le médecin traitant les orientations et le contenu de la démarche d'annonce entreprise.

3.2.3. Utiliser une stratégie de communication appropriée

Plusieurs repères permettent de conduire un entretien d'annonce d'une manière a priori plus favorable.

3.2.3.1. Créer un climat adapté

- Adopter une attitude traduisant une disponibilité.
- Exploiter judicieusement à la fois la communication verbale et non verbale.
- Mettre en œuvre une attitude d'écoute active.
- Respecter les silences et ne pas interrompre le patient.
- Reformuler les propos du patient et l'encourager à s'exprimer davantage.

3.2.3.2. Procéder à l'annonce proprement dite

- S'appuyer sur ce que le malade sait déjà.

  Tout patient se forge des représentations et des explications, qu'il utilise pour tenter de comprendre et de donner un sens aux phénomènes dont il fait l'expérience dans le cadre de son problème de santé. Qu'elles résultent d'informations déjà transmises ou entendues, ou d'interprétations personnelles ou partagées avec son entourage, qu'elles soient appropriées ou erronées, c'est à partir de ces conceptions que le médecin doit construire lui-même sa démarche d'information. Pour cela, il est nécessaire de débuter par un questionnement très ouvert.
- Utiliser un vocabulaire approprié, simple, sans jargon et sans euphémisme, en s'adaptant au rythme imprimé par le patient.
- Répondre aux attentes du patient, en se donnant les moyens de les explorer par des questions ouvertes, en évitant d'aller au-delà de ce que le patient souhaite savoir à ce moment-là.
- Offrir au patient la possibilité d'échanger sur le pronostic, selon ses besoins.

3.2.3.3. Partager avec le patient le projet de prise en charge et plan de soins

- Donner les informations nécessaires sur les investigations complémentaires prévues, les possibilités thérapeutiques disponibles, les alternatives envisageables, les soins de support, les bénéfices prévisibles, les inconvénients et le pronostic.
- Proposer aux patients qui le souhaitent d'être associés à la décision.
- Ne pas réassurer abusivement mais toujours laisser la place à une espérance, en confirmant que de nombreuses ressources sont disponibles et en rassurant le patient sur le fait qu'il ne sera pas abandonné.

3.2.3.4. Terminer l'entretien

- Laisser de la place pour l'expression des émotions et manifester son empathie.
- Laisser un espace suffisant pour les questions du patient.
- Résumer le contenu de l'entrevue.
- Reformuler les grandes lignes du plan de soins ; évoquer notamment les opérations à court terme.
- Rappeler la possibilité d'un nouvel entretien à brève échéance et la disponibilité d'autres ressources (psychologue, assistant de service social, etc.).

Encadré 2 : Le cas particulier de l'annonce d'un dommage lié aux soins

Un dommage lié aux soins est la conséquence d'un événement indésirable dont l'origine peut être diverse : complication liée à la pathologie du patient, aléa thérapeutique, dysfonctionnement ou erreur. Son annonce constitue un cas particulier de l'annonce d'une mauvaise nouvelle. À ce titre, tous les principes généraux énoncés précédemment sont applicables. Quelques points clés peuvent cependant être soulignés :

- **Communiquer sur des faits connus et sûrs**
  - Ancrer sa communication dans l'exactitude des faits, sans se culpabiliser
- **Reconnaître le dommage**
  - Informer le patient qu'il a subi un événement non souhaité
  - Ne pas nier le dommage ni culpabiliser le patient
- **Exprimer des regrets voire des excuses**
  - « Nous sommes désolés de ce qui vous arrive » résume par exemple l'empathie des professionnels face au dommage subi par le patient. En cas d'erreur avérée, les regrets doivent être accompagnés d'excuses ; excuses qui ne doivent ni jeter le blâme sur soi-même ou un tiers ni signifier la reconnaissance d'une responsabilité médico-légale.
- **Répondre aux besoins du patient**
  - Prodiguer les soins adéquats pour atténuer les conséquences de l'événement
  - Organiser la continuité des soins

Extraits de : Annonce d'un dommage associé aux soins. Paris : Haute Autorité de Santé, 2011

EN CONCLUSION : quelques messages clés relatifs à l'annonce d'une maladie grave ou létale

- L'exigence d'annonce au patient d'un diagnostic grave ou d'un pronostic péjoratif relève de multiples considérations plus ou moins normatives (morales, déontologiques et réglementaires, cliniques). Ces différentes préoccupations sont sources de nombreux conflits de valeurs, qui font de l'annonce, une situation professionnelle à forte dimension éthique.
- L'annonce d'une mauvaise nouvelle cristallise de façon emblématique tous les enjeux et toute la complexité de la relation médecin-malade. Elle induit des mouvements psychiques profonds et des mécanismes de défense, tant chez le médecin que chez le patient.
- L'annonce d'une « mauvaise nouvelle » doit s'envisager comme un processus développé dans la durée et intégré à la prise en charge globale.
- Les conditions du premier entretien dans le cadre de l'annonce d'une mauvaise nouvelle sont déterminantes pour la qualité de la relation médecin-malade et de la prise en charge ultérieure.
- L'annonce d'une mauvaise nouvelle sollicite fortement les compétences émotionnelles du médecin. Elle ne peut pas se réduire à l'application d'une procédure communicationnelle stéréotypée. Cependant, la connaissance de certains principes et la maîtrise de certaines méthodes peut grandement faciliter la démarche.

4. La formation du patient

4.1. L'éducation thérapeutique du patient

4.1.1. *Définition*

- L'éducation thérapeutique du patient se compose d'un ensemble d'activités coordonnées, visant à outiller le patient en savoirs, habiletés, capacités et compétences, qui lui permettent d'anticiper et de résoudre certains problèmes liés à sa santé, en lien avec son entourage, de manière à minimiser sa dépendance à l'égard de la maladie et des soignants, et de réaliser ses objectifs personnels.
- **L'éducation thérapeutique du patient se distingue ainsi, respectivement :**
  - de la démarche d'information du patient sur sa maladie, quelle que soit la qualité du processus et des modalités de la délivrance de cette information. L'exigence d'information du patient est par ailleurs nécessaire, au regard à la fois de dispositions réglementaires et déontologiques, et de préoccupations éthiques. Elle est le préalable à la possibilité que le patient exerce son consentement aux décisions d'investigation et de traitement qui lui sont proposées ;
  - de la démarche d'éducation pour la santé. L'éducation pour la santé est un processus créant avec les personnes et les groupes les conditions du développement de leurs capacités vis-à-vis de la santé, valorisant leur autonomie et leur responsabilité. C'est une démarche générale, indépendante de l'identification chez le patient d'une maladie donnée, qui s'inscrit dans le cadre plus large de la promotion de la santé, telle que l'énonce la Charte d'Ottawa.
- Cependant, les trois niveaux respectifs d'information, d'éducation pour la santé et d'éducation thérapeutique du patient s'inscrivent dans un continuum. Les uns et les autres ne visent pas seulement à réduire la prévalence des comportements à risque et à favoriser des conduites normatives ; ils visent fondamentalement à créer les conditions de l'émergence d'un sujet autonome et responsable, en interaction avec son environnement social et physique, dans une perspective d'émancipation de la personne et de démocratie sanitaire.

4.1.2. *Fondements et finalités*

- L'éducation thérapeutique du patient s'est développée historiquement en lien avec deux orientations générales différentes, respectivement ancrées sur deux des 4 principes de la perspective principiste (ou principliste) de l'éthique clinique (qui énonce quatre principes : la bienfaisance, la non-malfaisance, le respect de l'autonomie et la justice) :
  - au regard du principe de bienfaisance, il s'agissait d'améliorer l'efficience et la sécurité du traitement des maladies chroniques les plus menaçantes (diabète, asthme), et de faciliter ainsi la vie des patients qui en étaient atteints ;
  - au regard du principe d'autonomie, il s'agissait de prendre position de manière forte, en faveur de la légitimité du patient à intervenir lui-même sur le cours de sa maladie, de diverses manières, tout particulièrement lorsqu'il s'agit d'une maladie chronique.
- L'Organisation mondiale de la santé (OMS) reprend en les englobant les finalités liées à ces deux principes, en énonçant que l'éducation thérapeutique du patient :
  - est un processus intégré de façon permanente aux soins et à la prise en charge du patient ;
  - comprend des activités organisées, y compris un soutien psychosocial, conçues pour rendre les patients conscients et informés de leur maladie, des soins, de l'organisation et des procédures hospitalières, et des comportements liés à la santé et à la maladie ;
  - a pour but de les aider (ainsi que leurs familles) à comprendre leur maladie et leur traitement, collaborer ensemble et assumer leurs responsabilités dans leur propre prise en charge, et à maintenir et améliorer leur qualité de vie.

4.1.3. Justification médico-scientifique

- L'éducation thérapeutique s'est développée du fait de l'augmentation de la prévalence des maladies chroniques et de l'augmentation considérable, sous certaines conditions, de l'espérance de vie avec une maladie chronique.
- Grâce aux progrès thérapeutiques, de nombreuses maladies aiguës ou subaiguës, d'évolution autrefois péjorative à court ou moyen terme, sont aujourd'hui devenues des maladies chroniques. C'est le cas, par exemple, de nombreuses maladies cardio-vasculaires, de nombreux cancers et de l'infection par le VIH entre autres.
- L'augmentation de l'espérance de vie est la conséquence de multiples effets de la prise en charge, qui concourent à la réduction de l'intensité ou de la fréquence des symptômes, et à la diminution de l'incidence des complications. Globalement, les bénéfices observés s'apprécient à la fois au niveau individuel (amélioration de la qualité de vie des patients) et au niveau collectif (réduction du coût de prise en charge des problèmes de santé).
- Cependant, ces bénéfices ne sont observés, le plus souvent :
  - qu'au prix d'interventions thérapeutiques combinées (associant des interventions médicamenteuses et non médicamenteuses) ;
  - impliquant simultanément des modifications en profondeur des modes de vie des patients (habitudes alimentaires, activités physiques, consommation de substances toxiques et addictives – notamment d'alcool et de tabac, environnements liés au travail ou aux loisirs, etc.) ;
  - poursuivies au long cours (le plus souvent « à vie »).
- De tels programmes de soins sont particulièrement vulnérables et leur pérennité peut être menacée, en raison de facteurs liés au patient, au médecin, à la maladie ou à ses traitements. Ces facteurs peuvent compromettre ce que l'on désigne sous la notion réductrice d'observance.
- Il est maintenant établi que le fait d'inscrire l'ensemble des interventions thérapeutiques dans une démarche éducative au cours d'une maladie chronique a un impact positif à l'égard des bénéfices visés. C'est notamment le cas lorsque l'on crée les conditions d'une concordance et d'une alliance thérapeutiques, plutôt que d'une observance (*cf.* section 4.2. « Les notions d'observance, de concordance et d'alliance en thérapeutique »).
- De nombreux impacts font actuellement l'objet d'études de recherche évaluatives. L'efficacité de l'éducation thérapeutique du patient en tant que stratégie intégrée à la prise en charge générale du patient est très largement documentée. Historiquement, les premières démonstrations ont été apportées dans le cadre du diabète et de l'asthme :
  - au cours du diabète de type 1, l'éducation thérapeutique du patient a un impact significatif et durable sur le contrôle métabolique (mesuré par exemple par la détermination du taux d'hémoglobine glyquée) et sur l'incidence et la gravité des complications ;
  - au cours de l'asthme, l'éducation thérapeutique du patient diminue la fréquence des épisodes d'asthme nocturne, ainsi que l'absentéisme professionnel et scolaire ;
  - d'une façon générale, l'éducation thérapeutique du patient permet la réduction du nombre d'hospitalisations, de séjours aux urgences et des visites médicales non programmées.

4.1.4. Cadre conceptuel éducatif

- En tant que champ de pratique et domaine scientifique, l'éducation thérapeutique du patient est un courant récent, en évolution, qui puise ses fondements à la fois dans la médecine, les sciences de l'éducation appliquées à la pédagogie de la santé, et les diverses sciences humaines et sociales, notamment la psychologie, la sociologie et l'anthropologie.
- Sur un plan plus spécifiquement éducatif, elle conduit à examiner la perspective du patient apprenant (comment apprend-il ?) et, corollairement, celle du soignant enseignant et formateur (comment peut-on aider le patient à apprendre ?). Plusieurs modèles pédagogiques influencent les pratiques en éducation thérapeutique.

4.1.4.1. Différents modèles pédagogiques

4.1.4.1.1. Le modèle « transmissif »

- **Dans le modèle transmissif :**
  - les soignants formateurs sont considérés comme détenteurs de savoirs que le patient ne possède pas ;
  - on postule qu'il suffit d'exposer ces savoirs au patient (sous forme de cours, de vidéos, de documents, etc.), en y associant des explications, des argumentations et des démonstrations, pour que celui-ci puisse se les approprier par un travail de mémorisation (le plus souvent par répétition).
- **Les dispositifs pédagogiques transmissifs** sont les moins contraignants et les plus faciles à mettre en œuvre. Ils sont cependant sources de multiples incompréhensions chez les patients, parce que les soignants et les patients partagent rarement le même cadre de référence et le même vocabulaire, qu'ils ne se posent pas les mêmes questions et qu'ils ne raisonnent pas de la même manière au sujet des problèmes de santé, notamment parce que les projets, objectifs et attentes du patient ne sont pas ceux que le médecin lui prête.

4.1.4.1.2. Le modèle béhavioriste (ou comportementaliste)

- **Dans le modèle béhavioriste :**
  - on postule que l'apprentissage est observable par le changement de comportement qu'il implique et on considère que la motivation à apprendre est surtout extrinsèque (système de récompenses et de « punitions ») ;
  - de ce fait, les soignants formateurs jouent un rôle central, avec de fréquentes interventions de conditionnement des comportements attendus chez les patients, à l'aide de renforcements positifs ou négatifs ;
  - les savoirs complexes sont décomposés en savoirs élémentaires, qui sont exposés méthodiquement de façon morcelée, et les objectifs à atteindre sont progressifs ;
  - les patients apprenants ont un rôle globalement passif. On leur propose essentiellement des exercices d'application, suivis de corrections des erreurs.
- **Les dispositifs pédagogiques d'inspiration béhavioriste** sont surtout efficaces pour l'apprentissage de gestes techniques (mesure de la glycémie, injection d'insuline, etc.) ou de procédures, à condition que les patients évoluent dans des contextes relativement stables, stéréotypés ou peu complexes. Dans le cas contraire, ils se révèlent assez souvent en échec car les apprentissages qui relèvent surtout du conditionnement sont assez peu adaptables.

4.1.4.1.3. Le modèle cognitiviste et socio-constructiviste

- **Ce modèle résulte de la convergence de la psychologie cognitive, de la psychologie du développement et de la perspective sociale de l'apprentissage. Dans le modèle cognitiviste et socio-constructiviste :**
  - l'apprentissage est considéré comme une activité de traitement de l'information, qui fait appel aux différentes fonctions de la mémoire ;
  - on postule que les savoirs ne peuvent pas être transmis aux patients mais que chacun d'entre eux construit ses connaissances à partir de ce qu'il sait déjà (ses connaissances antérieures ; *cf.* encadré) ;
  - on considère qu'apprendre consiste à faire des liens entre de nouvelles informations et ses connaissances antérieures, dans une démarche de construction de sens ;
  - on met l'accent sur le rôle essentiel du contexte (social et émotionnel) dans l'apprentissage ;
  - on insiste sur les interactions sociales dans l'apprentissage, en raison des processus d'entraide qu'elles permettent (coopération) et du rôle qu'elles ont pour aider le patient à comprendre qu'il existe d'autres manières de comprendre son problème de santé (conflit socio-cognitif), ce qui facilite l'évolution de ses connaissances et conceptions antérieures ;
  - de ce fait, les soignants formateurs organisent des environnements éducatifs porteurs de sens, qui prennent en compte les préoccupations de vie des patients ; ils favorisent à certains moments le travail de groupe, notamment pour des activités d'exploration et de résolution de problèmes.
- **Les dispositifs de type cognitiviste et socio-constructiviste** sont plus exigeants et plus complexes à mettre en œuvre mais ils favorisent davantage la motivation des patients. Ils sont à privilégier lorsque l'on vise de réelles compétences et pas seulement des habiletés.

Encadré 3 : L'importance des connaissances antérieures pour l'apprentissage en éducation thérapeutique du patient

- **Les sciences de l'apprentissage insistent sur l'importance des connaissances antérieures (ce que l'on sait déjà) pour l'apprentissage, dans la mesure où :**
  - les connaissances antérieures constituent des points d'ancrage pour la construction des nouvelles connaissances, en lien avec des nouvelles informations.
  - les connaissances antérieures constituent des filtres de traitement des informations et on a tendance à rejeter une information nouvelle qui vient contredire ce que l'on sait déjà.
  - les connaissances antérieures ont une très grande stabilité.

    Les patients ne consentent pas facilement à abandonner les conceptions qu'ils ont au sujet des problèmes de santé et, en cas de conception erronée, il ne suffit pas que les soignants formateurs exposent les informations exactes pour que les patients se les approprient.

    Les connaissances antérieures ne sont modifiables que dans la mesure où les patients en constatent les limites (par exemple en situation de résolution de problème) et où ils comprennent et perçoivent l'utilité de nouvelles connaissances.
- **Les connaissances antérieures des patients proviennent notamment :**
  - des problèmes de santé dont eux-mêmes ou leur entourage ont fait préalablement l'expérience (**savoirs expérientiels**)
  - des conceptions construites sans connaissances scientifiques et partagées socialement dans un processus d'attribution causale complexe, où s'intriquent des déterminants sociaux culturels, spirituels, etc. (**savoirs profanes**).
- **Quelques exemples de connaissances antérieures erronées (fondées sur des savoirs expérientiels ou profanes) observées chez les patients et qui peuvent nuire à l'apprentissage en éducation thérapeutique :**
  - « Je tiens cela de mon père ! » ... *et donc aucune intervention thérapeutique ne pourra modifier mon état de santé.*
  - « Mes tests biologiques se sont normalisés ; je suis donc guéri »... *et je peux donc tenter un arrêt « test » de mon traitement pour le vérifier.*
  - « Si je continue mon traitement, je vais m'immuniser contre lui »... *et il faut donc que je l'arrête périodiquement.*
  - « Ma grand-mère a eu de la morphine et elle est décédée juste après »... *donc la morphine a des effets secondaires graves qui peuvent faire mourir.*
  - « Mon hypertension artérielle est une tension nerveuse » ... *il me faut donc des calmants, alors que mon médecin me propose de diurétiques.*

4.1.4.2. Principes directeurs généraux pour des dispositifs d'éducation thérapeutique

- Les différentes perspectives théoriques et les modèles pédagogiques qu'elles inspirent ont respectivement des avantages et des limites. Les formats des dispositifs, les méthodes d'interventions, et les outils ou supports didactiques sont innombrables. Au-delà des différentes modalités opérationnelles, plusieurs principes directeurs généraux peuvent être formulés.

4.1.4.2.1. Les programmes d'éducation thérapeutique doivent être « centrés sur le patient »

- **en tant qu'apprenant :**
  - prise en compte de ses connaissances antérieures (représentations de la santé et de la maladie, aspects socioculturels) ;
  - soutien de la motivation du patient grâce à des dispositifs l'impliquant activement, dans le cadre d'activités ayant du sens par rapport à son contexte de vie ;

- **en tant que personne privée et sociale :**
  - prise en compte des besoins objectifs et subjectifs du patient, en lien avec les projets essentiels pour lui (professionnels, sociaux ou de loisir), situés dans son environnement psycho-social, familial et professionnel ;
  - prise en compte des processus d'adaptation à la maladie développés par le patient (mécanismes de défense, sentiment de maîtrise *locus of control*, stratégies de gestion de son stress et de ses ressources *coping*, souhaits de maîtrise autonome et de prise de contrôle de son problème de santé *empowerment*) ;
  - implication de l'entourage familial et des proches du patient.
- **en tant que patient :**
  - proposition de programme d'éducation thérapeutique à tous les patients confrontés à une maladie chronique ;
  - mise en œuvre d'un programme d'éducation thérapeutique avec l'accord explicite de chaque patient ;
  - prise en compte du problème de santé du patient en tant qu'expérience de vie, en se préoccupant non seulement de ses « représentations» de la maladie, mais aussi de ce que signifie la maladie comme événement dans sa vie, des contraintes que le traitement induit, du bouleversement de l'organisation de sa vie qu'il est seul à pouvoir réaménager, et de la complexité de ses désirs.

4.1.4.2.2. Les programmes d'éducation thérapeutique doivent être structurés et organisés méthodiquement

1. **Conduire un entretien éducatif visant à une analyse partagée des besoins**
   - organisation d'un ou plusieurs entretiens, prenant en compte les différentes dimensions de la personne (patient, apprenant, personne privée et sociale –*cf.* ci-dessus) ;
2. **Définir un programme personnalisé d'éducation thérapeutique**
   - définition des objectifs prioritaires d'apprentissage, étalés dans le temps, renégociables périodiquement
   - identification des compétences et capacités à développer, des ressources à mettre en place et à mobiliser
   - communication et partage des objectifs identifiés avec tous les professionnels de la santé concernés par la prise en charge du patient
3. **Planifier et mettre en œuvre des activités d'éducation thérapeutique**
   - identification des contenus à solliciter (savoirs, techniques) et des ressources didactiques à exploiter
   - choix des dispositifs et des méthodes pédagogiques
   - organisation de séances individuelles ou collectives, ou en alternance, et opérationnalisation des activités d'enseignement et d'apprentissage
4. **Réaliser une évaluation des compétences acquises et du déroulement du programme**
   - appréciation des impacts, des effets et des résultats grâce à des dispositifs d'évaluation exploitant des critères partagés avec le patient et des indicateurs de multiples natures (quantitatifs et qualitatifs)

Bien qu'elles soient décrites de façon linéaire et séquentielle, ces différentes phases d'action sont souvent intriquées ; elles sont en tout cas itératives, tout au long du programme.

4.1.4.2.3. Les programmes d'éducation thérapeutique peuvent recourir à des dispositifs variés, faisant appel à plusieurs types de formats d'activités, à de nombreuses techniques pédagogiques et des supports didactiques variés

- **Différents formats d'activités de formation peuvent être exploités :**
  - Il peut s'agir :
    - de séances collectives : exposés interactifs, séances de remue-méninges, études de cas, groupes de discussion, ateliers pratiques, activités sportives, tables rondes, etc. ;
    - de séances individuelles : entretiens motivationnels, entretiens d'explicitation ;
    - d'une alternance de séances individuelles et collectives.

- Le choix de l'un ou de l'autre prend en compte plusieurs facteurs :
  - l'intention de l'activité (quels objectifs visés : partage de représentations ou d'expériences à partir de récits et de témoignages, mise à disposition de savoirs, acquisition d'habiletés procédurales ou techniques, etc.) ;
  - le moment où l'activité est proposée dans le cadre de l'itinéraire du patient au cours de sa maladie chronique (annonce du diagnostic, début d'un traitement, consolidation des acquis, période de vie difficile ou exposant le patient à de nouveaux contextes ou à de nouveaux problèmes) ;
  - différentes contraintes (accessibilité géographique, disponibilités des professionnels de santé et du patient, dépendance physique, cognitive ou sensorielle du patient), les préférences du patient, etc.

- **De nombreuses techniques pédagogiques peuvent être utilisées :**
  - exposés, démonstrations, activités de simulation, jeux de rôle
- **Des supports didactiques variés peuvent être utilisés :**
  - brochures, affiches, classeur-imagier, bande audio ou vidéo, cédérom, diaporama ou autres outils multimédias, représentations d'objets de la vie courante, didacticiels, supports multimédia, outils de communication interpersonnelle (cahier de transmission pour l'information et la coordination avec les partenaires soignants, carnet de surveillance, journal de bord, etc.)

4.1.4.2.4. Quels que soient les formats, les techniques ou les outils utilisés, les séances d'éducation thérapeutique devraient s'efforcer de prendre en compte des principes pédagogiques facilitant l'apprentissage

- Faciliter l'expression des connaissances antérieures du patient ;
- Valider les connaissances antérieures du patient ou aider le patient à les remettre en cause et à les déconstruire, de manière à ce qu'il soit en mesure d'accueillir des informations nouvelles et de développer des apprentissages viables ;
- Médiatiser de nouvelles informations et de nouveaux savoirs avec le patient ;
- Solliciter l'engagement dans diverses stratégies d'apprentissage en développant l'interactivité tout au long de la séance ;
- Vérifier la compréhension du patient régulièrement en lui proposant des exercices d'application, en exploitant les exemples, les analogies, les contre-exemples ;
- Préparer le transfert des apprentissages en invitant le patient à se projeter dans une application des nouvelles données partagées aux activités quotidiennes de sa vie personnelle.

4.1.4.3. Objectifs pédagogiques généraux de l'éducation thérapeutique du patient

- En France, les objectifs pédagogiques généraux que doivent viser les programmes d'éducation thérapeutique du patient sont clairement définis dans le cadre de recommandations de la Haute Autorité de Santé. Ils sont formulés en termes de compétences à acquérir :
  - « acquisition et maintien par le patient de compétences d'auto-soins. Parmi elles, l'acquisition de compétences dites de sécurité vise à sauvegarder la vie du patient. Leur caractère prioritaire et leurs modalités d'acquisition doivent être considérés avec souplesse, et tenir compte des besoins spécifiques de chaque patient ;
  - mobilisation ou acquisition de compétences d'adaptation. Elles s'appuient sur le vécu et l'expérience antérieure du patient et font partie d'un ensemble plus large de compétences psychosociales. »

Encadré 4 : Compétences générales et capacités spécifiques définies comme objectifs des programmes d'éducation thérapeutique du patient

- **Les compétences d'auto-soins :**
  - Soulager les symptômes.
  - Prendre en compte les résultats d'une auto-surveillance, d'une auto-mesure.
  - Adapter des doses de médicaments, initier un auto-traitement.
  - Réaliser des gestes techniques et des soins.
  - Mettre en œuvre des modifications de son mode de vie (équilibre diététique, activité physique, etc.).
  - Prévenir des complications évitables.
  - Faire face aux problèmes occasionnés par la maladie.
  - Impliquer son entourage dans la gestion de la maladie, des traitements et des répercussions qui en découlent.
- **Les compétences d'adaptation :**
  - Se connaître soi-même, avoir confiance en soi.
  - Savoir gérer ses émotions et maîtriser son stress.
  - Développer un raisonnement créatif et une réflexion critique.
  - Développer des compétences en matière de communication et de relations interpersonnelles.
  - Prendre des décisions et résoudre un problème.
  - Se fixer des buts à atteindre et faire des choix.
  - S'observer, s'évaluer et se renforcer.

Source : Éducation thérapeutique du patient. Définition, finalités et organisation. Paris : Haute Autorité de Santé, 2007

EN CONCLUSION : quelques messages clés relatifs à l'éducation thérapeutique du patient

- L'éducation thérapeutique est un processus pluri-professionnel, multidisciplinaire et continu, qui fait désormais partie intégrante des soins des maladies chroniques.
- L'éducation thérapeutique vise à outiller le patient en ressources (aptitudes, capacités, compétences) favorables à une gestion autonome de sa maladie, dans une perspective émancipatrice, permettant une amélioration ou un maintien de sa qualité de vie, et une diminution de la fréquence ou de la gravité des complications et des rechutes.
- Les dispositifs pédagogiques mis en œuvre dans le cadre de l'éducation thérapeutique du patient peuvent recourir à des formats divers, à de nombreuses techniques et à des supports didactiques variés. Dans tous les cas, la prise en compte des connaissances antérieures du patient (croyances, savoirs profanes, savoirs expérientiels) est l'élément central du processus d'enseignement et d'apprentissage.
- L'éducation thérapeutique exige que les différents soignants acceptent un décentrage à partir de leurs perspectives exclusivement bio-médicales pour adopter une attitude authentiquement centrée sur le patient.
- L'éducation thérapeutique devrait favoriser le développement d'une concordance et d'une alliance en thérapeutique plutôt que préconiser l'observance thérapeutique.

4.2. Les notions d'observance, de concordance et d'alliance en thérapeutique

4.2.1. *Définitions de l'observance et de la concordance*

- L'observance renvoie au respect d'une règle ou d'une loi, prescrivant l'accomplissement de pratiques, comme par exemple la pratique religieuse.

- Transposée à la relation médecin-malade, une telle définition est particulièrement en accord avec le modèle paternaliste de l'action médicale. Dans ce cadre, l'observance correspond à la manière dont le malade se conforme aux prescriptions du médecin, en respectant notamment les prescriptions thérapeutiques et, plus particulièrement, les prescriptions médicamenteuses : le médecin « ordonne » et le malade « observe » la prescription.
- L'évolution de la relation médecin-malade vers des modèles se préoccupant davantage de l'autonomie du malade et de sa capacité à faire des choix informés conduit à proposer une définition plus large et plus équilibrée. On parle alors plus volontiers de concordance, pour désigner le niveau d'accord entre les prescriptions du médecin, et les décisions et le comportement du patient en réponse à ces recommandations. La concordance concerne les thérapeutiques médicamenteuses mais aussi, très explicitement, les soins au sens large (consultations, explorations, surveillance) et le mode de vie (habitudes alimentaires, activités physiques, etc.).

4.2.2. *Réalités, évaluation et conséquences de la « mal-observance »*

- Le taux moyen de mal-observance dans les maladies chroniques est de 30 à 60 %. La non ou mal-observance est responsable de 10 % des hospitalisations. Dans l'hypertension artérielle, par exemple, la mal-observance explique une efficacité insuffisante du traitement dans 75 % des cas. En prévention primaire des maladies cardio-vasculaires, près d'un patient sur deux interrompt son traitement hypolipémiant ou anti-hypertenseur après un ou deux ans.
- La mal-observance peut parfois être évaluée par des dosages plasmatiques de la molécule médicamenteuse (valproate de sodium, hydroxychloroquine, par exemple) ou indirectement à l'aide de marqueurs bio-cliniques (INR sous anti-vitamines K, fréquence cardiaque sous bêta-bloquant, uricémie sous diurétique, etc.). Elle peut être évaluée dans le cadre de l'entretien mais, pour différentes raisons qui vont bien au-delà d'une éventuelle mauvaise foi du patient, une telle appréciation est entachée de nombreuses sources d'incertitudes. Une évaluation indirecte est fournie par le résultat thérapeutique et c'est en l'occurrence très souvent une situation d'échec qui conduira à faire l'hypothèse d'une mal-observance. Dans le cadre des essais thérapeutiques, des dispositifs de contrôle de l'observance très particuliers sont utilisés (piluliers électroniques, aérosols doseurs, etc.).
- Les conséquences de la mal-observance s'observent à l'échelon individuel (facteur d'échec thérapeutique, augmentation du risque iatrogène) et à l'échelle de la collectivité (émergence de la résistance aux anti-infectieux, augmentation des coûts de santé, etc.).

4.2.3. *Les déterminants de la mal-observance*

4.2.3.1. Les déterminants liés au traitement

- L'efficacité immédiate du traitement sur les symptômes (par exemple, la douleur) est l'un des facteurs les plus positivement associés à l'observance.
- À l'inverse, l'importance des effets secondaires, le nombre de prises (80 % d'observance pour un traitement anti-hypertenseur en une prise *versus* 60 % pour un traitement en trois prises), le nombre de prescriptions associées et la durée du traitement sont des facteurs de mal-observance. Le coût du traitement est un facteur non univoque de l'observance : le coût élevé d'un médicament non ou mal remboursé est un facteur défavorable en cas de manque de ressources mais, en contrepartie, le caractère peu onéreux d'un médicament peut être perçu comme un facteur de dépréciation quant à sa valeur thérapeutique et conduire à son abandon.

4.2.3.2. Les déterminants liés à la maladie

- Le caractère très symptomatique d'une maladie (et notamment son caractère douloureux ou source d'impotence fonctionnelle) est un très fort facteur d'observance ; réciproquement, l'observance est très médiocre pour les problèmes de santé totalement asymptomatiques (comme l'hypertension artérielle).
- D'une façon générale, l'observance est plus faible pour les maladies psychiatriques, alors que paradoxalement la population générale, en France notamment, fait preuve d'une véritable dépendance à de nombreux psychotropes (anxiolytiques et antidépresseurs).
- Par ailleurs, les représentations socio-culturelles véhiculées par les médias, qu'elles soient issues de campagnes de santé publique, d'activités de vulgarisation médicale ou de stratégies promotionnelles soutenues de façon plus ou moins masquée par l'industrie pharmaceutique, sont des facteurs, parfois très puissants, d'observance.

4.2.3.3. Les déterminants liés au médecin

- Plusieurs déterminants négatifs, liés à des attitudes ou des pratiques du médecin, ont été identifiés :
  - l'insuffisance d'engagement et de conviction ;
  - à l'inverse, une posture trop rigide, n'acceptant pas la négociation ;
  - une attitude trop paternaliste ne recueillant ni les connaissances du patient ni ses éventuelles préférences ;
  - l'insuffisance d'information argumentée sur le traitement (bénéfices visés, effets secondaires, surveillance) ;
  - l'exercice solitaire du médecin sans lien avec les réseaux pluriprofessionnels ; à cet égard, il est établi que les interventions non coordonnées des différents professionnels de santé ont un effet négatif.

4.2.3.4. Les déterminants liés au patient

- Plusieurs déterminants liés au patient ou au contexte socio-culturel (incluant le contexte familial et le contexte professionnel) dans lequel il évolue exercent une influence sur l'observance, positive ou négative selon les cas :
  - les déficiences et handicaps liés à des maladies ou associés au vieillissement ;
  - les connaissances et les croyances transmises par l'éducation, la culture, l'expérience et l'entourage familial et amical (le savoir « profane ») ;
  - le recours à l'automédication ;
  - le contexte psychologique et émotionnel : les mécanismes de défense que développe un patient à la suite de l'annonce d'un pronostic péjoratif (par exemple, le déni, la révolte, le désir de maîtrise ou d'opposition) ou encore les conséquences de la maladie sur le statut thymique et émotionnel (anxiété, dépression, démotivation). À cet égard, il importe de tenir le plus grand soin du stade d'implication dans le processus d'acceptation de la maladie, de manière à mettre en place, provisoirement ou durablement, toutes les assistances nécessaires à l'efficience de la prise en charge médicale.

- **Au total :**
  - l'observance est un problème complexe, polymorphe et multifactoriel ;
  - son évaluation, directe ou indirecte, est délicate ;
  - son approche classique est très bio-médicale, axée sur le respect par le malade de ce qui est ordonné ;
  - cette approche est globalement peu performante.
- **Dans une perspective plus globale des problèmes de santé et dans le cadre d'une approche plus équilibrée de la relation médecin-patient, il y a avantage à substituer à la notion d'observance :**
  - la notion de concordance, tenant compte des interactions entre patient et médecin ;
  - la notion d'alliance, incluant l'adhésion au traitement, dans le cadre d'un processus de construction de sens et de négociation.

4.2.4. *Les stratégies pour favoriser la concordance et l'alliance thérapeutique*

- Elles s'envisagent respectivement avant, au moment et après la prescription.

4.2.4.1. Avant la prescription

- Il convient :
  - de rechercher le sens donné par le patient à son problème de santé, à partir de son expérience personnelle, de ses représentations et des savoirs profanes. Il s'agit de prendre en compte : sa demande, ses espoirs et ses craintes ; les connaissances qu'il a de son problème de santé et les explications qu'il forge pour interpréter les phénomènes ou les évènements auxquels il est confronté.
  - de rechercher le sens donné respectivement par le médecin et le patient quant aux actions à entreprendre, pour hiérarchiser les priorités médicales et personnelles, et les objectifs de l'un et de l'autre (les bénéfices, les risques, ce qui est essentiel) ;

- d'identifier les alternatives possibles ;
- de reconnaître les décalages et les concordances.

4.2.4.2. Au moment de la prescription

- Il est souhaitable :
  - d'optimiser et simplifier le traitement, en hiérarchisant les prescriptions, en les limitant à celles qui sont susceptibles d'apporter un bénéfice clairement identifié, en choisissant la forme galénique en fonction des préférences des patients ;
  - d'informer le patient et les personnes en situation d'être des ressources pour lui, en fournissant au besoin des supports didactiques.

4.2.4.3. Après la prescription

- L'adhésion au traitement peut être favorisée en :
  - facilitant le cas échéant la prise de médicament (aides à domicile, en cas de déficits cognitifs ou sensoriels) et en favorisant la mise en place d'un soutien social ;
  - renforçant la coopération avec les autres professionnels de santé (pharmacien, infirmier) ;
  - en planifiant des consultations consacrées à l'éducation thérapeutique ;
  - en fournissant au patient une rétro-action étayée sur des indicateurs de bon suivi, d'efficacité et de bonne tolérance du traitement ;
  - en évaluant régulièrement les décalages et les concordances entre les soignants et le patient.

EN CONCLUSION : quelques principes relatifs à l'observance, à la concordance et à l'alliance thérapeutique

- Les médecins surestiment généralement l'observance de leurs patients.
- On n'est pas observant « par nature » ; on le devient à l'issue d'un apprentissage (formel, informel ou expérientiel).
- La non ou mal-observance est souvent le symptôme d'une relation médecin-patient dysfonctionnelle.
- Reconnaître les décalages et les concordances dans les interactions médecin-patient est un moyen adéquat pour améliorer l'adhésion et l'alliance thérapeutiques.

5. La personnalisation de la prise en charge médicale

- Une conception réductrice du courant contemporain de la médecine fondée sur les données probantes (*evidence-based medicine- EBM*) pourrait conduire à penser que les pratiques médicales compétentes se définissent par leur conformité avec des pratiques protocolisées et standardisées. En réalité, l'EBM invite à utiliser de façon consciencieuse, judicieuse et explicite les meilleures données actuelles de la recherche clinique, pour une prise en charge personnalisée de chaque patient. Il s'agit donc d'articuler les données scientifiques les plus valides, l'expérience et l'expertise clinique du médecin, et les préférences et les valeurs d'un patient informé.

5.1. Deux perspectives qui s'efforcent de « personnaliser » la prise en charge médicale

- En réalité, la notion de personnalisation de la prise en charge médicale est abordée aujourd'hui dans le cadre de deux courants qui, bien que désignés par des locutions voisines, sont en réalité assez nettement différents.

5.1.1. *La perspective de la « médecine personnalisée »*

- La perspective de la « médecine personnalisée », que certains nomment médecine de précision, vise à démembrer des maladies complexes et hétérogènes en prenant en compte des facteurs génétiques ou environnementaux, à l'aide de bio-marqueurs. Un exemple est celui du cancer du sein, où l'identification de marqueurs moléculaires dans le tissu tumoral permet l'utilisation de traitements anti-tumoraux spécifiques et ciblés. Des perspectives analogues sont en cours de développement pour de nombreux autres cancers ou pour plusieurs connectivites auto-immunes, par exemple.
- L'idée générale est d'utiliser des stratégies thérapeutiques à « spectre » très ciblé, adaptées aux caractéristiques spécifiques des lésions ou des désordres physio-pathologiques en cause chez un patient donné, pour dépasser les limites reconnues aux traitements à « large spectre », à la fois en améliorant l'efficacité et en limitant les effets secondaires. Ce courant connaît un essor considérable avec l'avènement des biothérapies (anticorps anti-récepteurs, anti-cytokines, etc.), l'hypothèse étant de parvenir à une adéquation stricte entre bio-marqueurs et molécules thérapeutiques.

5.1.2. *La perspective de la « médecine centrée sur la personne »*

- La perspective de la « médecine centrée sur la personne » est associée au déplacement de la relation médecin-patient d'un modèle paternaliste vers des modèles prenant mieux en compte l'autonomie de la personne malade, considérée comme capable d'exercer des choix éclairés concernant son problème de santé. Dans cette optique, une attention toute particulière est accordée à l'exploration de l'expérience que fait le patient de sa maladie, à la prise en compte de la globalité de la personne qui consulte (ses aspects émotionnels et développementaux, son contexte familial et professionnel, etc.). Il s'agit de repenser la relation médecin-patient dans un sens qui exige du médecin de partager le pouvoir, la décision et le contrôle.
- Dans le cadre de cette section, nous nous limitons à récapituler successivement quelques principes directeurs de nature à personnaliser la démarche clinique, dans un cadre commun, sans faire référence à l'expertise spécialisée que requiert la médecine personnalisée, telle qu'elle a été évoquée ci-dessus.

5.2. Quelques principes directeurs pour « personnaliser » la prise en charge médicale

- La certitude diagnostique ne suffit pas à prendre une décision thérapeutique pour une personne singulière, dans un contexte donné. Tout diagnostic n'appelle pas automatiquement une réponse opératoire et notamment une réponse médicamenteuse. La décision thérapeutique ultime se construit de façon complexe, en prenant en compte de multiples éléments, respectivement liés :
  - au patient, à son mode de vie, à son entourage familial et social ;
  - à la nature du ou des problèmes de santé en cause, à la connaissance de leur évolution naturelle ou influencée par les traitements, des risques et des bénéfices identifiables des différentes interventions soignantes envisageables ;
  - à l'éthique médicale, notamment à la prise en compte des principes identifiés dans l'approche dite principliste de l'éthique clinique : bienfaisance, non-malfaisance, autonomie, justice.

5.2.1. *Principes en lien avec la pertinence de la démarche « bio-clinique »*

5.2.1.1. Identifier un bénéfice explicite

- La question de la nature du bénéfice qui est visé grâce et à l'issue d'une prise en charge médicale ne peut pas se satisfaire d'une réponse univoque. Les distinctions communes entre un bénéfice objectif ou subjectif, ou encore, comme le formulent souvent les médecins, entre un bénéfice somatique, psychique ou existentiel, sont beaucoup trop réductrices dans la perspective d'une approche globale de la santé, même s'il reste commode d'avoir en tête les repères suivants :

- **à un premier niveau, le bénéfice visé peut être, selon les cas :**
  - la disparition du motif d'une plainte (ce qu'exprime le patient, quel qu'en soit le registre, par exemple une fatigue) ;
  - la disparition d'un symptôme (c'est-à-dire d'une plainte mise en lien avec une catégorie précise de problème de santé, par exemple une douleur causée par un rhumatisme inflammatoire) ;
  - la disparition ou, le plus souvent, la réduction d'un risque (par exemple, la probabilité d'être victime d'un évènement vasculaire).
- **à un second niveau, le projet de soin concerné peut poursuivre :**
  - des objectifs vitaux (faire en sorte que le patient survive à son problème de santé) ;
  - des objectifs fonctionnels (préserver au maximum les capacités d'agir du patient) ;
  - des objectifs épidémiologiques (diminuer la prévalence des problèmes de santé et de leurs conséquences individuelles et sociales).

5.2.1.2. Clarifier la stratégie pertinente compte tenu du bénéfice visé

- En fonction du bénéfice visé, plusieurs stratégies de traitement sont à envisager :
  - traitement étiologique ou symptomatique ;
  - traitement curatif, palliatif ou préventif ;
  - traitement « d'attaque » ou traitement d'entretien.

5.2.1.3. Analyser le caractère « démontré » du bénéfice attendu de la thérapeutique

- Les arguments à cet égard proviennent des résultats de la recherche clinique et notamment de l'épidémiologie évaluative. En dehors de leurs champs d'expertise personnelle, les médecins exploitent plus souvent la littérature scientifique secondaire (les travaux de synthèse) que la littérature primaire (articles originaux). Des synthèses pragmatiques sont publiées sous l'égide de diverses agences gouvernementales (Haute Autorité de Santé, Agence Nationale de Sécurité du Médicament et des produits de santé) ou par les sociétés savantes, sous la forme de recommandations de pratique clinique ou de compte-rendus de conférences de consensus.

5.2.1.4. Analyser le rapport bénéfice/risque de l'intervention thérapeutique envisagée chez le patient

- La notion de rapport « bénéfice/risque » s'est imposée en épidémiologie évaluative. Dans ce cadre, elle est abordée sous l'angle de la rationalité expérimentale et quantitative, le rapport pouvant être exprimé à l'issue d'un calcul à partir de mesures (par exemple, le quotient du taux de réponse à un médicament et de la fréquence d'un effet secondaire grave à une posologie déterminée). Des indices numériques censés traduire des bénéfices pour le patient ont même été élaborés (comme le *Qaly –Quality Adjusted Life Years–*, qui exprime un bénéfice en termes d'années de vie en bonne santé).
- Une telle conception du rapport bénéfice/risque n'est cependant pas transposable sans précaution en pratique clinique, lorsqu'il s'agit de prendre en compte l'exigence éthique de mettre en correspondance les principes de bienfaisance, de non malfaisance et d'autonomie, dont l'appréciation est par nature qualitative, faisant appel à la notion de jugement en situation d'incertitude et non pas de mesure.
- De nombreux facteurs bio-cliniques sont par ailleurs susceptibles de menacer –ou de rendre trivial– le bénéfice escompté, en diminuant l'efficacité d'un traitement ou en augmentant la fréquence des effets secondaires :
  - co-prescriptions : collyres, pommades, antalgiques, somnifères, laxatifs, « aspirine » ;
  - auto-médication, à rechercher systématiquement ;
  - âge et comorbidités, qui altèrent l'espérance de vie ;
  - poids, fonction rénale, état nutritionnel, état d'hydratation, situation de grossesse ou d'allaitement.

5.2.1.5. Définir et hiérarchiser les priorités

- Lorsque plusieurs problèmes de santé concomitants sont identifiés (polypathologie), la légitimité de devoir traiter chacun d'entre eux doit être très soigneusement discutée. Indépendamment même des aspects éthiques envisagés précédemment, un rapport bénéfice/risque de chaque intervention thérapeutique, jugé indépendamment comme favorable, pourrait alors devenir défavorable en raison des risques iatrogènes spécifiques liés à la polymédication.

- C'est notamment le cas chez la personne âgée, chez qui les médicaments les plus iatrogènes sont :
  - les psychotropes ;
  - les anti-inflammatoires non stéroïdiens ;
  - les anti-coagulants ;
  - les anti-diabétiques oraux ;
  - les anti-hypertenseurs.
- Il faut donc savoir :
  - ne pas tout traiter (par exemple, ne pas traiter une pollakiurie en lien avec un adénome de la prostate par un alpha-bloquant, au risque d'induire une hypotension orthostatique chez un homme qui reçoit déjà des anti-hypertenseurs) ;
  - ne pas répondre à tout nouveau symptôme par un nouveau médicament mais discuter systématiquement l'hypothèse que le nouveau symptôme soit un effet secondaire d'un traitement antérieur ;
  - savoir arrêter un traitement (« médicament d'un jour n'est pas médicament de toujours ! »).
- La décision « d'abstention thérapeutique » ne concerne pas que les traitements anti-cancéreux. Il importe de rediscuter périodiquement la permanence d'un rapport bénéfice/risque favorable et notamment :
  - lorsqu'il s'agit de renouveler un traitement au long cours ;
  - lorsque l'on envisage l'instauration d'un nouveau traitement en raison d'une situation ou d'un évènement nouveaux ;
  - lorsqu'un traitement est devenu « futile » (par exemple, le traitement d'une hypercholestérolémie chez un patient dont l'espérance de vie s'est soudain significativement raccourcie en raison de la survenue d'un évènement aigu au pronostic péjoratif à court terme).

5.2.2. *Principes en lien avec la construction de la relation médecin-malade*

- La prise en charge médicale d'une personne confrontée à un problème de santé résulte d'une séquence de décisions successives (d'investigation ou de traitement), proposées par le médecin au patient qui y consent, chaque fois que possible dans le cadre d'un processus de décision informée, co-construite et partagée, même s'il faut reconnaître que l'attention à l'autonomie du patient ne fait pas disparaître la nature asymétrique de la relation médecin-patient.
- L'éventualité d'avoir à faire des choix tels que ceux évoqués précédemment (ne pas tout traiter, arrêter un traitement) rend d'autant plus nécessaire de se préoccuper des préférences du patient, à condition que ses choix soient éclairés par des informations échangées dans le cadre de la relation de soins. Dans ce cadre, il est essentiel :
  - de faire préciser au patient les symptômes qui altèrent le plus sa qualité de vie ;
  - de faire préciser au patient les effets secondaires qu'il juge inacceptables, alors que parfois le médecin les considère comme mineurs au regard du bénéfice « objectif » poursuivi (par exemple : une altération de la vigilance qui nuit aux relations affectives et sociales ; des troubles du goût qui perturbent l'alimentation et l'univers symbolique et social auquel elle donne accès ; des troubles de la libido, qui menacent une capacité d'épanouissement relationnel, etc.).
- C'est souligner à nouveau la pertinence d'inscrire la dimension proprement thérapeutique de la relation médecin-patient dans une logique de concordance et d'alliance, plutôt que de simple observance (*cf.* section 4).

EN CONCLUSION : quelques messages clés relatifs à la personnalisation de la prise en charge médicale

- La personnalisation de la prise en charge médicale consiste à offrir au patient des services judicieux et réfléchis, face à des problèmes de santé où les conflits de valeurs, et donc les tensions éthiques, sont nombreux.
- Elle s'oppose à une conception de la médecine selon laquelle les pratiques médicales compétentes se définiraient par leur conformité avec des pratiques protocolisées et standardisées.
- Elle considère que les problèmes de santé sont par nature complexes, singuliers et mal structurés, qu'ils ne peuvent pas toujours être résolus avec certitude et qu'il n'est pas exceptionnel que des médecins experts du domaine soient en désaccord concernant la meilleure solution à mettre en œuvre, y compris a posteriori quand le problème peut être considéré comme ayant été résolu de façon satisfaisante.
- En conséquence, en lien avec les principes de la médecine fondée sur les données probantes (*evidence-based medicine*), la personnalisation de la prise en charge médicale consiste à élaborer et argumenter, dans le cadre d'une relation médecin-patient ouverte, l'une des solutions raisonnables possibles.
- Il s'agit donc d'articuler les données scientifiques les plus valides, l'expérience et l'expertise clinique du médecin, et les préférences et les valeurs d'un patient informé, associé aux décisions le concernant.

Références

1. Richard C & Lussier M-T (sous la direction de). La communication professionnelle en santé. Saint-Laurent : Éditions du Renouveau Pédagogique, 2005.
2. Ivernois (d') J.-F., Gagnayre R. Apprendre à éduquer le patient — approche pédagogique (4e éd.). Paris : Maloine, 2011.
3. Annonce d'un dommage associé aux soins. Paris : Haute Autorité de Santé, 2011.
4. Annoncer une mauvaise nouvelle. Paris : Haute Autorité de Santé, 2008.
5. Collège National des Enseignants de sciences humaines et sociales en médecine. Bonah C, Haxaire C, Mouillie J-M, Penchaud A-L & Visier L. (sous la direction de). Médecine, santé et sciences humaines. Paris : Les Belles Lettres, 2011.

+++ LE COUP DE POUCE DE L'ENSEIGNANT

1. Sous diverses influences sociétales, autant que scientifiques, l'approche contemporaine de la relation médecin-malade vise à considérer le patient comme un acteur de soins à part entière, et à favoriser son implication en tant que personne autonome, en interdépendance avec les différents professionnels de la santé.
2. Une telle conception s'appuie sur un modèle où la santé résulte d'interactions systémiques et dynamiques entre les dimensions biologiques, psychologiques et sociales de la personne et des problèmes de santé.
3. De ce fait, dans sa relation clinique avec le patient, le médecin devrait prendre en compte les aspects personnels, interpersonnels et sociaux avec la même attention critique que celle qu'il applique à l'identification des aspects somatiques et biologiques.
4. Une telle perspective est notamment essentielle dans la prise en charge des maladies chroniques, pour lesquelles les modèles exclusivement biocliniques sont souvent en échec.
5. Dans ce cadre, les différentes actions qui concourent à l'information et à la formation du patient s'efforcent de prendre en compte les savoirs profanes et expérientiels des patients, qui fondent les représentations grâce auxquelles les patients cherchent à donner un sens à l'expérience que constitue le problème de santé auquel ils sont confrontés.

Les pièges à éviter :

1. Considérer que la maîtrise d'habiletés communicationnelles peut suffire au développement d'une relation médecin-patient satisfaisante.
2. Réduire la contribution des sciences humaines et sociales à un simple « supplément d'âme » dans l'exercice de la médecine.
3. Restreindre l'éducation thérapeutique au seul objectif d'améliorer l'observance thérapeutique, au détriment de sa fonction émancipatrice.
4. Assimiler l'éthique du soin au seul respect des dispositions réglementaires et déontologiques.

Chapitre 2

Les valeurs professionnelles du médecin et des autres professions de santé

1. Évolution des valeurs depuis les préceptes hippocratiques...
2. ...jusqu'à leur traduction dans les textes réglementaires en vigueur
3. Les valeurs professionnelles des médecins aux États-Unis, au Canada, en Grande-Bretagne
4. Interactions avec les autres professions de santé

OBJECTIFS PÉDAGOGIQUES NATIONAUX

➔ Analyser l'évolution de ces valeurs depuis les préceptes hippocratiques jusqu'à leur traduction dans les textes réglementaires en vigueur.

➔ Comparer avec les valeurs professionnelles des médecins d'autres pays (USA et GB en particulier).

➔ Connaître les interactions avec les autres professions de santé.

MOTS CLÉS : Code de déontologie ; Normes ; Profession ; Responsabilité ; Valeurs.

Introduction

- La **pratique médicale** est une activité technique qui répond, par des connaissances et des compétences spécifiques, aux besoins de santé des personnes. Elle suppose une relation qui a une signification éthique (souci de l'autre, sollicitude, responsabilité). On se réfère encore aux préceptes d'**Hippocrate** : dès cette époque le savoir-faire médical n'est pas simple empirisme, mais une pratique raisonnée où est **mis en valeur** *l'usage de la compétence et de la raison*, au service de la vie, de l'art et de l'humanité, *la recherche de l'équilibre, du refus de tout mal et de toute injustice*. Le lien recommandé avec le malade est innocent, discret, *respectant l'espace de liberté* du malade.
- La notion de **valeur** se réfère à ce qui est précieux, valorisé : le Beau, le Bon, le Vrai, le Juste sont des valeurs générales. Les valeurs d'une pratique décrivent ce qui est digne d'estime, souhaitable et recommandé *pour atteindre les buts de l'action médicale* (soigner, traiter, guérir). Cultiver les valeurs d'une pratique, c'est devenir un bon praticien.
- La notion de **norme** renvoie à des principes et des règles, qui énoncent des devoirs, des obligations (*cf.* Encadré 1). Les normes morales concernent la conduite humaine : la morale commune est faite de normes largement partagées (i. e. respecter les droits d'autrui, ne pas faire de mal à une personne innocente, etc.).

> Les « **valeurs professionnelles** » sont à mi-chemin entre normes et valeurs : un *mélange* de valeurs, principes et règles qui indiquent ce qui est estimable dans l'exercice de la profession. Elles sont formulées comme des préceptes ou des devoirs. **Les médecins placent la santé et les intérêts de leurs patients au-dessus de toute autre considération lorsqu'il s'agit de prendre une décision** : cette valeur fondamentale a été spécifiée et traduite en normes prescrites (i. e. dans le Code de déontologie). Les malades ont besoin de pouvoir faire confiance dans le respect des valeurs professionnelles.

- Les valeurs professionnelles **ne sont pas inconditionnelles**, mais articulées aux circonstances particulières de la situation :

  - Le respect de la vie est celui de la vie de **cette personne** singulière, et pas le respect de la vie en général.
  - Faire le bien du malade n'est pas faire **le Bien** (moralement), c'est agir médicalement à son égard.
  - **L'altruisme** qui rassemble de nombreuses valeurs traditionnelles (§ 1.1.) est spécifiquement orienté vers les malades.
- La **profession** transforme une pratique en une activité codifiée et régulée. La société a besoin de thérapeutes mais organise les modalités de l'exercice :
  - Les professionnels ont un **statut** (= fonction reconnue dans la société) garanti par l'État, défini par des lois.
  - Ils **prêtent serment** (= engagement responsable à fournir des prestations spécifiques dans le respect des valeurs professionnelles) : le destinataire des soins doit pouvoir s'attendre à ce que le médecin respecte les valeurs de sa profession.
  - Leur formation spécialisée leur confère une **aptitude certifiée.**
- En contrepartie, la société garantit une certaine autonomie/indépendance (= auto-régulation de la profession) :
  - élaboration des règles de la pratique,
  - jugement de la compétence professionnelle,
  - liberté de prescription et de décision : cette liberté est de plus en plus encadrée (§ 1.2.2.)
- Ces « privilèges » sont accordés à la profession qui s'engage à les utiliser pour le bénéfice d'autrui. La profession médicale est donc à la fois une relation avec le malade et un contrat social. Les médecins endossent deux rôles qui se recoupent mais sont néanmoins distincts : le thérapeute et le professionnel.

Les ordres professionnels sont les instances de régulation des professions réglementées, qui doivent : veiller au maintien des principes de moralité, de probité, de compétence, indispensables à l'exercice, veiller à l'observation des droits, devoirs et obligations professionnels, veiller aux relations confraternelles entre professionnels.

Encadré 1 : Valeurs, principes, règles et normes

En éthique, la valeur désigne des idéaux à poursuivre, la norme indique un devoir à suivre : les deux sont complémentaires. La norme est la composante normative qui traduit une valeur. À un haut degré de généralité et à sa source, la norme est énoncée sous forme d'un principe (universel). Le professionnel met en place des règles qui spécifient et actualisent ces principes pour une réalité concrète : règles et principes sont donc dans la dimension de la norme.

Exemples :

- *La règle selon laquelle on ne doit entreprendre aucun traitement sans le consentement du malade est une norme morale mais aussi légale qui se fonde sur un principe, celui du respect de l'autonomie de la personne. La valeur de référence est la liberté individuelle, qui inspire aussi le principe de respect de l'intégrité de la personne, et la règle de confidentialité.*
- *La valeur de bienfaisance alimente les principes de ne pas nuire et de maximiser le bien, d'où découle la règle d'établir, pour un traitement ou un projet de recherche, une balance bénéfices/risques.*
- *La valeur d'égalité se traduit en principe de justice qui protège les personnes vulnérables et justifie la règle de soigner même ceux qui ne peuvent s'acquitter des frais médicaux.*
- *La valeur de vérité nourrit les principes d'honnêteté et de rigueur intellectuelle, mais aussi la règle d'informer loyalement le patient, laquelle sert aussi la valeur de liberté.*

1. Évolution des valeurs depuis les préceptes hippocratiques...

1.1. Des valeurs qui traversent les époques

- **Les valeurs les plus originaires** étaient celles d'une **activité libre** de toute autre influence que celle de la science, et en même temps **entièrement polarisée par l'intérêt de son destinataire**, le malade.
- Elles sont ancrées dans la pratique responsable, dont le cœur est un jugement (= délibération suivie de choix/décision, du diagnostic à la thérapie) qui débouche sur des actions finalisées (le but est de servir au mieux les intérêts de santé du malade) au sein d'une relation singulière (un patient individuel et un médecin individuel) protégée de toute intrusion (secret médical). Les malades ont besoin de bons médecins (qui excellent dans cet art du jugement). **Tout ce qui permet de réaliser les meilleures conditions de ce jugement pratique pour l'action est une valeur.**
- Ces valeurs se formulent d'abord dans des maximes (i. e. « *primum non nocere* », d'abord ne pas nuire) avant d'être formalisées dans des codes ou des lois. La plupart se retrouvent dans les articles du Code de déontologie (§2.1). Le **serment d'Hippocrate** que chaque nouveau médecin prononce en reprend un certain nombre.

> Par exemple, la **confiance** est valorisée parce qu'elle est nécessaire au bon exercice du jugement pratique. Elle s'inscrit dans un pacte de confidentialité. Il en découle une norme : le respect strict du secret, qui sera inscrit dans la loi.

- D'autres valeurs traditionnelles se rattachent à ce « noyau dur » de la relation médicale : **compétence, discrétion, pudeur, probité, loyauté, neutralité, courage, persévérance, bienveillance, fidélité, sollicitude, dévouement, attention**... Elles décrivent des attitudes (i. e. **empathie**), des comportements (i. e. **altruisme**), des vertus même, non pas parce que le médecin devrait être un être exceptionnel, mais avant tout parce que ce sont les conditions d'une bonne médecine, qui en même temps qu'elle traite la maladie, prend soin du malade.
- **Encore aujourd'hui**, l'indépendance (activité libre) et la responsabilité professionnelle (compassion et compétence, service premier des intérêts du malade) sont les valeurs professionnelles fondamentales pour l'Association Médicale Mondiale.

1.2. Des valeurs évolutives

1.2.1. *Une médecine plus efficace*

- La médecine, pour prodiguer de meilleurs soins aux malades, s'est efforcée d'être **plus efficace** dans le traitement des maladies : la scientificité, la validation des thérapies, l'actualisation des connaissances, sont devenues des valeurs éminentes.
- Le pouvoir accru de la médecine a pu être ressenti comme une expropriation du malade de la prise de décisions sur le cours de sa vie. *Evidence based medicine* (médecine fondée sur les preuves) doit être complétée par un autre paradigme : *Values-Based Medicine* (médecine fondée sur les valeurs) davantage centré sur le patient d'une part, la responsabilité et l'expérience du médecin d'autre part. La « démocratie sanitaire » porte l'idée que le médecin n'est pas le seul expert, qu'il a en face de lui un partenaire, qui dispose de compétences pratiques et d'une expérience quotidienne de la maladie. Les droits du malade ont été renforcés (Loi du 4 mars 2002).

1.2.2. *L'organisation sociale et politique de la profession*

- L'**organisation sociale et politique de la profession** a changé. Au début du XXe siècle (1927 = charte de la médecine libérale) l'accent portait nettement sur la liberté (d'installation, de prescription, du montant des honoraires) et l'indépendance (pas de hiérarchie).

- Actuellement, la **régulation étatique** de la santé, mais aussi le coût de certains traitements et leur dangerosité potentielle ont limité l'autonomie et la liberté du médecin (tarifs conventionnés, certification nécessaire pour certains actes ou prescriptions, contrôle des prescriptions, recommandations, etc.), et renforcé d'autres valeurs/normes, comme celle de la *qualité des soins, l'évaluation de leur efficience* (bien soigner à moindre coût), *la certification des compétences*, l'obligation de mise à jour continue des connaissances (aujourd'hui sous la forme du Développement Professionnel continu ou DPC), l'équilibre entre santé individuelle et santé publique, etc.
- **La Haute Autorité de Santé** élabore et diffuse des recommandations de bonne pratique, ainsi que les obligations du DPC.

1.2.3. *La médecine est de moins en moins un exercice solitaire*

- La médecine est **de moins en moins un exercice solitaire**. Avec des confrères (cabinets de groupe – réunions de concertations pluridisciplinaires en cancérologie et dans d'autres disciplines) ou d'autres professionnels de santé (maisons de santé – hôpital), le médecin entretient des relations pour prodiguer les meilleurs soins possibles au malade (§ 4). Les valeurs favorisant la coopération et la collaboration (loyauté, tact, confraternité, respect) sont formalisées dans de nouvelles normes.

1.2.4. *La médecine n'est pas une bulle isolée de la société ni de la culture*

- La médecine **n'est pas une bulle isolée de la société ni de la culture**. Un certain infléchissement des valeurs professionnelles est à l'œuvre, vers une conception plus contractuelle du pacte de soins, au sein d'un monde où la santé tend à être considérée comme un bien marchand, la liberté individuelle une valeur supérieure, et où les compétences prennent le pas sur les connaissances théoriques et pratiques (§ 3).
- La valeur-santé ne cesse d'évoluer : les nouvelles attentes du public peuvent entrer en conflit avec des valeurs traditionnelles (assistance médicale à la procréation, soins palliatifs de la fin de vie, médecine améliorative…).

2. ...jusqu'à leur traduction dans les textes réglementaires en vigueur

2.1. Les valeurs dans le Code de Déontologie

- Le code de déontologie (CD) est la partie normative-juridique, explicite et publique de la morale professionnelle, périodiquement actualisée. Les règles qu'il énonce constituent des points de référence et précisent la qualité du service médical pour l'ensemble des acteurs. Il est rédigé par l'Ordre National des Médecins, soumis au Conseil d'État, au Parlement (vote), publié au Journal Officiel et inséré dans le Code de Santé Publique sous les numéros R.4127-1 à R.4127-112). Les normes prescriptives traduisent certaines valeurs (**Tableau I**).

Tableau I. LES VALEURS PROFESSIONNELLES DANS LE CODE DE DÉONTOLOGIE (ÉDITION 2012)	
NORME ÉDICTÉE	**VALEUR**
– Le médecin ne peut aliéner son indépendance professionnelle (art. 5). – Dans les limites fixées par la loi et compte tenu des données acquises de la science, le médecin est libre de ses prescriptions qui seront celles qu'il estime les plus appropriées en la circonstance (art. 8). – L'exercice de la médecine est personnel ; chaque médecin est responsable de ses décisions et de ses actes (art. 69). – Il est interdit au médecin salarié d'accepter une rémunération fondée sur des normes de productivité (art. 97), ou encore d'être expert et médecin traitant pour un même patient (art. 105). – Traitement équitable de tous (art. 7). – Neutralité de jugement (ne pas s'immiscer dans les affaires de famille) (art. 51).	Liberté/ indépendance du médecin Responsabilité Justice
– Soins consciencieux, dévoués, scientifiquement fondés (art. 32). – Information loyale, claire et appropriée du malade en tenant compte de sa personnalité et de la gravité du pronostic et en veillant à sa compréhension (art. 34 et 35). – Persévérance dans le soulagement des souffrances et prudence pour éviter l'acharnement thérapeutique (art. 37). – Défense des vulnérables/enfants (art. 42) ou victimes de sévices (art. 43). – Obligation de tenir à jour le dossier médical (art. 45), d'assurer la continuité des soins en toutes circonstances (art. 47), dans l'accompagnement dévoué du mourant jusqu'à la mort sans la provoquer (art. 38), maintien du médecin auprès de ses malades en cas de danger public (art. 48).	Responsabilité/ dévouement/ compassion Loyauté Protection des faibles Fidélité
– Exercice dans le respect de la vie humaine, de la personne et de sa dignité (art. 2). – Recherche de l'accord/consentement du malade (art. 36). – Pas de charlatanisme ni de risque inutile pour le malade (art. 39), pas de profit indu obtenu par influence (art. 52) détermination des honoraires avec tact et mesure (art. 53), pas de promesse d'efficacité contre rémunération (art. 55). – Limitation de l'autopromotion : indications qui peuvent figurer sur la plaque d'exercice, les ordonnances (art. 79 à 81), interdiction de faire de la publicité sur son activité (art. 82).	Respect de la personne Liberté du patient Probité Discrétion
– Entretien et perfectionnement des connaissances (art.11). – Consacrer temps et soin nécessaires à l'élaboration du diagnostic (art. 33). – Prudence pour éviter l'acharnement thérapeutique (art. 37). – Proportionnalité des actes invasifs à l'urgence et la nécessité médicale (art. 40).	Compétence Jugement perspicace
– Recherche de conciliation en cas de différend (art. 56). – Pas de détournement de clientèle (art. 57). – Pas de ristournes sur les honoraires (art. 67).	Confraternité/ Solidarité/Probité

2.2. Les conflits de valeur

- Les valeurs ne sont pas hiérarchisées entre elles de manière absolue : dira-t-on par exemple que la justice passe avant ou après les libertés individuelles ?
- Le conflit de valeur est une situation fréquente.

> **Par exemple :**
>
> – entre le service de la personne particulière et le souci de la santé publique (qui justifie par exemple des mesures de prévention qui s'imposent à l'individu contre son gré).
>
> – la sauvegarde de la vie peut être en conflit avec le respect de choix d'un malade qui fait une grève de la faim ou qui refuse une transfusion.
>
> – agir en vue de la santé de son patient peut entrer en conflit avec le respect du droit qu'a toute personne de prendre elle-même les décisions qui affectent son existence.

- D'autres conflits de valeurs ne sont peut-être pas perçus comme tels, mais sont de véritables défis pour les valeurs professionnelles (§ 3.2.): tendance au consumérisme, limitation de l'autonomie par le management gestionnaire, conflits d'intérêts avec l'industrie, limitation étatique des moyens alloués à la santé…

3. Les valeurs professionnelles des médecins aux États-Unis, au Canada, en Grande-Bretagne

3.1. États-Unis : une autonomie médicale limitée

- Aux États-Unis, les valeurs de la tradition culturelle et juridique (libéralisme politique) sont avant tout celles de l'autonomie/liberté individuelle et de la souveraineté du sujet sain d'esprit sur son corps. Le droit protège ces valeurs. Les relations entre individus sont régulées par des contrats.
- La médecine en est imprégnée. Le droit au choix pour un individu au cours de son traitement est inscrit dans la loi depuis les années 1980, de même que les directives avancées, les testaments de vie et la désignation de mandataires, et plus récemment le droit au choix des décisions ultimes d'hydratation ou de nutrition artificielle. La relation médecin-malade est assimilée à un contrat de prestation de service qui implique information et consentement négocié. L'individu est propriétaire de son corps, alors qu'en France c'est l'État qui garantit la protection du corps humain, parfois même contre la volonté de la personne (vaccinations obligatoires).
- Aucune décision médicale ne saurait être « bonne » sans l'accord exprès du patient, d'autant plus qu'il est souvent financièrement responsable de ses choix. Le médecin n'est plus considéré comme le premier défenseur des intérêts du patient : c'est aux États-Unis que la bienfaisance du médecin a été critiquée comme étant du paternalisme.
- L'autonomie du médecin est aussi contrôlée par des procédures et des recommandations, des juristes et des bioéthiciens, et par la logique marchande qui structure de plus en plus le système de santé.

3.2. Canada : une politique du professionnalisme médical

3.2.1. Les valeurs du professionnalisme

- L'Association Médicale Canadienne (AMC) met la priorité sur le professionnalisme médical.

Ses trois valeurs principales sont :

- **L'éthique du service** : compassion, bienveillance, non-malfaisance, respect de la personne et justice.
- **L'autonomie clinique** : si les patients ont le droit de décider à quelles interventions médicales ils se soumettront, ils s'attendent à ce que leur médecin ait l'autonomie clinique voulue pour leur **recommander les traitements qui conviennent le mieux.** Par ailleurs, les médecins ne sont pas moralement tenus de dispenser des services indus à la demande des patients, malgré le respect de leur autonomie.
- **L'autoréglementation** : contrôle de l'admission dans la profession, autorisation d'exercice, examen continu de normes de pratique. Les médecins en contrepartie se tiennent responsables les uns envers les autres de leur comportement.

3.2.2. *Les défis pour le professionnalisme*

- Pour l'AMC, de nombreuses pressions minent ces trois valeurs fondamentales, et peuvent avoir un effet nuisible sur la santé des médecins (démoralisation de la profession), ainsi que sur la qualité des soins :
  - **Contraintes au niveau des ressources** : manque de médecins, problèmes d'accès au perfectionnement professionnel continu, apparente incapacité des gouvernements à corriger le financement insuffisant des soins de santé.
  - **Défis administratifs** : ajout de strates administratives et de directives stratégiques entre le médecin et le patient (perte de l'autonomie clinique). Le retrait de la responsabilité d'organiser la distribution de ressources rares au profit des gestionnaires met à mal le devoir moral de fournir des soins de qualité.
  - **Commercialisme** : les médecins risquent de plus en plus de se retrouver en situation de conflit d'intérêts (responsabilité envers les patients *versus* intérêts commerciaux avec l'industrie des soins de santé).
  - **Industrialisation** : la division et la spécialisation accrues du travail dans la prestation des soins de santé risquent de la fragmenter. Les pressions qui poussent à améliorer l'efficience et à réduire les coûts se font de plus en plus lourdes.

3.3. Valeurs professionnelles des médecins en Grande-Bretagne

- Le « General Medical Council » (GMC) est l'équivalent du Conseil National de l'Ordre des Médecins. Il gère la profession et garantit la sécurité des patients. Comme au Canada, l'approche du professionnalisme est supposée répondre aux changements rapides des exigences et des attentes de la société vis-à-vis de la médecine. L'autonomie professionnelle repose sur trois piliers : l'expertise, l'éthique et le service.
- Le GMC souligne la nécessité pour les malades d'avoir de bons médecins, dignes de confiance, qui placent *la priorité de leurs préoccupations dans les soins donnés à leurs patients.* Pour cela, ils doivent être compétents, mettre à jour leurs connaissances et compétences pratiques, établir et maintenir de bonnes relations avec les malades et leurs collègues, être honnêtes et dignes de confiance, agir avec intégrité et dans le respect des lois. Les bons médecins traitent leurs malades comme des partenaires, respectent leurs droits à l'intimité et à la dignité. Ils traitent chaque malade comme un particulier. Ils font de leur mieux pour assurer que tous les patients reçoivent les bons soins et les traitements qui vont les aider à vivre le mieux possible, quelle que soit leur maladie ou leur handicap. Chaque médecin est responsable de son jugement, doit pouvoir justifier ses décisions et ses actions.

3.4. L'évolution récente en France

La situation outre-Manche et outre-Atlantique donne un aperçu de la tendance observée aussi en France :

- La « **compétence** » est devenue apparemment la valeur la plus… valorisée. Le curriculum des futurs médecins (nouveau programme du DFASM) décline **7 compétences génériques pour le futur médecin** dont on attend qu'il soit :
  - **Clinicien** (analyser les situations cliniques pour des soins taillés sur mesure) ;
  - **Communicateur** (échanger avec le patient, son entourage et les soignants) ;
  - **Coopérateur** (s'insérer dans une équipe soignante pluriprofessionnelle) ;
  - **Acteur de santé publique** (contribuer à l'efficience des soins) ;
  - **Scientifique** (remettre en question et actualiser ses connaissances) ;
  - **Responsable** (être intègre et responsable, viser au bien-être des personnes) ;
  - **Réflexif** (contextualiser et argumenter ses décisions, s'autoévaluer).

  En fait, il y a une transformation profonde. La compétence était une valeur floue, qui disait à la fois l'ampleur des connaissances nécessaires et la pertinence de leur mise en œuvre dans une excellence pratique. C'est en train de devenir un référentiel de compétences évaluables par des performances standardisées.
- **L'autonomie professionnelle** est devenue fonctionnellement impossible à l'hôpital, déchirée entre deux ordres de valeurs : **soigner et gérer**. La logique gestionnaire de l'efficience (productivité, rendement) entrave considérablement la liberté de jugement du clinicien. Le développement de protocoles relationnels (annonces du cancer, d'un dommage lié aux soins) menace la liberté et réduit la relation à une interaction sociale.
- **L'orientation managériale des réformes de santé** et la pénétration du secteur santé par l'industrie transforment la relation vers un contrat prestataire de services / consommateur.
- **Le recours à des systèmes administratifs sophistiqués et l'obligation croissante de rendre des comptes** entravent la capacité des médecins à respecter leur engagement envers leurs patients.

Certaines valeurs sont fondamentales, elles n'en sont pas moins fragiles : la compassion est mise à mal par l'efficience, la compétence personnelle est concurrencée par l'obéissance servile aux recommandations, l'autonomie professionnelle a été contestée et limitée par le droit, mais aussi par l'aliénation à des intérêts privés. Être obligé de travailler contre ses valeurs est une des sources majeures de souffrance au travail et syndrome d'épuisement au travail. Les médecins font partie des professions les plus exposées.

4. Interactions avec les autres professions de santé

4.1. Les professions de santé

- Les professions de santé sont :
  - les pharmaciens.
  - d'autres professions médicales : chirurgiens-dentistes et sages-femmes. Elles sont organisées en Ordres professionnels.
  - des auxiliaires médicaux à exercice réglementé (diplômes définis, liste d'actes autorisés par le Conseil de Santé Publique (CSP)) : infirmiers, masseurs-kinésithérapeutes, pédicures-podologues, orthophonistes, orthoptistes, ergothérapeutes, psychomotriciens, audioprothésistes, opticiens-lunetiers, manipulateurs d'électro-radiologie, diététiciens.

  Aides-soignants, ambulanciers et auxiliaires de puériculture complètent cette liste depuis 2009.

Le JO du 14/12/14 a rendu officielle la profession d'ostéopathe.

Parmi ces professions dites auxiliaires, infirmiers, masseurs-kinésithérapeutes, et pédicures-podologues sont aussi organisés en Ordres professionnels (Tableau I).

- **Toutes les professions de santé partagent une même valeur : l'intérêt du patient doit primer absolument sur l'intérêt individuel du professionnel.**

4.2. Interactions des médecins avec les autres professions de santé

- Le Code de déontologie précise que : « Dans l'intérêt des malades, les médecins doivent entretenir de bons rapports avec les membres des professions de santé. Ils doivent respecter l'indépendance professionnelle de ceux-ci et le libre choix du patient » (Article 68 du CD = art. R.4127-68 du CSP).
- L'indépendance professionnelle de chacun doit être respectée. Le médecin peut conseiller ses patients, à leur demande, dans le choix de ces professionnels mais il devra toujours respecter le libre choix du patient. Tout compérage est interdit (CD Art. 23). Les patients ne doivent pas souffrir de rivalités professionnelles.
- Sont devenus légaux des **expérimentations de coopérations** entre professionnels de santé, des **transferts de compétences** et d'actes médicaux délégués à d'autres professionnels de santé, pour optimiser les prises en charge, la surveillance, et pallier les carences de la démographie médicale (ex : suivi des patients en cours de chimiothérapie, en dialyse, endoscopies digestives).

4.2.1. *Les maisons de santé*

- La loi n° 2011-940 du 10 août 2011 a ouvert la possibilité de constituer une société interprofessionnelle de soins ambulatoires (SISA) : ce sont des « maisons de santé » interprofessionnelles.
- La maison de santé est une personne morale constituée entre des professionnels médicaux, auxiliaires médicaux ou pharmaciens. La présence de psychologues et d'assistantes sociales est autorisée.
- **Le partage des informations médicales** au sein de maisons de santé est régi par l'article L. 1110-4 du CSP.

Le principe est celui d'un partage limité :

- aux professionnels qui ont adhéré au projet,
- pour la prise en charge effective du patient et la continuité de ses soins,
- sous réserve de son consentement exprès (≠ hôpitaux : le consentement du patient au partage de données est présumé acquis).

4.2.2. *Les équipes de soin à l'hôpital*

- La profession infirmière est guidée par un certain nombre d'exigences morales : respect de la vie humaine, responsabilité au service d'autrui, relation personnelle avec l'individu malade. La question de l'identité infirmière reste encore débattue au sein même de la profession : spécialisation des services hospitaliers, parcellisation des tâches, forte technicisation des soins, recherche de la performance, augmentation des taux de productivité, dévalorisation des espaces de parole, conduisent à un certain désarroi ; l'autonomie professionnelle doit trouver ses marques par rapport au respect des prescriptions médicales.
- Les règles professionnelles en vigueur depuis la loi de 1993 (inscrites au CSP) devraient être remplacées par un Code de déontologie élaboré par le récent (2007) Ordre National des Infirmiers.
- Actuellement, certains textes relatifs aux droits du patient ne sont pas compatibles avec ces règles de 1993 : la loi du 4/3/02 interdit **à tout professionnel** de santé de pratiquer actes ou traitements sans accord du patient. Mais l'obligation déontologique de recueillir le consentement n'existe pas dans les textes de 1993.

▸ Références

1. Code de Déontologie Médicale assorti de commentaires : http://www.conseil-national.medecin.fr/groupe/17/tous
2. Haute Autorité de Santé : http://www.has-sante.fr
3. Mino J.-C., Lorsque l'autonomie du médecin est remise en cause par l'autonomie du patient : le champ hospitalier de l'éthique clinique aux États-Unis et en France, *Revue française des affaires sociales*, 2002/3 n° 3, p. 69-102.

CHAPITRE 3

Le raisonnement et la décision en médecine

La médecine fondée sur les preuves (*Evidence Based Medicine, EBM*). La décision médicale partagée.

OBJECTIFS PÉDAGOGIQUES NATIONAUX

- Analyser les principes du raisonnement hypothéticodéductif et de la décision contextualisée en médecine.
- Décrire la démarche « Evidence Based Medicine » (EBM) ; en préciser les limites.
- Apprécier dans chaque situation clinique, le poids respectif des trois types de données constituant une approche EBM.
- Préciser la notion de niveau de preuve dans son raisonnement et dans sa décision.
- Identifier les circonstances d'une décision médicale partagée avec le patient et son entourage (voir item 319).
- Préciser les notions d'efficacité, d'efficience et d'utilité dans le raisonnement et la décision médicale.
- Comprendre et apprendre la notion de discussion collégiale pour les prises de décision en situation de complexité et de limite des savoirs.

MOTS CLÉS : Démarche clinique ; Médecine factuelle ; Contextualisation ; Niveau de preuve ; Décision.

1. Analyse de la démarche clinique

La démarche clinique comporte classiquement trois temps :

- un temps diagnostique : spécifier le problème de santé et sa cause ;
- un temps pronostique : prédire son évolution immédiate (urgence) et à plus long terme ;
- un temps thérapeutique : définir un traitement (pour influencer favorablement l'évolution spontanée) et/ou une surveillance.

- **À ces trois temps il faut ajouter un temps relationnel :** expliquer au malade, à ses proches et aux autres soignants le problème de santé et négocier avec eux la prise en charge.
- **L'examen clinique se trouve au cœur de la décision à toutes les étapes de la prise en charge.** Il commence par fournir une orientation diagnostique et des renseignements sur la gravité immédiate du problème de santé. Il permet ainsi de planifier :
  - les conditions de prise en charge (généraliste ou spécialisée, urgente ou non, ambulatoire ou hospitalière),
  - la prise en charge diagnostique (choix des examens complémentaires judicieux et de leur délai de réalisation),
  - la prise en charge thérapeutique,
  - la surveillance à mettre en place.

- **Les temps diagnostique, pronostique et thérapeutique ne se succèdent pas toujours de façon séquentielle.** Dans l'urgence, un traitement est souvent mis en route avant que le diagnostic soit prouvé (par exemple, traiter par antibiotiques une suspicion d'infection invasive à méningocoque). Même en dehors de l'urgence, il arrive que des traitements soient prescrits en l'absence de certitude ou même d'orientation diagnostique (par exemple un traitement antalgique, antipyrétique ou autre traitement symptomatique). Un traitement d'épreuve peut même participer à la démarche diagnostique (par exemple, la réponse à de faibles doses de prednisone chez un patient suspect de pseudo-polyarthrite rhizomélique). Inversement, l'évaluation diagnostique et pronostique peut avoir des vertus thérapeutiques si elle rassure le patient.

1.1. Logique diagnostique

- La plainte du malade et les données de son examen clinique sont souvent compatibles avec plusieurs hypothèses diagnostiques (grippe, bronchite aiguë, pneumopathie infectieuse ou inflammatoire, embolie pulmonaire peuvent expliquer une toux fébrile). Dans ces conditions, l'examen clinique permet d'envisager les diagnostics possibles et d'estimer la probabilité de chacun.

Afin d'optimiser le rendement de la démarche diagnostique, les hypothèses sont émises selon trois logiques complémentaires :

- **une logique probabiliste :** les diagnostics les plus fréquents sont systématiquement considérés (grippe et bronchite aiguë en cas de toux fébrile) ;
- **une logique pronostique :** les hypothèses les plus graves doivent être évoquées suffisamment tôt pour ne pas faire perdre de chance au patient (pneumopathie, pleurésie, embolie pulmonaire devant une toux fébrile) ;
- **une logique pragmatique :** les diagnostics conduisant à un traitement spécifique avec un bon rapport bénéfice / risque, donc « rentables » au plan thérapeutique, sont évoqués avant les autres (un retard diagnostique de cancer pulmonaire incurable n'aura pas les mêmes conséquences qu'un retard diagnostique de tuberculose pulmonaire).

- **La décision clinique résulte de la confrontation des données du patient avec les connaissances médicales.** Les données du patient sont cliniques et paracliniques.

Les données cliniques peuvent être réparties en :

- terrain : sexe, âge… ;
- facteurs d'exposition professionnels, domestiques, récréatifs, environnementaux… (pour une toux fébrile : épidémie grippale, personne malade dans l'entourage, contact avec des animaux…) ;
- antécédents personnels et familiaux (immunodépression, maladie respiratoire chronique…) ;
- histoire du ou des problèmes de santé (épisodes respiratoires antérieurs, durée d'évolution…) ;
- signes fonctionnels associés (expectorations, hémoptysie, douleur thoracique…) ;
- signes physiques (saturation périphérique en oxygène, fréquence respiratoire, auscultation pulmonaire…).

- **Cette catégorisation montre l'importance de l'entretien, dont relèvent toutes les catégories de données cliniques en dehors de la dernière. Les examens complémentaires sont également très divers :**
  - biologie (pour une toux fébrile, selon le contexte : numération formule sanguine, protéine C réactive, gaz du sang artériels…) ;
  - microbiologie (examen cytobactériologique des expectorations, hémocultures, antigénuries…) ;
  - électrophysiologie (électrocardiogramme…) ;
  - épreuves fonctionnelles respiratoires (en cas de suspicion de maladie respiratoire chronique sous-jacente, par exemple) ;
  - cyto- et anatomo-pathologie (cytologie du liquide pleural…) ;

– radiologie (radiographie thoracique de face debout ou tomodensitométrie du thorax…) ;
– médecine nucléaire (scintigraphie pulmonaire…).

- Certaines données du patient et certaines combinaisons permettent d'affirmer (signes pathognomoniques) ou d'exclure un diagnostic. Toutefois, la plupart ne font que modifier la probabilité des hypothèses diagnostiques. Le médecin raisonne en condition d'incertitude, ce qui lui impose de faire des paris.
- L'approche clinique permet au médecin de faire des paris raisonnables, à condition de respecter une logique que la sémiologie quantitative s'attache à formaliser. La sémiologie quantitative détermine la façon dont la présence ou l'absence d'un signe (clinique ou paraclinique) modifie la probabilité de chaque hypothèse, en fonction de sa sensibilité et de sa spécificité.

1.2. Logique thérapeutique

- Lorsque la réflexion diagnostique progresse, il arrive qu'une hypothèse devienne suffisamment probable pour que le traitement correspondant soit débuté (traitement antibiotique devant une toux fébrile avec foyer pulmonaire auscultatoire). Parfois au contraire, l'hypothèse peut devenir si peu probable qu'on l'abandonne (embolie pulmonaire exclue par des D-dimères négatifs si la probabilité clinique était faible).
- Formellement, on peut imaginer un seuil de probabilité au-dessus duquel le traitement est mis en route (seuil de traitement) et un autre en dessous duquel l'hypothèse est rejetée (seuil de test). En revanche, quand la probabilité d'une hypothèse se situe entre les deux seuils il faut continuer à la tester pour augmenter ou diminuer sa probabilité et la faire passer au-dessus du seuil de traitement ou en dessous du seuil de test (**Figure 1**).
- Une fois le traitement débuté, sa tolérance et son efficacité sont surveillées. Lorsque l'évolution est différente de ce qui était attendu, il se peut que le diagnostic soit erroné, le pronostic mal apprécié, le traitement mal choisi ou mal appliqué. L'ensemble de ces éléments doit alors être réévalué de manière critique.

Figure 1. Probabilité de l'hypothèse diagnostique et logique thérapeutique

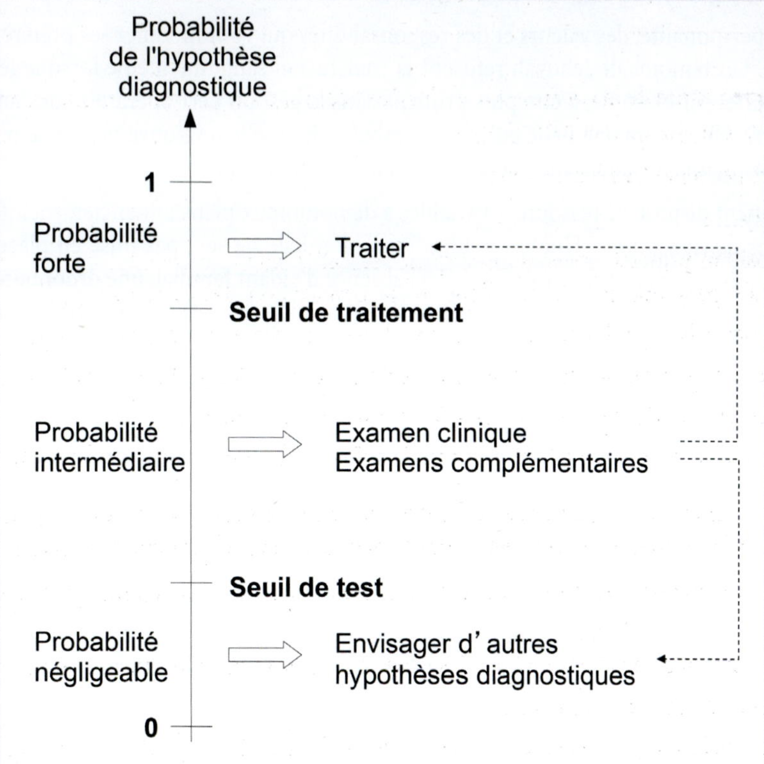

2. Éléments contextuels

- La décision clinique, telle que décrite ci-dessus, résulte de la confrontation des données biomédicales du patient avec les connaissances médicales. En pratique, un grand nombre de facteurs non biomédicaux ont une importance capitale dans la décision. Ces éléments contextuels relèvent :
  - des particularités de l'environnement de soins (global et local),
  - de la personnalité et des ressources des acteurs de la décision (le malade et ses proches, le médecin et les autres soignants).

2.1. Environnement de soins

- En France, la santé est financée en grande partie par la solidarité nationale. Le médecin est responsable de son patient, mais aussi de la pérennité du système de soins solidaire. Il doit donc assurer les meilleurs soins possibles aux individus tout en participant à une allocation juste et durable des ressources.[1] La discussion sur la préférence donnée aux médicaments génériques ou bioéquivalents plutôt qu'aux médicaments princeps relève de la perspective solidaire. Les débats passionnés sur ce sujet montrent que la décision clinique relève de plusieurs logiques parfois concurrentes, voire contradictoires, avec des arbitrages difficiles.
- Par ailleurs, les ressources de soins locales modulent la façon dont la médecine est pratiquée à un endroit et un moment donné. Leur impact transparaît de façon évidente dans certains milieux très contraints : bateau, station pétrolière, base scientifique isolée, prison... Mais l'influence des ressources disponibles est ubiquitaire : on ne pratique pas la médecine, par exemple, de la même manière au Mali et en France, à la campagne et à la ville, dans le cabinet du médecin généraliste et à l'hôpital, ou dans deux hôpitaux ne disposant pas du même plateau technique ou des mêmes spécialistes. Même si le médecin ne peut pas modifier les ressources à sa disposition, il doit parfaitement les connaître pour prendre des décisions adaptées.

2.2. Acteurs de la décision

- Le malade a une personnalité, des valeurs et des responsabilités qui vont modifier ses préférences et ses comportements de santé. Les témoins de Jéhovah refusent la transfusion sanguine même lorsque leur vie est menacée, ce qui peut conduire, par exemple, à être plus prudent dans la gestion péri-opératoire des anticoagulants. Autre exemple, une mère demandera une prise en charge ambulatoire si elle ne trouve personne pour s'occuper de ses enfants, même lorsqu'une hospitalisation serait médicalement préférable.
- Par ailleurs, le patient dispose de ressources variables à de nombreux plans : financier, sociofamilial, intellectuel, logement, moyens de transports... Une hospitalisation à domicile ne sera pas mise en place dans un logement exigu ne pouvant pas accueillir de lit médicalisé. En l'absence d'aidant familial, une ordonnance compliquée chez un patient souffrant de troubles cognitifs nécessitera une infirmière pour la préparation du pilulier et éventuellement la vérification des prises.
- Une décision médicale judicieuse prendra nécessairement en compte l'ensemble de ces facteurs, qui sont les mieux connus du malade et de son entourage. À l'opposé, les facteurs biomédicaux et les connaissances médicales sont mieux maîtrisés par le médecin. Une décision les intégrant tous fait participer les deux parties, on parle de décision médicale partagée.
- La mise en œuvre de la décision partagée pose des problèmes complexes. Le Code de la santé publique demande que le malade, informé de façon loyale et adaptée, prenne les décisions de santé qui le concernent avec le médecin.[2] En pratique, de nombreux malades ne souhaitent pas endosser cette responsabilité et la délèguent au médecin, qui doit faire l'effort d'intégrer le point de vue et les ressources du malade dans sa décision.

1. Articles L1111-1 du Code de la santé publique et article 2 du Code de déontologie médicale.
2. Article L1111-4 du Code de la santé publique.

- Toutefois, le médecin lui-même a une personnalité propre, de même que des connaissances et des compétences finies. Dans certaines situations, son expérience, ses valeurs et ses préférences risquent de biaiser sa décision. Un médecin défavorable à certaines solutions de prise en charge, comme l'avortement par exemple, ne les proposera pas spontanément. Un médecin dont un patient vient de faire une complication hémorragique sous anticoagulants aura des réticences à débuter un tel traitement chez un nouveau patient, même si l'indication clinique est bien définie.
- C'est pourquoi le Code de déontologie demande au médecin d'avoir recours à l'avis de tiers compétent lorsqu'il le juge utile,[3] et que la loi l'impose dans certaines circonstances. Ainsi, dans les situations où une limitation des soins est discutée sans que le malade soit en mesure de s'exprimer, il est prévu une procédure collégiale qui fait intervenir au moins un médecin extérieur en plus du médecin et de l'équipe soignante habituels.[4]
- La décision d'interruption thérapeutique de grossesse nécessite également l'avis concordant de deux médecins représentant une équipe pluridisciplinaire.[5] De même, les réunions de concertations pluridisciplinaires en oncologie doivent faire intervenir au moins trois médecins de spécialités différentes pour délibérer avec pertinence des choix de prise en charge.[6]
- En réalité, la délibération est profitable à toutes les décisions qui sortent de l'ordinaire, soit par leur complexité biomédicale soit par le poids des facteurs contextuels. La mutualisation de points de vue, de connaissances et d'expériences variés et la discussion qui l'accompagne sont les meilleures garanties d'une décision équilibrée.

3. Médecine factuelle

- La médecine factuelle (*evidence-based medicine*) ne nie pas la complexité de la décision médicale et la pluralité des facteurs qui y concourent ; elle demande que cette complexité ne soit pas un prétexte pour négliger les données actuelles de la science. Selon ses instigateurs, elle se caractérise par l'utilisation consciencieuse, explicite et judicieuse des meilleurs résultats disponibles de la recherche clinique pour prendre des décisions de soins personnalisées.[7]

3.1. Une démarche en quatre étapes

- La médecine factuelle propose une démarche en quatre étapes pour prendre en compte de façon aussi rigoureuse que possible les facteurs biomédicaux :
  1. réduire le problème de santé à une question à laquelle la recherche clinique peut répondre,
  2. trouver les études qui ont porté sur cette question,
  3. faire la synthèse critique de leurs résultats,
  4. les appliquer à la résolution du problème initial.

3.2. Bien formuler une question clinique

- La médecine factuelle donne des indications pour bien formuler une question clinique, en spécifiant notamment la population, l'intervention, le critère de jugement et son horizon temporel. Devant la découverte d'une fibrillation atriale chez une patiente de 80 ans, il est légitime de demander chez quels patients de 80 ans ou plus le traitement anticoagulant réduit la mortalité et les accidents vasculaires cérébraux à un terme d'au moins 5 ans.

3. Article 32 du Code de déontologie médicale.
4. Articles L1111-4, L1111-13 et R4127-37 du Code de la santé publique.
5. Article L2213-1 du Code de la santé publique.
6. Annexe II de la circulaire DHOS/SDO n°2005-101 du 22 février 2005 relative à l'organisation des soins en cancérologie.
7. Selon Sackett et al. BMJ 1996;312:71–2.

3.3. Recherche documentaire, lecture critique et temps

- La médecine factuelle demande ensuite des compétences en recherche documentaire et en lecture critique, et du temps pour les mettre en œuvre. Pour répondre à la question précédente, il est possible de chercher dans Pubmed[8] les essais randomisés comparant un anticoagulant à un placebo dans la fibrillation atriale, avec des données pour le sous-groupe des patients de 80 ans ou plus. Toutefois, le nombre d'article à lire risque fort d'être excessif. Trouver une revue systématique de la littérature ou un guide de bonne pratique récent répondant à la question permet d'économiser du temps et des efforts.

3.4. Des outils pour faciliter l'application des résultats de la recherche à la décision clinique

- Enfin, la médecine factuelle donne quelques outils pour faciliter l'application des résultats de la recherche à la décision clinique : rapports de vraisemblance pour le diagnostic, nombre de patient à traiter pour éviter un évènement durant une certaine période pour le traitement... Si la patiente de 80 ans n'a pas d'autre antécédent qu'une hypertension artérielle, son risque d'accident vasculaire cérébral (ischémique ou hémorragique) est de l'ordre de 5 % par an et l'anticoagulation divise par trois ce risque.[9] L'anticoagulation évite donc 3,3 % d'accident vasculaire cérébral par an chez les patiente ayant ce profil clinique et il faudra en traiter 1/0,033 = 30 pour éviter un accident. En contrepartie, le risque de saignement grave extracérébral sous anticoagulants est ici de l'ordre de 1,3 % par an et un accident surviendra pour 1/0,013 = 80 patientes traitées.[10]

3.5. La notion de niveau de preuve

- La médecine factuelle a popularisé la notion de niveau de preuve. Les hiérarchies de niveaux de preuves caractérisaient initialement la validité d'une étude en fonction des risques de biais méthodologiques liés au schéma expérimental. Les hiérarchies tiennent désormais également compte (**Tableau I**) :
  - de la pertinence du critère de jugement (critère de jugement clinique important pour le patient, diminution du risque de décès par exemple, plutôt que critère de jugement intermédiaire, diminution de la pression artérielle par exemple),
  - de la représentativité de la population incluse (ne pas exclure les patients âgés ou avec des comorbidités, par exemple, car ils sont fréquents dans la population générale et n'ont pas les mêmes bénéfices et les mêmes risques que les patients jeunes sans comorbidités),
  - de la similitude des conditions de prise en charge (ne pas limiter l'évaluation d'une intervention chirurgicale aux résultats obtenus par quelques chirurgiens très expérimentés dans un centre spécialisé, par exemple).

Tableau I. HIÉRARCHIE DES NIVEAUX DE PREUVE POUR UNE INTERVENTION THÉRAPEUTIQUE[11]
1. Revue systématique d'études randomisées contrôlées avec critères de jugement cliniques dans un contexte comparable au nôtre. 2. Unique étude randomisée contrôlée avec critères de jugement cliniques dans un contexte comparable au nôtre. 3. Revue systématique d'études observationnelles avec critères de jugement cliniques dans un contexte comparable au nôtre. 4. Unique étude observationnelle avec critères de jugement cliniques dans un contexte comparable au nôtre. 5. Études de l'action du traitement sur des critères de jugement intermédiaires. 6. Observations cliniques isolées.

8. http://www.ncbi.nlm.nih.gov/pubmed/
9. Selon You et al. Chest. 2012;141(2 Suppl):e531S-75S.
10. Autrement dit, pour 240 patientes traitées pendant un an, on évite 8 accidents vasculaires cérébraux au prix de 3 hémorragies extracérébrales graves.

3.6. La notion de niveau de preuve étendue à l'évaluation de l'ensemble des données disponibles

- La notion de niveau de preuve a ensuite été étendue à l'évaluation de l'ensemble des données disponibles pour justifier une recommandation de prise en charge. Le niveau de preuve d'une recommandation dépend du niveau de preuve des études prises une par une, mais aussi de leur concordance. Les revues systématiques de la littérature ont précisément pour but de faire l'inventaire critique des résultats probants de la recherche clinique disponibles en réponse à une question donnée. Quand ces résultats sont suffisamment compatibles entre eux, il est possible d'en faire la méta-analyse, c'est-à-dire la compilation statistique, pour obtenir la puissance qui fait défaut aux études prises une par une.

- **La force d'une recommandation dépend de son niveau de preuve, mais aussi :**
  - de l'amplitude de l'effet bénéfique de l'intervention (à niveau de preuve équivalent, une réduction relative du risque de 50 % est préférable à une réduction relative du risque de 10 %, par exemple) ;
  - de sa constance dans différents contextes de soins et différentes situations cliniques (une intervention efficace en milieu spécialisé est plus recommandable une fois qu'elle fait également ses preuves en soins primaires, par exemple) ;
  - de la fréquence et la gravité des effets indésirables, qui font contrepoids à l'effet bénéfique ;
  - des contraintes et des coûts que l'intervention impose aux patients et à la société (un test de dépistage coûteux et incommode pour le patient devra être très performant pour être recommandé, par exemple) ;
  - des interventions concurrentes disponibles pour le même problème de santé (à niveau de preuve équivalent, une intervention peu coûteuse peut parfois être préférée à une intervention un peu plus performante mais beaucoup plus coûteuse, par exemple).[11]
- Dans le système GRADE (*Grading of Recommendations Assessment, Development and Evaluation*), une recommandation est qualifiée de « forte » si le bénéfice de l'intervention dépasse constamment et largement les coûts et les risques. Une telle recommandation peut être vue comme une règle applicable en toutes circonstances : les valeurs et préférences du malade ou les particularités de la situation clinique entrent peu en ligne de compte.
- Par opposition, les recommandations dites « faibles » concernent les interventions avec un bénéfice modeste ou mal démontré, ou encore un rapport bénéfice/risque variable en fonction des circonstances. La décision de les appliquer dans une situation particulière est à nuancer, notamment selon les préférences du patient et le contexte de soins. Ces recommandations ne peuvent pas être vues comme des règles d'application systématique mais comme des guides pour une décision qui doit être individualisée.

4. Limites de l'approche factuelle

- **La médecine factuelle demande le recours critique aux résultats de la recherche pour justifier la décision clinique.** Prise à la lettre, cette préconisation nécessite de retourner aux études originales, ce qui demande des compétences techniques (recherche documentaire, lecture critique) et du temps. Tous deux manquent aux praticiens. Ainsi, la requête "Atrial Fibrillation"[Mesh] AND "Anticoagulants"[Mesh] AND "Aged, 80 and over"[Mesh] AND "Randomized Controlled Trial"[Publication Type] ramène 98 références (le 26/09/2015). Lire tous les articles pour en évaluer la pertinence et la validité, puis en faire la synthèse critique, peut s'avérer difficile.

  À défaut, la médecine factuelle propose de recourir à des synthèses des résultats de la recherche clinique, sous la forme de revues systématiques ou de guides pour la pratique clinique. Mais ces documents de synthèse se multiplient, avec des résultats et des recommandations parfois contradictoires. Le portail *National Guidelines Clearinghouse*[12] propose 86 guides pour la pratique clinique sur la fibrillation atriale applicables aux patients de 80 ans ou plus

11. Ces deux derniers exemples illustrent la tension que le coût d'une intervention peut engendrer dans la décision médicale. Cette tension a donné lieu à la notion d'efficience, qui est le rapport entre les résultats obtenus et les ressources utilisées. En situation de ressources limitées, l'efficience aide à guider leur allocation pour maximiser les résultats.
12. http://www.guideline.gov/

(le 26/09/2015). En outre, l'utilisation d'une information prédigérée soumet le clinicien à une nouvelle forme d'expertise et d'autorité.

- **Par ailleurs, les résultats de la recherche clinique sont exposés à de nombreux biais** et ne peuvent pas être tenus pour des références absolues et immuables. Les études randomisées qui ne sont pas réalisées en aveugle, par exemple, surestiment de 20 % environ l'effet des interventions.[13] Les études méthodologiquement indiscutables sont conduites dans des conditions souvent très différentes de la pratique courante : médecins spécifiquement formés, intervention et suivi standardisés, patients peu âgés, avec peu de comorbidités et sans problèmes sociaux... Dans l'étude RALES, la spironolactone chez des insuffisants cardiaques graves évitait un décès pour 10 patients traités pendant de deux ans. Le même bénéfice n'a pas été observé lorsqu'elle a été prescrite de façon large en pratique courante, alors que le nombre d'hyperkaliémies nécessitant une hospitalisation a quintuplé chez ces patients avec une moins bonne fonction rénale et moins bien surveillés.[14]
- **Enfin, les règles et les recommandations issues de la recherche clinique sont des généralisations statistiques, dont l'applicabilité à un individu donné n'est pas toujours garantie.** C'est ce qui justifie la distinction entre recommandations fortes et faibles. Les résultats de la recherche clinique et les recommandations nécessitent interprétation, extrapolation et adaptation pour être appliqués à des individus. L'exercice du jugement clinique est nécessaire pour prendre en compte à la fois le détail des caractéristiques biomédicales pertinentes et l'influence difficile à modéliser des facteurs contextuels.

5. Jugement clinique

- **Le modèle hypothético-déductif de la décision médicale qui sert de fondement à la démarche factuelle est très théorique. Selon ce modèle, le médecin :**
  - part des faits cliniques pour générer des hypothèses diagnostiques,
  - puis les met à l'épreuve par un examen clinique ciblé ou des examens complémentaires choisis selon leurs propriétés diagnostiques,
  - jusqu'à ce qu'une des hypothèses émerge avec une probabilité suffisante pour débuter le traitement adéquat selon les résultats de la recherche clinique.
- **Une démarche analytique de ce type** est suivie par les médecins confrontés à une situation avec laquelle ils ne sont pas familiers, soit parce qu'ils manquent d'expérience, soit parce que le problème posé est inhabituel.
- **Les médecins expérimentés** ne procèdent pas de cette manière face à un problème clinique familier. Avec leur expérience personnelle – interprétée de façon raisonnable grâce à une bonne maîtrise des connaissances de la spécialité – ils disposent d'un répertoire de situations « prototypiques » auxquelles se référer. Ils sont capables d'intuition diagnostique et de discrimination dans le choix de la prise en charge la plus judicieuse. Ainsi, le sentiment clinique des urgentistes est au moins aussi reproductible et performant que les règles de prédiction clinique (score de Wells ou de Genève) pour prédire le diagnostic d'embolie pulmonaire.[15]

  En outre, les médecins expérimentés sont capables d'identifier rapidement les situations ne correspondant à aucun des prototypes courants. Ils reformulent alors rapidement le problème à partir des éléments les plus informatifs du tableau clinique, de façon à émettre un petit nombre d'hypothèses diagnostiques pertinentes sans partir sur de fausses pistes. Ainsi, devant une hypernatrémie chez un patient âgé et confus, le clinicien expérimenté sera alerté en cas de mauvaise réponse à la réhydratation et de persistance d'une diurèse importante. Il suspectera un diabète insipide (lié au lithium par exemple) qui sera confirmé par une osmolarité urinaire basse.
- **Bien entendu, l'expérience clinique a également ses limites.** Un bon jugement est nécessaire pour décider si un nouveau cas est suffisamment similaire à un cas passé ou à une situation prototypique. Après avoir prescrit dix fois dans la même journée un traitement symptomatique en pleine épidémie de grippe, le clinicien ne devra pas méconnaître un accès palustre chez un patient revenant d'un voyage en Afrique. Outre de solides connaissances

13. Selon Savovic et al. Health Technol Assess 2012;16:1–82.
14. Selon Juurlink et al. N Engl J Med 2004;351:543–51.
15. Selon Sanders et al. PLoS One 2015;10:e0128233.

médicales, la formation du jugement clinique repose sur un répertoire de cas mémorisés avec précision et dont le résultat de prise en charge, succès ou échec, est évalué de façon critique. Ainsi, le clinicien devra se garder d'être influencé par l'échec d'une prise en charge adaptée, par exemple une hémorragie digestive grave sous anticoagulants chez un patient qui les justifiait.

- **Il existe une phase de transition entre le novice et le médecin expérimenté,** où les situations prototypiques et leurs schémas de prise en charge se mettent en place et sont parfois appliqués de manière décontextualisée. Les erreurs réalisées durant cette transition sont particulièrement formatrices si elles sont reconnues et analysées. Elles constituent alors une expérience profitable car elles contribuent à maîtriser les conditions dans lesquelles les règles de prise en charge peuvent ou non être appliquées. Ainsi, une chute par hypotension orthostatique chez un patient de 90 ans à qui on vient d'intensifier le traitement antihypertenseur remémore que les objectifs tensionnels sont mois stricts et la mesure de pression artérielle debout systématique dans cette population.

Les décisions qui s'appuient uniquement sur les résultats de la recherche clinique ou uniquement sur l'expérience clinique sont exposées aux limites de chacune. La démarche factuelle et l'expérience clinique doivent se compléter et s'équilibrer en vue d'une décision justifiée et contextualisée.

Références

1. Haute Autorité de Santé. Niveau de preuve et gradation des recommandations de bonnes pratiques. État des lieux. Saint Denis, Avril 2013.
2. Haute Autorité de Santé. Patient et professionnels de santé : décider ensemble. Concept, aides destinées aux patients et impact de la « décision médicale partagée ». État des lieux. Saint Denis, Octobre 2013.

POINTS CLÉS : LE RAISONNEMENT ET LA DÉCISION EN MÉDECINE

1. **Médecine factuelle :** intégrer trois composantes d'une décision pertinente et justifiée :
   1. données du patient et de son problème de santé,
   2. résultats de la recherche clinique,
   3. préférences et valeurs du patient.
2. **Démarche factuelle pour intégrer les résultats de la recherche clinique :**
   1. formuler la question clinique de façon précise,
   2. trouver les études qui répondent à la question,
   3. en faire une synthèse critique,
   4. appliquer les résultats à la résolution du problème.
3. **Guide pour la pratique clinique :** collection de recommandations pour la prise en charge « standard » d'un problème de santé, reposant sur une synthèse critique des résultats de la recherche clinique.
4. **Niveau de preuve :** évaluation de la crédibilité des résultats d'une étude ou du fondement scientifique d'une recommandation.
5. **Facteurs contextuels :** éléments non biocliniques nécessitant d'adapter la prise en charge standard à chaque situation singulière :
   1. particularités de l'environnement de soins (global et local).
   2. point de vue et ressources des acteurs de la décision (malade, entourage, médecin, autres soignants).
6. **Décision médicale partagée :** décision prise par le patient (ou son entourage) en collaboration avec le médecin, après un partage d'information :
   1. du médecin vers le malade : sur les moyens diagnostiques ou thérapeutiques envisageables et leur balance bénéfice risque.
   2. du malade vers le médecin : sur son point de vue concernant la maladie et les soins, et sur les ressources à sa disposition.

+++ LE COUP DE POUCE DE L'ENSEIGNANT

1. L'individualisation des décisions en fonction de particularités biomédicales et des facteurs contextuels est trop complexe pour être évaluée de façon indiscutable dans une épreuve.
2. Toutefois, les bases de la décision individualisée, notamment la notion de **balance bénéfice risque**, doivent être comprises et pouvoir être appliquées aux cas simples (par exemple une décision d'anticoagulation en fonction du risque thrombo-embolique et du risque hémorragique).

UE 3

Maturation – Vulnérabilité – Santé mentale – Conduites addictives

- **Item 57.** Sujets en situation de précarité.
- **Item 70.** Troubles somatoformes à tous les âges.

Chapitre 4

Sujets en situation de précarité

OBJECTIFS PÉDAGOGIQUES NATIONAUX

- Connaître les facteurs de risque.
- Évaluer la situation de précarité, définir les différents types et niveaux de précarité.
- Connaître les morbidités les plus fréquemment rencontrées et leurs particularités.
- Évaluer la situation médicale, psychologique et sociale d'un sujet en situation de précarité.
- Connaître les dispositifs médico-sociaux adaptés.

MOTS CLÉS : **Aide médicale d'État ; Couverture maladie universelle ; Inégalités sociales de santé ; Migrants ; Permanence d'accès aux soins de santé (PASS) ; Précarité ; Soins primaires ; Vulnérabilité.**

- La prise en compte des caractéristiques psycho-sociales d'un patient est indispensable pour une prise en charge médicale optimale. Certaines de ces caractéristiques vont permettre d'identifier des patients en situation de **précarité** ou de **vulnérabilité sociale**. La précarité sociale concerne environ **20 % de la population française**, à tous les âges de la vie, et des disparités sociales significatives demeurent en matière de santé en France.

1. Définitions

1.1. La précarité

- Selon le conseil économique et social[1], **la précarité est « l'absence d'une ou plusieurs des sécurités, notamment celle de l'emploi, permettant aux personnes et aux familles d'assumer leurs responsabilités élémentaires et de jouir de leurs droits fondamentaux »**. La précarité correspond à un processus de fragilisation conduisant à une plus grande vulnérabilité, susceptible d'entraîner un glissement vers des situations plus durables et plus dramatiques, proches de la grande pauvreté et de l'exclusion.
- La précarité ne caractérise pas une catégorie sociale particulière mais est **le résultat d'un enchaînement d'événements et d'expériences** qui débouchent sur des situations de fragilisation économique, sociale et familiale (**Tableau I**).
- La précarité sociale regroupe en fait de nombreuses situations dynamiques, parfois transitoires, et ne doit pas être confondue avec la pauvreté et la grande pauvreté, qui répondent à des définitions basées sur le niveau de revenu, ni avec l'exclusion.

1. J. Wresinski, 1987.

Tableau I. PRINCIPAUX CRITÈRES PERMETTANT D'IDENTIFIER DES POPULATIONS À RISQUE DE PRÉCARITÉ ET DE RENONCEMENT AUX SOINS	
Critère	**Situation à risque**
État de santé	Éthylisme, handicap, pathologie psychiatrique, toxicomanie
Situation familiale	Femme isolée avec enfant, orphelin, rupture familiale
Conditions de vie	Habitat insalubre, sans domicile fixe
Emploi	Chômage, travail en intérim
Revenus	Revenus faibles, irréguliers, allocations
Appartenance ethnique	Migrants étrangers, gens du voyage
Éducation	Faible niveau d'éducation, illettrisme
Assurance maladie	Absence d'Assurance maladie, absence de mutuelle

La précarité doit se concevoir dans la relation d'une personne à son environnement :

- Familial et communautaire
- Professionnel et économique
- Physique et géographique

1.2. La marginalisation

- La marginalisation caractérise un mode de vie, parfois voulu, le plus souvent subi, qui se situe « en marge » des usages et des normes de la vie commune (ex. : schizophrènes et psychotiques, immigrés clandestins et silencieux, jeunes à la dérive, toxicomanes, délinquants).

1.3. La vulnérabilité

- Elle correspond à une limite des capacités de l'organisme à répondre à un stress, même mineur. Les difficultés sociales, familiales, économiques peuvent générer une situation de vulnérabilité, au même titre que certains stades du développement (**naissance, grossesse, adolescence, vieillesse**).

1.4. La pauvreté

- C'est l'état d'une personne ou d'un groupe disposant de peu de ressources financières.
  - **La pauvreté absolue** : ressources ≤ 50 % du revenu médian (803 euros/mois en 2010).
  - **La pauvreté relative** : caractérise le fait d'être en bas de l'échelle des revenus, correspondant aux personnes ne pouvant satisfaire à l'ensemble des besoins permettant de mener une vie décente (logement, scolarité, nutrition…).

1.5. L'exclusion

- L'exclusion vient au terme du processus de perte des différentes ressources nécessaires pour faire face aux situations de la vie. Il s'agit d'un processus de « dés-intégration » sociale, caractérisé par la perte d'usage des droits communs.

2. Épidémiologie

- Les données économiques et sociales disponibles laissent supposer que la situation de précarité est un phénomène massif, qui toucherait **20 à 25 % de la population française**, soit 12 à 15 millions de personnes. Parmi elles, 8,6 millions répondent à la définition économique de « pauvreté ».
- En 2014, environ 2 millions de personnes bénéficient de la Couverture maladie universelle (CMU de base), et 4,6 millions de personnes (8 % de la population) bénéficient d'une protection par la CMU complémentaire (CMUc). Enfin, plus de 4 millions de personnes sont bénéficiaires du revenu de solidarité active (RSA).
- En 2012, un Français sur quatre a renoncé à des soins pour des raisons financières (soins dentaires, soins d'optiques, visites chez le médecin spécialiste ou généraliste).
- Les profils des personnes en situation de précarité **sont sensiblement différents chez les migrants étrangers et chez les autochtones** :
  - **Les migrants étrangers**: Ils proviennent majoritairement du Maghreb, de certains pays d'Afrique en zone de conflit, d'Europe de l'Est (population rom de Roumanie ou de Bulgarie, migrants des zones de conflits de l'ex-Union des Républiques Socialistes Soviétiques (URSS). Les obstacles aux soins sont nombreux: difficultés de repérage du système de soins, isolement, difficultés de communication chez les non-francophones, distance culturelle patient-médecin portant sur la représentation de la santé, du corps, du soin. Chez les migrants en provenance de zones de conflit, les états post-traumatiques sont fréquents. Dans certains pays, la couverture vaccinale est insuffisante, et les prévalences de la tuberculose, de l'infection à VIH1 ou 2, et aux virus des hépatites B et C sont élevées. De nombreux migrants étrangers entament des démarches de demande d'asile. Certains font une demande de carte de séjour pour raison de santé, en cas de pathologie d'une exceptionnelle gravité ne pouvant être prise en charge dans leur pays d'origine.
  - **Les autochtones**: Les situations sont très hétérogènes, regroupant les sans domicile fixe, les jeunes désocialisés vivant en squatt, les toxicomanes, les personnes sortant de prison, les prostitué(e)s, les personnes en difficultés financières ou sociales même si elles ont un emploi ou un logement, les personnes au chômage, les mères isolées, les personnes âgées ou malades. Au sein de la population autochtone, l'isolement, les troubles psychiatriques et l'éthylisme chronique sont prédominants.

3. Conséquences de la précarité sociale sur la santé

3.1. Définition de la santé

- **Définition de l'Organisation Mondiale de la Santé (OMS):** « La santé est un état de complet bien-être **physique, mental et social**, et ne consiste pas seulement en une absence de maladie ou d'infirmité. »
- **Définition sociologique:** La santé est un phénomène **dynamique** par lequel **l'individu** se construit et chemine, processus qui inscrit dans le corps, dans la personne, les empreintes du **travail**, des **conditions de vie**, des **événements**, des douleurs, du plaisir et de la souffrance, de tout ce dont est faite une histoire individuelle dans sa singularité, mais aussi **collective par l'influence** des multiples logiques au cœur desquelles elle s'insère.

3.2. Les inégalités sociales de santé

- **Les inégalités sociales de santé** correspondent à des différences observées entre des groupes sociaux concernant un ou plusieurs aspects de la santé: espérance de vie, espérance de vie sans incapacité, prévalence des conduites addictives, attention portée à la santé, hygiène bucco-dentaire, protection vis-à-vis de l'infection au VIH, recours aux soins de prévention… À l'inverse des inégalités physiologiques ou génétiques, ces inégalités sociales sont en théorie parfaitement évitables, ce qui pose un réel problème éthique.
- En France comme dans tous les pays occidentaux, **les inégalités sociales de santé sont une réalité** qui tend à s'accentuer et ce sont les catégories socio-économiquement favorisées qui apparaissent en meilleure santé.

Ces inégalités sociales de santé se retrouvent dans d'autres pays à travers le monde :

- Les plus instruits et qualifiés ont une espérance de vie plus longue,
- Ces différences sont moindres chez les femmes,
- Elles sont perceptibles dès l'enfance (relation entre niveau d'étude de la mère et degré de maturité/hypotrophie à la naissance).

- Les personnes en situation de précarité sont à **risque de renoncer aux soins**, notamment en cas d'isolement social ou d'absence de domicile. La santé n'est pas considérée comme prioritaire et ne devient source d'attention qu'en cas d'altération significative, amenant à consulter à des stades évolués (exemple : hypertension artérielle (HTA) ou diabète compliqués). De nombreux ménages ayant de faibles ressources ne peuvent se permettre de financer l'adhésion à une mutuelle et se trouvent sans couverture complémentaire.
- Malgré l'allongement global de l'espérance de vie, il existe des écarts importants selon un gradient social. Ainsi, chez l'homme, à l'âge de 35 ans, l'espérance de vie d'un cadre supérieur est plus longue, de 6 ans, que celle d'un ouvrier. Les recours aux soins dentaires et optiques sont insuffisants chez les personnes en situation de précarité, car peu remboursés par l'Assurance maladie. La mortalité par cancer des voies aériennes supérieures, du poumon, du colon, du col de l'utérus ou du sein est supérieure parmi les populations les moins favorisées. Il existe ainsi pour un certain nombre d'affections un fort gradient social : insuffisance coronarienne, cancers (poumon, voies aériennes supérieures), troubles mentaux (dépression +++), santé bucco-dentaire, obésité, prématurité et faible poids à la naissance, complications neurologiques de l'alcoolisme, dépendance aux substances.

Quatre mécanismes concourent principalement à ces inégalités sociales de santé :

- Exposition aux risques
- Déficit d'information/éducation
- Conduites inadaptées
- Retard aux soins

- **Des inégalités sociales sont maintenant bien décrites dans l'accès aux soins.** L'utilisation du système de santé (exemple : recours à une consultation de spécialiste, recours aux consultations d'urgence des hôpitaux) et les trajectoires des patients varient selon des critères socio-économiques (inégalités dans l'accès primaire). Au sein même d'une structure de soin, la réponse apportée, l'offre médicale, la prise en compte des attentes sont inégales et les soins de prévention sont en particulier moins optimaux parmi les patients les moins favorisés (inégalités dans l'accès secondaire).
- Réduire les inégalités sociales de santé est considéré comme une priorité de la politique de santé en France et en Europe. De nombreux déterminants sociaux de la santé peuvent être ciblés pour tenter de réduire ces inégalités : contexte socio-économique et politique, situation sociale, niveau d'éducation, facteurs psycho-sociaux, comportements, etc.

3.3. Pathologies fréquemment rencontrées en situation de précarité

3.3.1. *Maladies infectieuses*

- **Tuberculose** : les conditions de vie en promiscuité, l'immigration en provenance de pays à prévalence élevée, les obstacles dans l'accès aux soins, le retard au diagnostic, la mauvaise observance des traitements font que la tuberculose représente un problème majeur chez les patients en situation de précarité. Il faut souligner l'émergence de tuberculoses à germes résistants au sein de cette population et savoir rechercher des formes extra-pulmonaires de la maladie (mal de Pott, atteinte méningée, atteinte des organes hémato-poïétiques).
- **Infection VIH** : les patients en situation de précarité, notamment les migrants provenant de zones de forte endémie, les toxicomanes par voie IV ou en cas de tuberculose, doivent être dépistés.

- **Hépatite B** : le dépistage doit également être large (toxicomanes IV, migrants). Chez les migrants en provenance d'Afrique, la prévalence du portage chronique de l'Ag HBs est élevée. Une co-infection au virus Delta doit être recherchée.
- **Hépatite C** : elle doit être également recherchée au sein des mêmes populations.
- **Infections à transmissions vectorielles** : il faut y penser en cas de vie à la rue avec contacts de rongeurs ou d'animaux domestiqués. Des endocardites à hémocultures négatives, dues à *Bartonella quintana* (agent de la fièvre des tranchées) ou *Bartonella henselae* (agent de la maladie des griffes du chat) sont décrites dans ces populations.
- **Autres infections sexuellement transmissibles** : gonococcie, syphilis, chlamydiose.
- **Diphtérie** (cas de migrants en provenance d'Europe de l'Est).

3.3.2. Santé mentale

- Une psychose chronique peut induire un isolement et une perte de lien social, eux-mêmes facteurs de précarité.
- À l'inverse, **les situations de précarité génèrent des syndromes dépressifs, de l'anxiété, des troubles de l'adaptation, une altération de l'estime de soi.**
- **Un tiers de la population sans domicile fixe souffre de troubles psychiatriques sévères** (troubles psychotiques, troubles dépressifs sévères, troubles anxieux). La dépendance ou la consommation régulière de substances psychoactives (alcool, drogues illicites et/ou médicaments détournés de leur usage) concernent près de trois personnes sur dix. Les prévalences de troubles psychiatriques sévères et d'addictions sont plus élevées dans les dispositifs à bas seuil. **Les ruptures dans le suivi psychiatrique** sont fréquentes au sein de ces populations.
- Parmi les migrants, les états de stress post-traumatiques et les difficultés psychologiques liées à l'exil sont fréquents. Les somatisations sont fréquentes, de nombreuses plaintes (asthénie, douleurs abdominales) sont verbalisées en contexte de précarité sociale.

3.3.3. Cancers

- ORL, poumon (fréquence du tabagisme), colon, col utérin, sein (dépistage insuffisant).

3.3.4. Pathologies cardio-vasculaires

- Elles sont plus sévères car diagnostiquées à un stade tardif, et plus fréquentes (coronaropathie, HTA, artériopathie oblitérante des membres inférieurs, diabète compliqué), avec une moindre prise en compte des facteurs de risque que dans les couches aisées de la population.

3.3.5. Pathologies cutanées

- Gale, pédiculose de corps et de cuir chevelu, prurigo, plaies de jambe, gelures.

3.3.6. Intoxications

- Monoxyde de carbone (CO), plomb (saturnisme), alcool (ivresse, cirrhose, démence).

3.3.7. Troubles nutritionnels

- Carences en fer, vitamines B9/B12, vitamine C (scorbut), hypoglycémies.

3.3.8. Agression, violence, maltraitance

4. Comment identifier les situations de précarité ?

- Les caisses d'Assurance Maladie utilisent des critères socio-administratifs, notamment la situation par rapport à l'emploi, pour identifier des personnes en situation de précarité afin de leur proposer des examens de santé gratuits dans les centres d'examen de santé de la sécurité sociale qui sont répartis sur l'ensemble du territoire : chômeurs, bénéficiaires du RSA, bénéficiaires de la CMU et de la CMUc, sans domicile fixe, jeunes de 16 à 25 ans en insertion professionnelle, invalides, handicapés et bénéficiaires d'une rente d'accident du travail.
- Pour optimiser le repérage des personnes en situation de précarité, le score Évaluation de la Précarité et des Inégalités de santé pour les Centres d'Examen de Santé (EPICES) a été créé en 1998, calculé à partir d'un questionnaire comportant 11 questions binaires affectées à un coefficient (**Tableau II**).
- Il existe d'autres systèmes de recueil permettant de repérer des personnes en situation de précarité. Dans le cadre de recommandations nationales, il est préconisé que les médecins généralistes recueillent systématiquement les données sociales de leurs patients. En pratique, **tout interrogatoire médical doit aborder les questions de l'emploi, de la stabilité du logement, de l'isolement social, et de la couverture maladie**. Repérer la précarité doit ensuite conduire à l'intervention de professionnels du secteur social pour initier toute démarche susceptible d'améliorer les conditions de vie et ainsi d'optimiser les soins et l'accès aux soins.

Tableau II. QUESTIONNAIRE PERMETTANT LE CALCUL DU SCORE EPICES : EXEMPLE D'UN SCORE PERMETTANT D'IDENTIFIER LA PRÉCARITÉ SOCIALE

Nº	Question	Oui	Non
1	Rencontrez-vous parfois un travailleur social ?	10,06	0
2	Bénéficiez-vous d'une Assurance maladie complémentaire ?	-11,83	0
3	Vivez-vous en couple ?	-8,28	0
4	Êtes-vous propriétaire de votre logement ?	-8,28	0
5	Y a-t-il des périodes dans le mois où vous rencontrez de réelles difficultés financières à faire face à vos besoins (alimentation, loyer, électricité...) ?	14,80	0
6	Vous est-il arrivé de faire du sport au cours des 12 derniers mois ?	-6,51	0
7	Êtes-vous allé au spectacle au cours des 12 derniers mois ?	-7,10	0
8	Êtes-vous allé en vacances au cours des 12 derniers mois ?	-7,10	0
9	Au cours des 6 derniers mois, avez-vous eu des contacts avec des membres de votre famille autres que vos parents ou vos enfants ?	-9,47	0
10	En cas de difficultés, y a-t-il dans votre entourage des personnes sur qui vous puissiez compter pour vous héberger quelques jours en cas de besoin ?	-9,47	0
11	En cas de difficultés, y a-t-il dans votre entourage des personnes sur qui vous puissiez compter pour vous apporter une aide matérielle ?	-7,10	0
	Constante	75,14	

Pour le calcul du score, chaque coefficient est ajouté à la constante (75,14) si la réponse est « oui ». Le score varie de 0 (absence de précarité) à 100 (précarité maximale), les seuils de précarité et de grande précarité étant respectivement de 30,17 et 53,84.

5. Prise en charge médico-sociale des patients en situation de précarité

5.1. Amélioration des conditions de vie

5.1.1. *Aides financières, allocations*

- Le **Revenu de solidarité active (RSA)** assure, sous conditions (âge > 25 ans ou avoir un enfant à charge ou à naître ; absence de ressources) un revenu minimal et un accompagnement socio-professionnel. Le RSA donne droit à une couverture maladie universelle complète (CMU et CMUc).
- **L'Allocation personnalisée d'autonomie (APA)** : allocation pour les personnes de plus de 60 ans ayant une altération de l'autonomie.
- **L'Allocation adulte handicapé (AAH)** : est attribuée à tout adulte résidant en France, âgé d'au moins 20 ans, et en incapacité permanente > 80 % (50 à 80 % dans certains cas), sous condition de ressources.
- Aide financière pour la fourniture de l'électricité et du gaz (pour les bénéficiaires de la CMUc).

5.1.2. *Hébergement*

- **Les centres d'hébergement et de réinsertion sociale (CHRS) ont été mis en place suite à la loi du 29 juillet 1998 de lutte contre les exclusions.** Ils permettent d'accueillir des personnes rencontrant des difficultés économiques, de logement et d'insertion, avec l'objectif de retrouver une autonomie personnelle et sociale.

5.2. Amélioration de l'accès aux soins

- Le code de santé publique stipule qu'« aucune personne ne peut faire l'objet de discriminations dans l'accès à la prévention et aux soins ». Les Agences Régionales de Santé (ARS) ont pour mission de prendre en compte les besoins des personnes en situation de précarité. Elles élaborent **un programme régional d'accès à la prévention et aux soins (PRAPS)** pour favoriser l'accès des personnes les plus démunies au système de soins.

5.2.1. *Accès à l'Assurance maladie (Tableau III)*

- **La CMU et la CMUc** existent depuis 2000. **La CMU de base**, ciblant les personnes qui n'ont droit à aucune autre couverture maladie et qui résident en France depuis plus de 3 mois, donne droit à toutes les prestations en nature de l'assurance maladie. **La CMUc** est l'équivalent d'une mutuelle complémentaire, mais elle est gratuite. Elle permet la prise en charge du ticket modérateur, le forfait journalier en cas d'hospitalisation, le forfait de 1 euro, les franchises médicales, avec application du tiers-payant. Elle s'adresse aux mêmes personnes que la CMU, mais elle est soumise aux conditions de ressource. Pour les patients dont les ressources sont au-delà du seuil permettant l'obtention de la CMUc (revenu annuel de 8 644,52 euros pour une personne seule), un dispositif a été mis en place en 2005, l'aide à l'acquisition d'une complémentaire santé (ACS), qui concerne environ 1 million de personnes.
- **Pour les étrangers, le dispositif de l'Aide médicale d'État (AME)** a également été mis en place en 2000. Cette couverture est gratuite et donne droit à la prise en charge à 100 % des soins médicaux et d'hospitalisation en cas de maladie ou de maternité, sans avance de frais, avec exonération du ticket modérateur et prise en charge des frais de médicaments. Elle s'adresse aux étrangers, résidant en France de manière ininterrompue depuis plus de 3 mois mais ne remplissant pas la condition de régularité du séjour exigée pour l'admission à la CMU. Elle est également soumise aux conditions de ressource. **Dans certains cas, l'AME peut être attribuée au titre de soins urgents ou à titre humanitaire.**

Tableau III. RÈGLES D'ACCÈS À L'AIDE MÉDICALE D'ÉTAT (AME) ET À LA COUVERTURE MALADIE UNIVERSELLE (CMU) POUR LES PERSONNES EN SITUATION DE PRÉCARITÉ			
Assurance maladie	**Bénéficiaires**	**Conditions**	**Prestations**
AME	– Étrangers en situation irrégulière de séjour – Ayant-droit d'un bénéficiaire de l'AME	– Résidence stable en France, depuis au moins 3 mois de manière ininterrompue – Ressources ne dépassant pas un plafond (8 644,52 euros/an pour une personne seule)	– Prise en charge à 100 % des soins médicaux et d'hospitalisation (maladie, maternité, médicament) sans avance de frais
CMU	– Personnes n'ayant pas de droit, à aucun autre titre, aux prestations en nature d'un régime d'Assurance maladie et maternité	– Résidence stable, depuis au moins 3 mois de manière ininterrompue (sauf cas particulier) – Être en situation régulière	– Ensemble des prestations en nature de l'Assurance maladie – L'assuré participe néanmoins aux dépenses (ticket modérateur, forfait de 1 euro, franchise médicale) et ne bénéficie pas du tiers-payant.

5.2.2. *Dispositifs d'accompagnement*

5.2.2.1. Les Permanences d'accès aux soins de santé (PASS)

- Depuis **la loi d'orientation du 29 juillet 1998 relative à la lutte contre les exclusions**, l'accès à la prévention et aux soins des personnes les plus démunies constitue un objectif prioritaire de la politique de santé. Cette loi a préconisé le rapprochement des acteurs sanitaires et sociaux, y compris associatifs, et a permis la mise en place des **PASS** au sein des établissements publics de santé. **Les PASS ont pour mission de rendre effectif l'accès et la prise en charge des personnes démunies** non seulement à l'hôpital, mais aussi dans les réseaux institutionnels ou associatifs de soins, d'accueil et d'accompagnement social. Plus de 400 PASS ont été installées, la plupart au sein même des centres hospitaliers, sous la forme d'unités fonctionnelles associant médecins, travailleurs sociaux et personnels para-médicaux.
- **Ces PASS assurent une permanence de consultations médico-sociales,** permettent d'initier rapidement certaines démarches, notamment en termes de couverture sociale, tout en proposant des soins adaptés aux patients (consultations, actes diagnostiques, médicaments). L'activité médicale des PASS consiste essentiellement en des soins de médecine générale, de premier recours, avec également des activités de dépistage de certaines pathologies fréquemment observées au sein de ces populations. Les PASS contribuent à limiter le recours inadapté aux services des urgences des hôpitaux. Les dispositifs PASS se doivent de développer des partenariats, au sein de l'hôpital, mais également à l'extérieur (acteurs sociaux, association, médecins libéraux...). **L'objectif final est de réduire les inégalités sociales de santé** et de réorienter les consultants dans le système de droit commun auprès de médecins généralistes libéraux.
- Depuis 2009, des PASS psychiatriques ont également été mises en place pour améliorer le suivi des patients désocialisés et souffrant de troubles psychologiques ou psychiatriques.
- Depuis 2010, des actions de coordination des différentes PASS d'une même région sont également développées.
- Les PASS sont financées par des crédits spécifiques de type missions d'intérêt général et d'aide à la contractualisation (MIGAC).

5.2.2.2. Les Équipes mobiles psychiatrie-précarité (EMPP)

- Depuis 2005 (plan « Psychiatrie et santé mentale »), des financements ont été prévus pour l'accompagnement des personnes démunies vers les soins de psychiatrie. Les EMPP, composées principalement d'infirmiers, de travailleurs sociaux et de psychologue sont amenées à intervenir directement sur les lieux de vie des personnes défavorisées, en contact avec les acteurs sociaux.

5.2.2.3. Les appartements de coordination thérapeutique

- Ce dispositif permet l'hébergement temporaire des personnes en situation de fragilité psychologique et sociale qui nécessitent des soins et un suivi médical. Il répond notamment aux besoins des malades souffrant de pathologies chroniques sévères (infection au VIH, hépatite chronique, cancer).

5.2.2.4. Les lits halte soins santé

- Ce dispositif date de 2004 et a pour objet d'assurer aux personnes sans domicile des soins médicaux et paramédicaux qui leur seraient dispensés à domicile si elles en disposaient. Il s'agit théoriquement de soins ponctuels, en relais d'une hospitalisation, pour une durée prévisionnelle de 2 mois.

5.2.2.5. Consultations médico-sociales gratuites

- Centre de planification et d'éducation familiale, Protection maternelle et infantile (PMI), Centre de dépistage anonyme et gratuit (CDAG), Centre de soins spécialisés pour toxicomanes, Centre de cure ambulatoire en alcoologie, Centre de lutte anti-tuberculeuse (CLAT), Centre médico-psychologique (CMP), Centre d'information, de dépistage et de diagnostic des infections sexuellement transmissibles.

▶ Références

1. Loi d'orientation n° 98-657 du 29 juillet 1998 relative à la lutte contre les exclusions. Paris : *journal officiel* n° 175 du 31 juillet 1998.
2. Kaoutar B., Gatin B., de Champs-Leger H., Vasseur V., Aparicio C., de Gennes C., *et al.* Analyse du profil socio-démographique de 5 permanences d'accès aux soins de santé (PASS) parisiennes. *Rev Méd Interne* 2014; 35:709-14.
3. Groupe de travail universitaire et professionnel. Pourquoi et comment enregistrer la position sociale d'un patient adulte en médecine générale? Recommandations réalisées sous l'égide du Collège de la Médecine Générale 2014.
4. Lombrail P. Inégalités de santé et accès secondaire aux soins. *Rev Epidemiol Santé Publique* 2007; 55:23-30.
5. Emmanuelli X. L'exclusion et la pauvreté. Y a-t-il une clinique de l'exclusion? *Rev Méd Interne* 2009; 30:206-7.

POINTS CLÉS : SUJETS EN SITUATION DE PRÉCARITÉ

1. **La précarité est définie par l'absence d'une ou plusieurs des sécurités**, notamment celle de l'emploi, permettant aux personnes et aux familles d'assumer leurs responsabilités élémentaires et de jouir de leurs droits fondamentaux.
2. La précarité concerne environ **20 %** des personnes en France.
3. D'importantes **inégalités sociales de santé** sont constatées en France et les personnes en situation de précarité sont à **risque de renoncer aux soins.**
4. Les obstacles aux soins et à l'accès aux soins doivent être identifiés par tout médecin.
5. Certaines pathologies sont fréquemment observées chez les personnes en situation de précarité : tuberculose, infection VIH, hépatite B, hépatite C, troubles psychologiques et psychiatriques, éthylisme, gale, diabète et athérosclérose compliqués.
6. La prise en charge médico-sociale de ces patients passe par une évaluation sociale et des démarches pour améliorer les conditions de vie, **la couverture sociale (CMU, CMUc, AME)** et l'accès aux soins.
7. **La CMU** est une couverture sociale pour les résidents stables en situation régulière ; **la CMUc** est une couverture complémentaire (équivalent d'une mutuelle) gratuite mais sous condition de ressources. **L'AME** est une couverture sociale pour les résidents stables, en situation irrégulière, et sous condition de ressources.
8. **Les PASS sont des cellules d'évaluation et de prise en charge médico-sociale,** mises en place depuis 2000 dans les établissements publics de santé, et ayant pour mission de faciliter l'accès des personnes démunies au système hospitalier, aux réseaux institutionnels ou associatifs de soins, d'accueil et d'accompagnement social.
9. D'autres dispositifs d'accompagnement ciblent les personnes en situation de précarité : équipes mobiles psychiatrie-précarité, lits halte soins santé, consultations médico-sociales gratuites (PMI, CDAG, CMP, CLAT...).

+++ LE COUP DE POUCE DE L'ENSEIGNANT

1. Les consultations médico-sociales PASS sont les structures les plus adaptées pour tout patient, étranger (hors visa touristique) ou non, nécessitant une consultation médicale alors qu'il n'a pas de couverture sociale.
2. La couverture maladie universelle (CMU) et l'Aide médicale d'État (AME) sont deux modes essentiels d'accès à l'Assurance maladie pour les personnes en situation de précarité.

Les pièges à éviter :

Confondre l'AME et la CMU en termes de bénéficiaires, de conditions d'attribution et de prestations.

Chapitre 5

Troubles somatoformes

OBJECTIFS PÉDAGOGIQUES NATIONAUX

➔ Diagnostiquer un trouble somatoforme.

➔ Argumenter l'attitude thérapeutique et planifier le suivi du patient.

MOTS CLÉS : Anxiété généralisée ; Dépression ; Fibromyalgie ; Troubles et symptômes fonctionnels ; Hypocondrie ; Médecine « centrée sur le patient » ; Troubles et médecine psychosomatiques ; Réassurance ; Somatisation ; Troubles somatoformes ; Syndrome de fatigue chronique ; Syndrome de l'intestin irritable (colopathie fonctionnelle) ; Syndromes somatiques fonctionnels ; Thérapies comportementales et cognitives ; Trouble de conversion ; Trouble panique.

Remarque liminaire

Le programme officiel de l'ECN (Examen Classant National) a remplacé en 2008 l'item « Trouble psychosomatique » par « Troubles somatoformes », repris dans le programme 2013. Nous pensons que cela est problématique pour deux raisons au moins : (a) les « troubles somatoformes », au sens strict, correspondent à une catégorie de troubles mentaux apparue dans les classifications psychiatriques (DSM-III) en 1980, et ne concernent qu'une partie des problèmes quotidiens situés à l'interface de la psycho(patho)logie et des symptômes somatiques, qui doivent être abordés de façon plus générale ; (b) la pertinence de la catégorie « Troubles somatoformes » est vivement contestée par les psychiatres eux-mêmes, en particulier par ceux travaillant dans le champ de la psychiatrie de liaison, et cette catégorie a de fait disparu de la dernière révision de la classification américaine des troubles mentaux (DSM-5) (voir encadré 5).

Le fait psychosomatique : définitions et controverses

- La question des « troubles somatoformes » renvoie à celle, plus générale, de la pathologie « psychosomatique ». La médecine psychosomatique est encore très largement une affaire d'écoles et de doctrines, et le « fait psychosomatique » lui-même est parfois contesté. D'ailleurs, on devrait plutôt parler *d'approche psychosomatique*, un point de vue sur la maladie davantage qu'une spécialité médicale. Malgré l'absence d'un corpus théorique cohérent, le concept de psychosomatique appartient désormais au langage courant. Mais dans un monde où le modèle biomédical, fondé sur la causalité biologique de la maladie, imprègne les représentations de toute la population, le terme « psychosomatique » fait souvent office de repoussoir : « psychosomatique » est souvent synonyme, implicitement ou explicitement, d'« imaginaire ». Il n'est pas alors surprenant que cette étiquette soit difficile à porter pour un patient et que celui-ci tende souvent à la refuser obstinément, même lorsque la participation psychologique aux symptômes paraît évidente au médecin.
- La définition des troubles « psychosomatiques » ou « somatoformes » ne va pas de soi (**Encadré 1**). L'approche psychosomatique moderne s'interdit de considérer certains symptômes ou certaines maladies comme spécifiquement « psychosomatiques », au sens de symptômes ou maladies « psychogènes ». Le caractère multifactoriel des maladies fait désormais l'objet d'un consensus. Même les maladies infectieuses ne sont pas réductibles à l'action pathogène d'un micro-organisme. La santé et la maladie sont la résultante de multiples lignes de force biologiques, psychologiques et sociales. La médecine psychosomatique n'est rien d'autre que la mise en pratique

de la *perspective bio-psycho-sociale* (théorisée par George Engel dans les années 1970), dans laquelle *il n'y a pas de maladies ou de troubles exclusivement « somatiques » ou « psychosomatiques »* : les facteurs psychologiques et sociaux interviennent dans toutes les situations pathologiques, qu'il y ait ou non une lésion organique ou un mécanisme physiopathologique décelable. En outre, l'approche psychosomatique prend en compte *la comorbidité médicale et psychiatrique, qui du point de vue épidémiologique est la règle plutôt que l'exception.*

Encadré 1 : Une terminologie problématique

- **Symptômes fonctionnels**
  - Ils s'opposent aux symptômes « d'origine organique » de cause lésionnelle, ou relevant d'une physiopathologie établie. Ils sont « subjectifs », au contraire des signes d'examen, des anomalies d'imagerie, et des résultats de laboratoire. Ce terme est le plus neutre (il n'implique pas la psychogenèse des symptômes) et le mieux accepté par les patients.
- **Symptômes médicalement inexpliqués**
  - Ils sont définis par la négative, ce qui correspond à l'idée (fausse) que la tâche primaire du médecin est d'abord d' « éliminer » une cause organique pour les symptômes présentés. Mais il y a un certain arbitraire à attribuer un symptôme à une cause unique, et les médecins comme les malades ont du mal à gérer la complexité. L'aveu d'incertitude est généralement mal supporté par les patients.
- **Plainte fonctionnelle**
  - Ce terme situe le problème davantage au niveau du ***recours aux soins*** que du symptôme lui-même. Les causes du symptôme et les motifs de recherche de soins peuvent être différents. Les déterminants du recours aux soins relèvent d'un enchevêtrement complexe de facteurs sociologiques, économiques, cognitifs, émotionnels, et propres à l'histoire de chaque patient.
- **Somatisation**
  - C'est un concept ambigu dont la définition est loin d'être univoque. Selon les cas, le terme peut désigner **(a)** l'expression atypique, quoique fréquente, d'une maladie psychiatrique (essentiellement dépression et troubles anxieux) sous la forme d'une plainte somatique (**voir 1. Formes somatisées de la dépression et de l'anxiété**) ; **(b)** une forme particulière de « conduite de maladie » marquée par la tendance à ressentir et à exprimer des symptômes somatiques fonctionnels, à les attribuer à une maladie physique, et à rechercher pour eux une aide médicale (**voir 3. Symptômes et syndromes somatiques fonctionnels : somatisation au sens large**) ; ou **(c)** un processus psychopathologique consistant à « convertir » la détresse ou les conflits psychiques plus ou moins conscients en symptômes corporels.
- **Troubles somatoformes**
  - Il s'agit d'un groupe de troubles psychiatriques ayant en commun la présence de symptômes somatiques sans explication organique, et un recours aux soins médicaux. Les troubles somatoformes du DSM-IV comprennent le « trouble somatisation », le « trouble somatoforme indifférencié », le « trouble de conversion », le « trouble douloureux », l'hypocondrie, la dysmorphophobie, et le trouble somatoforme non spécifié (**voir 2. Troubles somatoformes proprement dits**).
- **Syndromes somatiques fonctionnels**
  - Au contraire des troubles somatoformes, qui sont des catégories développées par les psychiatres au contact de patients vus en psychiatrie de liaison, les syndromes somatiques fonctionnels sont des étiquettes médicales descriptives posées par les somaticiens : ensemble de symptômes médicalement inexpliqués et sans explication physiopathologique communément admise, dont chaque spécialité médicale connaît au moins un type : fibromyalgie pour les rhumatologues, syndrome de l'intestin irritable pour les gastroentérologues, syndrome de fatigue chronique pour les internistes et infectiologues, syndrome d'hyperventilation et douleurs thoraciques non cardiaques pour les pneumologues et les cardiologues, etc. (**voir 3. Symptômes et syndromes somatiques fonctionnels : somatisation au sens large**).

- Il n'en reste pas moins que certaines situations cliniques relèvent plus que d'autres de l'approche psychosomatique. Ces problèmes ont été surtout étudiés dans le contexte de la *psychiatrie de liaison*, à l'hôpital général. Deux situations doivent être distinguées : celle où il existe une pathologie organique identifiée ; et celle où les symptômes restent « fonctionnels », c'est-à-dire sans explication (bio)médicale.

  En présence d'une pathologie organique identifiée, la question est de savoir si des facteurs psychosociaux ont contribué à la genèse de la maladie ou à son évolution, et si les réactions psycho-comportementales du patient à sa maladie sont adaptées ou pathologiques. Ces « facteurs psychologiques influençant les maladies physiques » (catégorie du DSM-IV), recouvrent l'essentiel de la médecine psychosomatique classique (Groddeck, Alexander et l'école de Chicago, Marty et l'école de Paris), mais ne seront pas traités dans cette question.

  Concernant les situations où les symptômes présentés au médecin restent « fonctionnels », la question est plutôt de savoir s'ils peuvent être attribués à un désordre précis, relevant d'un traitement spécifique.

- Si l'on se réfère aux classifications psychiatriques modernes, les troubles « psychosomatiques » ou « somatoformes » peuvent ainsi schématiquement recouvrir les situations suivantes :
  - formes somatisées de la dépression et de l'anxiété ;
  - troubles somatoformes proprement dits ;
  - symptômes et syndromes fonctionnels, ou somatisation au sens large.

1. Formes somatisées de la dépression et de l'anxiété

- Les troubles de l'humeur et les troubles anxieux sont très fréquents. Par exemple, la dépression dite « majeure » touche environ 5 % de la population générale, 10 % des consultants de médecine générale et près de 20 % des sujets hospitalisés en médecine ; l'anxiété généralisée touche près de 5 % de la population générale, le trouble panique environ 3 %.
- Les symptômes de la dépression et des troubles anxieux sont pour une large part somatiques.

  Par exemple, en ce qui concerne l'épisode dépressif majeur selon le DSM-IV, les variations de poids et de l'appétit, l'asthénie, et les troubles de concentration (**Encadré 2**).

  En ce qui concerne l'anxiété généralisée, la fatigabilité, les difficultés de concentration, la tension musculaire (**Encadré 3**).

  Cet aspect est encore plus net pour le trouble panique, 10 symptômes sur 13 possibles de l'attaque de panique étant de nature somatique (**Encadré 4**).

  Il n'est donc pas surprenant que d'après de nombreuses études près de la moitié des patients anxieux ou déprimés consultent leur médecin (généraliste ou spécialiste) pour des symptômes physiques, parmi lesquels les douleurs mal systématisées et la fatigue sont au premier plan. Il faut en conséquence rechercher chez ces sujets les symptômes psychologiques des principaux troubles anxieux et de l'humeur, alors que ceux-ci peuvent être à l'arrière-plan. On parle alors souvent de « dépression masquée », concept contestable qui tend à court-circuiter le processus diagnostique : la réponse favorable aux antidépresseurs ne peut être considérée comme un critère diagnostique de dépression, en raison des effets non spécifiques de ces molécules ; et en l'absence du minimum de symptômes psychologiques nécessaires pour porter le diagnostic selon les critères établis, il est abusif de parler de dépression ou d'anxiété.

Encadré 2 : Critères diagnostiques (simplifiés) de l'épisode dépressif majeur selon le DSM-IV *(Les symptômes somatiques pouvant motiver une consultation sont en italiques)*

- **Au moins 5 des symptômes suivants doivent avoir été présents pendant une même période d'une durée de 2 semaines ; au moins un des symptômes est (1) une humeur dépressive, ou (2) une perte d'intérêt ou de plaisir.**
  - Humeur dépressive
  - Diminution de l'intérêt ou du plaisir pour toutes les activités
  - *Perte ou gain de poids en l'absence de régime*
  - *Insomnie ou hypersomnie*
  - Agitation ou *ralentissement psychomoteur*
  - *Fatigue ou perte d'énergie*
  - Sentiment de dévalorisation ou de culpabilité
  - *Diminution de l'aptitude à penser et à se concentrer*
  - Pensées de mort récurrentes, idées suicidaires

Encadré 3 : Critères diagnostiques (simplifiés) du trouble anxieux généralisé selon le DSM-IV *(Les symptômes somatiques pouvant motiver une consultation sont en italiques)*

- **Anxiété et soucis excessifs durant au moins 6 mois.**
- **La personne éprouve de la difficulté à contrôler cette préoccupation.**
- **Au moins 3 des 6 symptômes suivants sont présents :**
  - Agitation
  - *Fatigabilité*
  - *Troubles de mémoire et de concentration*
  - Irritabilité
  - *Tension musculaire*
  - *Troubles du sommeil*

Encadré 4 : Critères diagnostiques (simplifiés) de l'attaque de panique selon le DSM-IV *(Les symptômes somatiques pouvant motiver une consultation sont en italiques)*

- **Une période bien délimitée de crainte ou de malaise intense, dans laquelle au moins 4 des symptômes suivants sont survenus de façon brutale :**
  - *Palpitations*
  - *Transpiration*
  - *Tremblements ou secousses musculaires*
  - *Sensation d'étouffement*
  - *Sensation d'étranglement*
  - *Douleur ou gêne thoracique*
  - *Nausée ou gêne abdominale*
  - *Sensation de vertige, impression d'évanouissement*
  - Déréalisation ou dépersonnalisation
  - Peur de perdre le contrôle de soi
  - Peur de mourir
  - *Paresthésies*
  - *Frissons ou bouffées de chaleur*

- De la part du malade, des difficultés de perception ou de communication des émotions (alexithymie), ou la crainte de l'étiquette psychiatrique, peuvent être en cause dans cette expression « masquée » d'un trouble dépressif ou anxieux. De la part du médecin, la négligence des symptômes psychologiques par focalisation sur la recherche d'une cause organique aux symptômes peut expliquer le défaut de reconnaissance d'un trouble mental. Le caractère « masqué » des maladies psychiatriques les plus courantes résulte donc en fait davantage de l'interaction entre malade et médecin que de caractéristiques propres à la maladie mentale elle-même. Interrogés avec tact, la plupart des patients anxieux ou déprimés reconnaissent leur souffrance psychique. Mais si le médecin laisse entendre que « c'est dans la tête », le patient comprend : « vos symptômes sont imaginaires ». Et il n'est pas nécessaire de convaincre le patient qu'il est fatigué ou douloureux *parce qu'il* est déprimé ou anxieux, alors qu'il perçoit spontanément la causalité en sens inverse. L'important est de faire entendre au malade que le traitement de la pathologie dépressive ou anxieuse est susceptible d'améliorer sa qualité de vie, ce que de nombreuses études ont prouvé.

2. Troubles somatoformes proprement dits

- Les troubles somatoformes regroupent, dans les classifications psychiatriques (DSM-IV et CIM-10), les diagnostics portés chez des patients présentant des symptômes somatiques « psychogènes » ou présumés tels. Si ces catégories ont le mérite d'avoir permis d'étudier des groupes relativement homogènes de malades, leur validité est toutefois contestée.

2.1. Le trouble somatisation

- **Le trouble somatisation** a remplacé l'ancienne catégorie de ***névrose hystérique***, terme qui avait l'inconvénient d'être particulièrement péjoratif, mais aussi celui de recouvrir des problématiques distinctes : (a) une *personnalité* marquée par des réponses émotionnelles excessives et labiles, une quête d'attention de la part de l'entourage entraînant des conduites de séduction, une dramatisation, un théâtralisme et une suggestibilité (cette personnalité est désormais qualifiée d'*histrionique*); (b) des manifestations somatiques de *conversion* (voir plus loin) ; (c) une histoire de vie marquée par de multiples symptômes somatiques médicalement inexpliqués (syndrome de Briquet). C'est cette dernière caractéristique qui définit désormais le trouble somatisation, indépendamment de toute anomalie de la personnalité. Le trouble somatisation est très rare. Il concerne surtout des femmes et débute toujours avant 30 ans. De nombreux symptômes inexpliqués doivent être présents ou avoir justifié des consultations ou hospitalisations dans le passé : douleurs de localisation multiple (dont appareil génital), symptômes gastro-intestinaux, symptômes sexuels, symptômes pseudo-neurologiques de conversion. Ces symptômes ne sont pas produits intentionnellement (au contraire des pathomimies ou de la simulation), et engendrent une altération considérable du fonctionnement social.

2.2. Le trouble de conversion

- **Le trouble de conversion** correspond à l'ancienne « hystérie de conversion ». Il est défini par des symptômes touchant la motricité volontaire ou les fonctions sensitives ou sensorielles, faisant suite à un conflit psychique (inconscient) ou à un stress majeur. Il peut s'agir de troubles de la marche, de paralysies, de cécité, d'anesthésies, de crises pseudo-convulsives, de mouvements anormaux, etc. Ces symptômes ne sont pas produits intentionnellement, mais ils se greffent parfois sur « l'épine irritative » que peut constituer une lésion organique. La personnalité du patient n'est pas nécessairement histrionique, elle peut être normale (dans le cas de situations de stress majeur), ou pathologique.

2.3. Le trouble (somatoforme) douloureux

- **Le trouble (somatoforme) douloureux** désigne une plainte douloureuse chronique sans substratum organique ou excédant considérablement ce qui serait attendu du fait des lésions constatées. Les facteurs psychologiques apparaissent comme jouant un rôle important dans le déclenchement, l'intensité, ou l'entretien des douleurs. Ce diagnostic correspond plus ou moins au « comportement douloureux » commun à la plupart des cas de douleur chronique non maligne.

2.4. L'hypocondrie

- **L'hypocondrie** correspond à une préoccupation envahissante vis-à-vis de la santé, avec la crainte ou l'idée d'être atteint d'une maladie grave (n'atteignant pas, en règle, une conviction délirante), basée sur l'interprétation erronée de sensations physiques. Le sujet hypocondriaque est habituellement un fort consommateur de soins, il reste inquiet malgré les bilans médicaux négatifs et les tentatives de réassurance. En fait, l'hypocondrie est une dimension présente dans de nombreux autres troubles mentaux. On constate par exemple fréquemment des préoccupations hypocondriaques au cours de la dépression, de l'anxiété généralisée, et chez le sujet jeune, l'hypocondrie résulte le plus souvent d'un trouble panique non reconnu et non traité. Certains auteurs voient dans l'hypocondrie un trouble de personnalité, alors que beaucoup le relient aux troubles anxieux.

2.5. Le trouble somatoforme indifférencié

- **Le trouble somatoforme indifférencié** est la catégorie résiduelle des troubles somatoformes. Il correspond à une plainte somatique chronique (plus de 6 mois), non ou mal expliquée par les constatations médicales, disproportionnée par rapport à ce que laisserait prévoir l'histoire de la maladie, les signes d'examen ou les examens complémentaires. C'est en fait dans cette catégorie que se situent la plupart des situations de *somatisation* rencontrées en pratique médicale.

2.6. La validité des troubles somatoformes

- **La validité des troubles somatoformes** est régulièrement remise en question. Le fait que la catégorie résiduelle soit la plus fréquemment rencontrée en pratique pose problème sur la pertinence des autres troubles. En outre, *la comorbidité des troubles somatoformes avec les troubles anxieux et de l'humeur est très importante*. Enfin, certains troubles comme l'hypocondrie pourraient être reclassés, selon les cas, parmi les troubles anxieux, délirants ou de personnalité. La catégorie des troubles somatoformes a été considérablement remaniée par la dernière révision de la classification américaine des troubles mentaux (DSM-5) (**Encadré 5**).

Encadré 5 : Que reste-t-il des troubles somatoformes dans le DSM-5 (2013) ?

- Le chapitre ayant remplacé celui des troubles somatoformes réunit désormais des catégories diagnostiques autrefois séparées dans divers chapitres (par exemple : troubles factices, facteurs psychologiques affectant un trouble somatique) dans l'objectif de regrouper toutes les situations où la plainte somatique est au premier plan.

- À l'inverse, certains troubles somatoformes des classifications antérieures sont supprimés (trouble somatisation, trouble douloureux, trouble somatoforme indifférencié).

- Certains critères autrefois considérés comme centraux dans les troubles somatoformes ont disparu, et en particulier le caractère « médicalement inexpliqué » des symptômes, au profit de critères psycho-comportementaux, tels que le caractère excessif et envahissant des préoccupations vis-à-vis des symptômes et de la santé en général, dans la catégorie diagnostique de base appelée « *somatic symptom disorder* ».

- L'*hypocondrie* est rebaptisée « *illness anxiety disorder* », acte de reconnaissance du mécanisme anxieux prédominant dans ce trouble (voir 2.4.). Il est admis que ce trouble peut conduire à une recherche itérative de réassurance et de soins (cas le plus fréquent), mais aussi parfois à un évitement des consultations.

- Le *trouble de conversion* est maintenu, mais sa filiation avec l'hystérie de conversion est gommée, et il est considéré avant tout comme *un trouble neurologique* fonctionnel : l'incompatibilité entre le symptôme et une pathologie neurologique organique est désormais un critère majeur, alors que le lien entre la survenue des symptômes et des facteurs de stress ou de conflit psychique devient facultatif.

3. Symptômes et syndromes somatiques fonctionnels : somatisation au sens large

3.1. Fréquence des symptômes fonctionnels

- Quotidiennement de nombreuses consultations médicales se soldent par un diagnostic de *symptôme fonctionnel*, c'est-à-dire qu'au terme d'investigations plus ou moins complexes et coûteuses, il est admis par le médecin qu'aucune lésion organique n'explique le symptôme, qui ne relève pas non plus d'une physiopathologie reconnue (cas, par exemple, de l'asthme ou de la migraine). De façon générale, *près d'un tiers des symptômes présentés en consultation restent « médicalement inexpliqués »*, quel que soit le niveau du système de soins (médecine générale, spécialisée, ou hospitalière).
- La plupart des symptômes fonctionnels ou « médicalement inexpliqués » sont de durée brève, de résolution spontanée ou sous l'effet d'un traitement symptomatique. C'est à la situation de symptômes fonctionnels répétés, durables ou invalidants qu'on réserve habituellement le terme de *somatisation* (voir **encadré 1**). La somatisation est ici définie comme *la tendance à ressentir et à exprimer des symptômes somatiques dont ne rend pas compte une maladie organique, à les attribuer à une maladie physique, et à rechercher une aide médicale*[1]. Cette définition de la somatisation ne préjuge pas du caractère exclusivement « psychogène » des symptômes. Elle en fait avant tout un comportement de maladie (*illness behavior*), certes anormal, mais très fréquent, et souvent renforcé par le système de soins.

3.2. Syndromes somatiques fonctionnels

- Il arrive que des symptômes fonctionnels se regroupent en *syndromes* dont chaque spécialité médicale connaît une ou deux variétés : colopathie fonctionnelle pour la gastro-entérologie, syndrome d'hyperventilation pour la pneumologie, fibromyalgie pour la rhumatologie, etc. On parle alors de *syndromes somatiques fonctionnels* (SSF). Les SSF évoluent de façon chronique. Ils sont assez souvent – mais inconstamment – associés à des troubles psychologiques (anxiété, dépression, troubles de personnalité), et relèvent parfois de physiopathologies plausibles (par exemple, le *syndrome pré-menstruel*). L'épidémiologie montre que les SSF sont volontiers associés entre eux, ce qui apporte des arguments aux médecins qui y voient davantage un processus général de somatisation que des « maladies » distinctes. Le diagnostic d'un SSF peut être porté sur des critères symptomatiques positifs et négatifs, et l'élimination d'une pathologie organique par des examens complémentaires simples. L'avantage de pouvoir nommer ce dont se plaint le patient est considérable, et peut parfois mettre fin à une quête désespérée d'explications. Certaines conduites thérapeutiques peuvent aussi découler du diagnostic de SSF. En revanche, il s'agit parfois d'étiquettes stigmatisantes, ou mal acceptées par certains médecins ou par les organismes de Sécurité Sociale. Et un diagnostic de SSF ne dispense pas d'explorer, comme pour toute situation de somatisation, les facteurs psychosociaux favorisants ou précipitants, et les cercles vicieux qui tendent à pérenniser les symptômes, propres à chaque patient (voir 4. Prise en charge des troubles fonctionnels et somatoformes).
- Les SSF varient selon les époques suivant des modes médicales diffusant dans la population. Ainsi la tétanie normocalcémique ou *spasmophilie* (diagnostic spécifiquement français) a quasiment disparu depuis qu'on l'explique par l'hyperventilation anxieuse et qu'on la traite par les anxiolytiques et les antidépresseurs plutôt que par le calcium et le magnésium. En revanche, la *fibromyalgie*, le *syndrome de fatigue chronique et* le *syndrome algo-dysfonctionnel de l'articulation mandibulaire* (SADAM) sont des SSF communs aujourd'hui.
- Le *syndrome de l'intestin irritable* (colopathie fonctionnelle) est très fréquent dans la population générale et de nombreux sujets en souffrant ne consultent pas. Il se caractérise par des troubles du transit intestinal, des sensations dyspeptiques et de ballonnements, et des douleurs abdominales spasmodiques, en regard d'un état général conservé et d'examens endoscopiques normaux (**Encadré 6**). Il est vraisemblable que des anomalies de la sensibilité viscérale soient, entre autres facteurs, en cause dans ce syndrome.

---

1. Z.J. Lipowski.

- La *fibromyalgie* existe depuis toujours mais a porté de nombreux noms (en France, on parle parfois de *syndrome polyalgique idiopathique diffus* ou SPID). Il s'agit d'un syndrome douloureux chronique, surtout axial, avec des points particulièrement sensibles à la pression au niveau de certaines insertions tendineuses, associé à une asthénie et à des troubles du sommeil. La fibromyalgie est parfois associée à un rhumatisme inflammatoire ou une autre maladie organique, elle est alors dite secondaire. La détresse psychique est habituelle (**Encadré 7**). La physiopathologie de la fibromyalgie primitive est inconnue, mais l'hypothèse d'un phénomène d'hyperalgésie centrale est bien documentée par l'imagerie fonctionnelle et les études neurophysiologiques.
- La fibromyalgie est parfois associée au *syndrome de fatigue chronique*, dont on a jusque-là vainement recherché une étiologie infectieuse spécifique. Ce syndrome représente une forme extrême d'asthénie chronique et invalidante, faisant parfois suite à une infection non spécifique, et vraisemblablement de cause multifactorielle (**Encadré 8**).
- Certains SSF se définissent moins par leurs symptômes (non spécifiques, toujours dominés par les sensations de malaise, l'asthénie et les douleurs diffuses) que par une physiopathologie hautement hypothétique (par exemple : hypersensibilité chimique multiple, hypersensibilité aux ondes électromagnétiques, encéphalomyélite myalgique, maladie de Lyme chronique, etc.). C'est dans ces situations qu'apparaît le plus clairement l'une des fonctions inconscientes de la somatisation : maintenir à distance la détresse psychique, en la camouflant sous une étiquette moins dévalorisante, celle de la maladie physique, tout en lui attribuant la légitimité sociale que confère une « cause» exogène.

Encadré 6 : Critères diagnostiques du syndrome de l'intestin irritable (colopathie fonctionnelle) (Rome III, 2006)

- Douleur ou gêne abdominales présentes au moins 3 jours par mois pendant au moins 3 mois au cours des 6 derniers mois, associées à au moins 2 des signes suivants :
  - Amélioration après la défécation
  - Début par une modification de la fréquence des selles (actes de défécation)
  - Début par une modification de la consistance et de l'aspect des selles (diarrhée, constipation, ou alternance de troubles du transit)
- L'exclusion d'une pathologie organique par des endoscopies digestives n'est pas considérée comme indispensable au diagnostic.

Encadré 7 : **Critères diagnostiques du syndrome fibromyalgique (ACR, 1990)**

- Douleur diffuse depuis au moins 3 mois.
- Douleur provoquée par la pression d'au moins 11 sites sur les 18 représentés sur la figure.

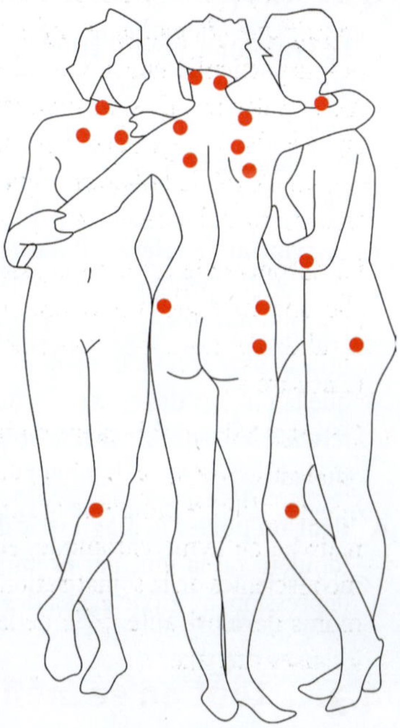

Il est reconnu que ces critères sont très imparfaits et que le diagnostic de fibromyalgie repose davantage, en pratique, sur la coexistence, en association avec la douleur, d'autres symptômes tels que l'asthénie matinale et la perception d'un sommeil non réparateur, la fatigabilité à l'effort, mais aussi les paresthésies, sensation d'enraidissement, céphalées, troubles de concentration et de mémoire, sensations vertigineuses, troubles digestifs fonctionnels (intestin irritable), symptômes d'anxiété et de dépression, sensibilité exacerbée aux bruits, et à la lumière, etc. La nécessité d'exclure une pathologie rhumatismale, neurologique ou métabolique susceptible d'expliquer les symptômes est aussi reconnue dans les propositions récentes de nouveaux critères diagnostiques, qui abandonnent, à l'inverse, le décompte des fameux « points sensibles » (F. Wolfe *et al.*, 2010).

Encadré 8 : **Critères diagnostiques du syndrome de fatigue chronique (Fukuda *et al.*, 1994)**

- Fatigue chronique depuis plus de 6 mois, réduisant significativement le niveau d'activité et ayant été explorée médicalement de façon approfondie.
- 4 ou plus des symptômes suivants doivent être présents pendant 6 mois ou plus : troubles de mémoire ou de concentration ; pharyngite ; adénopathies cervicales ou axillaires ; myalgies ; arthralgies ; céphalées ; sommeil non réparateur ; sensation de malaise après exercice.

Si les critères de durée ou de sévérité de la fatigue ou les critères symptomatiques ne sont pas remplis, le diagnostic de *Fatigue Chronique Idiopathique* doit être porté. La discussion sur les critères d'exclusion est toujours vive. En pratique, une dépression caractérisée (non mélancolique) ne constitue pas un critère d'exclusion du syndrome de fatigue chronique.

4. Prise en charge des troubles fonctionnels et somatoformes (encadré 9)

4.1. Reconnaître les symptômes comme réels et la plainte comme légitime

- C'est le niveau le plus élémentaire, point de départ d'une alliance thérapeutique faute de laquelle tout traitement est voué à l'échec. Cela ne signifie pas que le médecin doive se montrer complaisant (vis-à-vis, par exemple, de « bénéfices secondaires » trop manifestes). Il est important de reconnaître l'inquiétude du patient, de mesurer l'impact des symptômes sur sa vie quotidienne, et d'évaluer l'ampleur de ses craintes vis-à-vis des maladies graves. Cette exploration personnalisée des attentes et des craintes est la condition *sine qua non* de toute possibilité de réassurance.

4.2. Adopter une démarche diagnostique classique…

- **Le symptôme peut-il être le signe d'une pathologie organique rare ou atypique ?** La probabilité ne doit pas en être exagérée. La recherche d'organicité par des examens complémentaires trop nombreux ou par des consultations spécialisées en série comporte de nombreux effets délétères (voir 4.4. Les effets pervers de la recherche d'organicité et le problème de la réassurance). Médecin et malade doivent tolérer un degré raisonnable d'incertitude, une fois les maladies les plus graves écartées.
- **Le symptôme relève-t-il d'un trouble psychiatrique ?** Cette étape correspond surtout au dépistage de la dépression et des principaux troubles anxieux (des questionnaires d'auto-évaluation simple tels que l'échelle HAD [*Hospital and Anxiety and Depression scale*] ne remplacent pas l'enquête anamnestique mais peuvent s'avérer utiles), plus accessoirement de la recherche d'un trouble somatoforme au sens strict. Malheureusement, on a vu que la plupart des situations de somatisation pouvaient se ranger dans le cadre du « trouble somatoforme indifférencié », ce qui ne s'avère en pratique d'aucune aide pour la prise en charge du symptôme et le soulagement du malade.
- **Peut-on porter le diagnostic d'un syndrome somatique fonctionnel ?** En explorant le symptôme prédominant (douleur ou fatigue par exemple) et les symptômes associés, sans oublier que les SSF peuvent être associés à la dépression, à l'anxiété, et à des pathologies organiques.

4.3. … tout en se méfiant des étiquettes réductrices

- Il est important de savoir que *les symptômes médicalement inexpliqués durables et invalidants trouvent le plus souvent leur origine dans l'interaction de facteurs physiques et psychosociaux se potentialisant, plutôt que dans une cause unique, organique ou psychologique.* Par exemple, une asthénie profonde peut résulter d'une carence martiale modérée, associée à un manque de sommeil, à une dépression mineure et à un déconditionnement musculaire (une telle situation est fréquente dans le post-partum).
- Que l'on puisse porter ou non le diagnostic de dépression ou d'anxiété, de trouble somatoforme proprement dit, de syndrome somatique fonctionnel ou de toute autre forme de somatisation, il est donc essentiel de comprendre, et de faire comprendre au patient, que les « causes » du problème sont multiples, et qu'il faut *distinguer autant que possible les facteurs prédisposants, précipitants et d'entretien propres à chaque malade.* Par exemple, un syndrome fibromyalgique ou de fatigue chronique peut, selon les cas, être favorisé par des antécédents de traumatisme psychologique ou de dépression (facteurs *prédisposants*), déclenché par une infection virale ou un événement de vie stressant (facteurs *précipitants*), et pérennisé par la mauvaise qualité du sommeil, le repos prolongé induisant un déconditionnement musculaire, la démoralisation, d'éventuels bénéfices secondaires affectifs ou financiers, ou des conflits avec l'employeur ou les organismes sociaux (facteurs *d'entretien*). On passe ainsi de la simplification réductrice et d'une causalité linéaire à la complexité du réel et à des *causalités circulaires.* C'est en effet sur les facteurs de pérennisation que l'on pourra jouer le plus efficacement, alors qu'il est vain, même si malade et médecin souhaiteraient trouver un « coupable », de s'acharner à rechercher le virus ayant déclenché les symptômes.

4.4. Les effets pervers de la recherche d'organicité et le problème de la réassurance

- Le contexte social de médicalisation, la crainte de « laisser passer » une cause organique au symptôme, et la quête (futile) de la certitude poussent les médecins à ordonner, face à un ou des symptômes inexpliqués, de nombreux examens complémentaires (biologiques, d'imagerie, avis spécialisés). Le médecin assume généralement que les examens négatifs contribueront à rassurer le malade, ce qui s'avère en pratique souvent faux, particulièrement chez les patients très anxieux. La prescription d'examens complémentaires renforce chez le malade la croyance en une cause « médicale » à découvrir, l'anxiété croît dans l'attente des résultats, les résultats négatifs déçoivent, réduisent les espoirs d'explication, et le malade peut penser que le « bon examen » n'a pas été fait, ou le « bon spécialiste » pas rencontré. De plus, des anomalies sans lien avec les symptômes peuvent être découvertes (« incidentalomes »), qui entraîneront de nouvelles craintes et de nouveaux examens en cascade. Ainsi, loin de toujours réduire l'incertitude, les examens complémentaires prescrits sans discernement peuvent l'accroître, renforcer les conduites de maladie des patients, et favoriser la chronicité des symptômes fonctionnels.

- Une réassurance efficace passe par l'anamnèse détaillée du ou des symptômes, la réalisation d'un examen clinique attentif, l'exploration personnalisée des représentations et des craintes du patient, et – éventuellement – par la réalisation parcimonieuse d'examens complémentaires judicieusement choisis, en préparant le malade à la possibilité de résultats négatifs, ambigus, ou faussement positifs. La réassurance ne se résume pas à l'affirmation « qu'il n'y a rien de grave » mais doit être fondée sur des explications alternatives plausibles et congruentes avec les modèles explicatifs du patient, en faisant autant que possible le lien entre les facteurs physiques et psychologiques (rôle du « stress », de la tension musculaire induite par l'anxiété, place des cercles vicieux comportementaux et cognitifs tels que l'hypervigilance involontaire aux sensations corporelles, le déconditionnement musculaire, l'hyperventilation, etc.).

4.5. Pratiquer une médecine « centrée sur le patient »

- À l'approche biomédicale conventionnelle centrée sur la maladie (*disease*) en tant qu'entité physiopathologique définie, l'approche clinique « centrée sur le patient » apporte la considération de la maladie en tant que vécue par le patient (*illness*). L'abord du patient doit ainsi être une investigation parallèle de deux « agendas » : celui « du médecin » et celui « du patient ». Le premier permet d'émettre des hypothèses diagnostiques et de confronter des diagnostics différentiels en fonction d'une anamnèse, d'un examen clinique et parfois d'explorations complémentaires, quand le second s'intéresse au vécu, à l'expérience du malade face à sa maladie avec ses représentations, ses craintes, ses attentes et ses espoirs. Dans le cas de troubles fonctionnels, l'approche centrée sur la maladie s'avère particulièrement inopérante et frustrante pour le malade comme pour le médecin, au contraire de l'approche centrée sur le patient, qui permet de s'intéresser réellement au patient « qui n'a rien », et à ses symptômes, plutôt qu'à une improbable maladie organique ou psychiatrique sous-jacente.

4.6. Quand faire appel aux psychiatres et/ou psychologues ?

- Un problème difficile est celui du recours aux « psychistes » (psychiatres ou psychologues). On a compris que les patients somatisants y sont souvent hostiles. L'intervention du psychiatre peut être mal comprise par les patients qui s'estiment parfois « abandonnés » par leur médecin somaticien. Présenter l'intervention du psychiste comme un examen complémentaire parmi d'autres est voué à l'échec. Certaines modalités de collaboration comme les consultations conjointes sont particulièrement utiles, sous réserve d'une certaine communauté de concepts, et d'une certaine complicité entre somaticien et psychiste. Dans les cas les plus lourds et les plus complexes, les consultations multidisciplinaires, organisées sur le modèle des centres d'évaluation et de traitement de la douleur, permettent une prise en charge médico-psychologique intégrée, au prix d'une lourde structure. Dans tous les cas, la relation thérapeutique doit aider le patient à réinvestir différemment son corps et son psychisme, et à participer activement à sa prise en charge.
- L'intervention des psychistes est indispensable lorsque l'on soupçonne un trouble de personnalité, et lorsqu'une psychothérapie (de type psychodynamique, cognitivo-comportementale, ou autre) doit être mise en œuvre. Les approches dites « psycho-corporelles » (relaxation, sophrologie, hypnose), qui permettent de « garder le corps » dans la consultation, sont souvent une bonne entrée en matière. Les *thérapies comportementales et cognitives* ont une place capitale (malheureusement insuffisante en pratique faute de thérapeutes en nombre suffisant, et de l'absence de remboursement des psychothérapies par l'Assurance Maladie) dans la prise en charge des troubles fonctionnels et somatoformes. Dans ces situations, elles visent surtout à modifier des comportements (par exemple l'inactivité) et à aider le patient à « réattribuer » ses sensations corporelles anormales à des phénomènes physiologiques bénins (hyperventilation, tension et déconditionnement musculaires) ou psychologiques (anxiété). De tels traitements ont prouvé leur efficacité dans l'anxiété panique, l'hypocondrie et de nombreux syndromes somatiques fonctionnels.

Encadré 9 : Principes généraux de prise en charge des troubles fonctionnels

1. Établir une relation empathique et de confiance. Ne pas contester la réalité des symptômes (et de la détresse qu'ils entraînent). Accepter les symptômes comme une plainte *a priori* légitime.

2. Évaluer chaque symptôme en se gardant de le relier trop vite à une origine psychogène. Faire toujours un examen clinique complet. Faire une synthèse des constatations médicales (positives et négatives) incontestables.

3. Limiter les investigations complémentaires. Centrer celles qui paraissent indispensables sur les craintes spécifiques du patient. Ne pas se débarrasser du malade en l'adressant à un nouveau spécialiste.

4. Mettre à jour les explications spontanées du patient pour ses symptômes, qui laissent souvent la porte ouverte à la part de psycho- ou de sociogenèse. Être attentif aux « clés » psychosociales fournies par les patients. Toujours faire expliquer au patient ses craintes, ses représentations du symptôme et ses attentes vis-à-vis de la médecine.

5. S'intéresser aux symptômes. Centrer l'entretien sur la façon dont ils sont perçus et gérés, plutôt que sur les éventuelles maladies à découvrir. Glisser progressivement des symptômes au contexte psychosocial (personnalité, événements contemporains de l'installation des symptômes, possibles bénéfices secondaires, conflits familiaux, professionnels, ou avec les organismes sociaux, etc.).

6. Ne pas se contenter « d'éliminer » des maladies. Proposer des explications positives basées sur une causalité circulaire (mise à jour des cercles vicieux renforçant et entraînant les symptômes et la détresse). Éviter les « diagnostics » fallacieux.

7. Établir et (négocier) des objectifs thérapeutiques raisonnables. Viser le soulagement des symptômes et l'amélioration de la qualité de vie plutôt que la « guérison ».

8. Proposer un suivi régulier indépendamment des symptômes et de leurs fluctuations. Éviter les consultations en urgence.

9. Dépister et traiter la dépression et l'anxiété si elles existent. Dans le cas contraire, éviter les médicaments.

10. Aborder explicitement les conflits entre malade et médecin. Gérer les émotions pénibles (souffrance, hostilité) et être attentif à ses propres attitudes contre-transférentielles.

11. Ne jamais adresser le patient au psychiatre sans avoir discuté avec lui des motifs de cette consultation, et sans prévoir de le recevoir ensuite. Éviter le dualisme (« tout physique » ou « tout psychologique »). Un seul praticien doit se sentir responsable de l'intégration des différentes « prises en charge ».

Références

1. Cathébras P. *Troubles fonctionnels et somatisation*. Paris, Masson, 2006.
2. Cathébras P., Lachal P. Problématique de la prise en charge du patient fonctionnel. *EMC (Elsevier Masson SAS, Paris), Traité de Médecine Akos*, 6-0495, 2011.
3. Henningsen P., Zipfel S., Herzog W. Management of functional somatic syndromes. *Lancet* 2007 ; 369 : 946-955.
4. Syndrome fibromyalgique de l'adulte. Rapport d'orientation : HAS, 2010.
5. Wessely S., Nimnuan C., Sharpe M. Functional somatic syndromes : one or many ? *Lancet* 1999 ; 354 : 936-939.

POINTS CLÉS : TROUBLES SOMATOFORMES

1. Aucune maladie organique (comportant des lésions tissulaires) et pratiquement aucun trouble **fonctionnel** (absence de lésion décelable) ne sont **exclusivement** d'origine psychogène. À l'inverse, le psychisme intervient à divers degrés dans la plupart des problèmes de santé.

2. Les troubles **fonctionnels** (sans explication organique) ne disparaissent pas malgré les progrès de l'explication biomédicale. Quel que soit le niveau du système de soins, près d'un tiers des symptômes somatiques restent « médicalement inexpliqués ».

3. La **dépression** et les troubles anxieux (**anxiété généralisée, trouble panique**) sont de grands pourvoyeurs de symptômes fonctionnels, tels que fatigue, douleurs squelettiques et musculaires diffuses, sensations vertigineuses, etc. Mais ces troubles psychiatriques ne sont pas constamment présents chez les sujets présentant des troubles fonctionnels, qui relèvent le plus souvent d'une causalité multiple et circulaire.

4. Les **troubles somatoformes** sont des catégories descriptives développées par les psychiatres pour rendre compte des symptômes somatiques « médicalement inexpliqués », de validité contestée, et peu utiles en pratique clinique. Le **trouble de conversion** (syndrome neurologique fonctionnel) et **l'hypocondrie** (anxiété centrée sur la santé) restent toutefois des catégories pertinentes.

5. Les **syndromes somatiques fonctionnels**, particulièrement le **syndrome de l'intestin irritable** (colopathie fonctionnelle), le **syndrome de fatigue chronique**, et le **syndrome fibromyalgique**, sont fréquents en médecine générale et spécialisée. Ce ne sont pas des troubles psychogènes, même si un certain degré de détresse psychique est fréquemment présent, mais des troubles d'étiologie plurifactorielle, plus ou moins invalidants, souvent associés entre eux, répondant à des critères diagnostiques consensuels.

6. La prise en charge des symptômes **fonctionnels** ou **somatoformes** repose sur une relation empathique et de confiance, et l'exploration attentive des symptômes, du contexte psychosocial, ainsi que des représentations et craintes spécifiques du malade (**médecine « centrée sur le patient »**). La **réassurance** est une étape essentielle mais délicate. Il faut connaître la place ambiguë de la prescription d'examens complémentaires, qui peut avoir des effets pervers. Les **thérapies comportementales et cognitives** ont prouvé leur intérêt dans de nombreuses situations de troubles fonctionnels ou de **somatisation** au sens large. Une collaboration étroite entre « somaticiens » et « psychistes » est indispensable dans les situations les plus complexes.

+++ LE COUP DE POUCE DE L'ENSEIGNANT

1. Il est peu probable qu'une question de l'Examen Classant National porte spécifiquement sur une situation de « trouble somatoforme », compte tenu de l'absence de consensus sur ce que recouvre exactement ce terme.
2. En revanche, un dossier progressif peut porter sur un symptôme général tel qu'asthénie ou algies diffuses, ou sur des symptômes « critiques » tels que douleurs abdominales ou thoraciques, dyspnée, palpitation, sensations vertigineuses, etc. Il faudra alors envisager, et pas seulement comme un diagnostic d'exclusion, les diagnostics de dépression, de trouble panique, de conversion, en citant des arguments positifs en faveur de ces diagnostics, et il faudra aussi savoir citer les principaux syndromes somatiques fonctionnels : syndrome de l'intestin irritable, fibromyalgie, syndrome de fatigue chronique, sans pour autant insister sur l'autonomie un peu artificielle de ces catégories diagnostiques.
3. Des questions peuvent aussi porter sur la prise en charge de ce type de troubles : comment rassurer un patient sans multiplier les examens complémentaires ? Comment s'enquérir des explications du malade avant de « négocier » un modèle d'explication commun avec lui ? Comment organiser une prise en charge conjointe somaticien-psychiste cohérente ?

UE 6

Maladies transmissibles – Risques sanitaires – Santé au travail

- **Item 149.** Endocardite infectieuse.

Endocardites infectieuses

CHAPITRE 6

OBJECTIFS PÉDAGOGIQUES NATIONAUX

- ➔ Diagnostiquer une endocardite infectieuse.
- ➔ Connaître les portes d'entrées et les agents infectieux les plus fréquemment en cause.
- ➔ Connaître les grands principes du traitement médical et chirurgical.
- ➔ Connaître la prévention des endocardites infectieuses.

MOTS CLÉS : Fièvre ; Souffle cardiaque ; Insuffisance cardiaque ; Prothèse valvulaire ; Hémocultures ; Échocardiographie ; Chirurgie valvulaire ; Embols septiques ; Antibiothérapie.

1. Définition

- Inflammation de l'endocarde.

2. Épidémiologie

- Infections rares, l'incidence est d'environ 2 000-2 500 cas/an en France (32 cas/million d'habitants).
- Sexe ratio H/F : 3/1 ; âge moyen 62 ans.
- Environ 53 % surviennent chez des patients avec valvulopathie connue (25 % sur valves prosthétiques, 22 % sur valves natives pathologiques, 1 % sur cardiopathie congénitale et 5 % dans un contexte de souffle cardiaque connu sans autre précision).
- Mortalité intra-hospitalière élevée : environ 20 %.
- **Tendances actuelles :**
  - augmentation de l'âge moyen des patients
  - parmi les valvulopathies sous-jacentes :
    - augmentation de la proportion de valvulopathies dégénératives
    - diminution du nombre de valvulopathies rhumatismales
  - augmentation des endocardites infectieuses (EI) liées aux soins
- **Facteurs favorisants :**
  - cardiopathies à risque (voir **Tableau I**)
  - toxicomanie intraveineuse
  - procédures invasives intravasculaires (cathéter central, pacemaker...), urologiques...
  - diabète
  - mauvaise hygiène bucco-dentaire
  - hémodialyse

Tableau I. CARDIOPATHIES À RISQUE D'ENDOCARDITE INFECTIEUSE	
Groupe A : cardiopathies à haut risque	**Groupe B : cardiopathies à risque moins élevé**
- Prothèses valvulaires (mécaniques, homogreffes ou bioprothèses) - Cardiopathies congénitales cyanogènes non opérées - Antécédents d'endocardite infectieuse	- Valvulopathies : insuffisance aortique, insuffisance mitrale (IM), rétrécissement aortique - Prolapsus de la valve mitrale avec IM et/ou épaississement valvulaire - Bicuspidie aortique - Cardiopathies congénitales non cyanogènes sauf communication inter-auriculaire - Cardiomyopathie hypertrophique obstructive

- 40 % des EI surviennent chez des patients sans valvulopathie préexistante.
- **Agents infectieux responsables** (voir **Tableau II**).

Tableau II. FRÉQUENCE DES ORGANISMES RESPONSABLES D'ENDOCARDITES INFECTIEUSES SUR VALVE NATIVE EN FRANCE (HOEN ET AL. JAMA 2002)	
Agent infectieux	**Fréquence (%)**
Streptocoques :	49
- oraux	21
- groupe D	12
Entérocoques	8
Staphylococcus aureus	26
Staphylocoques à coagulase négative	10
Autres bactéries + champignons	5
Polymicrobiennes	3
Hémocultures négatives	5

- Dans 5 % des endocardites, les hémocultures classiques restent négatives et le micro-organisme responsable peut ne pas être identifié.
  - **EI à hémocultures positives :**
    - Les streptocoques les plus fréquemment responsables d'EI sont les streptocoques oraux et ceux du groupe D, d'origine digestive (*Streptococcus gallolyticus*, ex-*S. bovis*).
    - Les staphylocoques les plus fréquemment retrouvés sont les *Staphylococcus aureus*, mais la proportion de staphylocoques à coagulase négative augmente, notamment dans les endocardites sur prothèse.
    - Les entérocoques représentent environ 10 % des EI.
    - Des endocardites dues à tous types de bactéries ont été décrites mais restent très rares : entérobactéries, *Pseudomonas*, pneumocoques, *Nocardia*…
    - Endocardites à *Candida.*
  - **EI à hémocultures fréquemment négatives :**
    - La première cause d'EI à hémocultures négatives est une EI décapitée par une antibiothérapie préalable.
    - Bactéries du groupe HACCEK (*Haemophilus parainfluenzae, H. aphrophilus, H. paraphrophilus, H. influenzae, Actinobacillus actinomycetemcomitans, Capnocytophaga canimorsus, Cardiobacterium hominis, Eikenella corrodens, Kingella kingae*) beaucoup plus rares, qui sont des bacilles à gram négatif, particulières par leur croissance lente nécessitant des cultures prolongées (avertir le laboratoire de la suspicion d'endocardite).
    - EI à champignons filamenteux et *Coxiella burnetii.*
    - *Brucella, Bartonella,* mycobactéries, *Legionella et Tropheryma whipplei* : le diagnostic repose sur les sérologies, les PCR ou la culture cellulaire.
  - **Tendances microbiologiques :** diminution des EI à streptocoques, augmentation des EI à staphylocoques (liées aux soins).

3. Physiopathologie

- **Adhérence aux valves :**
  - Lors d'une bactériémie, les bactéries adhèrent à la valve souvent lésée et s'y multiplient.
  - Les 4 valves peuvent être touchées mais par ordre de fréquence : valve aortique > mitrale > tricuspide > pulmonaire.
  - Deux types de lésions :
    - Les végétations : lésions proliférantes constituées d'amas de fibrine, de plaquettes et de micro-organismes, susceptibles d'emboliser et d'entraîner des foyers infectieux à distance ou des accidents ischémiques.
    - Les destructions valvulaires : abcès, perforations, destruction de la valve pouvant entraîner une insuffisance cardiaque.
- **Invasion et dissémination :**
  - Fragmentation des végétations > emboles (localisation selon l'atteinte valvulaire) :
    - aortique ou mitrale : emboles systémiques (cerveau, membres, rate...).
    - tricuspide ou pulmonaire : emboles pulmonaires.
- **Relargage d'antigènes > dépôt de complexes immuns circulants :**
    - rate (splénomégalie), rein (glomérulonéphrite), vaisseaux (vascularite).

4. Diagnostic

Le diagnostic se fait sur une association de signes cliniques, biologiques et d'échographie cardiaque, suivant les critères de Duke modifiés (Tableau III).

Tableau III. CRITÈRES DIAGNOSTIQUES MODIFIÉS DE L'UNIVERSITÉ DE DUKE (LI ET AL. CLIN INFECT DIS 2000)

Critères majeurs	Critères mineurs
1. Hémocultures positives - Micro-organisme <u>typique</u> d'une endocardite, isolé d'au moins 2 hémocultures : streptocoques oraux, *S. bovis*, groupe HACEK ou *S. aureus* communautaire ou entérocoque, en l'absence de foyer infectieux primitif Ou - Hémocultures positives de façon persistante, avec un micro-organisme <u>susceptible</u> de causer une endocardite, à condition que les hémocultures soient prélevées à plus de 12 heures d'intervalle ou 3/3 ou la majorité des hémocultures (s'il en est réalisé 4 ou plus) soient positives et que l'intervalle séparant la première de la dernière soit supérieur à 1 heure - Hémoculture unique positive à *Coxiella burnetii* ou anticorps IgG anti-phase I de titre > 1/800 **2. Démonstration de l'atteinte endocardique** Lésions caractéristiques d'endocardite à l'échographie cardiaque : - Masse intracardiaque oscillante, appendue sur une valve ou l'appareil valvulaire ou sur le trajet d'un jet de régurgitation ou sur du matériel implanté, en l'absence d'autre explication anatomique ou abcès ou désinsertion prothétique partielle récente Ou - Nouveau souffle de régurgitation valvulaire (l'aggravation ou la modification d'un souffle connu ne sont pas suffisantes)	**1. Prédisposition** Cardiopathie à risque ou toxicomanie intraveineuse **2. Fièvre > 38,0 °C** **3. Phénomènes vasculaires** Emboles septiques dans un gros tronc artériel, infarctus pulmonaires, anévrisme mycotique, hémorragie intracrânienne, hémorragies conjonctivales, taches de Janeway **3. Phénomènes immunologiques** Glomérulonéphrite, faux panaris d'Osler, taches de Roth, facteur rhumatoïde **4. Arguments microbiologiques** Hémocultures positives mais n'entrant pas dans la définition d'un critère majeur ou démonstration sérologique d'une infection évolutive due à un micro-organisme susceptible de causer une endocardite

4.1. Diagnostic clinique

Triade classique : Fièvre + Altération de l'état général + Apparition/modification d'un souffle cardiaque.
Attention, la présentation est souvent polymorphe.

- **Les formes subaiguës** (classique endocardite subaiguë d'Osler) évoluent sur plusieurs semaines (fièvre > 8 jours, altération de l'état général), souvent associées à des signes de vascularite.
- **Les formes suraiguës** notamment à *S. aureus* associent insuffisance cardiaque brutale et signes septiques.

- **Signes infectieux :** fièvre, syndrome septique, splénomégalie.
- **Signes cardiologiques :** apparition/modification d'un souffle, insuffisance cardiaque, troubles du rythme.
- **Signes extra-cardiaques** (liés aux complexes immuns circulants) :
  - glomérulopathie (protéinurie et/ou hématurie)
  - signes cutanés (5-15 % des cas) :
    - purpura pétéchial évoluant par poussées et siégeant au niveau des conjonctives, sur la muqueuse buccale, sur les membres inférieurs (**Figure 1**)

Figure 1. Purpura des mains (A) et des pieds (B) au cours d'une endocardite à bacille à gram négatif
(photographies gracieusement fournies par le Pr Nicolas Dupin, Service de Dermatologie, Hôpital Cochin, Paris)

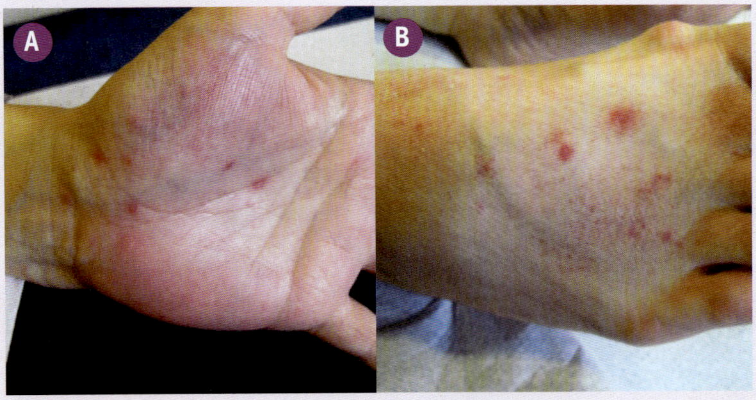

    - faux panaris d'Osler = nodosités rouges ou violacées surtout sur la pulpe des doigts, fugaces : rare mais pathognomonique
    - plaques érythémateuses palmo-plantaires : plaques de Janeway (rares)
  - Signes ophtalmologiques : purpura conjonctival ou tache de Roth (hémorragies associées à des exsudats blanchâtres) au fond d'œil (**Figure 2**)

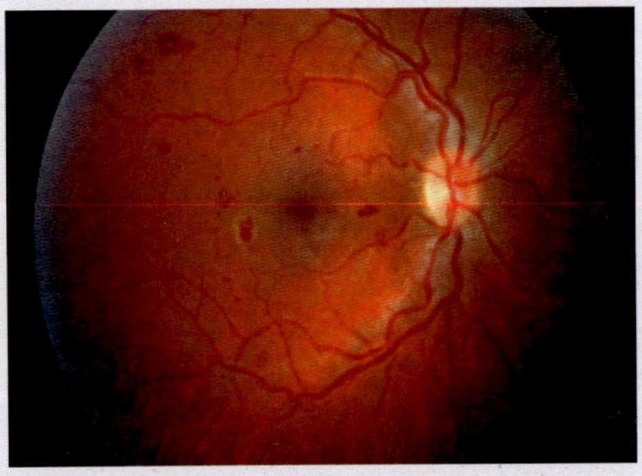

Figure 2. Tache de Roth (hémorragies associées à des exsudats blanchâtres) au fond d'œil
(photographie gracieusement fournie par le Pr Dominique Monnet, Service d'Ophtalmologie, Hôpital Cochin, Paris)

- signes articulaires fréquents : arthralgies des membres, lombalgies devant faire rechercher une spondylodiscite, myalgies, parfois aussi véritables arthrites.

- **Complications (pouvant fréquemment révéler l'EI) :**
  - ***Complications cardiaques***
    - première cause de mortalité
    - insuffisance cardiaque, le plus souvent gauche
    - autres complications plus rares :
      - péricardite
      - insuffisance coronarienne (par emboles, abcès compressifs et sepsis)
      - troubles de conduction (bloc auriculo-ventriculaire par abcès septal)
  - ***Complications extracardiaques***
    - Complications emboliques (20-50 % des EI)
      - risque diminuant fortement après 15 jours d'antibiothérapie adaptée
      - risque lié à la taille et à la mobilité de la végétation
      - en cas d'EI du cœur gauche :
        - embols du système nerveux central, 2e cause de mortalité
        - embols de rate, foie, reins, articulaires avec abcès à rechercher si persistance ou rechute fébrile inexpliquée (échographie)
      - EI cœur droit : embols septiques pulmonaires : embolies pulmonaires, fréquemment multiples et massives
    - Anévrismes infectieux (« mycotique ») de toutes localisations (notamment neurologiques), aux conséquences sévères (hémorragie cataclysmique), à dépister par examen clinique régulier et si nécessaire imagerie.
    - Foyers infectieux secondaires à la bactériémie : spondylodiscites, arthrites septiques, tous les organes peuvent être touchés.

Attention, les formes cliniques trompeuses sont fréquentes :

- fièvre nue
- splénomégalie
- arthralgies, lombalgies
- formes révélées par une complication inaugurale (insuffisance cardiaque, signes neurologiques, embols)
- AVC fébrile
- toute fièvre inexpliquée chez un valvulaire est une endocardite jusqu'à preuve du contraire

4.2. Diagnostic biologique

Hémocultures : élément majeur du diagnostic, permettant dans la majorité des cas d'identifier le germe en cause. À réaliser avant toute antibiothérapie :

- 3 prélèvements pour cultures aéro-anaérobies, au cours des premières heures
- à effectuer y compris en l'absence de fièvre ou de frissons
- prévenir le laboratoire d'une suspicion d'endocardite infectieuse, de façon à ce qu'il conserve les hémocultures quinze jours (pour la recherche de germes à croissance lente)

NB : il s'agit d'une infection endovasculaire, donc la bactériémie est quasi permanente, 3 hémocultures réalisées avant toute antibiothérapie suffisent à faire le diagnostic dans la grande majorité des cas.

- En cas de négativité des hémocultures, discuter avec les microbiologistes de la recherche de micro-organismes à croissance difficile ou impossible sur milieux usuels *(Brucella*, champignons) et des sérologies et PCR pour les bactéries intracellulaires *(Coxiella burnetii, Bartonella, Chlamydia* spp., *Legionella* spp, etc.).
  - Culture de valve, d'embols ou d'abcès si chirurgie
  - Syndrome inflammatoire variable et aspécifique
  - Complications immunes :
    - glomérulonéphrite pauci-immune (hématurie et protéinurie, insuffisance rénale éventuelle)
    - Positivité possible du facteur rhumatoïde, des ANCA (aspécifique+++), consommation de la voie classique du complément (baisse du CH50 et du C4, éventuellement du C3).

4.3. Échographie cardiaque

- **Échographie transthoracique (ETT) :** examen de première intention car rapide, non invasif, aisément accessible dans de nombreux centres.
- **Échographie transœsophagienne (ETO)** : indispensable car meilleure sensibilité pour détecter des végétations (≥ 90 % *versus* 70 % pour l'ETT) et les destructions éventuelles en particulier en cas d'endocardite sur prothèse.
- **Critères majeurs en faveur d'une EI** : végétations caractérisées, abcès péri-valvulaire ou désinsertion prothétique récente.
- **En cas de forte présomption clinique et de négativité de l'échographie initiale :** répéter l'examen, les anomalies pouvant être détectées de façon décalée.

4.4. Critères diagnostiques de Duke modifiés (voir Tableaux III et IV)

Tableau IV. CLASSIFICATION DIAGNOSTIQUE SELON LES CRITÈRES DE DUKE MODIFIÉS	
Endocardite certaine	- Micro-organismes démontrés par la culture ou l'examen histologique d'une végétation, d'une végétation ayant embolisé ou d'un abcès intracardiaque ou - lésions histologiques : végétation ou abcès intracardiaque avec aspect histologique d'endocardite évolutive - critères cliniques : 2 critères majeurs ou 1 critère majeur et 3 critères mineurs ou 5 critères mineurs
Endocardite possible	1 critère majeur et 2 critères mineurs ou 3 critères mineurs
Endocardite exclue	- Diagnostic différentiel expliquant les signes cliniques d'endocardite ou - Disparition des manifestations d'endocardite, en l'absence – ou avec moins de 4 jours – d'antibiothérapie ou - Absence de lésions histologiques d'endocardite à l'intervention ou à l'autopsie, en l'absence – ou avec moins de 4 jours – d'antibiothérapie ou absence de critères pour une endocardite infectieuse possible (*cf.* ci-dessus)

4.5. Diagnostic différentiel

Endocardites non infectieuses : cancers (endocardite marastique), lupus systémique avec syndrome des anticorps anti-phospholipides (endocardite de Libman-Sacks), où il peut y avoir des images de végétations valvulaires (**Figure 3**).

Figure 3. Endocardite mitrale de Libman Sachs chez une femme de 20 ans

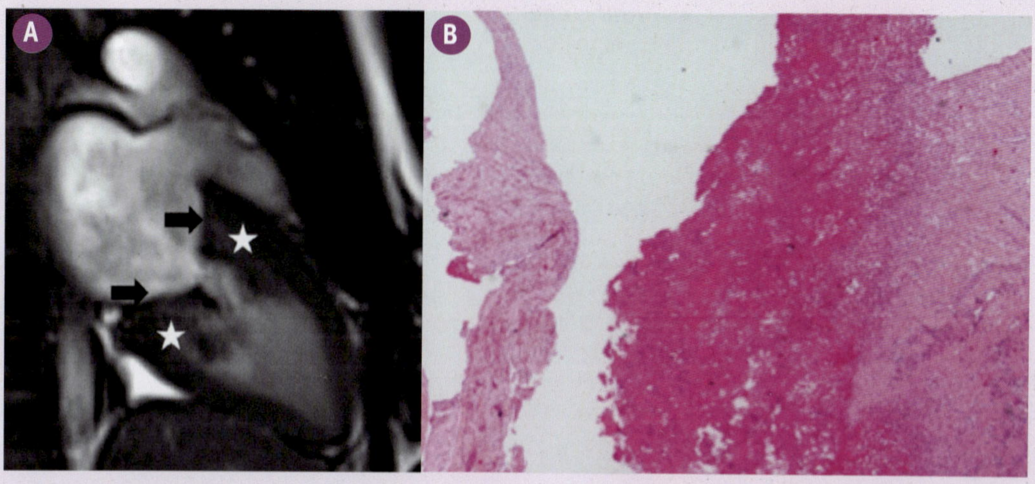

A : IRM myocardique, image ciné axe long. Image de milieu de systole mettant en évidence un épaississement de la valve mitrale (flèche) et de l'endocarde sous-jacent (étoiles).

B : Aspect histologique d'une endocardite non bactérienne de la valve mitrale (H&E, grossissement x 40). Végétation composée de fibrine et globules rouges. La valve adjacente contient des dépôts fibrineux et un infiltrat modéré fait de cellules mononuclées sans vascularite. Les colorations spéciales (non figurées) n'ont pas mis en évidence de micro-organisme.

5. Principes du traitement

Le traitement des endocardites infectieuses est complexe et doit être discuté de façon pluridisciplinaire entre internistes/infectiologues, microbiologistes, cardiologues, chirurgiens cardiaques et anesthésistes-réanimateurs. Le traitement repose sur l'antibiothérapie, la discussion systématique de la chirurgie cardiaque et la prise en charge des complications.

5.1. Traitement médical

L'antibiothérapie doit être bactéricide, parentérale, à fortes doses, en association pour obtenir des synergies et prolongée (4 à 6 semaines classiquement).

- Guidée par la microbiologie, l'antibiogramme et les CMI mesurées au laboratoire.
- Guidée par les dosages pour certains antibiotiques (aminosides, vancomycine).
- Une durée raccourcie est possible (2 semaines si endocardite non compliquée sur valve native, à streptocoques, parfaitement sensible à la pénicilline).

Voir **Tableau V** pour les propositions de traitement selon les germes en cause.

Tableau V. PROPOSITION DE TRAITEMENT ANTIBIOTIQUE DES ENDOCARDITES INFECTIEUSES. Les posologies sont données à titre indicatif (ne sont pas à connaître pour l'ECN).				
Situation clinique	**Germe et CMI**	**Absence d'allergie à la pénicilline**	**Allergie à la pénicilline**	**Durée**
Streptocoques oraux ou groupe D				
Toutes	Sensibilité normale à la pénicilline : CMI péni. < 0,125 mg/L	Pénicilline G 12-18 M UI/j ou amoxicilline 100-200mg /kg/j ou ceftriaxone 2 g/j IV ou IM ± gentamicine 3 mg/kg/j	Vancomycine 30 mg/kg/j ± gentamicine 3 mg/kg/j	4 semaines, 2 semaines si bithérapie avec gentamicine (seulement si EI non compliquée sur valve native)
Toutes	CMI pénicilline 0,125-2 mg/l	Pénicilline G 24 MUI/j ou amoxicilline 200 mg /kg/j + gentamicine 3 mg/kg/j	Vancomycine 30 mg/kg/j + gentamicine 3 mg/kg/j	6 semaines (dont 2 avec gentamicine); (4 semaines au total possible si EI non compliquée sur valve native)
Entérocoques				
Toutes	*E. faecalis*, *E. faecium* sensibles aux ß-lactamines et de bas niveau de résistance à la gentamicine	Amoxicilline 200 mg /kg/j + gentamicine 3 mg/kg/j (2 ou 3 injections/j)	Vancomycine 30 mg/kg/j + gentamicine 3 mg/kg/j (2 ou 3 injections/j)	4-6 semaines 6 semaines si EI sur prothèse ou symptômes > 3 mois (2-4 semaines de gentamicine)
	E. faecalis sensible aux ß-lactamines et de haut niveau de résistance à la gentamicine	Amoxicilline 2 g x 2/j + ceftriaxone 200 mg/kg/j	Vancomycine 30 mg/kg/j	≥ 6 semaines
Staphylocoques				
Valves natives	Staphylocoque méti-S	Oxacilline 200 mg/kg/j ± gentamicine 3 mg/kg/j	Vancomycine 30 mg/kg/j ± gentamicine 3 mg/kg/j	4-6 semaines (3-5 jours de gentamicine)
	Staphylocoque méti-R	Vancomycine 30 mg/kg/j ± gentamicine 3 mg/kg/j	Vancomycine 30 mg/kg/j ± gentamicine 3 mg/kg/j	4-6 semaines (3-5 jours de gentamicine)
Prothèse valvulaire	Staphylocoque méti-S	Oxacilline 150 mg/kg/j + gentamicine 3 mg/kg/j + rifampicine 20-30 mg/kg/j	Vancomycine 30 mg/kg/j + gentamicine 3 mg/kg/j + rifampicine 20-30 mg/kg/j	≥ 6 semaines (gentamicine 2 semaines)
	Staphylocoque méti-R	Vancomycine 30 mg/kg/j+ gentamicine 3 mg/kg/j + rifampicine 20-30 mg/kg/j	Vancomycine 30 mg/kg/j + gentamicine 3 mg/kg/j + rifampicine 20-30 mg/kg/j	≥ 6 semaines (gentamicine 2 semaines)
Traitement empirique sans documentation microbiologique				
Valves natives ou prothèse valvulaire > 12 mois après pose		Amoxicilline-acide clavulanique 12 g/j + gentamicine 3 mg/kg/j	Vancomycine 30 mg/kg/j + gentamicine 3 mg/kg/j + ciprofloxacine 800 mg/j IV ou 1000 mg/j PO en 2 fois	4-6 semaines (gentamicine 2 semaines)
Prothèse valvulaire < 12 mois après la pose		Vancomycine 30 mg/kg/j + gentamicine 3 mg/kg/j + rifampicine 20-30 mg/kg/j	Vancomycine 30 mg/kg/j + gentamicine 3 mg/kg/j + rifampicine 20-30 mg/kg/j	≥ 6 semaines (gentamicine 2 semaines)
Germes atypiques				
	Brucella spp.	Doxycycline 200 mg/j + cotrimoxazole + rifampicine 20-30 mg/kg/j		Minimum 3 mois per os
	Coxiella burnetii	Doxycycline 200 mg/j + hydroxychloroquine 200-600 mg/j ou ofloxacine 400 mg/j		> 18 mois
	Bartonella spp.	Ceftriaxone 2 g/j ou amoxicilline 12 g/j +gentamicine 3 mg/kg/j	Doxycycline 200 mg/j	6 semaines (3 sem. de gentamicine)
	Legionella spp.	Erythromycine 3 g/j + rifampicine 20-30 mg/kg/j ou ciprofloxacine 1,5 g/j		4 semaines dont 2 IV Rifampicine et ciprofloxacine 6 semaines per os
CMI : concentration minimale inhibitrice ; EI : endocardite infectieuse ; IM : intra-musculaire ; IV : intra-veineux ; M : millions ; UI : unités internationales				

5.2. Traitement chirurgical

5.2.1. *Indications*

Les trois indications chirurgicales principales sont l'insuffisance cardiaque, le non contrôle de l'infection et les événements emboliques.

À LA PHASE AIGUË :

- **Hémodynamiques :** les plus fréquentes.
  - Apparition et/ou aggravation d'une insuffisance cardiaque ne répondant pas au traitement médical.
  - Plus rarement : obstruction valvulaire (par la végétation), suppuration intracardiaque (abcès péri-valvulaire ou septal), désinsertion de prothèse valvulaire.
- **Infectieuses :**
  - Fièvre persistante avec hémocultures positives sans autre cause retrouvée malgré un traitement adapté.
  - Indications microbiologiques : certains germes pour lesquels on sait que la guérison ne peut être obtenue avec une antibiothérapie seule :
    - *Pseudomonas, Coxiella, Brucella,* endocardites fongiques,
    - endocardites à *S. aureus* sur prothèse (à discuter),
    - multi résistance avec absence d'effet bactéricide possible (*Pseudomonas*),
    - endocardites à hémocultures négatives d'évolution défavorable sous traitement probabiliste.
- **Emboliques :**
  - chirurgie valvulaire indiquée si végétation persistante et embolie systémique clinique ou infra-clinique en particulier si la végétation est mobile,
  - si embols répétés.
  - à discuter systématiquement devant une grosse végétation (>10 mm) en particulier si insuffisance cardiaque, abcès en particulier si valve mitrale.
  - à discuter si très grosse végétation même isolée (>15 mm) (Recommandations européennes 2009).

    NB : pas de contre-indication absolue à la chirurgie en cas d'infarctus cérébral.

5.2.2. *Acte chirurgical*

- Remplacement valvulaire (valve mécanique ou bioprothèse), le plus souvent nécessaire compte tenu du délabrement valvulaire.
- Valvuloplastie dès que possible (évitant l'implantation d'un corps étranger en contexte septique).
- Évacuation d'un abcès, d'une fistule.
- Explantation ou changement d'un matériel infecté (pacemaker, défibrillateur…) à réaliser dès que possible.
- À réaliser sous antibiothérapie adaptée.

Chirurgie à distance de l'épisode aigu : en cas de dysfonction valvulaire persistante.

5.3. Recherche et traitement de la porte d'entrée et localisation secondaires (Tableau VI)

- Soins dentaires.
- Retrait de cathéter, corps étranger, pace maker.
- Traitement de localisations secondaires (drainage abcès, antibiothérapie prolongée si ostéite...).
- Coloscopie systématique en cas d'EI à *S. gallolyticus* à la recherche d'une tumeur.

Tableau VI. PORTE D'ENTRÉE SELON LE GERME EN CAUSE ET EXAMENS COMPLÉMENTAIRES RECOMMANDÉS

Bactéries	Porte d'entrée	Examens complémentaires à faire en plus de l'examen clinique
Streptocoques oraux	Bucco-dentaire,ORL	Panoramique dentaire, examen dentaire et ORL
Streptocoques groupe D	Digestive (risque augmenté de tumeur colique)	Coloscopie
Streptocoques groupe B	Uro-génital, digestif	ECBU, Échographie, ± TDM, coloscopie
Entérocoques	Digestive ou uro-génital	ECBU, Échographie, ± TDM, coloscopie
Staphylococcus aureus	Peau (perfusion, cathéter...)	Culture cathéter ± doppler hémocultures différentielles (entre hémocultures sur cathéter et périphérique)
Staphylocoques à coagulase négative	Peau (perfusion, cathéter...)	Idem
Entérobactéries	Digestive ou Uro-génital	ECBU, Échographie, ± TDM, coloscopie
HACCEK	Bucco-dentaire	Panoramique dentaire, examen dentaire et ORL
Candida	Peau (perfusion, cathéter...), tube digestif (neutropéniques)	Culture cathéter ± doppler

ECBU : examen cytobactériologique des urines ; HACCEK : *Haemophilus parainfluenzae, H. aphrophilus, H. paraphrophilus, H. influenzae, Actinobacillus actinomycetemcomitans, Capnocytophaga canimorsus, Cardiobacterium hominis, Eikenella corrodens, Kingella kingae* ; ORL : Oto-rhino-laryngologie ; TDM : tomodensitométrie.

6. Prévention des endocardites infectieuses

- **Objectif :** prévenir l'EI chez des patients à haut risque en cas de geste particulièrement à risque de bactériémie. Il faut obtenir un pic sérique d'antibiotique pendant le geste (prise 1h avant, per os) et utiliser des antibiotiques actifs sur les germes fréquemment en cause (en particulier les streptocoques oraux). Les indications de prophylaxie ont été largement réduites dans les recommandations récentes.

6.1. Populations à risque

- L'antibioprophylaxie de l'EI n'est justifiée que chez les patients :
  - porteurs de prothèse valvulaire,
  - ayant un antécédent d'EI,
  - porteurs d'une cardiopathie congénitale cyanogène non corrigée ou corrigée incomplètement ou pendant les 6 mois après correction,

ET qui doivent avoir les soins suivants :

– geste nécessitant une manipulation de la gencive ou de la région péri-apicale ou une effraction muqueuse.

- Dans les autres situations, et notamment pour les autres cardiopathies, ou les procédures portant sur les voies aériennes, digestives, urinaires, ou cutanées, l'antibioprophylaxie n'est aujourd'hui plus recommandée.

6.2. Modalités

- Amoxicilline *per os* dans l'heure précédant le geste.
- En cas d'allergie aux béta-lactamines : clindamycine.

Références

1. Endocardites infectieuses, recommandations européennes 2009: Guidelines on the prevention, diagnosis, and treatment of infective endocarditis. Habib G et al. *Eur Heart* J 2009.
2. Temporal trends in infective endocarditis in the context of prophylaxis guideline modifications: three successive population-based surveys. Duval X et al, AEPEI Study Group. *J Am Coll Cardiol*. 2012.
3. Critères de Duke modifiés: Proposed modifications to the Duke criteria for the diagnosis of infective endocarditis. Li JS et al. Clin *Infect Dis*. 2000.
4. Changing profile of infective endocarditis: results of a 1-year survey in France. Hoen B et al. *JAMA*. 2002 Jul 3;288(1):75-81.

POINTS CLÉS : ENDOCARDITES INFECTIEUSES

1. L'endocardite infectieuse est une maladie rare mais grave.
2. La triade fièvre, souffle cardiaque et altération de l'état général est typique mais les signes cliniques sont souvent trompeurs et la présentation polymorphe.
3. Les signes extracardiaques évocateurs sont à rechercher systématiquement.
4. Toute fièvre chez un patient valvulaire ou porteur d'une prothèse valvulaire doit faire suspecter une endocardite.
5. Les hémocultures répétées et l'échocardiographie sont les pierres angulaires du diagnostic.
6. L'évaluation pronostique à l'admission est cruciale et doit être pluridisciplinaire pour le choix de la meilleure stratégie thérapeutique et une éventuelle décision de prise en charge chirurgicale.
7. Les trois principales complications de l'EI indiquant une chirurgie précoce sont l'insuffisance cardiaque, l'infection non contrôlée, et les événements emboliques.
8. Les complications emboliques sont fréquentes (20-50 %). Le risque embolique est lié à la taille et à la mobilité de la végétation et est le plus élevé au cours des deux premières semaines du traitement antibiotique.
9. Le traitement repose sur l'antibiothérapie systémique adaptée au germe retrouvé, qui doit être bactéricide et prolongée.
10. La chirurgie cardiaque doit être discutée surtout en cas de complications, de grosse végétation ou d'évolution défavorable.
11. La prévention de l'endocardite infectieuse est limitée aux patients à haut risque avec gestes dentaires à haut risque.

+++ LE COUP DE POUCE DE L'ENSEIGNANT

1. Les endocardites décapitées sont la première cause d'endocardite à hémocultures négatives.
2. Penser à l'endocardite infectieuse en cas de fièvre prolongée, altération de l'état général depuis plusieurs semaines, d'amaigrissement, même en l'absence de souffle cardiaque.
3. Dans les formes subaiguës, une splénomégalie ou des polyarthralgies sont d'excellents signes, aspécifiques mais qui doivent faire rechercher l'EI.
4. Les signes cutanés doivent être minutieusement recherchés car ils peuvent mener au diagnostic.
5. Toujours prévenir le microbiologiste de la suspicion d'EI, il utilisera des techniques de culture et de PCR pour optimiser le diagnostic et déterminera la CMI de la souche.
6. Toujours faire une ETO, même si l'ETT est évocatrice, l'ETO permettra de mieux voir les végétations, d'évaluer les risques cardiologiques et les complications (abcès de l'anneau, risque embolique...) avec plus de précision et de réaliser un bilan préopératoire.
7. Le dosage des antibiotiques est essentiel surtout pour la vancomycine et les aminosides et chez les patients âgés, dénutris, obèses, etc.

Les pièges à éviter :

1. Ne pas éliminer une endocardite infectieuse si l'échographie cardiaque est normale.
2. L'absence de fièvre ne permet pas d'éliminer le diagnostic d'endocardite infectieuse.
3. Ne pas commencer d'antibiothérapie avant de réaliser au moins deux séries d'hémocultures.
4. Ne pas oublier que 40 % des endocardites infectieuses surviennent chez des sujets sans valvulopathie connue, parfois jeunes.
5. Les endocardites révélées par les complications à distance (AVC fébrile, méningite, spondylodiscite ou arthrites par voie hématogène) ne sont pas rares.
6. Toujours discuter l'indication chirurgicale.
7. L'AVC ischémique embolique n'est pas une contre-indication absolue à la chirurgie.

UE 7

Inflammation – Immunopathologie – Poumon – Sang

- **Item 181.** Réaction inflammatoire : aspects biologiques et cliniques. Conduite à tenir.
- **Item 185.** Déficit immunitaire.
- **Item 186.** Fièvre prolongée.
- **Item 187.** Fièvre chez un patient immunodéprimé.
- **Item 188.** Pathologies auto-immunes : aspects épidémiologiques, diagnostiques et principes de traitement.
- **Item 189.** Connaître les principaux types de vascularite systémique, les organes cibles, les outils diagnostiques et les moyens thérapeutiques.
- **Item 190.** Lupus érythémateux disséminé. Syndrome des anti-phospholipides.
- **Item 191.** Artérite à cellules géantes.
- **Item 206.** Pneumopathie interstitielle diffuse.
- **Item 207.** Sarcoïdose.
- **Item 209.** Anémie chez l'adulte et l'enfant.
- **Item 210.** Thrombopénie chez l'adulte et l'enfant.
- **Item 211.** Purpuras chez l'adulte et l'enfant.
- **Item 213.** Syndrome mononucléosique.
- **Item 214.** Éosinophilie.
- **Item 215.** Pathologie du fer chez l'adulte et l'enfant.
- **Item 216.** Adénopathie superficielle de l'adulte et de l'enfant.
- **Item 217.** Amylose.

Chapitre 7

Réaction inflammatoire

Aspects biologiques et cliniques. Conduite à tenir

1. Définition, nosologie
2. Épidémiologie
3. Physiopathologie, histoire naturelle
4. Évolution et pronostic
5. Diagnostic biologique d'un syndrome inflammatoire
6. Diagnostic différentiel et interprétation d'une recherche de syndrome inflammatoire

OBJECTIFS PÉDAGOGIQUES NATIONAUX

➔ Expliquer les principaux mécanismes et les manifestations cliniques et biologiques de la réaction inflammatoire - Connaître les complications d'un syndrome inflammatoire prolongé.

➔ Argumenter les procédures diagnostiques devant un syndrome inflammatoire.

MOTS CLÉS : Anémie inflammatoire ; Amylose AA ; Coagulation ; Complément ; Electrophorèse des protéines sériques ; Fibrinogène ; Fièvre ; Immunité innée ; Interleukine 1 ; Interleukine 6 ; Maladie auto-inflammatoire ; Protéine C-réactive ; Risque cardio-vasculaire ; Syndrome de réponse inflammatoire systémique ; Facteur nécrosant des tumeurs (TNF-α) ; Vitesse de sédimentation.

1. Définition, nosologie

- La réaction inflammatoire est un processus de défense de l'organisme dont les déterminants biologiques peuvent entraîner des symptômes cliniques, voire des maladies. Ce phénomène de protection de l'organisme, secondaire à une agression de nature exogène ou endogène, et de causes (toxique, tumorale, infectieuse, vasculaire ou dégénérative) variées, est quantifiable dans les liquides biologiques, particulièrement le sang, et fait partie de l'immunité naturelle ou innée. La réaction inflammatoire est localisée (vasodilatation locale, plaie, asthme ou réaction cutanée allergique) ou systémique (choc septique, syndrome de défaillance multiviscérale, syndrome de détresse respiratoire aiguë, pancréatite aiguë, brûlure, forme grave d'ischémie – reperfusion), aiguë (urgence thérapeutique si choc) ou bien chronique (maladies inflammatoires chroniques). Au cours des maladies primitivement inflammatoires, la réaction inflammatoire doit alors être différenciée de la réponse auto-immune, même si auto-inflammation (dérèglement de l'immunité innée) et auto-immunité (dérèglement de l'immunité adaptative) peuvent coexister à des degrés variables[1], en fonction des composantes génétiques et/ou environnementales respectives de l'auto-inflammation et de l'auto-immunité dans de nombreuses pathologies.

2. Épidémiologie

- Très difficile à quantifier, compte tenu des cadres nosologiques variés, une réaction inflammatoire est observée chez environ un quart à un tiers des patients hospitalisés. Les maladies inflammatoires chroniques constituent la 3e cause de mortalité après le cancer et les maladies cardiovasculaires, et une des premières causes de morbidité dans les pays développés.

1. http://www.ncbi.nlm.nih.gov/pmc/articles/PMC1564298/pdf/pmed.0030297.pdf

3. Physiopathologie, histoire naturelle

3.1. Finalité

- Les organismes les plus primitifs possèdent une immunité qui les met à l'abri d'agressions extérieures mécaniques ou par des agents pathogènes. Cette immunité directe, sélectionnée et conservée au cours du temps chez les mammifères et l'homme, est appelée « **immunité innée** ». L'immunité innée est étroitement liée à l'**immunité acquise ou adaptative**, laquelle correspond spécifiquement aux lymphocytes qui doivent être activés par les cellules présentatrices d'antigènes qui ne sont autres que certains des phagocytes jouant un rôle dans l'immunité innée : macrophages, cellules dendritiques… Ainsi, l'immunité innée est à l'origine de la mise en place de l'immunité adaptative.

3.2. Histoire naturelle

- **Trois phases (initiation, amplification et résolution) se succèdent au cours de la réponse inflammatoire.** Suite à un phénomène d'agression (exogène ou endogène), l'**initiation** de la réponse met en jeu différents signaux primaires (cellules, médiateurs humoraux et cellulaires) qui dépendent de la nature du facteur déclenchant. La phase d'**amplification** de la réaction inflammatoire est associée à la migration et la domiciliation (mobilisation, margination, diapédèse) des différentes cellules effectrices au sein du foyer inflammatoire en présence de facteurs chimiotactiques et de l'expression des molécules d'adhésion à la surface des cellules endothéliales et sur la matrice extracellulaire. La nature des signaux impliqués détermine la composition de l'infiltrat cellulaire (polynucléaires neutrophiles, monocytes et/ou éosinophiles). En permanence, des systèmes de régulation (cytokines anti-inflammatoires, anti-protéases, anti-radicaux libres) permettent de contrôler la phase d'amplification, et lorsque le signal « d'**initiation** » a disparu, l'inflammation régresse : c'est la phase de **résolution**. L'action complémentaire des cellules (macrophages, fibroblastes), des facteurs de croissance et des cytokines participe au remodelage de la matrice extracellulaire (synthèse et dégradation des protéines matricielles), à sa néovascularisation (migration et maturation des cellules endothéliales) et participe à la réparation tissulaire. Cette phase de résolution de l'inflammation peut être incomplète ou manquer (persistance de l'agression, déséquilibre des médiateurs, inefficacité des systèmes de réparation tissulaire), ayant pour conséquence la chronicité du syndrome inflammatoire.

3.3. Voies de signalisation, médiateurs

3.3.1. Voies usuelles

- Le signal d'initiation, détecté principalement par les macrophages via leurs récepteurs spécialisés, engendre la production de molécules (chémokines, cytokines) dont le tropisme local et systémique permet une mobilisation cellulaire médullaire et périphérique, relayant le message et amplifiant la réaction (**Figure 1**). L'interleukine 6 (IL6) est la principale cytokine, qui stimule la production des protéines de l'inflammation au niveau hépatique, d'autres cytokines pro-inflammatoires telles l'IL1 ou le facteur nécrosant des tumeurs ou Tumor Necrosis Factor alpha (TNF-α) modulant cette réponse.
- Le système du complément et le système de la coagulation sont eux aussi des éléments fondamentaux de la réponse immunitaire innée. Les vaisseaux sanguins ont un rôle actif, particulièrement au niveau des **cellules endothéliales**, ce qui permet le recrutement des cellules, notamment les polynucléaires neutrophiles, vers le secteur extra-vasculaire et le site de l'agression. Ainsi les neutrophiles roulent à la surface des cellules endothéliales, phénomène favorisé par l'expression des molécules d'adhésion. Au niveau de la microcirculation, une augmentation de la **perméabilité capillaire** favorise également ce recrutement local et explique l'œdème observé à l'examen clinique à la phase aiguë au site de l'inflammation.

Figure 1. Déroulement de la réaction inflammatoire

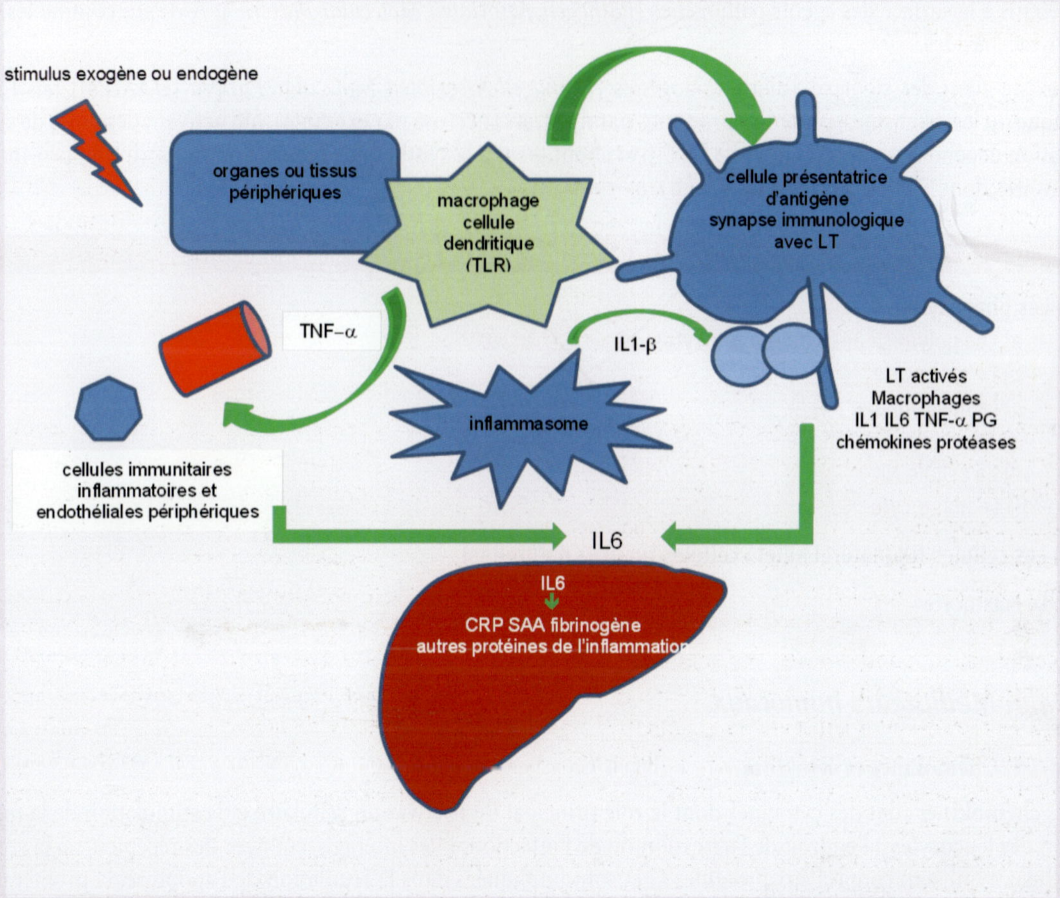

IL1-β : interleukine 1β ; IL6 : interleukine 6 ; TNF-α : tumor necrosis factor α ; CRP : protéine C-réactive ; SAA : protéine amyloïde sérique A ; TLR : Toll like receptors ; LT : lymphocyte T ; PG : prostaglandines ; flèches : stimulation

3.3.2. Inflammasome

- Cette voie de signalisation est d'individualisation plus récente. Sous l'influence de stimuli intra-cellulaires d'alerte, survient une oligomérisation de protéines qui forment un complexe intracellulaire activant la caspase 1 ou IL1-β convertase, qui permet la transformation de la pro-IL1-β en IL1-β mature. Des mutations siégeant sur les gènes codant pour des protéines impliquées dans la voie de l'inflammasome ont pour conséquence une activation excessive de la voie de l'IL1-β et donc un syndrome inflammatoire. Ce mécanisme est en cause dans les **maladies auto-inflammatoires** auxquelles appartiennent les fièvres récurrentes héréditaires comme la fièvre méditerranéenne familiale (mutation sur le gène de la pyrine marénostrine, de transmission autosomique récessive), le *cryopyrine associated periodic syndrome* (CAPS) (transmission autosomique dominante) ou le déficit en antagoniste du récepteur de l'IL1 (DIRA) (transmission autosomique récessive).

3.4. Médiateurs

3.4.1. Cellules impliquées dans la réaction inflammatoire

- Les médiateurs cellulaires de la réaction inflammatoire sont principalement : les polynucléaires, en particulier les neutrophiles, les cellules tueuses naturelles (natural killer [NK]), les monocytes/macrophages et les cellules dendritiques (**Tableau I**). Les polynucléaires neutrophiles et les monocytes possèdent de façon constitutionnelle des récepteurs membranaires et cytosoliques, les *Pattern Recognition Receptors* (PRRs), qui comprennent entre autres les *Toll like Receptors* (TLR) (trans-membranaires ou cytosoliques) ou les *Nucleotide-binding Oligomerization Domain Receptors* (NOD-like receptors) (NLRs) (cytosoliques). Ces récepteurs reconnaissent des motifs présents à la surface des agents pathogènes [*Pathogen-Associated Molecular Pattern* (PAMPs)], comme les lipopolysaccharides.

- Il existe aussi des signaux d'alerte endogènes [*Damaged-Associated Molecular Pattern* **(DAMPs)**] tels l'acide urique ou les défensines, protéines produites par un stress (nécrose par exemple), qui activent des voies de signalisation dépendantes du TNF-α et de l'IL1-β et aboutissent à la synthèse de facteurs de transcription pro-inflammatoires dont Nuclear Factor-κB (NF-κB).

Tableau I. TYPES CELLULAIRES IMPLIQUÉS DANS LA RÉPONSE IMMUNITAIRE INNÉE
1) Les phagocytes a) Les polynucléaires ou granulocytes b) Le monocyte c) Le macrophage d) La cellule dendritique e) La cellule NK f) Le mastocyte
2) Les cellules NK (natural killer : cellules tueuses naturelles)
3) Le mastocyte

3.4.2. *Médiateurs humoraux*

3.4.2.1. Chémokines et cytokines

- Les **chémokines** sont des cytokines dont le rôle principal est l'activation cellulaire et la stimulation de la migration des leucocytes à l'endroit de l'agression ou de l'infection. Elles interagissent avec des récepteurs à la surface cellulaire qui sont couplés aux protéines G et sont impliquées dans la régulation de l'apoptose, la prolifération, l'angiogenèse, l'hématopoïèse ou l'organogenèse. Parmi elles, le **TNF-α** et l'**IL1-β** augmentent l'expression des différents médiateurs de la réponse inflammatoire :
  - cytokines pro-inflammatoires telles **IL6**, IL8, IL12, IL17, IL18, IL23, interféron de type 1, ainsi que le TNF-α et l'IL1-β eux-mêmes ;
  - médiateurs lipidiques dérivés de l'acide arachidonique comme les **prostaglandines** sous l'action de la cyclo-oxygénase ;
  - **histamine,** particulièrement impliquée dans la réaction allergique.
- D'autres cytokines, telles l'IL10, le TGF-β et l'IL1-RA ont une action anti-inflammatoire pour limiter les différentes étapes d'initiation ou d'activation de la réponse inflammatoire.

3.4.2.2. Médiateurs plasmatiques

- Différentes protéines de l'inflammation, la plupart à synthèse **hépatique**, interviennent à la phase finale de l'inflammation et constituent des **marqueurs quantifiés en pratique clinique**. Ainsi, les systèmes du **complément** et de la **coagulation**, constitutionnellement présents dans le plasma, sont activés. La plupart des autres protéines systémiques de l'inflammation comme l'haptoglobine, l'orosomucoïde et la *Serum Amyloid-Associated protein* (SAA) le sont également et leur concentration augmente avec la réaction inflammatoire. La protéine C-réactive (**CRP**, famille des pentraxines) se lie à des motifs de surface des pathogènes (ex : le pneumocoque) et active la réaction inflammatoire. La concentration de la CRP dans le plasma est très faible en dehors des états inflammatoires.
- D'autres protéines voient leur concentration diminuer au cours du syndrome inflammatoire chronique (protéines « négatives » de l'inflammation) comme l'albumine et la transferrine.

3.4.3. Intérêt thérapeutique

- Beaucoup de ces médiateurs de l'inflammation sont des cibles thérapeutiques anti-inflammatoires chimiques ou biologiques (biothérapies item N° 198). Les glucocorticoïdes ont des cibles multiples. Les anti-inflammatoires non stéroïdiens (AINS) et les inhibiteurs de la cyclo-oxygénase 2 limitent la production de prostaglandines. Les anticorps monoclonaux permettent de cibler plus précisément certains médiateurs comme le TNF-α (infliximab, adalimumab, etanercept), l'IL1 (anakinra, canakinumab) ou le récepteur de l'IL6 (tocilizumab).

4. Évolution et pronostic

- Les conséquences de la libération des médiateurs de l'inflammation sont généralement positives car elles visent à supprimer l'agent agresseur mais peuvent avoir un effet délétère. Elles sont nombreuses (**Tableau II**), indissociables de la cause déclenchante, que ce soit sur le plan clinique ou biologique (métabolique, endocrinien).
- L'initiation de l'inflammation peut être unifocale ou multifocale tout comme peuvent l'être ses conséquences cliniques. Cependant, même une réaction inflammatoire cliniquement localisée aura des conséquences systémiques, ne serait-ce que par la synthèse des protéines de l'inflammation ou la production et le recrutement des leucocytes.

Tableau II. PRINCIPALES CONSÉQUENCES DE LA RÉACTION INFLAMMATOIRE

Conséquences cliniques	Conséquences biologiques (protéiques)	Autres conséquences biologiques
– Anorexie – Cachexie – Fièvre (IL1-β, TNF-α, IL6) – Ostéoporose – Sarcopénie – Somnolence – Thrombose	– ↗ Complément (C3, C4) – ↗ Protéine C-réactive – ↗ Ferritine – ↗ Fibrinogène – ↗ Haptoglobine – ↗ Orosomucoïde (alpha 1 glycoprotéine acide) – ↗ Protéine Sérique Amyloïde A	– Anémie – Hyperleucocytose – Thrombocytose (IL6) – ↗ cortisolémie – ↗ sécrétion de catécholamines
-	– ↘ Albumine – ↘ Transferrine – ↘ Transthyréthine	– ↗ risque cardio-vasculaire – Athérome précoce

IL : interleukine ; TNF-α : tumor nécrosis factor-α.

4.1. Conséquences cliniques

- L'inflammation se traduit par des signes généraux comme la fièvre et, lorsqu'elle se prolonge, par l'amaigrissement avec des risques de dénutrition et la sarcopénie (diminution de la masse et de la force musculaire). Localement, on constate les signes cliniques décrits dès le 1er siècle avant Jésus Christ par Celsius : chaleur, douleur, rougeur, tumeur ou gonflement (Latin : *calor, dolor, rubor, tumor*). À l'extrême, la sécrétion des cytokines peut être fatale comme dans le choc septique.

4.2. Conséquences biologiques

4.2.1. L'anémie inflammatoire

- Le fer est capté par l'apoferritine, surexprimée dans les macrophages en cas d'état inflammatoire sous l'effet des cytokines. Ainsi le taux plasmatique du fer diminue, ce qui constitue une réaction de défense contre les infections, car la plupart des pathogènes nécessitent du fer pour leur croissance. L'anémie inflammatoire est **arégénérative, normo ou microcytaire**. Elle résulte de cette carence martiale relative, d'une diminution de la production d'érythropoïétine et d'une érythropoïèse inefficace.

4.2.2. L'hypo-albuminémie

- Témoin d'un syndrome inflammatoire intense et prolongé mais aussi éventuellement d'une dénutrition, elle va entraîner la survenue d'œdèmes déclives.

4.2.3. Conséquences à long terme

4.2.3.1. L'amylose AA (item N° 217)

- À long terme, les syndromes inflammatoires chroniques observés dans des infections torpides ou lors de maladies systémiques inflammatoires mal contrôlées ou non traitées, peuvent se compliquer d'une amylose AA. Elle est secondaire à des dépôts **extra-cellulaires** fibrillaires de produits de dégradation de la protéine SAA (présente en grandes quantités dans le plasma au cours de la réponse inflammatoire), qui forment des feuillets bêta plissés. Tous les organes peuvent être touchés. L'**atteinte rénale,** fréquente dans ce type de situation, doit être dépistée par une recherche de protéinurie. L'atteinte cardiaque est rare dans l'amylose AA, alors qu'elle est plus fréquente dans l'amylose AL.

4.2.3.2. Le risque cardio-vasculaire

- L'inflammation chronique est un facteur de risque d'athérosclérose. Dans la polyarthrite rhumatoïde, la mortalité par cardiopathie ischémique est augmentée de 59 % par rapport à la population générale.

4.3. Le Syndrome de Réponse Inflammatoire Systémique (SRIS)

- Le SRIS associe des signes cliniques et un signe biologique (**Tableau III**). Il témoigne de façon non spécifique d'une réponse inflammatoire générale indépendante du mécanisme causal qui peut bien sûr être infectieux mais aussi traumatique ou dysimmunitaire.

Tableau III. CRITÈRES DE SYNDROME DE RÉPONSE INFLAMMATOIRE SYSTÉMIQUE (SRIS). SRIS = ASSOCIATION D'AU MOINS 2 DES SIGNES SUIVANTES
Température > 38°C ou < 36°C
Fréquence cardiaque > 90 battements/min
Fréquence respiratoire > 20/min ou hyperventilation ($PaCO_2$ < 32 mmHg en air ambiant)
Leucocytes > 12,0 G/l ou < 4,0 G/l ou > 10 % de cellules immatures en absence d'autre cause connue

5. Diagnostic biologique d'un syndrome inflammatoire

5.1. Numération formule sanguine

- La numération formule sanguine peut montrer une **polynucléose neutrophile** (**PNN**), marqueur très précoce d'une réaction inflammatoire, une **monocytose**, une **thrombocytose** et une **anémie**. À l'inverse, il peut exister une diminution des leucocytes (*cf.* SRIS). Une éosinopénie associée à une leucocytose supérieure à 10 G/l est en faveur d'une infection bactérienne. Cependant, le taux de leucocytes sanguins est un marqueur peu spécifique qui ne définit pas stricto sensu le syndrome inflammatoire biologique.

5.2. Protéines positives et négatives de la réaction inflammatoire

- En dehors de la réaction inflammatoire, la plupart des paramètres protéiques de l'inflammation sont sujets à des modifications physiologiques (comme la grossesse) ou pathologiques qui peuvent augmenter ou abaisser leur taux. De plus, chacun a une cinétique propre au cours de la réaction inflammatoire. Il est donc impératif d'associer **au moins 2 paramètres de l'inflammation** pour parler de syndrome inflammatoire biologique. Il est utile d'associer 2 protéines de cinétiques différentes.

- Ainsi, la fraction C3 du complément est une protéine positive de l'inflammation et peut être retrouvée à des taux normaux ou abaissés du fait d'une consommation du système du complément par un processus pathologique (ex : glomérulonéphrite lupique) s'accompagnant d'un syndrome inflammatoire objectivé par l'élévation d'autres protéines positives de l'inflammation.
- La concentration des protéines qui sont utilisées pour rechercher un syndrome inflammatoire biologique peut augmenter de 50 % comme les composants du complément, doubler comme le fibrinogène voire augmenter de plus de 100 fois la concentration normale (CRP, SAA) (**Tableau IV**). Pour un même processus pathologique, l'amplitude et la variation des taux des protéines affectées seront variables d'un individu à l'autre. Ces discordances entre les variations des paramètres protéiques sont bien visualisées par le profil protéique (mise en forme graphique des résultats, **Figure 2**).

Tableau IV. CINÉTIQUE DES DIFFÉRENTES PROTÉINES DE LA RÉACTION INFLAMMATOIRE

TYPE DE CINÉTIQUE	CINÉTIQUE RAPIDE 1/2 VIE ≤ 1 JOUR	CINÉTIQUE INTERMÉDIAIRE 1 < 1/2 VIE < 5 JOURS	CINÉTIQUE LENTE 1/2 VIE ≥ 5 JOURS
Positive	– CRP – SAA – Procalcitonine	– Haptoglobine – Orosomucoïde – Fraction C3 du complément	– Fibrinogène
Négative	–	–	– Albumine – Transferrine

Figure 2. Profil protéique montrant un syndrome inflammatoire

Élévation modérée de la CRP et du C3, élévation de l'orosomucoïde et de l'haptoglobine, baisse de l'albumine ; Élévation paradoxale de la transferrine qui peut traduire une carence martiale ; CREAT : créatinine ; OROSO : orosomucoïde ; HPT : haptoglobine ; ALB : albumine ; PAB : préalbumine ; TRF : transferrine.

Rectangles bleus : valeurs de référence ; **Traits bleus :** valeurs du patient exprimées en pourcentage de la médiane de référence

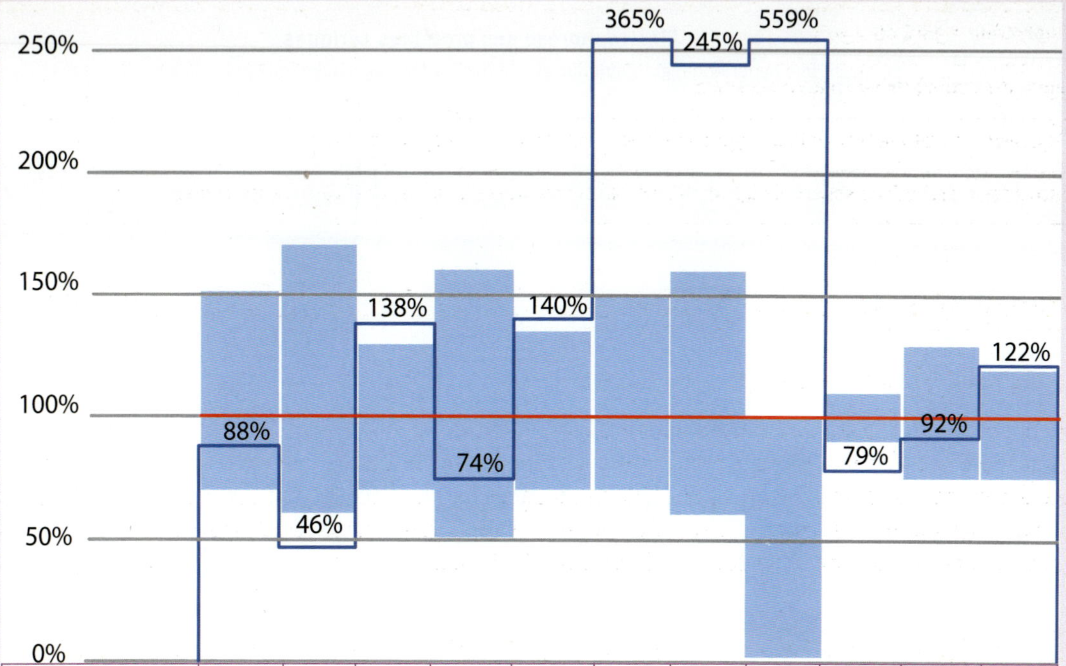

Test	CREAT	IgM	IgG	IgA	C3	OROSO	HPT	CRP	ALB	PAB	TRF
Concentration	67,20	0,51	13,40	1,25	1,50	2,37	2,45	18,60	35,80	0,24	2,91
Unité	µmol/L	g/L	g/L	g/L	g/L	g/L	g/L	mg/L	g/L	g/L	g/L
Normale inférieure	53	0,66	6,82	0,84	0,75	0,46	0,60	0,03	40,64	0,20	1,79
Normale supérieure	115	1,87	12,66	2,69	1,45	0,98	1,60	3,33	49,67	0,34	2,87

5.3. Vitesse de sédimentation (VS)

- Ce paramètre indirect de l'inflammation (dans un tube calibré, hauteur de la fraction plasmatique par rapport aux éléments figurés, exprimée en mm après une heure de sédimentation) est augmenté pour moitié par les variations de fibrinogène. Beaucoup de paramètres physiologiques, pathologiques ou liés au prélèvement influencent le résultat (**Tableau V**). Aussi la VS tend à être délaissée au profit des autres marqueurs protéiques. L'appréciation de la VS maximale normale est apportée par la formule de Miller : femme [âge+10]/2 et homme âge/2, en mm à la 1re heure.

Tableau V. FACTEURS À L'ORIGINE DE MODIFICATIONS DE LA VITESSE DE SÉDIMENTATION

Causes d'élévation de la vitesse de sédimentation en dehors d'un syndrome inflammatoire	Causes de normalité de la vitesse de sédimentation malgré un syndrome inflammatoire
– Anémie – Gammapathie monoclonale ou hypergammaglobulinémie polyclonale – Grossesse – Insuffisance rénale – Macrocytose	– Cryoglobulinémie – Drépanocytose – Hyperviscosité (polyglobulie) – Hypofibrinogémie – Hypogammaglobulinémie – Leucocytose – Thrombocytose

5.4. Électrophorèse des protéines sériques

- La réaction inflammatoire est associée à une élévation des α2 globulines. Si elle est intense et/ou prolongée, elle peut entraîner une hypoalbuminémie (**Figure 3**). En lui-même le syndrome inflammatoire n'entraîne pas d'hypergammaglobulinémie polyclonale.

Figure 3. Électrophorèse des protéines sériques
montrant une hyperalpha2globulinémie et une hypergammaglobulinémie polyclonale

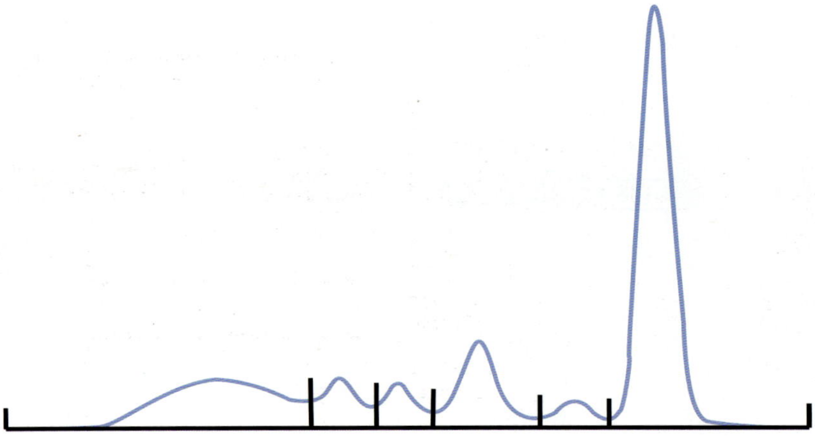

Protides totaux = **78,0** g/l A/G = **0,97**

Fraction	%	g/l	normes %	g/l
Albumine	**< 49,2**	**38,2**	60-71	43-51
Alpha 1	**> 3,4**	**2,7**	1,4-2,7	1-2
Alpha 2	**> 12,9**	**10,1**	7-11	5-8
Beta 1	**< 5,5**	**4,3**	6-9	4-6
Beta 2	**> 7,0**	**5,5**	2-5	1-4
Gamma	**> 22,0**	**17,2**	8-16	6-12

5.5. Procalcitonine

- La procalcitonine, marqueur d'inflammation d'origine infectieuse bactérienne, s'élève aussi lors d'infections parasitaires systémiques comme le paludisme. Son taux initial lors d'un sepsis a une valeur pronostique. Sa cinétique est rapide (½ vie < 24 h) et le résultat de son dosage sérique ou plasmatique peut être obtenu en moins de 2 heures (**Tableau VI**). La procalcitonine est prise en défaut lors des infections localisées ou lors de la tuberculose, au cours desquelles son taux ne s'élève pas. En présence d'une fièvre et/ou d'un syndrome inflammatoire chez un patient atteint d'une vascularite systémique ou d'une connectivite chez qui l'on craint une poussée de sa maladie, l'élévation de la procalcitonine est en faveur d'une infection[2].

Tableau VI. VALEURS DE RÉFÉRENCE POUR LA PROBABILITÉ D'UNE INFECTION BACTÉRIENNE EN FONCTION DE LA CONCENTRATION SÉRIQUE DE PROCALCITONINE (À PARTIR DU 3E JOUR DE VIE)
• Aucune infection bactérienne : < 0,10 µg / L
• Infection bactérienne peu probable : 0,10 à 0,25 µg / L
• Infection bactérienne possible : 0,25 à 0,50 µg / L
• Infection bactérienne suggérée : > 0,50 µg / L
• SIRS, traumatismes multiples, brûlures : 0,50 à 2,0 µg / L
• Infections bactériennes sévères, sepsis, défaillance multi-viscérale : > 2,0 µg / L (souvent 10 à 100)
SIRS : Syndrome de réponse inflammatoire systémique.

6. Diagnostic différentiel et interprétation d'une recherche de syndrome inflammatoire (Figure 4)

Figure 4. Arbre décisionnel : recherche et interprétation d'un syndrome inflammatoire biologique

Signes Généraux non spécifiques *cf.* Tableau VII Contrôle du syndrome inflammatoire : examens à demander en première intention avant qu'un syndrome inflammatoire n'évolue vers un syndrome inflammatoire prolongé inexpliqué *cf.* item 186.

Syndrome inflammatoire manquant : VS et CRP sont normales dans bon nombre de situations

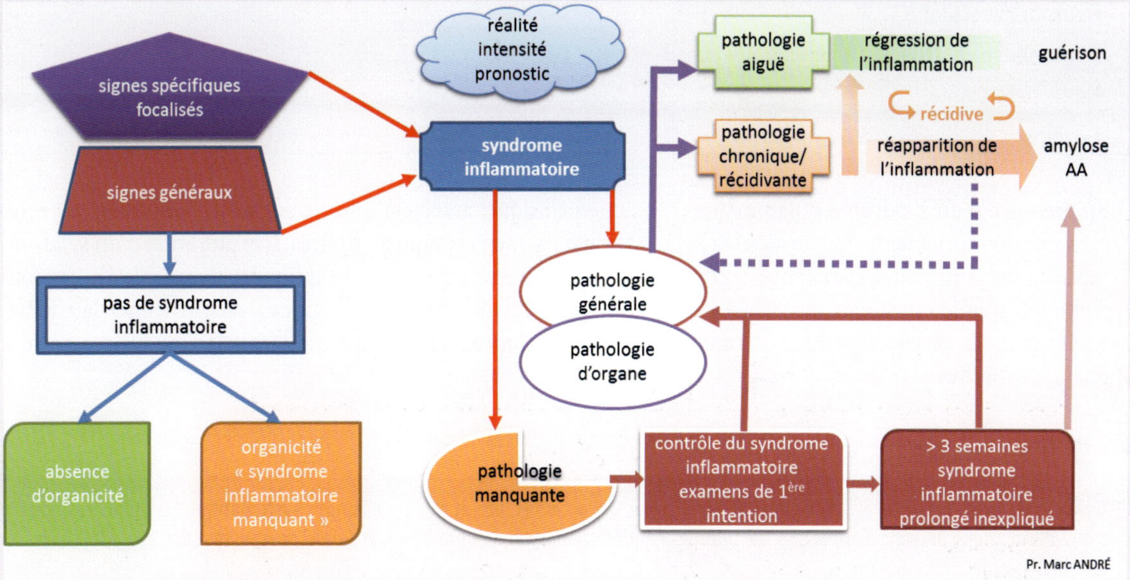

2. http://www.ncbi.nlm.nih.gov/pmc/articles/PMC1754509/pdf/v062p00337.pdf

- Comme tout examen complémentaire, la prescription d'une recherche de syndrome inflammatoire biologique doit se faire en formulant une ou des hypothèses. Dans la pratique de la médecine générale, les médecins recherchent un syndrome inflammatoire biologique devant des douleurs de l'appareil locomoteur, d'autant plus qu'elles auraient un horaire inflammatoire, des signes généraux ou abdominaux. Cette recherche vise à documenter des anomalies biologiques qui encourageront à poursuivre l'enquête étiologique (**Tableau VII**).
- La VS est un examen de débrouillage utile en ville. La VS peut augmenter dans le contexte d'une anémie, d'une élévation des gammaglobulines (pic ou hypergammaglobulinémie polyclonale) ou d'un syndrome inflammatoire. L'élévation de la VS ou de paramètres inflammatoires sans contexte clinique a une très faible valeur prédictive positive de l'existence d'une condition pathologique sous-jacente curable. À l'inverse, l'absence de syndrome inflammatoire n'écarte pas une pathologie organique, pas même une néoplasie. Dans certains rhumatismes inflammatoires comme les spondyloarthropathies, le lupus systémique ou la sclérodermie systémique, il peut n'y avoir que peu ou pas de syndrome inflammatoire.

Tableau VII. PRINCIPALES CIRCONSTANCES AU COURS DESQUELLES IL FAUT RECHERCHER UN SYNDROME INFLAMMATOIRE

CLINIQUES	BIOLOGIQUES
• amaigrissement • asthénie • fièvre • adénopathies • aphtes à répétition • céphalées inhabituelles • chondrite • diarrhée, douleur abdominale • douleurs inflammatoires de l'appareil locomoteur • ictère • parotidite • péricardite, pleurésie, ascite • purpura vasculaire • thrombose veineuse ou artérielle • toux persistante • uvéite	• anémie microcytaire • cholestase, cytolyse • découverte de diabète • hémolyse • hypercalcémie • insuffisance rénale aiguë

- En présence d'un syndrome inflammatoire, l'examen clinique, associé à un interrogatoire minutieux est indispensable pour orienter le diagnostic et la prescription d'examens complémentaires. L'exploration d'un syndrome inflammatoire prolongé inexpliqué recouvre celle d'une fièvre prolongée inexpliquée (item N°186). Au cours d'une maladie identifiée, la surveillance des paramètres inflammatoires biologiques, en particulier la CRP, en tenant compte de leur cinétique, permet de confirmer l'impression clinique de rémission ou au contraire de poussée évolutive.

Références

1. Turner L, Le Moal B, El Gharbi T, Dresco E, Pollet J, Limal N, Cacoub P. Intérêt de la réalisation systématique du profil protéique d'orientation dans un service de médecine interne. Enquête nationale des pratiques et étude prospective sur 229 admissions. *Rev Med Interne* 2005;26:374-80.
2. Gabay C, Kushner I. Acute-phase proteins and other systemic responses to inflammation. *N Engl J Med 1999;340:448-54.*
3. Delèvaux I, André M, Colombier M, Albuisson E, Meylheuc F, Bègue RJ, Piette JC, Aumaître O. Can procalcitonin measurement help in differentiating between bacterial infection and other kinds of inflammatory processes? *Ann Rheum Dis* 2003;62:337-40. http://www.ncbi.nlm.nih.gov/pmc/articles/PMC1754509/pdf/v062p00337.pdf

4. McGonagle D, McDermott MF. A proposed classification of the immunological diseases. PLoS Med 2006;3:e297.
http://www.ncbi.nlm.nih.gov/pmc/articles/PMC1564298/pdf/pmed.0030297.pdf
http://www.e-semio.org/Infectieux

POINTS CLÉS : RÉACTION INFLAMMATOIRE

- **Cytokines pro-inflammatoires :**
  - rôle dans la physiopathologie du syndrome inflammatoire.
  - cible de **biothérapies.**
- **Auto-inflammation** : activation d'allure spontanée de l'**inflammasome** et production d'IL1-β.
- **Leucocytose** ou **leucopénie** : marqueurs biologiques de **SRIS.**
- Syndrome inflammatoire prolongé : **monocytose, thrombocytose, hypoalbuminémie (marqueur négatif).**
- **Anémie inflammatoire : normo ou microcytaire, arégénérative.**
- Risques à long terme : **amylose AA** (atteinte glomérulaire fréquente, à dépister par recherche de **protéinurie**).

1. Quand rechercher un syndrome inflammatoire ?

- En présence de **signes cliniques** localisés dont la cause n'est pas évidente :
  - **gonflement, œdème, rougeur,** augmentation de la **chaleur locale, douleur** = signes palpables de la réaction inflammatoire.
- Devant des **signes généraux** inexpliqués : renforce la suspicion de cause organique.
- Devant certaines **anomalies biologiques** :
  - mais n'affirme pas une cause organique – à l'inverse, l'absence de syndrome inflammatoire n'exclut pas une cause organique.
  - ne préjuge pas d'une étiologie - n'est **pas synonyme d'infection.**
  - syndrome inflammatoire = élément utile à la construction d'un **raisonnement** clinique.

2. Comment diagnostiquer un syndrome inflammatoire ?

- **VS** : nombreuses causes d'erreur et de variations physiologiques ou pathologiques.
- **Électrophorèse des protéines sériques :** peut montrer un aspect en faveur d'un syndrome inflammatoire ; plus utile pour montrer une hypergammaglobulinémie mono- ou polyclonale.
- **Préférer le dosage de protéines sériques positives : CRP, fibrinogène, orosomucoïde, haptoglobine...**
  - tenir compte des demi-vies et des causes de variation de chacune : associer des protéines de cinétiques différentes et ayant des causes de variation (en dehors de l'inflammation) différentes – ex CRP, fibrinogène.
- **Procalcitonine** élevée en cas d'**infection bactérienne** ou parasitaire systémique.

3. Que faire devant un syndrome inflammatoire ?

- Pratiquer un interrogatoire et un examen clinique minutieux, formuler des hypothèses, compléter par un interrogatoire et des examens paracliniques si nécessaire, guidés par la clinique, en fonction de leur pénibilité, de leur coût et de la fréquence des pathologies recherchées.

4. Contrôle du syndrome inflammatoire

- Confirme les données cliniques : persistance ou résolution de la pathologie, identifiée ou non.
- Recherche d'une récidive pour une pathologie évoluant par poussées et rémissions.

+++ LE COUP DE POUCE DE L'ENSEIGNANT

UN TRAIN PEUT EN CACHER UN AUTRE

1. La réapparition d'un syndrome inflammatoire au cours d'une maladie aiguë qui semble évoluer favorablement peut être due à un phénomène intercurrent comme une arthrite microcristalline, une veinite, une infection urinaire...
2. Toujours tenir compte de la cinétique propre de chaque paramètre inflammatoire pour interpréter un bilan biologique inflammatoire et des autres facteurs, en dehors de l'inflammation, qui peuvent influencer leurs valeurs.
3. La thrombocytose traduit un processus inflammatoire avec une cinétique lente. Elle peut aussi être symptomatique d'une carence martiale dont la cause entraîne une réaction inflammatoire, par exemple un cancer colo-rectal.
4. L'élévation du fibrinogène compte pour moitié dans l'augmentation de la VS.

Les pièges à éviter :

1. Au cours d'une poussée de lupus systémique, la CRP n'est pas augmentée ou < 50 mg/l sauf en cas de sérite. Dans le cas contraire, il faut craindre une infection.
2. La synthèse des immunoglobulines n'est pas hépatique ! Les patients cirrhotiques ont une hypergammaglobulinémie polyclonale. Par contre, les protéines de l'inflammation sont synthétisées par le foie et sont de fait diminuées chez eux tout comme la synthèse de certaines protéines de la coagulation.
3. En situation d'urgence, une hyperleucocytose s'avère témoigner d'une infection dans moins d'un cas sur 2.
4. Seule la valeur de la VS à la première heure doit être prise en compte. Une élévation de la VS peut être en rapport avec une anémie, une hypergammaglobulinémie ou un syndrome inflammatoire.

Chapitre 8

Déficits immunitaires

1. Quand suspecter un déficit immunitaire ?
2. Principaux déficits immunitaires secondaires
3. Principaux déficits immunitaires primitifs
4. Déficits de la phagocytose
5. Déficits en complément
6. Syndrome d'activation lympho-histiocytaire
7. Susceptibilité mendélienne aux infections mycobactériennes : défauts de l'axe IL-12/IFNγ
8. Les défauts de régulation de la réponse immunitaire

OBJECTIFS PÉDAGOGIQUES NATIONAUX

➔ Argumenter les principales situations cliniques et/ou biologiques faisant suspecter un déficit immunitaire chez l'adulte.

➔ Savoir diagnostiquer un déficit immunitaire commun variable.

MOTS CLÉS : Asplénie ; Déficit immunitaire Primitif (DIP) ; Déficit Immunitaire Commun Variable (DICV) ; Déficit immunitaire secondaire (DIS) ; Hypogammaglobulinémie ; Immunoglobuline ; Infections ; Génétique ; Granulomatose ; Manifestations auto-immunes ; Pathologie du Complément ; Phénotypage lymphocytaire ; Prolifération lymphoïde.

- Les déficits immunitaires (DI) héréditaires (DIH) ou primitifs (DIP) sont des maladies rares dont la fréquence est estimée à moins de 1/5000 naissances. Près de 200 DIH différents sont décrits et une origine génétique est clairement établie pour 180 d'entre eux.
- Il faut garder en mémoire que de nombreux états pathologiques (**dénutrition, maladies chroniques, diabète**…), physiologiques (**grossesse, vieillissement**) ainsi que certaines intoxications (**alcoolisme, tabagisme**) constituent des facteurs de risque de DI moins bien caractérisés mais beaucoup plus fréquents en pratique courante.
- Si le plus souvent les premiers symptômes sont présents dès la naissance, certains de ces DIP peuvent ne se révéler ou n'être diagnostiqués qu'à l'âge adulte. C'est ainsi souvent le cas pour les DI humoraux de type déficit immunitaire commun variable (DICV). Le médecin prenant en charge des adultes doit également pouvoir assurer dès maintenant le relais de la prise en charge après le pédiatre. La connaissance de ces DIP, leurs modes de révélation et leur dépistage sont donc devenus un élément de connaissance indispensable au médecin prenant en charge des adultes.
- Les DI peuvent toucher de façon isolée ou associée l'immunité humorale et l'immunité cellulaire ainsi que l'immunité innée (**Tableau I**). Cependant avant d'évoquer l'hypothèse d'un DIP **il faut absolument écarter la possibilité, beaucoup plus fréquente à l'âge adulte, d'un DI secondaire (DIS).**

Tableau I. CLASSIFICATION DES DÉFICITS IMMUNITAIRES PRIMITIFS (DIP)

		Exemples
1	**Déficits immunitaires combinés**	SCID, Hyper-IgM, déficit en LRBA, déficit en LCK, déficit en DOCK3
2	**DIP associés ou syndromiques**	Wiskott-Aldrich, ataxie-télangiectasie, Di George, Hyper-IgE
3	**Déficit en anticorps**	Agammaglobulinémie de Bruton, déficit en PI3Kinase, DICV, déficit en IgA, déficits en sous-classes d'IgG
4	**Maladies de l'homéostasie du système immunitaire**	FHL, XLP2, IPEX, APECED, ALPS, déficit en IL-10, déficit en CD25, interféronopathies

5	**Déficit de la phagocytose (en affectant le nombre, la fonction ou les deux)**	Neutropénie congénitale, neutropénie cyclique, LAD, CGD, déficit de GATA2
6	**Déficits de l'immunité innée**	Déficit d'IRAK-4, déficit de MyD88, WHIM, gain de fonction de STAT1
7	**Maladies auto-inflammatoires**	Fièvre méditerranéenne familiale, déficit en mévalonate kinase, FCAS, TRAPS, CRMO
8	**Déficits en protéines du complément**	Déficits en C1q, C2, C4
9	**Phénocopies de DIP**	Angioœdèmes acquis, CMC, ALPS (mutations somatiques)

ALPS : Autoimmune lymphoproliferative syndrome ; APECED : Autoimmune Polyendocrinopathy with Candidiasis and Ectodermal Dystrophy ; CGD : Chronic granulomatous disease ; CMC : Chronic mucocutaneaous candidiasis ; CRMO : Ostéomyélite multifocale récurrente chronique ; DICV : Déficit immunitaire commun variable ; DIP : Déficit immunitaire primitif ; DOCK 3 : Dedicator of cytokinesis 3 ; FCAS : Familial cold auto-inflammatory syndrome ; IPEX : Immune dysregulation, polyendocrinopathy, enteropathy, X-linked syndrome par déficit en Foxp3 ; IRAK-4 : Interleukin-1 receptor-associated kinase-4 ; LAD : leukocyte adhesion deficiency ; LCK : lymphocyte-specific protein tyrosine kinase ; LRBA : LPS-responsive beige-like anchor ; MyD88 : Myeloid differentiation primary response gene 88 ; SCID : déficits immunitaires combinés sévères ; STAT1 : Signal transducer and activator of transcription 1 ; TRAPS : The TNF-receptor associated autoinflammatory syndrome ; XLP : Syndrome lymphoprolifératif lié à l'X ou syndrome de Purtilo ; WHIM : Warts, Hypogammaglobulinemia, Infections, Myelokathexis.

1. Quand suspecter un déficit immunitaire ?

Il existe des signes d'alerte devant faire évoquer un DI, parfois dès l'interrogatoire et l'étude de l'anamnèse. On pourra évoquer un DI dans plusieurs circonstances.

1.1. Devant certains antécédents familiaux ou personnels

- On recherchera certains a**ntécédents familiaux** notamment la notion de DIP familial, de consanguinité (la majorité des DIP ont un mode transmission autosomique récessive mais certains DIP ont un mode de transmission lié à l'X tel que l'agammaglobulinémie de Bruton où seuls les garçons sont symptomatiques). Il est important de faire un arbre généalogique en précisant les différentes pathologies familiales.
- **Certains antécédents personnels** sont évocateurs de DI : certaines pathologies rénales, digestives dont la nature est d'origine systémique, auto-immune, tumorale (cancer solide ou hémopathie), des pathologies infectieuses chroniques ou à répétition, mais également la notion de splénectomie, prise de médicaments immunosuppresseurs, etc.

1.2. Devant certaines infections

- Certaines **infections ou situations infectieuses** doivent faire évoquer la possibilité d'un DIP (**Tableau II**). Le caractère récurrent des infections est souvent un signe d'alerte permettant de suspecter un DIP mais il est aussi retrouvé dans des situations sans trouble de l'immunité (par exemple cystites répétées de la jeune femme liées à l'activité sexuelle ; poussées successives d'herpès labial lors du stress ou d'une exposition solaire ; dermo-hypodermites à répétition sur intertrigos non soignés ; etc.). Les infections n'épargnant pas le sujet immunocompétent, ce sont leurs **caractéristiques évolutives** (présentation atypique, anormalement sévère, chronique ; échec d'un traitement conventionnel ou rechute précoce d'une infection bien traitée), **topographiques et microbiologiques** qui font évoquer un DI, en particulier en cas d'infection à micro-organismes opportunistes. Le composant du système immunitaire déficient pourra être évoqué selon le type d'agents infectieux isolé, par exemple :

Tableau II. EN CAS D'INFECTION, QUEL(S) DÉFICIT(S) IMMUNITAIRE(S) ÉVOQUER EN FONCTION DU MICRO-ORGANISME EN CAUSE ?	
Micro-organismes	**Déficit immunitaire**
S. pneumoniae **et pyogènes (infections invasives)**	– Hypogammaglobulinémies primitives (DICV, IgA, sous-classes) ou secondaires – Asplénie ou splénectomie (corps de Howell-Jolly), – Déficit en complément – Déficit de l'immunité innée signalisation des **Toll-Like Receptors** (TLRs) et du récepteur de l'IL1 (**IRAK-4, MyD88, NEMO**)
Candidoses	– Infection VIH – Hémopathies malignes – Corticothérapie prolongée – Allogreffe de moelle osseuse – Granulomatose septique chronique – **IL17RA, IL17F, STAT1 :** candidoses cutanéo-muqueuses chroniques – **CARD9 :** candidoses invasives et mycoses cutanées périphériques
Tuberculose	– Hémopathies, cancers – Immunosuppresseurs – Biothérapie (anti-TNFα) – Corticothérapie – Infection VIH – Insuffisance rénale – Malnutrition – Anomalies génétiques boucle INFγ/IL12
Mycobactéries atypiques	– Infection VIH – Hémopathies – Immunosuppresseurs – Allogreffe de moelle osseuse
Herpes simplex virus **(HSV)**	– Défauts génétiques de **TLR3** et de la signalisation de **TLR3**, déficit en **UNC93B1**
Papillomavirus	– Mutation **CXCR4** (syndrome WHIM) – Déficits en **EVER1** et **EVER2**
Pneumocystose	– Infection VIH – LLC – Maladies systémiques traitées par Immunosuppresseurs – Allogreffes de moelle osseuse – Déficits immunitaires combinés
Toxoplasmose cérébrale et/ou disséminée	– Infection VIH – Hémopathies – Déficits immunitaires combinés
Lambliase (giardiase)	– Infection VIH – DICV – Déficit en IgA
Cryptosporidiose Microsporidiose	– Infection VIH – Greffe de moelle osseuse

Cryptococcose	– Infection VIH – Hémopathies – Transplantation – Corticothérapie – Lymphopénie $CD4^+$ idiopathique
Anguillulose	– Corticothérapie – Immunosuppresseurs – Transplantation, allogreffe de moelle osseuse
CARD9 : Caspase-associated recruitment domain 9 ; CXCR4 : CX chemokine receptor ; DICV : Déficit immunitaire commun variable ; EVER1 et 2 : Epidermodysplasia Verruciformis-Associated Genes ; IL : Interleukin ; IRAK-4 : Interleukin-1 receptor-associated kinase-4 ; LLC : Leucémie lymphoïde chronique ; MyD88 : Myeloid differentiation primary response gene 88 ; NEMO : NF-κB essential modifier ; SHIGM : syndromes HyperIgM ; STAT1 : Signal transducer and activator of transcription 1 ; TLR : Toll-like receptors ; UNC93B1 : uncoordinated 93 homolog B1 ; VIH : Virus de l'immunodéficience humaine.	

– Des **infections à répétition** touchant plus spécifiquement les voies aériennes supérieures (otites, sinusites) et/ou la sphère pulmonaire (pneumopathies) à bactéries encapsulées (*Streptococcus pneumoniae, Haemophilus influenzae, Neisseria meningitidis*), évoquent une hypogammaglobulinémie sous-jacente (**Figure 1**).

Figure 1. Orientation diagnostique devant une suspicion de déficit immunitaire en cas d'infections bactériennes sévères à germes encapsulés et/ou bactériennes ou fongiques sévères en l'absence d'anomalie du phénotypage lymphocytaire

AP50 : complement alternative pathway activation ; CH50 : complément hémolytique 50% ; DHR : Dihydrorhodamine ; LB : lymphocytes B ; NBT : nitroblue tetrazolium ; NK : natural killer ; PNN : polynucléaire neutrophile.

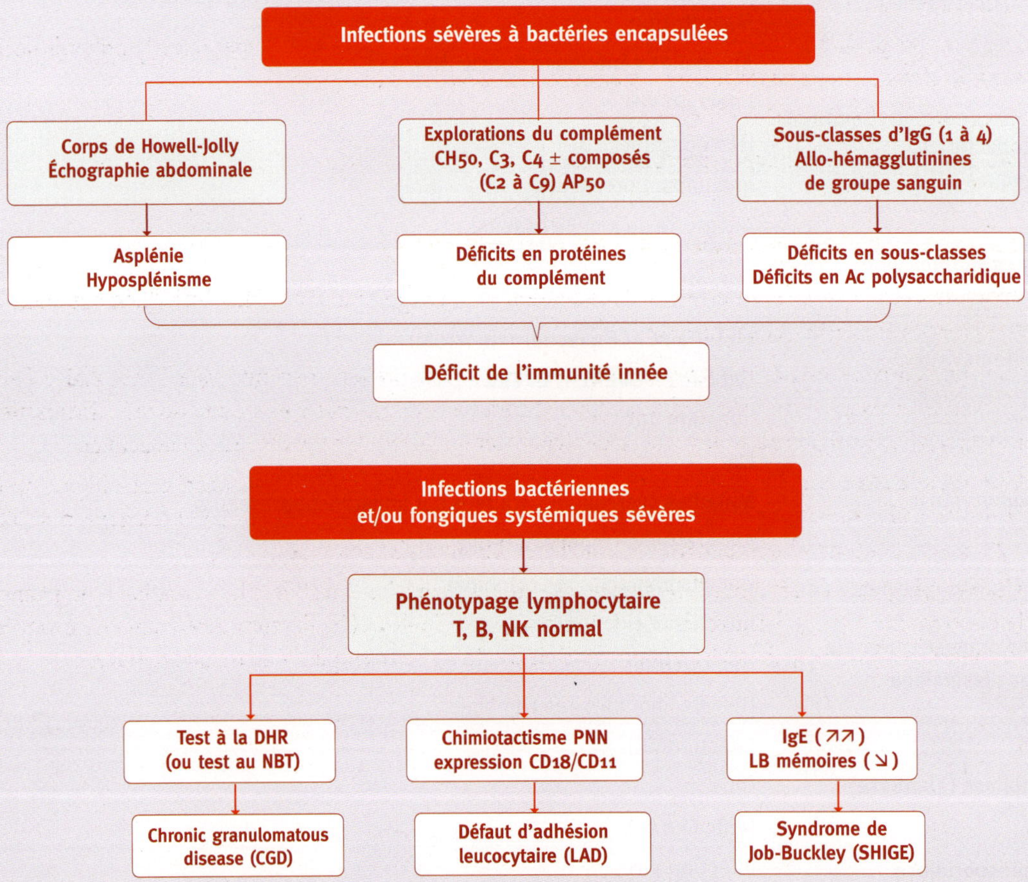

- Certaines infections digestives (gastro-entérites à *Salmonella*, *Giardia*...) sont évocatrices de DIP humoraux.
- Une **méningite à *Neisseria meningitidis*** doit faire rechercher de principe un déficit en protéine du complément (properdine, complexe d'attaque membranaire).
- Des **infections** bactériennes (infections de la peau et des muqueuses à germes pyogènes ou entérobactéries) sont évocatrices de neutropénie (agranulocytose) (**Figure 1**). L'illustration classique est l'angine fébrile nécrotique non pultacée chez un jeune en relation avec une neutropénie (donc pas de « pus) révélatrice d'une leucémie aiguë. En cas d'infections bactériennes ou fongiques (infections aspergillaires, candidoses systémiques...) récurrentes, on évoquera plutôt une neutropénie chronique.
- Certaines **infections dites opportunistes** (toxoplasmose cérébrale, infections à cytomégalovirus, à *pneumocystis jiroveci*, cryptococcose, infections à mycobactéries atypiques) sont évocatrices d'un déficit en lymphocytes T. Ces infections sont souvent révélatrices d'une infection par le VIH à l'origine d'une baisse des lymphocytes T $CD4^+$.
- Les infections récurrentes des épithéliums de surface en contact avec l'environnement tels que le tube digestif, la peau, les poumons avec des bactéries pyogènes comme *Staphylococcus aureus* ou *Pseudomonas aeruginosa* ou avec des champignons filamenteux comme *Aspergillus sp.* sont évocatrices d'un déficit de la phagocytose.
- Certaines **infections virales** (encéphalites à virus *Herpes simplex*, papillomavirus) révèlent un déficit en lymphocytes T $CD4^+$.

1.3. Devant certaines pathologies non-infectieuses

- En dehors des infections, d'autres situations cliniques sont également susceptibles de faire penser à un DI :
  - Des **manifestations d'auto-immunité** et notamment les cytopénies auto-immunes mais également un lupus systémique, une arthrite, un vitiligo, etc. ;
  - Des **lympho-proliférations** (adénopathies, splénomégalie, hépatomégalie, hyperplasie lymphoïde découverte sur une biopsie gastrique ou colique ou amygdalienne par exemple) ;
  - Des **tumeurs** (hémopathies, thymomes...) ;
  - Des **granulomatoses de type « sarcoïdose-like »**.

1.4. Devant certaines anomalies biologiques

- La **biologie** peut aussi être un élément d'orientation vers l'hypothèse d'un DI. Ainsi, l'hémogramme pourra mettre en évidence certaines anomalies :
  - Une **neutropénie aiguë** (< 500/mm³) fera rechercher en premier lieu une cause médullaire (leucémie, chimiothérapie anti-tumorale, radiothérapie), toxique ou infectieuse ; une **neutropénie chronique,** après avoir écarté une origine auto-immune, fera rechercher un DIP de type neutropénie congénitale.
  - Une **anémie** et/ou une **thrombopénie,** de mécanisme varié, peuvent être rencontrées au cours d'un DI ; les DIS sont le plus souvent en cause (ex. myélome multiple...) ; dans le cadre d'un DIP l'orientation se fait plutôt vers un déficit humoral de type DICV ou un déficit immunitaire combiné.
  - Une **lymphopénie** (< 1500/mm³) fera rechercher un DI cellulaire et justifiera la réalisation d'un phénotypage lymphocytaire ; de nombreuses causes de lymphopénie (**Tableau III**) devront cependant être évoquées chez l'adulte et la découverte d'une telle anomalie doit conduire à une enquête étiologique rigoureuse.

Tableau III. CAUSES DE LYMPHOPÉNIES SECONDAIRES CHEZ L'ADULTE EN FONCTION DU MÉCANISME INCRIMINÉ	
Défaut de production	– Carence en zinc (Malnutrition, pathologies rénales, gastro-intestinales, alcoolisme chronique)
Excès de catabolisme	– Médicaments – Radiothérapie – Infections virales (VIH, CMV, rougeole, grippe...) – Lupus érythémateux systémique
Redistribution	– Granulomatoses – Sarcoïdose – Granulomatose avec polyangéite (Wegener) – Maladie de Crohn
Pertes excessives	– Entéropathies exsudatives – Chylothorax
Causes multifactorielles	– Infections virales – Infections bactériennes – Mycobactérioses (tuberculose) – Hypercorticismes (primaires ou médicamenteux) – Génétique (ethnique) – Lymphopénie CD4 idiopathique
Mécanismes inconnus	– Insuffisance rénale chronique (chez le dialysé) – Lymphomes – Cancers solides – Gougerot-Sjögren
VIH : virus de l'immunodéficience humaine ; CMV : cytomégalovirus.	

– La présence sur le frottis sanguin de **corps de Howell-Joly** (**Figure 2**) évoque l'existence d'une asplénie (splénectomie, ou asplénie fonctionnelle d'hémopathies malignes ou bénignes telles que sphérocytose héréditaire, drépanocytose, thalassémie majeure), celle de **microplaquettes** un syndrome de Wiskott-Aldrich.

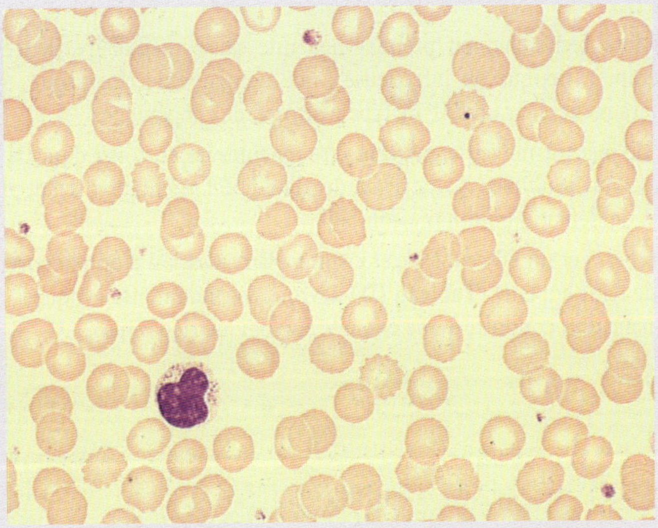

Figure 2.
Frottis de sang périphérique d'un patient splénectomisé mettant en évidence la présence de corps de Howell-Jolly intra-érythrocytaires

(Photo gracieusement fournie par le Dr Sylvie Daliphard, Laboratoire d'Hématologie, Institut de Biologie Clinique, Rouen)

- **L'électrophorèse des protides** permettra la mise en évidence d'une **hypogammaglobulinémie** (< 5 g/L). Celle-ci devra dans un premier temps faire rechercher une cause d'hypogammaglobulinémie secondaire (**Tableaux IV et V**) avant d'envisager un déficit primitif. Elle sera **systématiquement complétée d'un dosage pondéral** des principales **classes d'immunoglobulines (IgA, IgM et IgG)** voire des sous-classes d'immunoglobulines G.

Tableau IV. CAUSES D'HYPOGAMMAGLOBULINÉMIES SECONDAIRES

Médicaments	*Cf.* Tableau V
Infections	– Viroses – Parasitoses
Néoplasiques	– Myélome multiple – Lymphomes – Leucémie lymphoïde chronique – Autres lymphoproliférations chroniques – Leucémies – Thymome (syndrome de Good)
Chromosomiques	– Syndrome 18q- – Monosomie 22 – Trisomie 8 – Trisomie 21
Divers	– Déficit en transcobalamine II – Hypercatabolisme des immunoglobulines – Pertes excessives d'immunoglobulines, notamment syndrome néphrotique et entéropathie exsudative (+++) – Malnutrition protéino-calorique – Asplénisme

Tableau V. CAUSES MÉDICAMENTEUSES D'HYPOGAMMAGLOBULINÉMIE

Immunosuppresseurs, biothérapies	Anti-rhumatismaux	Anti-comitiaux	Autres
Azathioprine (Imurel®)	D-pénicillamine (Trolovol®)	Carbamazépine (Tégrétol®)	Chlorpromazine (Largactil®)
Ciclosporine (Neoral®, Sandimmun®)	Sels d'or	Levetiracetam (Keppra®)	Clonazépam (Rivotril®)
Corticoïdes	Sulfasalazine (Salazopyrine®)	Oxcarbazepine (Trileptal®)	Captopril (Lopril®)
Cyclophosphamide (Endoxan®)	-	Phénobarbital (Gardénal®)	-
Imatinib (Glivec®)	-	Valproate de sodium (Dépakine®)	-
Rituximab (Mabthera®)	-	Phénytoïne (Di-hydan®, Dilantin®)	-

- Les principales situations devant faire évoquer la possibilité d'un DIP sont résumées dans le **Tableau VI**. La démarche et la conduite à tenir en cas de suspicion de DI sont résumées dans la **Figure 3**.

Tableau VI. QUAND PENSER À UN DÉFICIT IMMUNITAIRE PRIMITIF (DIP) ?	
– Dans un contexte d'infections récurrentes, sévères ou multiples – En cas de survenue précoce de maladies auto-immunes – En cas de maladies auto-immunes multiples – En cas de granulomatose	– En cas de lymphoprolifération – En cas d'histoire familiale caractéristique et/ou évocatrice – Lors de certains syndromes évocateurs – En cas d'hypogammaglobulinémie inexpliquée – En cas de lymphopénie inexpliquée

Figure 3. Conduite à tenir en cas de suspicion de déficit immunitaire (DI)
DICV : déficit immunitaire commun variable ;
DIP : déficit immunitaire primitif ; NFS : numération formule sanguine ; NK : natural killer

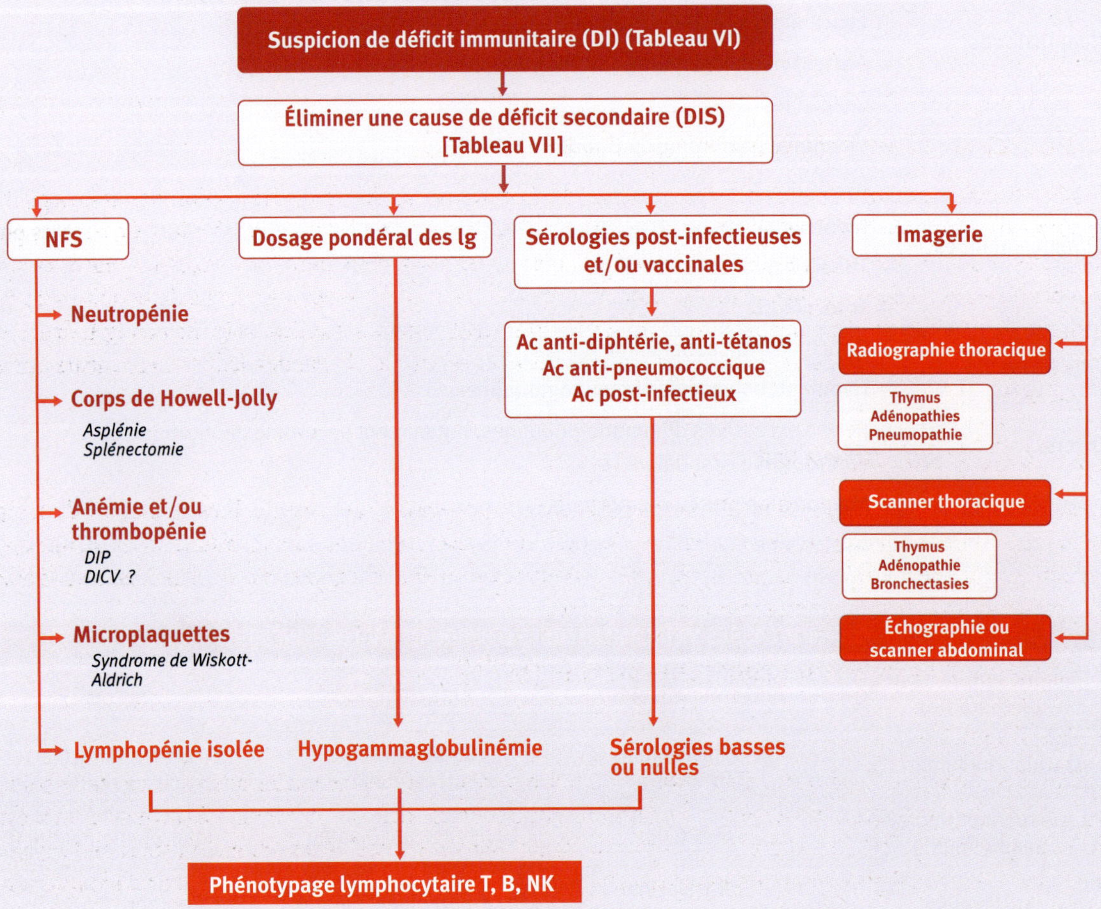

2. Principaux déficits immunitaires secondaires

- Les déficits immunitaires secondaires (DIS) sont plus fréquents à l'âge adulte que les DIP. Il faut donc les évoquer en priorité en cas de signe d'appel de DI. Les principales causes de DIS sont citées dans le **Tableau VII**. En cas d'hypogammaglobulinémie, il est impératif d'éliminer une hémopathie telle qu'une leucémie lymphoïde chronique ou un myélome multiple.

Tableau VII. CAUSES DES DÉFICITS IMMUNITAIRES SECONDAIRES (DIS)

– Infection VIH – corticothérapie prolongée – Immunosuppresseurs – Biothérapies (rituximab, anti-TNFα,...) – Greffe de moelle osseuse – Radiothérapie – Splénectomie, asplénie	– Insuffisance rénale, syndrome néphrotique – Insuffisance hépato-cellulaire – Pertes d'origine digestive (entéropathies exsudatives, lymphangiectasies intestinales primitives de la maladie de Waldmann) – Hémopathies, en particulier myélome multiple et leucémie lymphoïde chronique – Cancers

3. Principaux déficits immunitaires primitifs

3.1. Déficits immunitaires primitifs humoraux

- Ces déficits immunitaires sont caractérisés par une diminution ou un défaut de production des anticorps responsable d'une diminution ou de l'absence de synthèse d'anticorps en réponse à une infection. Ce sont les plus fréquents des DIP chez l'adulte. Les infections des voies aériennes supérieures et des voies respiratoires sont le plus souvent en cause. Le spectre de ces déficits va de l'absence totale ou presque totale de lymphocytes B à l'origine d'une agammaglobulinémie jusqu'à un défaut isolé de production d'anticorps (déficit en IgA, déficit en sous-classes d'IgG ou déficit en anticorps anti-polysaccharidiques) en passant par des déficits en plusieurs classes d'Ig (DICV).

3.1.1. *Déficit sélectif en IgA*

- C'est le DIP le plus fréquent estimé à environ 1/700 dans la population caucasienne. Il est la plupart du temps totalement asymptomatique mais peut parfois s'associer à des manifestations auto-immunes telles qu'un lupus systémique ou une maladie cœliaque. Il peut avec le temps évoluer et se compléter par un déficit en sous-classes d'Ig puis vers un déficit immunitaire commun variable.

3.1.2. *Déficit immunitaire commun variable (DICV)*

3.1.2.1. Définition

- Le DICV est un groupe hétérogène d'affections caractérisées par un déficit profond en anticorps. La physiopathologie des DICV est diverse, conséquence d'un défaut intrinsèque des lymphocytes B mais également d'un déficit de la co-stimulation lymphocytaire T. Il s'agit d'un syndrome pour lequel plusieurs mécanismes moléculaires impliquant différents gènes ont été rapportés mais près de 90 % des DICV n'ont pas à ce jour d'identification moléculaire.
- C'est le plus fréquent des déficits immunitaires en anticorps symptomatiques dont la prévalence est estimée approximativement entre 1/25000 et 1/50000. Il est le plus souvent diagnostiqué chez des adultes entre 20 et 40 ans mais les données des registres montrent que les premiers symptômes débutent souvent dès l'enfance. Les critères diagnostiques ont récemment été modifiés (**Tableau VIII**). Le diagnostic est posé après exclusion des causes d'hypogammaglobulinémie secondaire.

Tableau VIII. CRITÈRES RÉVISÉS 2014 DE LA *EUROPEAN SOCIETY FOR IMMUNE DEFICIENCIES* (ESID) POUR LE DIAGNOSTIC DE DICV

- Au moins une des situations suivantes :
  - susceptibilité accrue aux infections,
  - manifestation auto-immune,
  - maladie granulomateuse,
  - lymphoprolifération polyclonale inexpliquée,
  - un membre de la famille présentant un déficit en anticorps.
- ET une diminution marquée des IgG et une diminution marquée des IgA
- ET la présence d'au moins un des éléments suivants :
  - Faible réponse vaccinale (et/ou absence d'isohémagglutinines).
  - Baisse des cellules B mémoires switchées (smB) (< 70 % des valeurs normales pour l'âge).
- ET exclusion des causes d'hypogammaglobulinémies secondaires (Tableaux IV et V).
- ET après la 4e année de vie.
- ET l'absence de déficit profond en lymphocytes T.

3.1.2.2. Expression clinique du DICV

- Les infections concernent principalement les voies aériennes supérieures et inférieures (le plus souvent avec des germes encapsulés notamment le pneumocoque). Elles sont quasi constantes.
- Une diarrhée chronique est retrouvée dans 25 à 50 % des cas, en rapport avec une infection (*Giardia*, *Salmonella*, *Campylobacter*), ou plus rarement une hyperplasie folliculaire lymphoïde.
- Des complications auto-immunes surviennent chez 25 à 30 % des patients atteints de DICV. Les *cytopénies auto-immunes* (anémie et thrombopénie) sont parmi les plus fréquentes et peuvent être révélatrices. Parmi les autres manifestations auto-immunes retrouvées figurent : thyroïdites, lupus systémique, Sjögren, psoriasis, maladie de Biermer...
- Un syndrome lymphoprolifératif survient dans 30 à 40 % des cas (à type d'hyperplasie lymphoïde bénigne voire d'authentiques lymphoproliférations malignes) à l'origine d'une splénomégalie, d'une polyadénopathie.
- Une granulomatose (qui ressemble à une sarcoïdose) est présente dans 10 à 20 % des cas. Le diagnostic est difficile, et c'est l'association de cette granulomatose à une hypogammaglobulinémie et non à une hypergammaglobulinémie comme dans la sarcoïdose qui permet d'évoquer le diagnostic.

3.1.2.3. Diagnostic différentiel du DICV

- Les explorations biologiques nécessaires à effectuer pour explorer un DICV comprennent outre le dosage pondéral des principales classes d'Ig (G, A, M) et les sous-classes d'IgG, le dosage des anticorps post-infectieux et post-vaccinaux et la réalisation d'un phénotypage des lymphocytes circulants T, B et NK (**Tableau IX**). Le diagnostic différentiel d'un DICV est celui des causes d'hypogammaglobulinémies secondaires (**Tableaux IV et V**) ou des autres DIP avec hypogammaglobulinémie (voir ci-après).

Tableau IX. EXPLORATIONS BIOLOGIQUES DES PATIENTS HYPOGAMMAGLOBULINÉMIQUES SUSPECTS DE DICV (VIH NÉGATIF ET POUR QUI LES AUTRES CAUSES D'INFECTIONS RÉCURRENTES ONT ÉTÉ ÉCARTÉES)
Phase 1
• Numération formule sanguine avec frottis sanguin • Dosage pondéral des Ig G, A et M • Protéinurie des 24 h (éliminer un syndrome néphrotique)
Phase 2
• Sous-classes d'IgG (IgG1 à IgG4 ; utiles pour les patients ayant un déficit en IgA ou présentant des infections récurrentes à tropisme sino-pulmonaire) • Anticorps : tests fonctionnels (post-vaccinaux et/ou post-infectieux) – Anticorps anti-antigènes protéiques : toxine diphtérique, toxine tétanique, *H. Influenzae B*, isohémagglutinines – Anticorps anti-antigène polysaccharidique : *S. pneumoniae* • Quantification en cytométrie de flux des lymphocytes circulants T, B et NK • Tests de prolifération lymphocytaires (mitogènes et antigènes)
Phase 3
• Sous-populations lymphocytaires B par cytométrie de flux (à la recherche d'une diminution des B mémoires switchées et de modifications d'autres sous-populations de B caractéristiques de certaines présentations cliniques) • B mémoires switchées (CD27+IgD-IgM-) • B mémoires non switchées (CD27+IgD+IgM+) • B mémoires IgM (CD27+IgM+IgD^{dull}) • B transitionnels (CD38+++IgM++) • Plasmablastes (CD38+++IgM-) • B matures (CD19+CD21+) • B $CD21^{lo}$ (CD19+$CD21^{lo}$)
DICV : déficit immunitaire commun variable ; dull : terne ; lo : low (faible) ; NK : natural killer ; VIH : virus de l'immunodéficience humaine.

3.1.3. *Agammaglobulinémie de Bruton*

- L'agammaglobulinémie de Bruton ou agammaglobulinémie liée à l'X, la plus fréquente, est la conséquence d'une mutation du gène codant pour la tyrosine kinase de Bruton (BTK : Bruton's Tyrosine Kinase). La caractéristique commune de ce déficit humoral est l'absence complète d'Ig et de LB circulants en lien avec un défaut de différentiation des LB. Les garçons sont touchés au cours de la première année de vie (après la disparition des IgG maternelles) par diverses infections bactériennes ou virales (ORL, pulmonaires, digestives, ostéo-articulaires et/ou neurologiques).
- L'agammaglobulinémie autosomique récessive est plus rare et réalise un tableau clinique semblable à la maladie de Bruton mais pouvant toucher les filles.

3.1.4. *Syndrome hyper-IgM (SHIGM)*

- Ce syndrome se caractérise par une augmentation des IgM sériques associée à une diminution des IgG et des IgA. Le taux des lymphocytes B est normal. Ce syndrome est la conséquence d'une altération du mécanisme de la commutation isotypique (de la classe IgM vers une autre classe d'Ig). Plusieurs mécanismes peuvent être à l'origine d'un SHIGM, parmi lesquels deux principaux :

– Un déficit en CD40 (de transmission autosomique récessive) ou en CD40-L (de transmission liée à l'X) peut être en cause. En effet, pour qu'il y ait commutation isotypique, il est nécessaire que la molécule CD40-L, exprimée par le lymphocyte T, se lie avec le CD40 exprimé à la surface des lymphocytes B. Les patients porteurs de ce déficit font, outre leur susceptibilité vis-à-vis des infections bactériennes communautaires habituelles, des infections opportunistes (pneumocystoses, toxoplasmose, mycobactérioses non tuberculeuses et infections virales).
– Des déficits de transmission autosomique récessive impliquant les gènes codant les protéines AID (*Activation Induced cytidine Deaminase*) et UNG (*Uracyl DNA Glycosylase*) nécessaires à la cassure de l'ADN dans le processus de commutation isotypique des lymphocytes B. Ces patients font des infections bactériennes communautaires et peuvent avoir des manifestations d'auto-immunité.

3.1.5. Autres déficits immunitaires humoraux

- Les déficits en sous-classe d'IgG sont souvent à l'origine d'infections de la sphère ORL ou pulmonaire d'origine bactérienne ou virale. Ils peuvent être asymptomatiques. Le dosage des sous-classes d'Ig G doit être réalisé en cas de concentration normale ou subnormale des IgG et/ou en cas de déficit isolé en IgA chez des patients symptomatiques.

3.1.6. Stratégie diagnostique devant une hypogammaglobulinémie

- Le dénominateur commun à toutes les pathologies à l'origine d'un déficit humoral est la présence d'une hypogammaglobulinémie. Une hypogammaglobulinémie est généralement mise en évidence par un résultat d'électrophorèse des protéines sériques (**Figure 4**) ou directement via un dosage pondéral d'immunoglobulines (G, A et/ou M).

Figure 4. Électrophorèse des protéines sériques révélant une hypogammaglobulinémie

Alb : albumine

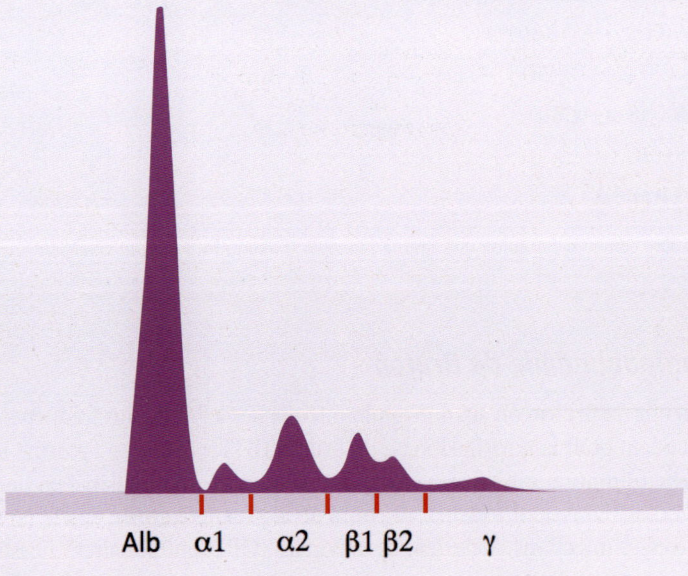

		Valeurs normales
Albumine	41 g/L	34-41 g/L
Alpha 1 globulines	1,3 g/L	1-4 g/L
Alpha 2 globulines	8,7 g/L	6-12 g/L
Bêta 1 globulines	8,6 g/L	4-9 g/L
Bêta 2 globulines	4 g/L	2-5 g/L
Gamma globulines	1,5 g/L	9-15 g/L

- Les modalités de découverte d'une hypogammaglobulinémie sont les suivantes :
  - Découverte fortuite sur un bilan biologique par le biais d'une électrophorèse des protéines sériques ou en cas de bilan pré-thérapeutique (mise en place d'une biothérapie dans le cadre d'un rhumatisme inflammatoire ou une maladie auto-immune par exemple).
  - Dans le cadre d'infections notamment touchant la sphère ORL, broncho-pulmonaires ou le tractus digestif.
  - Lors de manifestations auto-immunes.
  - Lors d'une adénopathie ou poly-adénopathie, d'une splénomégalie, d'une hépatomégalie ou devant toute lymphoprolifération.
- La stratégie diagnostique comporte plusieurs étapes et doit être rigoureuse (**Figure 5**).

Figure 5. Conduite diagnostique en cas d'hypogammaglobulinémie

BOM : biopsie ostéo-médullaire ; DRESS : Syndrome d'hypersensibilité médicamenteuse ; NK : natural killer ; TDM : Tomodensitométrie.

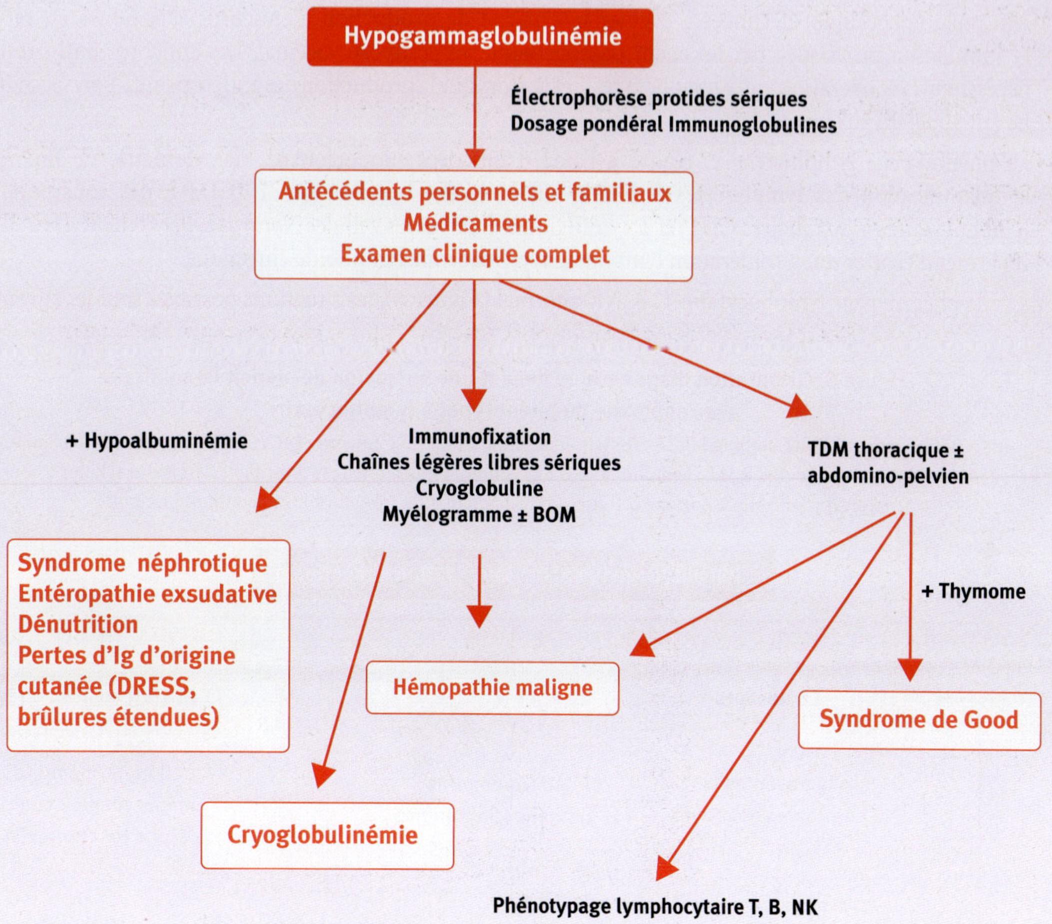

- Une cause d'hypogammaglobulinémie secondaire (**Tableaux IV et V**) doit en premier lieu être recherchée.
- L'interrogatoire doit recueillir les antécédents personnels ou familiaux, les médicaments pris (**Tableau V**). L'examen clinique complet recherche notamment la présence d'adénopathies dans tous les territoires ganglionnaires, une hépato et/ou splénomégalie ; il évalue l'état nutritionnel des patients. Les examens complémentaires suivants sont réalisés :
  - L'électrophorèse des protéines et l'immunofixation ont pour but d'écarter l'existence d'un composant monoclonal. Le dosage des chaînes légères libres sériques permet d'écarter l'éventualité d'un myélome à chaînes légères.

- Une protéinurie des 24 H recherche une perte rénale de protéines. La présence d'une protéinurie fait réaliser une électrophorèse des protides urinaires.
- La recherche et le dosage d'une cryoglobuline sérique seront effectués en présence de signes évocateurs de l'existence d'une cryoglobulinémie (purpura, arthralgies, neuropathie périphérique) possiblement à l'origine d'une hypogammaglobulinémie. La réalisation d'une électrophorèse des protéines à une température de 37°C permettrait de vérifier que le taux des gammaglobulines est normalisé.
- Le scanner thoracique a pour objet de vérifier l'absence de tumeur de la loge thymique qui ferait évoquer la possibilité d'un syndrome de Good (association thymome + hypogammaglobulinémie), de s'assurer de l'absence d'adénopathie dans la loge médiastinale, de rechercher des bronchectasies ou des séquelles d'infections du parenchyme pulmonaire.
- Une échographie et/ou un scanner abdomino-pelvien sont nécessaires pour rechercher des adénopathies profondes, une splénomégalie ou une asplénie.
- Le dosage pondéral des principales classes d'Ig (G, A et M) et des sous-classes d'IgG est complété par l'étude des sérologies vaccinales et/ou post-infectieuses (principalement anti-diphtérique, anti-tétanique et anti-pneumococcique) destinées à évaluer la capacité de production d'anticorps spécifiques en réponse à la stimulation provoquée par un agent pathogène ou un composé vaccinal. Les anticorps anti-protidiques nécessitent la coopération entre lymphocytes T et B, alors que la production des anticorps anti-polysaccharidique ne fait appel qu'aux lymphocytes B.
- Le phénotypage lymphocytaire, réalisé à l'aide d'anticorps monoclonaux en cytométrie de flux, permet la quantification des lymphocytes B ($CD19^+$,$CD20^+$), des lymphocytes T ($CD3^+$), des sous-populations lymphocytaires T auxilliaires $CD4^+$ et T cytotoxiques $CD8^+$ et les cellules *Natural Killer* (NK) ($CD16^+$,$CD56^+$). Il permet d'écarter une prolifération lymphoïde type leucémie lymphoïde chronique.

• En cas de phénotypage lymphocytaire T, B, NK anormal (**Figure 6**), les situations possibles sont les suivantes :

Figure 6. Orientation diagnostique devant une suspicion de déficit immunitaire avec anomalie du phénotypage lymphocytaire

DIC : Déficit Immunitaire Combiné ; DICS : Déficit Immunitaire Combiné Sévère ; DICV : Déficit immunitaire commun variable ; LB : Lymphocytes B ; LT : Lymphocytes T ; Ig : Immunoglobulines ; N : Normal ; NK : Natural killer (tueur naturel) ; SHIGM : Syndrome d'Hyper-IgM ; TTL : Test de transformation lymphoblastique

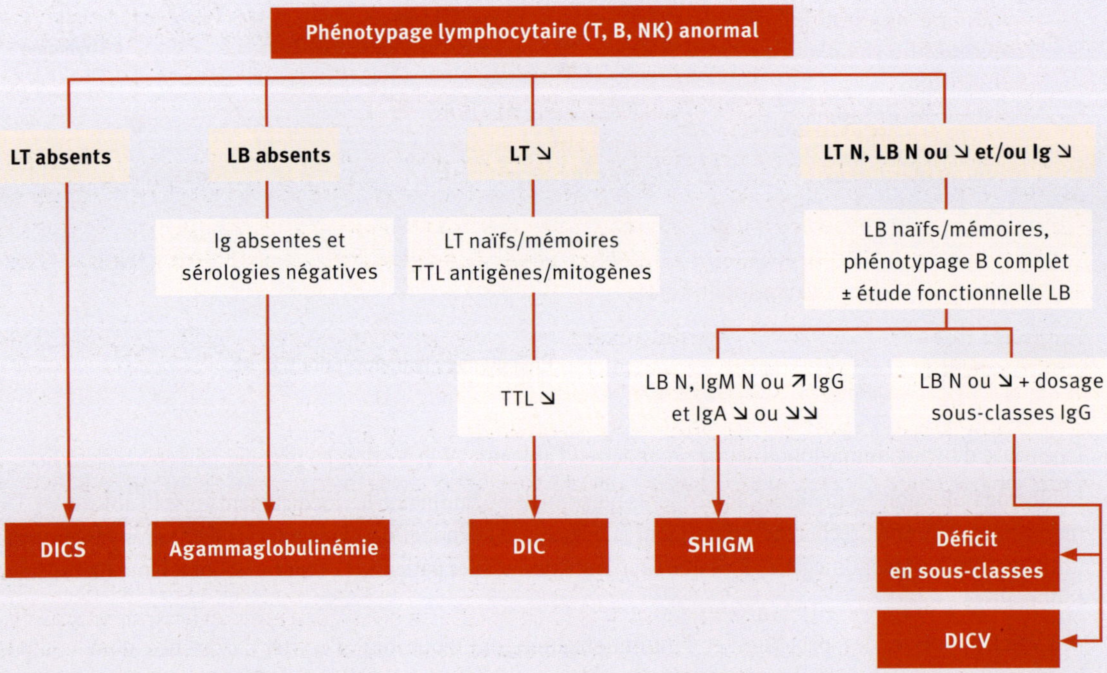

- L'absence de lymphocytes T signe la présence d'un Déficit Immunitaire Combiné Sévère (DICS) situation observée essentiellement en pédiatrie.
- L'absence de lymphocytes B associée à l'absence d'Ig et des sérologies post-infectieuses et/ou post-vaccinales négatives témoignent de l'existence d'une agammaglobulinémie, le plus souvent liée à l'X (maladie de Bruton).
- Une diminution isolée des lymphocytes T traduit la présence d'un Déficit Immunitaire Combiné.
- Si les lymphocytes T sont normaux et que les B sont normaux ou diminués, un déficit de l'immunité humoral (DICV ou un syndrome hyper-IgM) est vraisemblable.

3.1.7. *Traitement des déficits immunitaires humoraux*

- La substitution par immunoglobulines polyvalentes par voie intra-veineuse (IgIV) ou par voie sous-cutanée (IgSC) est systématique. Le traitement substitutif protège des infections graves (septicémie et méningite à pneumocoque en particulier). Elle peut être réalisée en milieu hospitalier (ce qui est la règle lors de l'initiation de ce traitement au moins pour la voie intra-veineuse) ou à domicile. Le passage d'une modalité à l'autre doit rester possible tout au long du suivi de ces patients.
- Une antibiothérapie doit être systématiquement prescrite à l'occasion des épisodes infectieux, précoce, prolongée et adaptée au germe identifié si l'infection est documentée. À défaut, cette antibiothérapie devra être efficace sur les germes les plus fréquemment impliqués et dans tous les cas prendre en compte les antécédents infectieux du patient.
- Les vaccinations peuvent avoir un intérêt, leur efficacité étant diminuée mais pas nulle (sauf si IgG < 2 g/l) . Les vaccins vivants atténués sont contre-indiqués.
- La kinésithérapie respiratoire est indiquée en cas de dilatation des bronches. L'arrêt du tabac est impératif.

3.2. Les syndromes d'immunodépression combinée sévère (DICS)

- Ces déficits associent un déficit immunitaire humoral et cellulaire. Ils se révèlent en général dans l'enfance. De nombreux déficits de ce type sont décrits.
- Les syndromes d'immunodépression combinée sévère (DICS) sont souvent révélés dès les premiers jours de vie par des infections bactériennes, virales et fongiques inhabituelles par le germe en cause, la localisation ou le caractère récidivant. Ils peuvent être responsables de lymphopénie. Souvent classés selon les populations cellulaires affectées (LT et/ou LB et/ou NK), ces déficits sont principalement diagnostiqués chez l'enfant mais des formes plus frustres peuvent être découvertes jusqu'à l'âge adulte. L'ensemble de ces déficits est rassemblé dans le **Tableau II**.

3.2.1. *Les anomalies de développement thymique*

- Plusieurs syndromes peuvent s'accompagner de lymphopénie. Ainsi, le syndrome de Di-George est caractérisé par une anomalie de développement des 3e et 4e arcs branchiaux conduisant à des anomalies cardiaques, une quasi-absence de développement du thymus ou des parathyroïdes et une dysmorphie faciale discrète mais caractéristique. Au cours de cette affection, on constate une lymphopénie profonde portant sur les LT avec parfois expansion des LB.
- Par ailleurs, l'absence de développement thymique, des troubles marqués des phanères et l'absence de réponse proliférative lymphocytaire se voient au cours des mutations de FOXN1 (*Forkhead box protein N1*).

3.2.2. *Les anomalies du métabolisme des précurseurs lymphoïdes*

- Deux anomalies du métabolisme des purines ont été mises en évidence conduisant à l'accumulation de déchets toxiques: le déficit en adénosine déaminase (ADA), responsable de 15 % des DICS, et le déficit en purine nucléoside phosphorylase (PNP) plus rare. Le tableau du déficit en ADA dépend de l'activité enzymatique résiduelle : il peut être pauci-symptomatique et de révélation tardive mais, en cas de déficit sévère, il est responsable d'un DICS, comme dans le déficit en PNP. Aux symptômes liés à l'immunodépression, s'ajoutent des signes neurologiques et des stigmates d'auto-immunité (déficit en PNP) ou des anomalies squelettiques pseudo-rachitiques (déficit en ADA). La lymphopénie intéresse les LT et les LB dans le déficit en ADA, alors qu'il épargne les LB dans le déficit en PNP.

- La dysgénésie réticulaire est une cause rare de DICS rapidement mortelle en l'absence de greffe de moelle, responsable de surdité sensorielle, d'un défaut des lignées myéloïdes et lymphoïdes et de développement thymique. La mutation du gène de l'adénylate kinase, enzyme mitochondriale, a été récemment identifiée.

3.2.3. Les anomalies de la synthèse du TcR et du BcR

- Ces déficits sont principalement liés à des anomalies de la recombinaison des segments variable (V), diversité (D) et jonction (J) codant pour les régions variables des immunoglobulines ou des chaînes V, D et J du TcR, étape indispensable à la genèse d'un répertoire diversifié des TcR et BcR. La défaillance de ce mécanisme commun entraîne un défaut de maturation des LB et des LT à l'origine d'une lymphopénie alors que les lymphocytes NK sont matures et fonctionnels. L'alymphocytose autosomique récessive est liée à des mutations non-sens des gênes RAG (*recombination activating genes*) 1/2. D'autres anomalies de la recombinaison peuvent être liées à des mutations des enzymes NHEJ (*Non-homologous end joining*), DNA-PKcs (*DNA-Protein kinase catalytic subunit*), Artemis, DNA ligase IV (*LIG4*) ou XLF (*XRCC4-like factor*)/Cernunnos.
- Les variants hypomorphes des déficits en RAG1/2 et en Artemis, certains déficits en LIG4 ou en ADA peuvent être à l'origine d'un syndrome d'Omenn. Celui-ci associe érythrodermie, alopécie, hépato-splénomégalie, polyadénopathie, manifestations auto-immunes, hyper-IgE, et expansion oligloclonale des LT.

3.2.4. Les déficits de la réponse cytokinique

- Pour établir une réponse immune, 3 signaux différents sont nécessaires pour activer efficacement un lymphocyte :
  1. la fixation de l'antigène par le TcR ou le BcR ;
  2. un signal apporté par les molécules de co-stimulation ;
  3. le troisième signal provenant des cytokines et des récepteurs. Un déficit de ce 3e signal a été mis en évidence au cours de certains DICS : Le déficit en chaîne γc, commune aux récepteurs à l'interleukine (IL)-2, -4, -7, -9, -15, -21, est à l'origine d'un DICS lié à l'X. Exceptionnellement, il s'agit d'un déficit en chaîne α du récepteur à l'IL-7 ou en Jak-3 impliquée dans la signalisation de nombreux récepteurs, dont des récepteurs aux cytokines.

3.2.5. Syndrome de Wiskott-Aldrich

- Maladie liée à l'X en rapport avec une mutation du gène *WASP* (*Wiskott Aldrich Syndrome Protein).* La protéine WASP interagit avec l'actine et son déficit se traduit par une désorganisation du cytosquelette prédominant dans les lymphocytes et les plaquettes. La mutation est responsable d'un phénotype associant une diminution progressive des lymphocytes avec l'âge, une réponse vaccinale altérée vis-à-vis des vaccins polysaccharidiques, une prolifération lymphocytaire T altérée (les lymphocytes B sont en nombre normal). Les IgM et parfois les IgA sont diminuées et les IgE augmentées. Les patients ont une susceptibilité accrue aux infections bactériennes (otites, abcès, pneumonies, etc.), virales (*Herpes simplex virus* (HSV), *Cytomégalovirus* (CMV)) ou fongiques, des hémorragies en rapport avec une thrombopénie avec microplaquettes, un eczéma et une propension à développer des lymphoproliférations malignes. Près de 70 % de ces patients développent des manifestations autoimmunes (cytopénie, vascularite, arthrite, uvéite, maladie inflammatoire intestinale).

3.2.6. Autres causes de DICS

- Un défaut d'expression de l'une des chaînes δ, γ et ε constitutives du complexe CD3, peut être responsable de DICS. Un déficit dans le motif kinasique du CD45 a également été décrit chez un nouveau-né. Un déficit au niveau de ZAP-70 (*zeta-chain-associated protein kinase 70*) a été mis en évidence chez de nombreux patients qui présentaient un déficit sélectif en LT $CD8^+$ avec des LT $CD4^+$ anergiques. Enfin, un défaut des flux calciques, nécessaires à l'activation lymphocytaire, peut être responsable de DICS.
- Un déficit de la présentation antigénique et de l'expression du CMH de classe I sur les LT peut être lié à une mutation du gène « transporter associated with antigen presentation » (TAP). Le tableau associe de manière variable : infections, arthrite, vascularite cutanée ou des voies aériennes supérieures. La présentation clinique se rapproche parfois de la granulomatose avec polyangéite (anciennement granulomatose de Wegener) et peut en constituer un diagnostic différentiel. En revanche, un déficit d'expression du CMH de classe II entraîne un défaut d'activation des LT avec une lymphopénie T $CD4^+$ isolée.

4. Déficits de la phagocytose

4.1. Déficits qualitatifs de la phagocytose

- La granulomatose septique chronique (GSC ou GCD pour *Chronic Granulomatous Disease*) se manifeste en règle dans la petite enfance. Le tableau clinique, hétérogène, associe des infections à répétitions souvent sévères (abcès cutanés, pulmonaires, hépatiques et osseux), une granulomatose disséminée aseptique touchant le tube digestif à l'origine des sténoses viscérales et des manifestations auto-immunes (lupus discoïde et lupus systémique notamment). Dans les formes liées à l'X, la présence d'un lupus discoïde est fréquente chez les mères des patients.
- Cette affection est en rapport avec des mutations de gènes codants pour les composants du complexe enzymatique de la Nicotinamide Adénine Dinucléotide Phosphate (NADPH) oxydase, qui permet de générer au niveau de la membrane plasmique des radicaux oxygénés aux vertus bactéricides et fongicides. La transmission de cette maladie est le plus souvent (80 %) liée à l'X (mutation de la sous-unité *CYBB* du gène codant pour la NADPH oxydase) et parfois (20 %) autosomique récessive (mutations des sous-unités *CYBA*, *NCF1*, *NCF2* et *NCF4*).
- Il existe également des déficits qualitatifs de l'adhérence leucocytaire (*leukocyte adhesion deficiency* ou *LAD*). Ces déficits concernent avant tout les polynucléaires neutrophiles et se caractérisent par un retard à la chute du cordon ombilical, des infections bactériennes et fongiques précoces liées à l'incapacité des polynucléaires neutrophiles de migrer au sein des tissus infectés.

4.2. Neutropénies

- Les neutropénies chroniques sont à l'origine d'épisodes fébriles et d'infections des tissus cutanés et sous-cutanés à bacilles à Gram négatif.
- Les neutropénies congénitales peuvent se présenter sous une forme isolée dans le cadre d'une mutation autosomique récessive du gène *HAX1* (maladie de Kostmann) ou associée à une insuffisance pancréatique et des anomalies osseuses en lien avec une mutation autosomique récessive du gène *SDBS* (Syndrome de Shwachman-Diamond-Bodian).
- Les neutropénies cycliques se caractérisent par des périodes de neutropénie profonde d'une durée de 3 à 6 jours, tous les 21 jours. Des mutations du gène ELA2 sont impliquées dans les formes autosomiques dominantes de neutropénie cyclique mais sont également retrouvées dans des formes chroniques de neutropénie.

5. Déficits en complément

- Le système du complément est un système majeur de l'immunité innée. Les trois voies d'activation du complément (classique, alterne et des lectines) peuvent être à l'origine d'un déficit immunitaire (**Figure** 7). Le complexe d'attaque membranaire est responsable à lui seul de la lyse cellulaire. Le complément est également à l'origine, avec l'aide d'autres éléments du système immunitaire, de la co-activation des lymphocytes B, de la clairance des complexes immuns et de la phagocytose par le biais de l'opsonisation.

Figure 7. Le système du complément

Lectine : protéine fixant les composés riches en carbohydrates ; MBL : Mannan-Binding Lectin ; MASP : Mannose-binding lectin-Associated Serin Protease

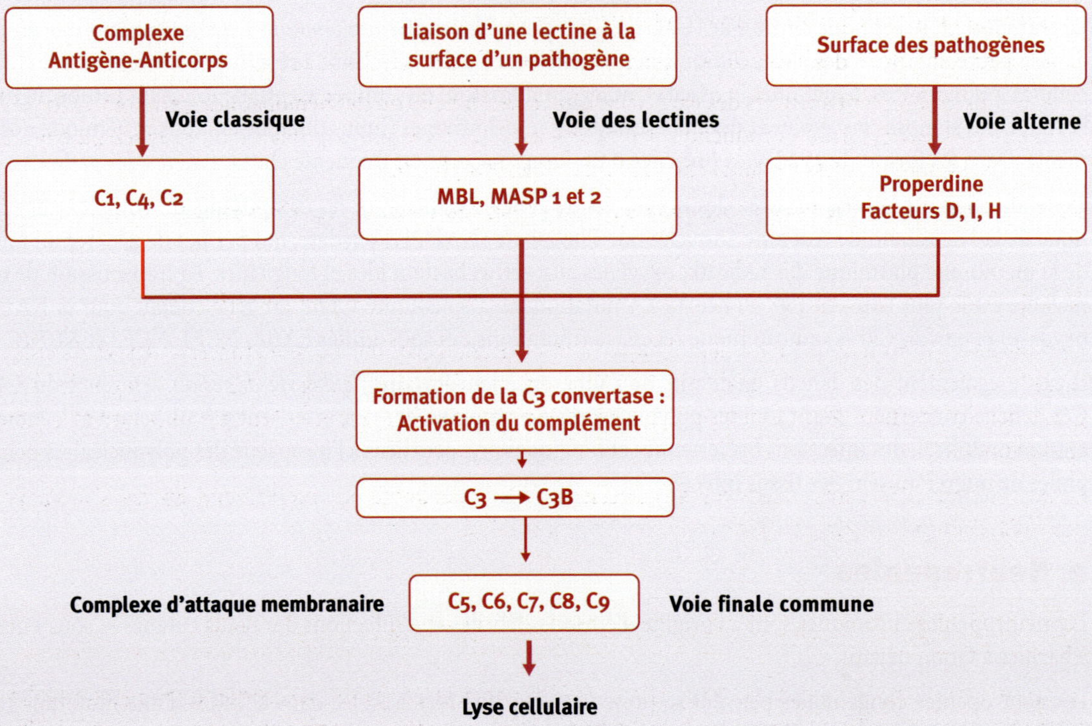

5.1. Déficits de la voie classique

- Les déficits en **C2, C3 et C4**, de transmission autosomique récessive, sont à l'origine d'une augmentation de la susceptibilité aux infections à bactéries encapsulées (*Streptococcus pneumoniae, Haemophilus influenzae, Neisseria sp*). On observe principalement des pneumopathies, des méningites et/ou des septicémies. Ces déficits sont également associés à des manifestations auto-immunes (lupus systémique en cas de déficit en C1q, C4 ou C2, glomérulonéphrite membrano-proliférative pour les déficits en C3). Le déficit en C2 est le plus fréquent (1/10 000 naissances) dans la population caucasienne.

5.2. Déficits de la voie alterne

- Une susceptibilité aux infections à bactéries encapsulées est également le fait des déficits autosomiques récessifs en **facteur H** et **facteur I**. Les patients présentant un déficit en facteur H peuvent également développer une glomérulonéphrite membrano-proliférative ou un syndrome hémolytique et urémique (SHU).
- Le déficit en **properdine** de transmission liée à l'X entraîne une susceptibilité accrue aux infections à *Neisseria menigitidis* de sérogroupes W135, X, Y, Z ou non groupables.

5.3. Déficits du complexe d'attaque membranaire

Les déficits de **facteurs de la voie terminale du complément** (**C5, C6, C7, C8 et C9**), de transmission autosomique récessive, se caractérisent par une susceptibilité accrue aux infections systémiques, volontiers récurrentes, à *Neisseria.*

5.4. Déficit en C1 inhibiteur (*cf.* Item N° 254 : Œdèmes)

- Le déficit en C1 inhibiteur (INH) est à l'origine d'un angioedème bradykinique, circonscrit, blanc, non prurigineux, touchant souvent le tube digestif.
  - Le déficit quantitatif ou fonctionnel en C1 INH peut être :
    - héréditaire (90 % des cas), survenant en général chez l'enfant ou l'adolescent.
    - acquis, s'observent au cours des gammapathies monoclonales ou des hémopathies lymphoïdes. Ils peuvent être secondaires à une production d'anticorps anti-C1 INH par la prolifération monoclonale ou à une consommation excessive du C1 INH par les cellules lymphoïdes.
- Dans les deux cas existe le plus souvent une activation de la voie classique du complément.

5.5. Comment explorer un déficit du système complémentaire ?

- Le dosage du CH50 (complément hémolytique 50 %) permet d'explorer l'activité fonctionnelle de la voie classique (C1, C2, C4) et de la voie finale de C5 à C9). Il est complété par le dosage de C3 et C4. En cas de baisse du CH50, un dosage des différents composés pourra être réalisé dans un contexte d'infections invasives à bactéries encapsulées.
- Le dosage de l'AP50 explore l'activité fonctionnelle de la voie alterne du complément. En cas d'anomalie, un dosage des composants D, H, I et de la properdine sera réalisé.

6. Syndrome d'activation lympho-histiocytaire

- Le syndrome d'activation lympho-histiocytaire (SALH) associe un syndrome fébrile, une organomégalie, des cytopénies, une hyperferritinémie, une élévation des LDH et un critère histologique correspondant à de l'hémophagocytose sur un myélogramme, une biopsie ganglionnaire, hépatique ou une splénectomie. Les étiologies du SALH chez les adultes sont dans la très grande majorité des cas secondaires et souvent combinés, pouvant correspondre à une infection, une néoplasie, une cause médicamenteuse, une pathologie systémique auto-immune comme le LES, ou inflammatoire comme la maladie de Still. De façon exceptionnelle, un DIP peut être diagnostiqué à l'âge adulte dans un contexte de SALH. Il faudra alors penser à rechercher une lymphohistiocytose familiale, une maladie de Chediak-Higashi, un syndrome de Griscelli et un syndrome de Purtilo.

7. Susceptibilité mendélienne aux infections mycobactériennes : défauts de l'axe IL-12/IFNγ

- Les anomalies de l'axe IL-12/IFNγ peuvent être à l'origine d'infections mycobactériennes précoces et/ou récidivantes. Il s'agit en règle d'infections sévères par le bacille de Calmette et Guérin (BCG) suite à une vaccination (BCGite), d'infections à mycobactéries ou éventuellement d'infections à salmonelle débutant dans la petite enfance chez les patients présentant un défaut génétique dans l'axe IL-12/IFNγ. Ces affections sont exceptionnellement diagnostiquées à l'âge adulte.

8. Les défauts de régulation de la réponse immunitaire

- Les affections touchant l'homéostasie du système immunitaire se révèlent en général par des syndromes d'activation macrophagiques, des syndromes lymphoprolifératifs, des manifestations auto-inflammatoires ou des manifestations auto-immunes à début précoce. Le dosage des immunoglobulines et le phénotypage lymphocytaire sont, en règle générale, pas ou peu perturbés. En voici trois exemples.

8.1. Déficit en apoptose : Le Syndrome ALPS

- Au cours du syndrome ALPS (*autoimmune lymphoproliferative syndrome*), on observe une organomégalie avec des adénopathies et une splénomégalie, une hyperlymphocytose périphérique et tissulaire caractérisée par la présence d'une population double négative de **lymphocytes** T $CD4^-/CD8^-$ et une hyperlymphocytose T $CD8^+$, T $CD4^+$ et B. Il existe au cours de cette affection une lymphoprolifération, une hypergammaglobulinémie polyclonale et des cytopénies auto-immunes. Les auto-anticorps sont rarement détectés lors de cette affection, et il peut s'agir d'anticorps associés au lupus systémique. Les mutations responsables sont trouvées dans le gène codant pour Fas, plus rarement pour Fas ligand. Le diagnostic est habituellement posé autour de l'âge de 2 ans. Cependant, l'apparition des symptômes peut se faire à l'âge adulte.

8.2. Le syndrome APECED
(Autoimmune PolyEndocrinopathy with Candidiasis and Ectodermal Dystrophy)

- Encore connu sous le nom de : *Autoimmune Polyendocrine Syndrome* type 1 (APS-1), il est constitué par le regroupement d'atteintes endocriniennes auto-immunes (insuffisance para-thyroïdienne, surrénalienne et ovarienne), d'une candidose cutanéo-muqueuse chronique (atteinte orale récidivante associée à un onyxis et une atteinte digitale), une dystrophie dentaire et unguéale, un vitiligo. Une mutation du gène *AIRE* (*AutoImmune REgulator*) codant pour un facteur de transcription impliqué dans la tolérance lymphocytaire T thymique est en cause. La prédisposition aux infections candidosiques est liée à la présence d'auto-anticorps anti IL-17A.

8.3. Le syndrome IPEX
(Immune dysregulation, Polyendocrinopathy, Enteropathy, X-linked syndrome)

- Le syndrome IPEX est une affection rare, liée au chromosome X, au cours de laquelle des mutations dans le gène codant pour Foxp-3 ont été identifiées. Cette affection correspond à un défaut en lymphocytes T régulateurs qui se traduit par une augmentation de l'activation des lymphocytes T et une production accrue de cytokines. On observe au cours de cette affection, une entéropathie auto-immune, un diabète de type 1 qui survient dès les premiers mois de vie, un eczéma, une hypothyroïdie, une anémie hémolytique auto-immune, des infections récurrentes et une glomérulonéphrite extra-membraneuse. Habituellement au cours de cette affection, le décès survient avant l'âge de 2 ans.

▸ Références

1. Al-Hertz et al. Primary immunodeficiency diseases : an update on the classification from the International Union of Immunological Societies Expert Committee for Primary Immunodeficiency. *Frontiers in Immunology*. 2014 ;(5) : 162 doi : 10.3389/fimmu.2014.00162.
2. Ameratunga R, Brewerton M, Slade C et al. Comparison of diagnostic criteria for common variable immunodeficiency disorder. *Frontiers in Immunology* 2014 (5) : doi : 10.3389/fimmu.2014.00415.
3. Duchamp M, Picard C. Comment explorer et diagnostiquer un déficit immunitaire héréditaire. *Feuillets de Biologie* 2013;130 :25-35
4. Gathmann B et al. Clinical picture and treatment of 2212 patients with common variable immunodeficiency. *J Allergy Clin Immunol* 2014.
5. http:/esid.org/Working-Parties/Registry/Diagnosis-criteria
6. Regent et al. Démarche diagnostique devant une lymphopénie : quand penser à la lymphopénie CD4+ idiopathique ? *Rev Med Interne* 2012;628-634.

POINTS CLÉS : DÉFICITS IMMUNITAIRES

1. Un déficit immunitaire chez l'adulte peut être primitif ou secondaire.
2. Les infections à répétitions ou certaines infections sévères ou inhabituelles doivent faire évoquer la possibilité d'un déficit immunitaire. **C'est le type de germe et/ou la topographie de l'infection et/ou la multiplicité des lésions et/ou leur caractère itératif qui doivent attirer l'attention et faire rechercher un déficit.**
3. Les infections à bactéries encapsulées (pneumocoque, *Haemophilus influenzae*) doivent faire évoquer la possibilité d'un déficit en anticorps, d'un déficit du complément ou d'une asplénie.
4. Des manifestations non infectieuses (auto-immunes, lymphoproliférations, granulomatoses) doivent faire évoquer la possibilité d'un déficit immunitaire.
5. Les déficits en anticorps sont les plus fréquents des DIP chez l'adulte.
6. Le déficit en IgA est le plus fréquent des DIP.
7. Le déficit immunitaire commun variable (DICV) est le plus fréquent des DIP symptomatiques chez l'adulte.
8. Une asplénie expose à un risque d'infection sévère à bactéries encapsulée. Elle doit être évoquée devant la présence de corps de Howell-Jolly sur le frottis sanguin.
9. Tous les patients suspects de DICV doivent bénéficier d'un phénotypage T/B/NK.

+++ LE COUP DE POUCE DE L'ENSEIGNANT

1. Chez l'adulte, il faut en priorité rechercher un déficit immunitaire secondaire (DIS), beaucoup plus fréquent, avant de retenir un diagnostic de déficit immunitaire primitif (DIP).
2. Un tableau de granulomatose pulmonaire avec hypogammaglobulinémie doit faire évoquer un DICV dans une forme « granulomatose avec hypogammaglobulinémie ».
3. En cas de thrombopénie : Penser à regarder l'électrophorèse des protéines sériques à la recherche d'une hypogammaglobulinémie qui devra faire penser à un DICV, mais... bien regarder la taille des plaquettes (volume plaquettaire moyen : VPM) car certains déficits ont des anomalies de taille des plaquettes (microplaquettes dans le syndrome de Wiskott-Aldrich par exemple).
4. Toute méningite à méningocoque doit faire l'objet d'une recherche d'un déficit en complément (properdine, composants terminaux).

Chapitre 9

Fièvre prolongée

OBJECTIFS PÉDAGOGIQUES NATIONAUX

→ Connaître les principales causes d'une fièvre prolongée et savoir développer l'enquête étiologique.

MOTS CLÉS : Fièvre prolongée ; Examen clinique minutieux et répété ; Infections ; Néoplasies ; Maladies inflammatoires non infectieuses ; TEP-Scanner au 18-FDG.

- La fièvre prolongée, ou « fever of unknown origin » (FUO) des anglo-saxons, est un état fébrile persistant dont la cause n'est pas retrouvée malgré de multiples explorations complémentaires.
- La fièvre prolongée (FP) représente un réel défi diagnostique avec plus de 200 causes rapportées dans la littérature. Il n'existe encore aucune stratégie parfaitement validée. On comprend ainsi la difficulté et l'enjeu d'essayer de définir une prise en charge rationnelle sans oublier les préoccupations médico-économiques.

1. Définitions et prérequis

- **La première définition de FP est proposée en 1961 :**
  - Fièvre de **plus de 38,3°C** (101F),
  - Constatée à **plusieurs reprises,**
  - Évoluant depuis **plus de trois semaines,**
  - **Sans diagnostic après une semaine d'investigations « appropriées »** en hospitalisation.
- À l'époque, les investigations comprenaient la bactériologie, certaines sérologies, l'intradermoréaction à la tuberculine, la radiographie thoracique et l'urographie intraveineuse, l'étape ultérieure étant la laparoscopie et les biopsies. Dès lors cette définition a permis des études comparatives de différentes séries, dans des populations particulières, à travers le monde et l'ébauche d'une prise en charge plus standardisée.
- **En 1991, la définition est revue (Tableau I)** en tenant compte de l'évolution des pratiques médicales et de l'épidémiologie des pays développés : l'évaluation hospitalière peut être raccourcie ou remplacée par trois consultations avec investigations « appropriées » réalisées en externe. Outre une recherche microbiologique plus exhaustive, les investigations comprennent les échographies et la tomodensitométrie (TDM).
- **Par ailleurs cette nouvelle définition permet de classer les FP en :**
  - **FP classiques,**
  - **FP des patients infectés par le VIH,**
  - **FP des patients avec neutropénie,**
  - **FP d'origine nosocomiale.**

  Pour les trois derniers groupes, les causes sont surtout infectieuses ou médicamenteuses et nécessitent une prise en charge différente avec la nécessité de mettre en route rapidement un traitement probabiliste antimicrobien et/ou antifungique.
- La FP peut être **intermittente**, caractérisée par des **récidives fébriles (au moins trois) et séparées par des intervalles de plus de 15 jours**. Elle se démarque de la FP classique sur le plan épidémiologique (sujets plus jeunes), diagnostique (absence de diagnostic dans au moins 50 % des cas) et pronostique (le plus souvent favorable).

Tableau I. CRITÈRES DE DÉFINITION DES FIÈVRES PROLONGÉES SELON DURACK ET STREET
FP classique
– Fièvre ≥ 38 °C à plusieurs reprises – Durée ≥ 3 semaines – Absence de diagnostic après des investigations appropriées réalisées en hospitalisation (3 jours) ou en externe (3 consultations)
FP nosocomiale
– Patient hospitalisé – Fièvre ≥ 38 °C à plusieurs reprises – Pas d'infection à l'admission – Pas de diagnostic après 3 jours d'investigations appropriées (bilan infectieux négatif en 48 H)
FP du patient avec neutropénie
– Neutrophiles ≤ 500/mm^3 – Fièvre ≥ 38 °C à plusieurs reprises – Pas de diagnostic après 3 jours d'investigations appropriées (bilan infectieux négatif en 48 H)
FP du patient VIH
– Infection VIH confirmée – Fièvre ≥ 38 °C à plusieurs reprises – Durée ≥ 4 semaines (patients ambulatoires) ou ≥ 3 jours (patients hospitalisés) – Pas de diagnostic après 3 jours d'investigations appropriées (bilan infectieux négatif en 48 H)

- Malgré ces nouvelles définitions, il est plus pertinent de déterminer clairement les explorations à réaliser pour définir un patient comme porteur d'une FP que de prendre en compte le temps d'hospitalisation ou le nombre de consultations. Même s'il n'existe pas de réel consensus, un minimum d'examens complémentaires initiaux semble accepté par les pays d'Europe de l'Ouest, d'Amérique du Nord et de Turquie (**Tableau II**). En raison de sa grande accessibilité, la TDM est parfois proposée en première intention dans les pays développés.

Tableau II. PRÉREQUIS MINIMAL POUR ENTRER DANS LA DÉFINITION DE FIÈVRE PROLONGÉE (FP) (En courte hospitalisation ou en externe)
1. Examen clinique complet
– Interrogatoire complet (antécédents, animaux, hobbies, voyages, facteurs de risque...) – Examen physique complet, répété
2. Examens biologiques
– NFS-plaquettes – Coagulation plasmatique – VS, CRP – Ionogramme sanguin, urée, créatinine, CPK, LDH – Électrophorèse des protides sériques – Facteurs anti-nucléaires, facteur rhumatoïde
3. Examens microbiologiques
– Hémocultures (x3) avant toute antibiothérapie – Examen cytobactériologique des urines – Sérologies EBV, CMV et VIH et en fonction de l'épidémiologie – IDR
4. Examens morphologiques
– Radiographie pulmonaire – Échographie abdomino-pelvienne
CMV : cytomégalovirus ; CPK : créatine phosphokinase ; CRP : protéine C-réactive ; EBV : Epstein-Barr virus ; IDR : intradermo-réaction à la tuberculine ; LDH : lacticodeshydrogénases ; VIH : virus de l'immunodéficience humaine ; VS : vitesse de sédimentation.

2. Étiologies

- Dans ce contexte, le clinicien est confronté à la difficulté de savoir évoquer les formes atypiques des maladies fréquentes et aussi l'hypothèse d'une maladie rare qui peut se présenter sous la forme d'une fièvre prolongée. Pour faciliter la démarche étiologique, les causes des FP peuvent être classées par catégories, étudiées selon leur répartition dans le monde et leur fréquence et détaillées selon de grands cadres nosologiques.

2.1. Classification des étiologies

- Depuis les publications de Kleijn en 1997, **les causes sont classées en trois catégories principales :**
  - Infectieuses,
  - Néoplasiques,
  - Maladies inflammatoires non infectieuses (MINI) qui comprend :
    - les collagénoses,
    - les vascularites,
    - les granulomatoses,
    - les fièvres auto-inflammatoires,
    - les rhumatismes inflammatoires.
- **Il reste cependant le groupe des causes diverses, incluant trois autres catégories souvent oubliées :**
  - les fièvres factices,
  - les fièvres médicamenteuses,
  - la fièvre habituelle ou dysrégulation thermique autonome.
- Enfin il faut déterminer le groupe des patients sans diagnostic au terme des investigations.
- **Ainsi les étiologies de FUO sont habituellement classées en 5 catégories :**
  - **Infectieuses,**
  - **Néoplasiques,**
  - **MINI,**
  - **Causes diverses,**
  - **Sans diagnostic.**
- **Le Tableau III** illustre les différentes étiologies de FUO en fonction des diverses catégories (liste non exhaustive).

Tableau III. PRINCIPALES ÉTIOLOGIES DES FP EN FONCTION DES DIFFÉRENTES CATÉGORIES (LISTE NON EXHAUSTIVE)

Infections	Néoplasies	MINI	Diverses
Bactériennes – Endocardites, bactériémies – Foyers infectieux profonds (abcès) – Infections canalaires – Tuberculose – Leptospirose – *Legionella, salmonella, yersinia* – Fièvre Q, *mycoplasma, chlamydia, Brucella, Bartonella* – Maladie de Whipple **Virales** – EBV, CMV, VIH **Parasitaires** – Paludisme, Toxoplasmose, Leishmaniose viscérale, Bilharziose, Trypanosomiase **Fungiques** – Candidose, Cryptococcose – Aspergillose, Histoplasmose, (patients immunodéprimés)	**Cancers solides** – Rein, foie, pancréas, poumons, colon **Hémopathies** – Lymphomes – Leucémies – Myélodysplasies – Myélome multiple – Histiocytoses – M. de Castelman – Pseudo-tumeurs inflammatoires	**Collagénoses** – Lupus systémique – Polymyosites – Sd Sjögren – Polychondrite atrophiante **Vascularites** – Artérite à cellules géantes – M. de Takayasu – Péri-artérite noueuse – Vascularites ANCA-positives – M. de Behçet **Granulomatoses systémiques** – Sarcoïdose – M. de Crohn – Rectocolite hémorragique **Fièvres auto-inflammatoires** – Fièvre méditerranéenne familiale – TRAPS – CAPS – Sd hyper-IgD **Rhumatismes inflammatoires** – Polyarthrite rhumatoïde – Spondyloarthrite **Divers** – M. de Still – Fibroses rétropéritonéales	**Endocrinopathies** – M. de Basedow – Thyroïdites – Phéochromocytome **Thromboses profondes** **Hématomes profonds** **Fièvres d'origine centrale** **Fièvres médicamenteuses** **Fièvres factices** **Fièvre habituelle**

ANCA : anticorps anti-cytoplasme de polynucléaire neutrophile ; CAPS : syndromes périodiques associés à la cryopyrine ; CMV : cytomégalovirus ; EBV : Epstein-Barr virus ; M. : maladie ; MINI : maladies inflammatoires non infectieuses ; Sd : syndrome ; TRAPS : syndrome périodique associé au récepteur 1 du facteur de nécrose tumorale ; VIH : virus de l'immunodéficience humaine.

2.2. Fréquence des étiologies

- Les causes de FP évoluent au cours du temps dans les populations américaines ou d'Europe de l'Ouest (**Figure 1**). En 40 ans, on note une nette **diminution des infections et des néoplasies**. La deuxième cause en fréquence est actuellement représentée par les MINI, sûrement en raison, d'une part, des progrès de la microbiologie qui rend plus aisé les diagnostics infectieux et, d'autre part, de la nouvelle classification des MINI aux dépens des causes diverses. Les néoplasies sont également moins fréquemment à l'origine de FUO après 1990 en raison des progrès de dépistage et de l'accessibilité à l'imagerie.

Figure 1. Évolution de la fréquence des causes de FP entre les années 1950 et 2000 (représentation graphique et sous forme de tableau)

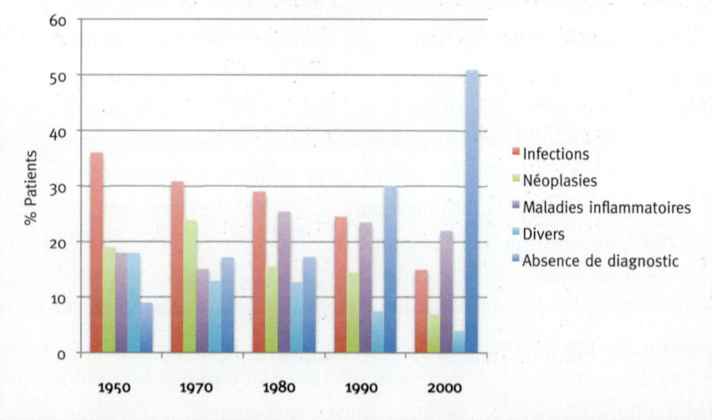

	Infections (%)	Néoplasies (%)	MINI (%)	Divers (%)	Sans diagnostic (%)
1950	36	19	18	18	9
1970	30,8	23,9	15,1	13	17,2
1980	29	15,6	25,4	12,7	17,3
1990	24,5	14,5	23,5	7,5	30
2000	15	7	22	4	51

MINI : Maladies inflammatoires non infectieuses

Adapté de Mourad O., *Arch Intern Med 2003* ; 163:545-51.

2.3. Étiologies infectieuses

- Il faut les évoquer en priorité car elles sont encore fréquentes et qu'elles nécessitent un traitement spécifique et efficace. Les infections responsables de FP sont dues à un agent infectieux persistant ou à une anomalie focale ou diffuse chez l'hôte avec des infections multiples. Il peut s'agir de foyers infectieux profonds, de fièvres canalaires (voies urinaires, voie biliaire), d'infections sur prothèses (orthopédiques ou vasculaires) ou de fistules entérovasculaires. Certains agents infectieux particuliers, dont les bactéries à développement intracellulaire (brucelloses, rickettsioses, salmonelloses, yersinioses, bartonelloses, fièvre Q...) sont encore responsables de FUO. Les viroses sont rarement en cause (Epstein-Barr virus (EBV), cytomégalovirus (CMV), virus de l'immunodéficience humaine [VIH]) ainsi que les parasitoses (leishmaniose, paludisme dans leurs formes atypiques).
- **Trois affections méritent mention car encore responsables de FP dans les études récentes :**

1. **Les endocardites**, en particulier celles du cœur droit, souvent décapitées par un traitement insuffisant, ou les endocardites à hémocultures fréquemment négatives (bactéries du groupe HACCEK [*Haemophilus parainfluenzae, H. aphrophilus, H. paraphrophilus, H. influenzae, Actinobacillus actinomycetemcomitans, Capnocytophaga canimorsus, Cardiobacterium hominis, Eikenella corrodens, Kingella kingae*] nécessitant des cultures prolongées, *champignons filamenteux, Coxiella Burnetti, Bartonella, Brucella melitensis*, mycobactéries, Legionella et *Tropheryma whipplei* ...) (*cf.* Item N° 149. Endocardite infectieuse).
2. **La tuberculose** extrapulmonaire ou miliaire qui peut être responsable de FP avec un délai diagnostique important.
3. **La maladie de Whipple**, enfin, rare maladie multiviscérale due à une infection *Tropheryma whipplei*. Elle se présente volontiers avec la triade :
   - Fièvre prolongée,
   - Arthralgies,
   - Diarrhée chronique avec amaigrissement.

Encadré 1 : Maladie de Whipple

- Dans la maladie de Whipple, la fièvre prolongée est souvent intermittente. Elle est présente dans 30 à 50 % des cas. Elle est associée à des arthralgies intermittentes (75 % des cas), bilatérales et symétriques, parfois inflammatoires mais non destructrices. Ces arthralgies peuvent précéder le diagnostic de plusieurs mois à quelques années. L'atteinte digestive associe des douleurs abdominales avec une diarrhée chronique responsable d'amaigrissement dans plus de 80 % des cas. La diarrhée chronique entraîne fréquemment une dénutrition. Les patients peuvent présenter des adénopathies périphériques et profondes (40-65 %), des signes neurologiques à type de troubles cognitifs ou neuromusculaires (20-40 %) et plus rarement une endocardite et des manifestations ophtalmologiques (uvéite). Le diagnostic repose sur les arguments cliniques et la présence d'une infiltration macrophagique prenant le PAS au sein de la muqueuse digestive. La mise en évidence de *T. Whipplei* par PCR dans différents liquides biologiques (sang, liquide céphalo-rachidien (LCR), liquide articulaire, synoviale, selles, salive) conforte ce diagnostic. Le traitement repose sur l'administration orale de 160 mg de triméthoprime et 800 mg de sulfaméthoxazole de façon biquotidienne pendant un à deux ans. Elle est précédée par une administration parentérale pendant deux semaines, soit de triméthoprime-sulfaméthoxazole, soit de streptomycine (1 g/j) en association à la benzyl-pénicilline (pénicilline G : 1,2 millions d'unités par jour) ou à la ceftriaxone (2 g de façon biquotidienne).

2.4. Étiologies néoplasiques

- La fréquence des causes tumorales a diminué et représentant moins de 15 % des causes depuis 20 ans. Les cancers les plus représentés sont les hémopathies (lymphomes et leucémies) ainsi que les cancers solides du foie, du rein, du poumon, du côlon et du pancréas. Ces cancers sont le plus souvent diagnostiqués au stade métastatique et sont de plus mauvais pronostic. D'autres hémopathies peuvent être responsables de FP. Il s'agit du myélome multiple, des myélodysplasies, des histiocytoses et des affections plus rares comme la maladie de Castleman, du syndrome de Kikushi et du syndrome de Schnitzler (*cf.* encadré). D'exceptionnelles tumeurs bénignes ont été décrites comme le myxome de l'oreillette, le phéochromocytome, les pseudotumeurs inflammatoires ganglionnaires ou spléniques.

Encadré 2 : Syndrome de Schnitzler

- Le syndrome de Schnitzler associe une fièvre intermittente, une urticaire chronique qui est souvent résistant aux traitements habituels, une organomégalie, des arthralgies avec une ostéosclérose des os longs et une gammapathie monoclonale qui est le plus souvent une IgM kappa (90 % des cas). Cette maladie est apparentée aux maladies auto-inflammatoires avec une dysfonction de l'inflammasome. Le traitement repose sur l'inhibition de l'interleukine-1 avec des molécules comme l'anakinra ou le canakinumab.

2.5. Étiologies inflammatoires non infectieuses

- Elles représentent actuellement le troisième grand groupe d'étiologies responsables de FP. Ces causes inflammatoires très diverses sont à évoquer systématiquement après avoir éliminé les causes infectieuses et tumorales. Leur fréquence parmi les étiologies est en augmentation dans les études récentes. Elles ont souvent un profil clinique similaire et aspécifique avec souvent des :
  - arthralgies,
  - myalgies,
  - adénopathies périphériques,
  - signes cutanés.
- Il y a souvent une altération de l'état général et la fièvre peut prendre différents aspects :
  - en plateau,
  - hectique avec sueurs et frissons,
  - intermittente avec de plus ou moins longs intervalles libres.

- Dans ce groupe, la liste des principales étiologies est longue. Parmi les vascularites, les formes fébriles pures de l'artérite à cellules géantes représentent 5 à 10 % des cas et jusqu'à plus de 40 % en médecine interne. Leur fréquence après 55 ans justifie la réalisation de la biopsie de l'artère temporale assez tôt dans les investigations d'une FP. Toutes les connectivites, la maladie de Behçet, les maladies inflammatoires du tube digestif, les fibroses rétropéritonéales peuvent se présenter sous ce masque. Il faut penser également à la maladie de Still de l'adulte.

Encadré 3 : Maladie de Still de l'adulte

- C'est une maladie inflammatoire qui atteint préférentiellement le sujet de moins de 40 ans. Les patients présentent une altération de l'état général avec une fièvre hectique, parfois intermittente, souvent très élevée (40-41°C), plutôt vespérale, accompagnée d'arthralgies ou d'arthrites et de pharyngite. Il peut exister une éruption cutanée maculo-papuleuse, saumonée, pseudo-urticarienne non prurigineuse (**Figure 2**), contemporaine de la fièvre. Le syndrome inflammatoire est important avec une hyperleucocytose à polynucléaires neutrophiles, une cytolyse hépatique et une hyperferritinémie avec une baisse de la fraction glycosylée de la ferritine (< 20 %). La maladie de Still est souvent un diagnostic d'exclusion qui nécessite l'exclusion des autres maladies inflammatoires du sujet jeune (connectivites, vascularites...). Le traitement initial repose sur les anti-inflammatoires non stéroïdiens (AINS) et la corticothérapie systémique. Dans les cas réfractaires, une biothérapie par anti-IL1, anti-IL6 récepteur ou anti-TNFα peut être proposée.

Figure 2. Éruption maculo-papuleuse saumonée lors d'une poussée de maladie de Still

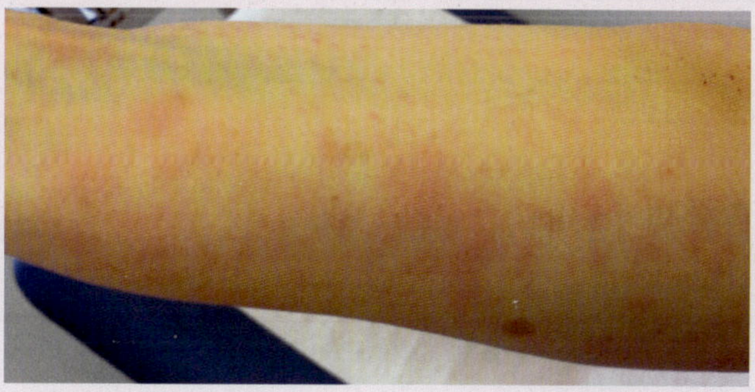

- Enfin, les fièvres auto-inflammatoires représentent un groupe d'étiologies de fièvres intermittentes dont la fréquence reste à déterminer au sein des FP. Parmi ces fièvres auto-inflammatoires, certaines d'entre elles sont héréditaires monogéniques. Il faut savoir évoquer ce type d'étiologie devant l'association :
  - de poussées fébriles répétées, dès l'enfance ou l'adolescence, avec ou sans périodicité
  - de douleurs abdominales, d'arthralgies, de myalgies et de signes cutanés
  - d'un syndrome inflammatoire concomitant des poussées qui disparaît spontanément après l'accès fébrile
  - de l'absence de signe clinico-biologique entre les poussées
  - d'antécédents familiaux de symptômes comparables (arbre généalogique).

Encadré 4 : Fièvre méditerranéenne familiale

- La fièvre méditerranéenne familiale ou maladie périodique est la plus fréquente des fièvres auto-inflammatoires héréditaires monogéniques notamment dans les populations originaires du pourtour méditerranéen. La maladie débute avant l'âge de 20 ans dans 85 % des cas. Elle associe une fièvre intermittente de 36 heures en moyenne, des arthralgies et des sérites (péritonite, péricardite, pleurésie..). Dans un tiers des cas des signes cutanés sont présents (pseudo-érysipèle, purpura). Le diagnostic repose sur les signes cliniques et l'analyse génétique qui montre le plus souvent deux mutations dans le gène MEFV (*MEditerranean FeVer*). La colchicine est le traitement de référence de cette maladie. La place des thérapeutiques ciblant l'IL1 est à discuter dans les formes réfractaires à la colchicine.

2.6. Étiologies diverses

- La liste des causes diverses est longue et continue à s'enrichir de causes émergentes. Il s'agit souvent de fièvres de diagnostic difficile. Dans ce groupe, il faut évoquer **trois causes particulières** dès l'interrogatoire pour ne pas être trop invasif dans la recherche diagnostique. Il s'agit de la fièvre habituelle, des fièvres factices et des fièvres médicamenteuses :
  - La **fièvre habituelle** concerne les femmes jeunes, obsédées du thermomètre, la température est rarement supérieure à 38 °C, il n'y a jamais de syndrome inflammatoire.
  - Les **fièvres factices ou frauduleuses** sont fréquentes (environ 2 % des FP), souvent très piégeantes. Il s'agit soit d'une manipulation du thermomètre (beaucoup moins fréquente de nos jours, puisque la prise de température n'est plus effectuée avec un thermomètre à mercure !) soit d'une auto-inoculation de pyrogènes. Dans le second cas, les patients ont souvent une profession paramédicale. Dans les deux cas, on peut avoir affaire à une histoire pathologique factice longue et complexe de diagnostic très difficile, le trouble psychiatrique responsable n'étant pas univoque.
  - Les **fièvres médicamenteuses** sont également fréquentes, elles représenteraient 2,8 % des évènements induits par des médicaments et 10 % des fièvres chez les patients hospitalisés. Elles doivent être évoquées a priori et, si possible, tous les médicaments doivent être interrompus avant d'entreprendre un bilan systématique d'une fièvre prolongée. Les fièvres médicamenteuses peuvent résulter de divers mécanismes : altération de la thermorégulation, action pharmacologique de la drogue, réactions idiosyncrasiques, réaction d'hypersensibilité. Il faut savoir reconnaître les tableaux cutanés et systémiques du lupus induit et surtout du syndrome de réaction médicamenteuse avec éosinophilie et signes systémiques (DRESS) qui peut être à l'origine de tableaux cliniques gravissimes mortels et où l'hyperéosinophilie évocatrice n'est pas constante. La liste des médicaments potentiellement en cause est impressionnante, et ils peuvent avoir été introduits près d'un an avant les premiers signes.

3. Enquête étiologique d'une fièvre prolongée

- Il n'existe actuellement aucune stratégie ou recommandation validée pour l'enquête étiologique d'une FP. Cette enquête doit être raisonnée et tenir compte de plusieurs étapes et du fait que le pronostic à moyen et long terme d'une FP sans diagnostic établi semble plutôt favorable. Il faut alors savoir surveiller et attendre la survenue d'un élément décisif pour le diagnostic.
- **Dans tous les cas, trois étapes semblent nécessaires pour cette enquête :**
  - La première étape est celle de l'**examen clinique complet.**
  - La deuxième est celle de la réalisation d'**examens complémentaires non invasifs** (biologie et imagerie) **ou invasifs (biopsies tissulaires** guidées ou non par les examens cliniques et paracliniques).
  - La troisième étape consiste à **proposer un (des) test(s) thérapeutique(s)**, chez un patient dont l'état général s'aggrave et pour qui aucun diagnostic n'a pu être porté.
- Cette hiérarchisation par étape des examens paracliniques est importante pour une démarche diagnostique raisonnée mais aussi du point de vue médico-économique. Cependant une altération de l'état général (AEG), un syndrome inflammatoire prolongé sont autant d'arguments incitant à télescoper les étapes pour avoir un diagnostic étiologique le plus rapidement possible.

3.1. L'étape clinique

- L'examen clinique est l'étape essentielle de cette enquête étiologique. Un indice clinique dans l'anamnèse ou l'examen physique est déterminant pour le diagnostic dans 60 à 80 % des cas, les examens complémentaires sont alors orientés. Il faut savoir cependant, que beaucoup de signes considérés comme des indices cliniques peuvent conduire à de fausses pistes. Il est donc recommandé de répéter l'interrogatoire et l'examen physique, le point d'appel clinique décisif pour le diagnostic n'étant souvent retrouvé qu'après plusieurs examens.

- L'interrogatoire doit préciser la date et les circonstances de début de la FP, ce qui permettra de réaliser la courbe thermique. L'aspect de la courbe thermique permet parfois d'orienter vers certaines étiologies comme précisées dans le **Tableau IV**. L'âge du patient est ensuite à considérer. En effet, une FP chez un sujet entre 18 et 40 ans doit plutôt faire évoquer une fièvre récurrente génétique ou une maladie de Still. A contrario, chez un sujet de plus de 65 ans, la recherche d'une néoplasie ou d'une artérite à cellules géantes est à privilégier.
- L'anamnèse devra colliger tous les éléments qui pourront apporter un indice à l'enquête étiologique (liste non exhaustive) :
  - les antécédents personnels et familiaux
  - l'origine ethnique
  - les allergies
  - l'intoxication alcoolo-tabagique
  - la profession
  - les loisirs
  - l'existence de contact avec des animaux ou insectes (morsures ou piqûres)
  - les voyages récents
  - les rapports sexuels à risque
  - les médicaments habituels le cas échéant et ceux introduits récemment ainsi que la prise d'anti-infectieux.

Tableau IV. ORIENTATION DIAGNOSTIQUE EN FONCTION L'ASPECT DE LA COURBE THERMIQUE

Aspect de la courbe thermique	Orientation diagnostique
Récurrente : accès répétés survenant de manière régulière, début et fin brutaux, apyrexie entre les accès	Paludisme, leptospirose, lymphome, fièvres auto-inflammatoires, fièvre d'origine centrale
Rémittente : fièvre irrégulière, oscillante avec une température subnormale le matin et élevée le soir	Abcès profonds, endocardites, tuberculose, cancer, MINI
Intermittente : fièvre avec pics et retours à la normale entre deux pics	Paludisme, infections canalaires...
Hectique : fièvre désarticulée avec AEG	Sepsis, cancers, M. de Still
En plateau : fièvre élevée stable	Salmonellose, tuberculose, viroses...
Ondulante : accès fébriles à début et fin progressifs alternant avec des phases d'apyrexie	Brucellose, endocardite, lymphome

AEG : altération de l'état général ; MINI : maladies inflammatoires non infectieuses.

- L'examen clinique se poursuit avec les signes fonctionnels et l'examen physique organe par organe. Comme pour l'interrogatoire, la répétition de cette étape permet parfois d'identifier un signe clinique pertinent à forte valeur sémiologique. Les Figures ci-dessous (**3 et 4**) illustrent des signes cliniques à forte valeur diagnostique d'une maladie ou d'une catégorie de maladie.

Figure 3. Artère temporale tuméfiée d'un patient atteint d'artérite à cellules géantes

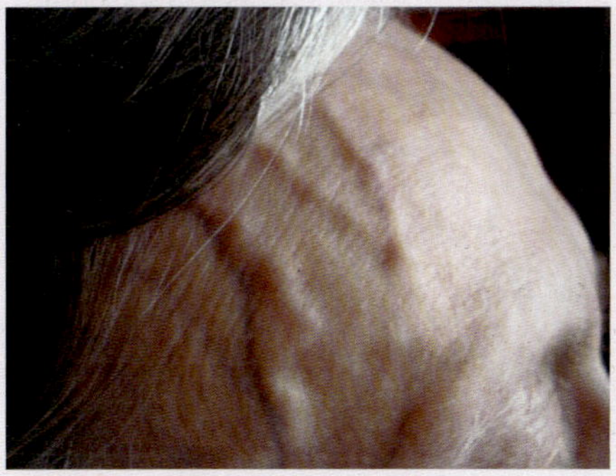

Figure 4. Érythème de Janeway (sur le bord interne de la main) dans le cadre d'une endocardite

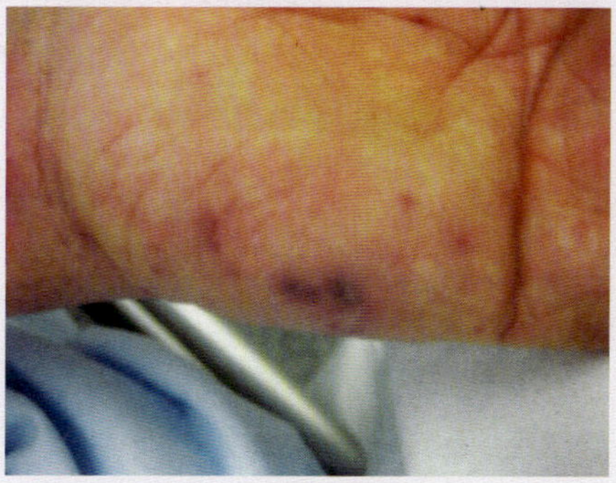

3.2. Les examens complémentaires

- La recherche inlassable d'un point d'appel clinique dirige leur réalisation. Lorsqu'il n'y a aucun point d'appel, la hiérarchisation des examens à réaliser n'est pas parfaitement consensuelle (**Tableau V**). Il n'existe pas actuellement de consensus pour déterminer la sensibilité et la spécificité des examens complémentaires dans la recherche étiologique des FP. L'apport diagnostique de tout examen, même le plus sensible, ne peut qu'être faible puisque les causes sont très nombreuses, et que presque la moitié des fièvres reste sans diagnostic : la valeur prédictive positive est donc toujours très basse.
- Cependant comme pour l'examen clinique, certains résultats d'examens complémentaires ont également une forte valeur diagnostique comme illustré dans les **Figures 5 et 6**.

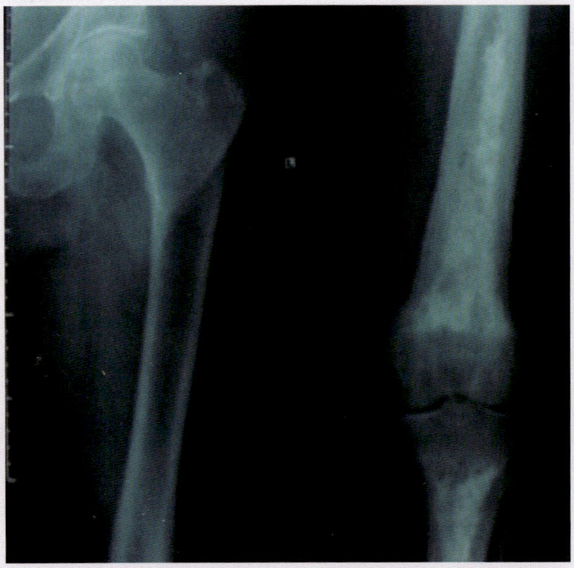

Figure 5. Ostéosclérose métaphyso-diaphysaire tibio-fémorale dans le cadre d'une histiocytose non langerhansienne (maladie d'Erdheim Chester)

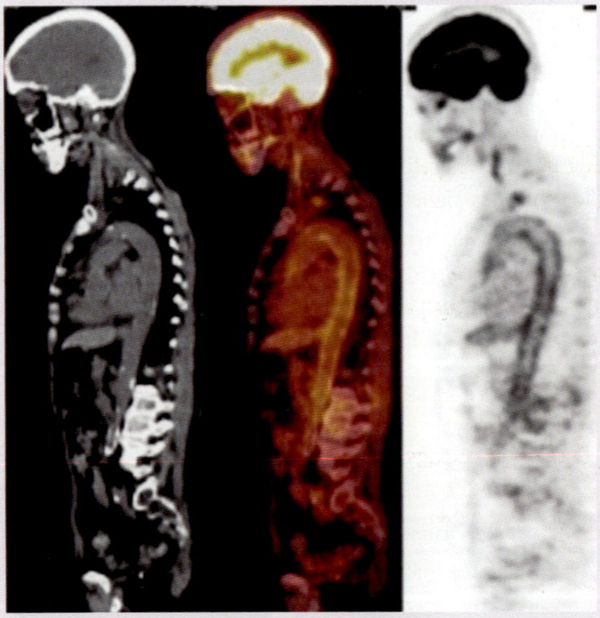

Figure 6.
Aortite au TEP-Scanner dans le cadre d'une artérite à cellules géantes

- Le **Tableau V et la Figure 7** décrivent les différentes stratégies basées sur des avis d'experts. Ils identifient plusieurs étapes dont la succession est d'autant plus rapide que l'état du patient est grave alors que, si la fièvre est bien supportée, chaque phase est orientée par les résultats des examens précédents. On peut identifier une approche par étapes ou une approche plus globale.

Figure 7. Stratégie diagnostique basée sur des avis d'experts dans le diagnostic des FP

AEG : altération de l'état général ; FP : fièvre prolongée ; RT : radiographie thoracique ; Sd : syndrome

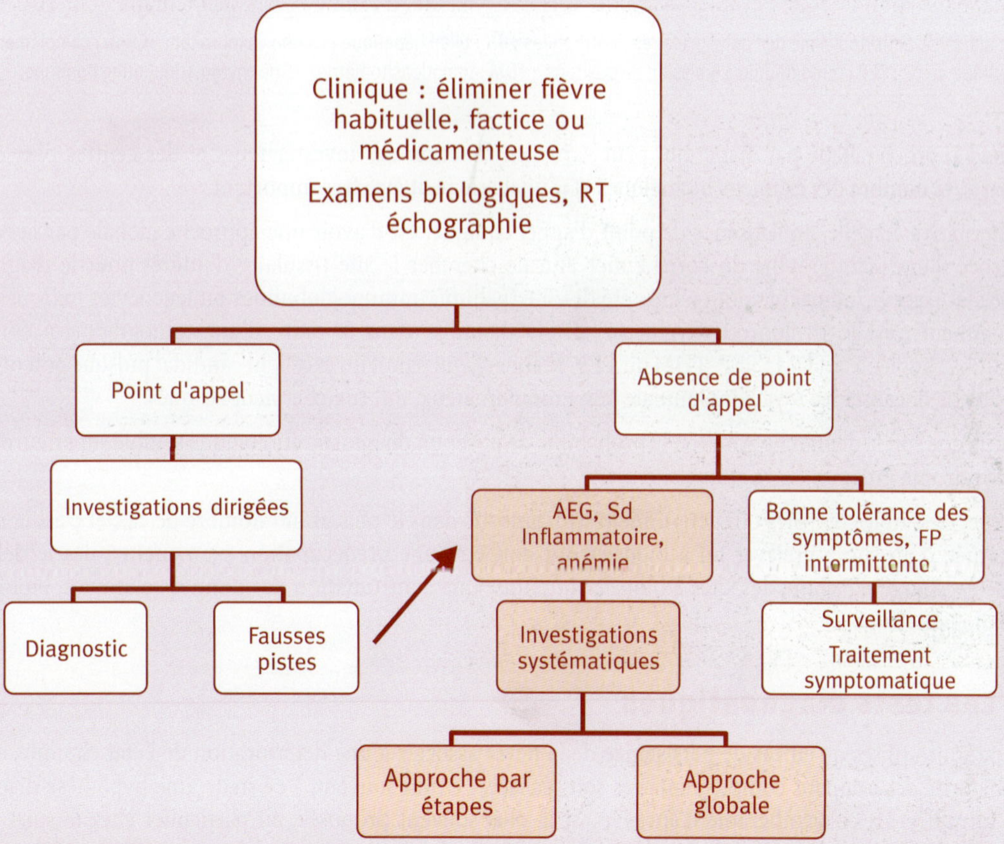

Tableau V. APPROCHE ÉTAPE PAR ÉTAPE DANS LA PRISE EN CHARGE DIAGNOSTIQUE D'UNE FP (LISTE INFORMATIVE)
Première étape
Examens biologiques – Sérologies : hépatites, mycoplasme, Coxsackie, Brucellose, Yersiniose, Coxiella, syphilis... selon l'épidémiologie – Immunologie : facteur rhumatoïde et anticorps antinucléaires, ANCA, Cryoglobulinémie, CH50, C3, C4, C1inh – TSH – Ferritinémie – Enzyme de conversion de l'angiotensine – Examens biologiques selon terrain : études génétiques, dosage IgD – Ponction lombaire parfois **Examens réalisés par un spécialiste** – Examen ophtalmologique – Consultation gynécologique **Examens d'imagerie** – Échographie cardiaque transthoracique – TDM thoraco-abdominopelvien **Biopsie de l'artère temporale :** Sujet de plus de 55 ans

Étapes ultérieures
– Scintigraphies : TEP le plus souvent – Biopsie ostéomédullaire avec ou sans myéloculture – Biopsie hépatique (si anomalies du BH) avec ou sans cultures de mycobactéries – Endoscopie bronchique (si fumeur) avec lavage alvéolaire et biopsie selon le contexte – Endoscopies digestives avec biopsies duodénales et iléales systématiques – Échographie cardiaque trans-œsophagienne
ANCA : anticorps anticytoplasme des polynucléaires neutrophiles ; BH : bilan hépatique ; C1inh : C1 inhibiteur ; CH50 : complément hémolytique 50 % ; TEP : tomographie à émission de positons ; TDM : tomodensitométrie ; TSH : thyreo-stimulating hormone.

- Dans l'approche étape par étape, qui peut varier en fonction des investigateurs et des centres plus ou moins experts, le nombre des examens biologiques et d'imagerie peut être très important.
- L'alternative actuelle, en l'absence de point d'appel clinique, est d'avoir une approche globale par la réalisation précoce d'une scintigraphie du corps entier afin de chercher le site tissulaire d'intérêt pour le diagnostic. Le candidat traceur radioactif a longtemps été discuté (galium, immunoglobulines ou leucocytes marqués), et plus récemment c'est le 18-fluorodéoxyglucose (18FDG), utilisé dans le cadre d'une tomographie à émission de positons couplée à la TDM (TEP-TDM ou TEP-Scanner), qui paraît un excellent candidat puisque potentiellement capable de localiser les foyers inflammatoires, granulomateux, infectieux et néoplasiques.
- Quelle que soit la démarche adoptée, la probabilité de poser un diagnostic étiologique semble supérieure s'il existe un syndrome inflammatoire et une anémie.
- In fine, ce sont les biopsies qui déterminent le diagnostic dans le plus grand nombre de cas, et c'est la recherche acharnée d'un site à prélever ou à biopsier qui doit être une préoccupation permanente, dès le début de la prise en charge. Le choix des sites à biopsier implique une confrontation des données cliniques, biologiques et radiologiques.

3.3. Les tests diagnostiques

- Ils ne sont utilisés qu'en cas de persistance de la fièvre associée à une détérioration de l'état clinique, après que la majorité des examens complémentaires soit réalisée. Le plus souvent, à ce stade, une hypothèse diagnostique est formulée. La corticothérapie d'épreuve est la plus souvent proposée, en particulier chez le sujet âgé dont l'état général se dégrade dans l'hypothèse d'une artérite à cellules géantes à biopsie négative. Elle est parfois utilisée lorsqu'une maladie de Still ou une sarcoïdose sont suspectées mais les preuves insuffisantes. Dans tous les cas, les étiologies infectieuses doivent être éliminées et l'efficacité thérapeutique réévaluée à court terme sur le plan clinique et biologique. Les traitements d'épreuve par les antibiotiques sont moins souvent utilisés, ils le sont parfois dans l'hypothèse d'une endocardite à hémocultures négatives ou décapitées par les antibiotiques. Les tétracyclines sont préférées par certains dans l'hypothèse d'une infection à germe intracellulaire. Les antituberculeux d'épreuve ont encore des indications fréquentes, en cas d'antécédents, chez le sujet à risque (sujet âgé ou immigré en provenance de pays d'endémie) ou en cas de granulomatose documentée.

4. Conclusion

- Les FP restent un difficile chapitre de la médecine, malgré l'évolution de nos moyens diagnostiques. La longue liste des diagnostics possibles en est responsable avec des maladies fréquentes mais dont il manque les signes essentiels pour leur reconnaissance, et les maladies rares souvent méconnues. Il reste que le diagnostic est le plus souvent fondé sur une étape clinique minutieuse et répétée. Il est probable qu'une démarche diagnostique basée sur l'évidence ne soit pas toujours possible, il est néanmoins important de s'aider d'une certaine standardisation des étapes. L'approche globale, en particulier avec la TEP-TDM au 18-FDG mérite certainement d'être évaluée, sa rentabilité diagnostique semble meilleure que tous les autres techniques d'imagerie et elle peut permettre ainsi de raccourcir le délai diagnostique, et finalement d'être plus performante sur le plan médico-économique. Quelle que soit sa place dans le futur, la prescription systématique d'examens complémentaires aussi performants soient-ils doit être raisonnée car elle peut conduire à des fausses pistes et à des erreurs préjudiciables.

Références

1. *Diagnostics difficiles en Médecine Interne.* Rousset H, Eckert A, Lucht F. 3e édition. Maloine éditeur. 2008.
2. Petersdorf RG, Beeson PB. Fever of unexplained origin: report on 100 cases. *Medicine* 1961; 40:1-30.
3. Durack DT, Street AC. Fever of unknown origin – re-examined and redefined. *Curr Clin Top Infect Dis* 1991;11:35-51.
4. Mourhad O, Palda V, Detsky AS. A comprehensive evidence-based approach to fever of unknown origin. *Arch Intern Med* 2003; 163:545-51.
5. De Kleijn EMHA, Vandenbroucke JP, van der Meer J. Fever of unknown origin: II. Diagnostic procedures in a prospective multicenter study of 167 patients. *Medicine* 1997; 76:401-14.

+++ LE COUP DE POUCE DE L'ENSEIGNANT

1. L'examen clinique est une étape primordiale dans l'enquête étiologique d'une FP. Il faut savoir le répéter sans relâche.
2. Il faut d'abord évoquer la forme atypique d'une maladie fréquente avant d'évoquer la forme rare d'une maladie rare.
3. Les examens complémentaires doivent être orientés en fonction de la clinique et réalisés de façon raisonnée dans le cadre d'une stratégie diagnostique réfléchie.
4. Un traitement d'épreuve est rarement justifié, il est réservé à des situations urgentes où le pronostic vital est en cause.
5. En l'absence de diagnostic final, le pronostic d'une FP est généralement bon.

Les pièges à éviter :

1. Explorer un patient comme une FP alors qu'il n'en remplit pas les critères.
2. Multiplier les examens complémentaires sans reconsidérer l'examen clinique.
3. Débuter un traitement anti-infectieux sans identification microbiologique ou critère pour une infection patente chez un patient en bon état général.

POINTS CLÉS : FIÈVRE PROLONGÉE

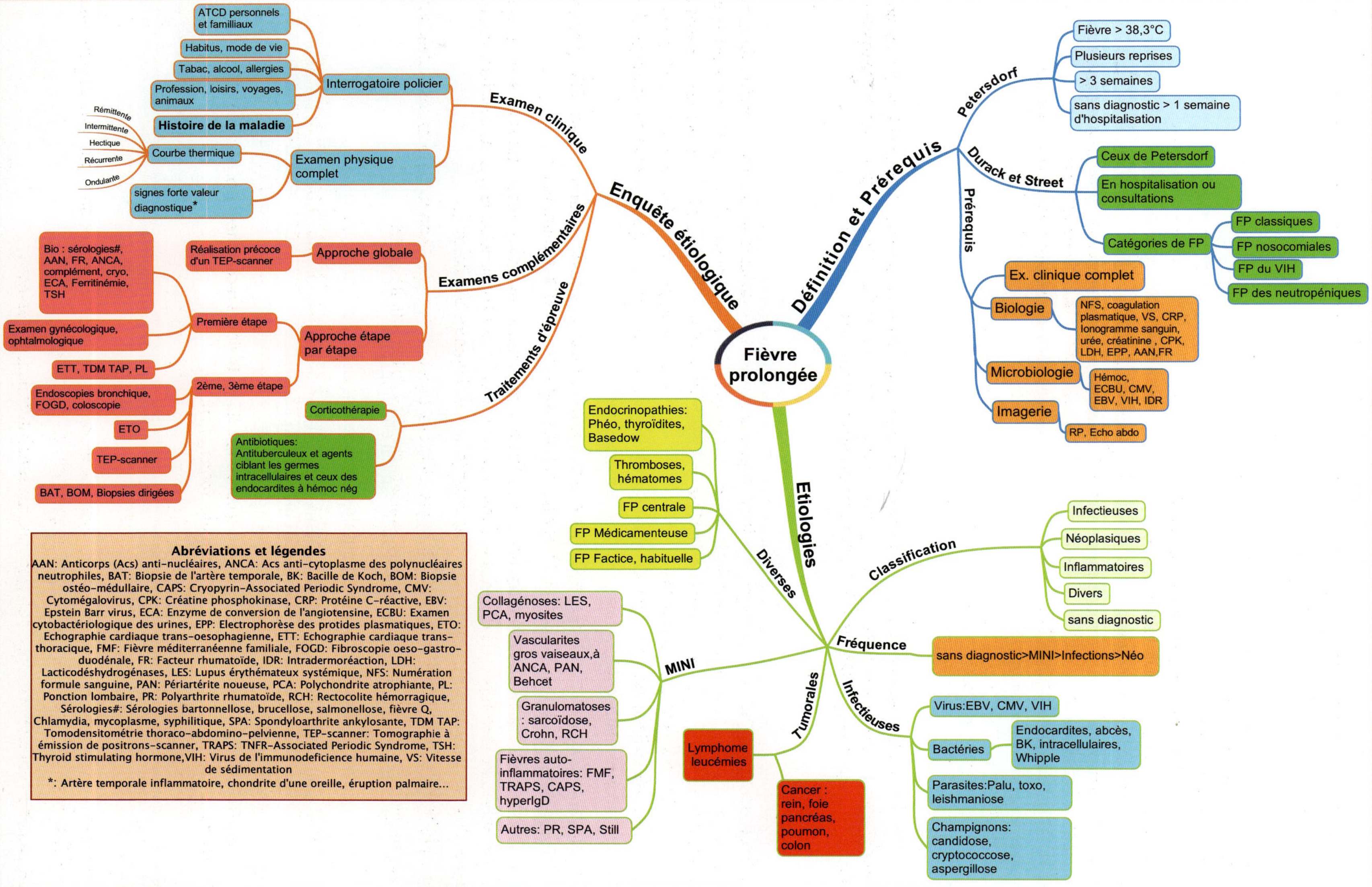

Abréviations et légendes

AAN: Anticorps (Acs) anti-nucléaires, ANCA: Acs anti-cytoplasme des polynucléaires neutrophiles, BAT: Biopsie de l'artère temporale, BK: Bacille de Koch, BOM: Biopsie ostéo-médullaire, CAPS: Cryopyrin-Associated Periodic Syndrome, CMV: Cytomégalovirus, CPK: Créatine phosphokinase, CRP: Protéine C-réactive, EBV: Epstein Barr virus, ECA: Enzyme de conversion de l'angiotensine, ECBU: Examen cytobactériologique des urines, EPP: Electrophorèse des protides plasmatiques, ETO: Echographie cardiaque trans-oesophagienne, ETT: Echographie cardiaque trans-thoracique, FMF: Fièvre méditerranéenne familiale, FOGD: Fibroscopie oeso-gastro-duodénale, FR: Facteur rhumatoïde, IDR: Intradermoréaction, LDH: Lacticodéshydrogénases, LES: Lupus érythémateux systémique, NFS: Numération formule sanguine, PAN: Périartérite noueuse, PCA: Polychondrite atrophiante, PL: Ponction lombaire, PR: Polyarthrite rhumatoïde, RCH: Rectocolite hémorragique, Sérologies#: Sérologies bartonnellose, brucellose, salmonellose, fièvre Q, Chlamydia, mycoplasme, syphilitique, SPA: Spondyloarthrite ankylosante, TDM TAP: Tomodensitométrie thoraco-abdomino-pelvienne, TEP-scanner: Tomographie à émission de positrons-scanner, TRAPS: TNFR-Associated Periodic Syndrome, TSH: Thyroid stimulating hormone,VIH: Virus de l'immunodeficience humaine, VS: Vitesse de sédimentation

*: Artère temporale inflammatoire, chondrite d'une oreille, éruption palmaire...

Chapitre 10 Fièvre chez un patient immunodéprimé

OBJECTIFS PÉDAGOGIQUES NATIONAUX

- Connaître les situations d'urgence et les grands principes de prise en charge.
- Connaître les principes de prise en charge en cas de fièvre aiguë chez un patient neutropénique.
- Connaître les principes de prévention des infections chez les patients immunodéprimés.

MOTS CLÉS : Antibiothérapie en urgence ; Transplantation ; Hypogammaglobulinémie ; Immunodépression cellulaire ; Immunodépression humorale ; Infection par le VIH ; Neutropénie fébrile ; Porte d'entrée ; Urgence diagnostique et thérapeutique ; Splénectomie ; Traitements immunosuppresseurs.

- La fréquence des infections chez les patients immunodéprimés est élevée du fait d'un nombre croissant de situations d'immunodépressions. Ces complications peuvent mettre en jeu le pronostic vital et justifier des prises en charge diagnostiques et thérapeutiques en extrême urgence. L'expression clinique des infections chez les patients immunodéprimés **peut être moins bruyante** que chez un immunocompétent et doit conduire le clinicien à rechercher très facilement une complication infectieuse devant une situation clinique atypique ou anormale chez un patient immunodéprimé.
- Les infections chez les patients immunodéprimés peuvent être révélatrices du déficit immunitaire. Elles peuvent compliquer son évolution et témoigner d'une aggravation progressive du déficit immunitaire.
- Les patients immunodéprimés sont exposés à des infections communautaires plus fréquentes et plus graves que les patients immunocompétents et le risque d'infection nosocomiale est accru. Selon le type de déficits immunitaires, des infections opportunistes peuvent survenir (déficit de l'immunité cellulaire).
- Nous décrirons dans ce chapitre les infections associées aux trois grands types d'immunodépressions : déficit de l'immunité humorale, déficit de l'immunité cellulaire et déficit de l'immunité innée.

1. Nosologie des différents types d'immunodépression

Les déficits immunitaires sont primitifs ou secondaires. **Il faut toujours rechercher en priorité un déficit immunitaire secondaire avant d'évoquer une forme primitive.**

1.1. Déficits de l'immunité humorale

- Les déficits de l'immunité humorale correspondent à une **hypogammaglobulinémie** ou à une agammaglobulinémie. Il s'agit d'un déficit quantitatif et parfois qualitatif en anticorps.
- Les causes secondaires d'hypogammaglobulinémie sont listées dans le **Tableau I**.

Tableau I. CAUSES DES DÉFICITS IMMUNITAIRES SECONDAIRES
1. Déficit en anticorps (immunité humorale)
– carences protéiques d'apport (dénutrition sévère) – perte digestive par entéropathie exsudative – perte protéique rénale : syndrome néphrotique – problèmes de production au niveau médullaire : hémopathie lymphoïde (leucémie lymphoïde chronique et myélome) – traitement prolongé par corticoïdes et/ou par immunosuppresseurs – maladies systémiques auto-immunes (lupus systémique, vascularite, arthrites inflammatoires...) notamment sous traitement corticoïde ou immunosuppresseurs
2. Déficit immunitaire d'origine cellulaire
– infection par le VIH – traitement prolongé par corticoïdes et/ou par immunosuppresseurs – maladies systémiques auto-immunes (lupus systémique, vascularite, arthrites inflammatoires...) notamment sous traitement corticoïde ou immunosuppresseurs – transplantation d'organes et greffe de moelle – toute infection grave (rougeole, sepsis sévère...) – maladie de Hodgkin
3. Déficit de l'immunité innée
– neutropénie liée à des chimiothérapies cytotoxiques, à une agranulocytose médicamenteuse, à une aplasie médullaire, à un envahissement médullaire, à une myélodysplasie – diabète – cirrhose – insuffisance rénale chronique – traitement prolongé par corticoïdes et/ou par immunosuppresseurs – maladies systémiques auto-immunes (lupus systémique, vascularite, arthrites inflammatoires...) notamment sous traitement corticoïde ou immunosuppresseurs – splénectomie et asplénie fonctionnelle (drépanocytose) par déficit de phagocytose

- De nombreuses causes de déficit primaires en anticorps existent. La plus fréquente est le **déficit immunitaire commun variable** (DICV) qui est le déficit immunitaire primitif le plus fréquent. Ce déficit immunitaire associe une hypogammaglobulinémie et des infections bactériennes, le plus souvent sino-respiratoires, à répétition. Il survient entre 15 et 45 ans. Des agammaglobulinémies existent chez l'enfant en particulier l'agammaglobulinémie de Bruton.

1.2. Déficits de l'immunité cellulaire

- Il s'agit de déficits touchant les **lymphocytes T**. L'exemple caractéristique est l'infection par le VIH avec une lymphopénie T $CD4^+$ et un déficit qualitatif surajouté des lymphocytes T $CD4^+$ et T $CD8^+$. Cette situation se rencontre également dans un certain nombre de situations acquises comme les patients greffés et sous immunosuppresseurs (Tableau I). Il existe des déficits immunitaires primaires très graves touchant l'immunité cellulaire se révélant lors des premières semaines de vie (déficit immunitaire combiné sévère).

1.3. Déficits de l'immunité innée

- Les causes secondaires (à évoquer en priorité) sont la neutropénie acquise du fait de traitements cytotoxiques, le diabète et la corticothérapie prolongée (**Tableau I**).

- Les déficits de l'immunité innée primaire existent mais sont très rares (neutropénie congénitale…). Les déficits des composants terminaux du complément sont rares et exposent à un risque accru d'infections récidivantes à Neisseria (septicémie et méningite).

2. Infection dans les situations de déficit de l'immunité humorale (agamma- et hypogammaglobulinémie)

2.1. Clinique et paraclinique

- Le risque infectieux associé aux hypogammaglobulinémies est un risque d'infection bactérienne à **pyogènes encapsulés** (*Streptococcus pneumoniae, Haemophilus influenza*). Ce déficit immunitaire entraîne des infections de **localisation ORL** (sinusites à répétition, otites…) et pulmonaires à type de **pneumonie**.

> **La prescription d'une antibiothérapie anti-pneumococcique doit être rapide dans les situations de sinusite, otite, pneumopathie chez les patients ayant un déficit de l'immunité humorale.**

- Lors de la prise en charge initiale d'un patient hypogammaglobulinémique, la **recherche d'une dilatation des bronches,** conséquence d'infections répétées, est nécessaire. En cas de présence de cette complication, une documentation bactériologique sera réalisée en cas de surinfection afin d'adapter l'antibiothérapie sur les éventuels pathogènes pouvant coloniser le patient (*Staphylococcus aureus*, bacille gram – dont *Pseudomonas aeruginosa,* voire infection par Aspergillus).
- Des causes plus rares de fièvre peuvent être des infections digestives à Salmonelles, Campylobacter ou *Giardia intestinalis* nécessitant la réalisation de coprocultures et d'examens parasitologiques de selles.
- Une atteinte du système nerveux central chez un patient hypo ou agammaglobulinémique doit faire rechercher une méningoencéphalite à entérovirus en particulier chez l'enfant.

2.2. Prise en charge thérapeutique

- La prise en charge thérapeutique d'un patient hypogammaglobulinémique symptomatique repose sur **l'apport en immunoglobulines,** par voie intra-veineuse ou sous-cutanée, à visée substitutive et sur une kinésithérapie respiratoire à visée de drainage bronchique en cas de dilatation des bronches. Chez un patient sans complication infectieuse, une simple surveillance suffit. En parallèle, une **vaccination systématique anti-pneumococcique** par le schéma Prévenar13® (1 injection) suivie plus de deux mois après du Pneumo23® (1 injection), associée à une vaccination anti-Haemophilus, doit être réalisée chez ces patients même si l'efficacité de la vaccination va dépendre de la cause sous-jacente du déficit.

3. Infection dans les situations de déficit de l'immunité cellulaire

- Les infections impliquent des **germes opportunistes avec des infections par *Pneumocystis jiroveci, Toxoplasma gondii,*** *Cryptococcus neoformans*, infection par les virus du groupe Herpès en particulier le cytomégalovirus (CMV) et le virus varicelle zona (VZV).

3.1. Infection chez un patient infecté par le VIH

3.1.1. *Épidémiologie et risques infectieux*

- Devant un patient infecté par le VIH, fébrile, **le taux de lymphocyte T CD4$^+$ est un élément déterminant pour prédire les risques infectieux auxquels il est exposé.**
- Un patient infecté par le VIH, quel que soit le stade de son infection, est exposé à un risque accru **d'infections bactériennes respiratoires** ; en particulier les infections à **pneumocoque** et la **tuberculose**. D'autres infections communautaires sont possibles, telles candidoses buccales ou génitales, infections herpétiques, mais aussi des zonas.
- **Plusieurs situations à risque sont à séparer en fonction du nombre de lymphocytes T CD4$^+$:**
  - < 500 lymphocytes T CD4$^+$ par mm^3 : infections par des salmonelles non typhiques récurrentes avec des septicémies.
  - **< 200 lymphocytes T CD4$^+$** par mm^3, **infections opportunistes**. Les deux plus fréquentes sont :
    - **la pneumocystose pulmonaire,** qui dans ce contexte doit être évoquée devant tout signe respiratoire. Elle se caractérise par une atteinte respiratoire fébrile avec une toux non productive et une dyspnée, une auscultation pulmonaire classiquement normale et un syndrome interstitiel radiologique.
    - **la toxoplasmose cérébrale**, qui doit être évoquée devant tout signe neurologique central et doit être traitée de manière probabiliste si le scanner cérébral ou l'imagerie par résonance magnétique (IRM) note des images compatibles (le plus souvent sous forme d'abcès donnant un aspect en « cocarde »).
  - Devant une immunodépression plus profonde (< 100 lymphocytes T CD4$^+$/mm^3), une méningo-encéphalite à Cryptocoque (*Cryptococcus neoformans*), une infection disséminée à cytomégalovirus, une infection disséminée à mycobactéries atypiques doivent être recherchées.
- D'autres infections sont fréquentes chez les patients infectés par le VIH à moins de 200 lymphocytes T CD4$^+$, mais s'accompagnent plus rarement de fièvre (candidose oesophagienne, infection digestive par cryptosporidium, infection herpétique chronique, isosporidiose intestinale, leucoencéphalite multifocale progressive).
- Des lymphomes B de haut grade de malignité et la maladie de Hodgkin sont également des causes de fièvre chez les patients VIH quel que soit leur taux de lymphocytes T CD4$^+$.

3.1.2. *Clinique et prise en charge*

- Le bilan devant une fièvre chez un patient infecté par le VIH comprend un examen clinique complet en particulier de la peau et des muqueuses et un bilan biologique inflammatoire (hémogramme, CRP), des **hémocultures**, comportant des hémocultures à la recherche de mycobactéries si le patient est à moins de 200 lymphocytes CD4$^+$/mm^3. La **tuberculose** doit être évoquée très facilement devant tout symptôme respiratoire subaigu, devant des adénopathies ou une fièvre prolongée. Une antigénémie cryptocoque et une **PCR CMV** dans le sang seront réalisées avec un **fond d'œil (recherche d'une rétinite à cytomégalovirus)** si le patient a un taux de lymphocytes T CD4$^+$ inférieur à 200/mm^3.
- **En cas de signe respiratoire,** une radiographie thoracique et **un scanner thoracique** seront réalisés avec rapidement une **fibroscopie bronchique avec lavage broncho-alvéolaire,** qui doit être systématique chez tout patient infecté par le VIH avec des lymphocytes CD4$^+$ inférieurs à 200/mm^3, et de manière générale, chez tout patient atteint d'immunodépression cellulaire (sauf en cas de foyer alvéolaire typique à pneumocoque).
- **En cas de signes neurologiques focaux**, une imagerie cérébrale doit être réalisée avant une **ponction lombaire** (PL). Cette imagerie idéalement est une **IRM cérébrale,** mais peut comporter un scanner cérébral en urgence. La PL sera réalisée en absence d'hypertension intra-crânienne. Une recherche systématique en mycologie (antigénémie cryptococcique et encre de Chine), en virologie (PCR des virus du groupe Herpès [*Virus Herpes simplex* (HSV), VZV, CMV, *Epstein-Barr Virus* (EBV)], virus JC et VIH), en bactériologie (pour bactériologie standard et mycobactérie) sera réalisée.
- Une antibiothérapie empirique n'est pas justifiée (sauf neutropénie ou pneumonie franche lobaire aiguë) car le spectre des germes potentiels est vaste et le diagnostic microbiologique prime.

3.2. Infection chez un patient greffé et/ou sous immunosuppresseurs

3.2.1. Épidémiologie et risques infectieux chez les patients greffés

- **Les complications infectieuses après une greffe de moelle osseuse allogénique ou une transplantation d'organe solide, se décomposent en 3 périodes :**
  - **La première période,** qui va du J0 de la greffe jusqu'au 15-30e jour, correspond à la période de **neutropénie** pour les allogreffes et de traitement immunosuppresseur maximal pour les transplantations d'organe solide. Les patients sont exposés à des infections bactériennes pyogènes, à gram positif et à gram négatif, et également à des infections par HSV, en particulier du fait de mucite sévère chez les patients allogreffés de moelle, après irradiation corporelle totale.
  - **Entre J30 et J90, l'immunodépression cellulaire devient prépondérante** dans les transplantations d'organe. Elle se cumule à la neutropénie dans les allogreffes de moelle. La correction de la neutropénie est variable selon le conditionnement et la modalité de la réalisation de l'allogreffe de moelle. Cette immunodépression cellulaire est responsable d'infections parasitaires et fungiques, identiques à celles des patients infectés par le VIH à moins de 200 lymphocytes T $CD4^{+}/mm^{3}$. Les infections par le cytomégalovirus, par des levures de type candida, et par *Aspergillus fumigatus*, contribuent de manière importante aux complications chez ces patients. Dans les situations d'allogreffe de moelle, les infections graves à adénovirus sont possibles.
  - **Passé J100,** le patient débute un traitement immunosuppresseur d'entretien pour prévenir les rejets. Les infections bactériennes sont à nouveau présentes sous forme d'infections à pneumocoques. Les infections par les virus du groupe Herpès sont présentes en particulier sous la forme d'infections à CMV ou par des lymphoproliférations induites par EBV.
- Les infections chez les patients greffés comportent enfin des infections spécifiques à chaque transplantation, comme les infections urinaires à répétition chez les greffés rénaux, des infections hépato-biliaires chez les greffés du foie, et des infections pulmonaires ou des médiastinites chez les greffés cœur-poumon.
- L'utilisation de la **corticothérapie** à forte dose et/ou de manière prolongée entraîne un déficit d'immunité cellulaire mais qui peut se combiner à une hypogammaglobulinémie. Le patient est exposé à des **zonas**, des réactivations de **tuberculose**, des infections bactériennes en particulier pulmonaires, à un risque accru de **pneumocystose** et à la réactivation d'une anguillulose.
- Enfin, la rechute d'une maladie infectieuse est possible au niveau du greffon, en particulier pour des réinfections par les virus des hépatites B et C sur les transplantations hépatiques.

3.2.2. Clinique et prise en charge chez les patients greffés

- La prise en charge d'un patient greffé fébrile implique un examen clinique complet, la réalisation répétée d'hémocultures, un ECBU (répété si transplantation rénale), et une imagerie thoraco-abdominale dès que la fièvre se prolonge. Dans ce cas, des **PCR CMV et EBV** seront réalisées régulièrement. En cas d'allogreffe de moelle, les règles ci-dessus sont combinées à la prise en charge d'un patient neutropénique fébrile (*cf. infra*).
- Il est important de noter que l'usage des corticoïdes peut favoriser une infection sans fièvre et rend moins visibles les signes infectieux. En cas de survenue de fièvre chez un patient greffé sous immunosuppresseur, il ne faut pas modifier d'emblée le traitement immunosuppresseur. Le diagnostic doit d'abord être confirmé car certaines réactions de rejets de greffe ou de greffon contre l'hôte peuvent être fébriles. En revanche, l'utilisation d'une antibiothérapie et d'autres agents anti-infectieux doit conduire à doser l'immunosuppresseur (ciclosporine, tacrolimus…). En effet, des surdosages sont alors possibles pouvant être responsables de toxicité rénale en particulier.

3.2.3. Cas particulier des maladies systémiques

- Les maladies systémiques comme le lupus systémique, les vascularites primitives et la polyarthrite rhumatoïde exposent par elles-mêmes aux infections du fait d'altération du complément et de la fonctionnalité des polynucléaires. Les patients atteints de polyarthrite rhumatoïde sont aussi exposés à un risque accru d'infection sur prothèse (staphylocoques++).

- La prescription fréquente de **corticoïdes** dans les maladies auto-immunes altère l'immunité cellulaire et l'immunité humorale. Les patients sont donc exposés aux risques décrits ci-dessus de la corticothérapie et à ceux d'éventuels immunosuppresseurs associés. Ces risques sont identiques à ceux des patients greffés d'organe. Lors d'une infection aiguë, il ne faut surtout pas arrêter la corticothérapie. Il faut même parfois transitoirement augmenter les doses ou ajouter de l'hydrocortisone lorsqu'une infection survient chez un patient avec corticothérapie au long cours et présentant le jour de l'infection une corticothérapie < 10 mg/j et des signes de sepsis sévère. Cela permet de prévenir et/ou traiter une insuffisance corticotrope aiguë.
- Les patients atteints de rhumatismes inflammatoires ou de maladies inflammatoires du tube digestif, traités par biothérapies avec des **anti-TNFα** sont exposés à un risque accru d'infections. Ces infections sont essentiellement à germes intracellulaires (**tuberculose** ++++) mais aussi virales (VZV), fungiques, bactériennes. La fréquence de légionellose est augmentée sous anti-TNFα. En cas d'infection survenant sous un traitement par anti-TNFα, il faut arrêter ce médicament et réaliser des prélèvements microbiologiques en particulier à la recherche d'infection mycobactérienne.

- Les patients atteints de polyarthrite rhumatoïde, comme les patients atteints de lymphome malin non hodgkinien peuvent être traités avec du rituximab (anti-CD20 déplétant les lymphocytes B). Cet anticorps est peu immunosuppresseur car la déplétion B est transitoire sans hypogammaglobulinémie si le rituximab n'est pas administré de manière prolongée. Une vaccination contre le pneumocoque est néanmoins recommandée. Le seul risque important à connaître est celui de réactivation grave d'hépatite B chronique ce qui impose de discuter un traitement anti-hépatite B préemptif si le patient est infecté par le virus de l'hépatite B.

4. Infection dans les situations de neutropénie

4.1. Définition

- Une neutropénie est définie par un chiffre de neutrophiles < 1500/ mm³, mais **la survenue de fièvre à moins de 500 neutrophiles/mm³** ou < 1000 /mm³ avec une diminution prévisible en dessous de 500, **est une urgence thérapeutique justifiant une antibiothérapie sans délais.**

4.2. Clinique et paraclinique

- **Le risque infectieux est proportionnel à la profondeur et à la durée de la neutropénie**. Dans près de 60 % des cas, on ne retrouve ni foyer infectieux, ni germe, et le patient devient apyrétique sous antibiotique. Dans 10 % des cas, l'origine de la fièvre n'est pas infectieuse, mais elle est liée à la progression de la maladie, ou à une autre cause (réaction allergique, une thrombose...).

Trois portes d'entrée principales existent :
- **porte d'entrée digestive**, liée à une altération de l'épithélium intestinal, lésé par l'action des chimiothérapies cytotoxiques,
- **porte d'entrée buccale** du fait d'une mucite,
- **porte d'entrée cutanée**, favorisée par les voies d'abord veineuses et conduisant à l'infection des cathéters centraux.

- En cas de porte d'entrée digestive, les bacilles gram négatifs sont impliqués et le risque est lié à une infection par ***Pseudomonas aeruginosa***. Ce germe est en effet associé à une mortalité élevée. Les infections à porte d'entrée buccale sont des infections à streptocoques principalement et les infections à porte d'entrée cutanée sont des infections à staphylocoques (*Staphylococcus aureus* et staphylocoques coagulase négatif avec une probabilité élevée de **staphylocoques résistants à la méthicilline**). Au total, les infections à cocci gram positif représentent environ 2/3 des infections et celles à bacilles gram négatif 1/3. Les infections à *Pseudomonas aeruginosa, Staphylococcus aureus* et liées à des entérobactéries sont à risque élevé de mortalité.
- Si la neutropénie se prolonge (> 4 semaines), le risque fungique devient important, avec essentiellement des infections à champignons filamenteux de type **Aspergillus** qui font toute la gravité de cette situation. On peut

également rencontrer des infections par des bactéries multi-résistantes sélectionnées par les antibiotiques, des levures (Candida) et des infections à germes inhabituels, comme des *Nocardia* ou des virus de type cytomégalovirus…

- **La clinique d'une infection chez un patient neutropénique est caractérisée par des symptômes inflammatoires atténués**, la fièvre étant souvent le seul symptôme d'infection. En effet, en situation de neutropénie, l'absence ou le nombre très faible de polynucléaires, ne permet pas la production de pus. Un examen attentif des **muqueuses** est nécessaire, puisqu'il existe en particulier un risque d'infection périnéale. L'examen de la peau est important, en particulier s'il existe une voie veineuse centrale.
- Ceci implique en pratique **d'examiner soigneusement le patient, de prélever une paire d'hémocultures et de débuter une antibiothérapie empirique.**

Le bilan à réaliser comporte :

- Une paire d'hémocultures en périphérie et sur la voie veineuse centrale (si présente),
- un examen cytobactériologique des urines (ECBU),
- une radiographie thoracique,
- et rapidement un scanner thoraco-abdominal (en cas de neutropénie de longue durée ou en cas de doute sur un symptôme pulmonaire ou abdominal).

- Une image radiologique chez un malade neutropénique ne correspondra pas le plus souvent à un foyer à germes pyogènes mais plutôt à un saignement pulmonaire, comme dans le cas de l'aspergillose invasive. De même, l'absence de neutrophile conduit à l'absence de leucocyturie sur un examen cytobactériologique des urines (ECBU).
- La réalisation des examens, à l'exception des hémocultures, ne doit pas retarder l'administration des antibiotiques. **Les hémocultures doivent être réalisées simultanément sur la voie périphérique et sur la voie centrale** et il faut les adresser en même temps au laboratoire avec l'heure de prélèvement précisée afin de mettre éventuellement en évidence un délai différentiel de positivité qui pourrait être en faveur d'une infection du cathéter (hémoculture prélevée sur le cathéter poussant plus vite que l'hémoculture prélevée sur la voie périphérique). Les prélèvements bactériologiques seront aussi orientés par la clinique (prélèvement d'un écoulement sur une plaie…).
- La recherche d'une colonisation bactérienne par une bactérie multirésistante doit être systématique en interrogeant les données du dossier du patient. La réalisation d'écouvillons n'est pas recommandée de manière systématique.

4.3. Prise en charge thérapeutique

- On distingue une neutropénie à haut risque et à faible risque. La prise en charge des patients va découler de cette différence de risque de neutropénie.

4.3.1. *Aplasie de courte durée et à faible risque*

- Les critères sont une neutropénie qui va durer moins de 7 jours avec des neutrophiles qui resteront supérieurs à 0,1 G/L.
- Dans cette situation, la prise en charge en ambulatoire du patient est possible sous certaines conditions listées dans le **Tableau II**. L'antibiothérapie par voie orale associant amoxicilline + acide clavulanique et la ciprofloxacine est recommandée. Elle permet ainsi de couvrir les principaux germes communautaires et le *Pseudomonas aeruginosa* sauvage. Au mieux, la prescription doit être anticipée, le patient quittant le service où il a reçu la chimiothérapie après **une éducation thérapeutique** et avec ses ordonnances.
- Cette antibiothérapie est à débuter dès que le patient constate la fièvre à domicile. L'examen du patient par son médecin généraliste sera utile mais ne doit pas retarder le début de l'antibiothérapie. Elle est poursuivie 5 jours et le patient doit prévenir le service le prenant en charge. Dans la majorité des cas, la fièvre disparait en 24 h. En cas de persistance de la fièvre, d'apparition de symptômes témoignant d'une infection localisée, ou si une antibiothérapie par voie orale n'est pas possible, le patient doit être hospitalisé en urgence.

Tableau II. CONDITIONS NÉCESSAIRES POUR POUVOIR TRAITER UNE NEUTROPÉNIE FÉBRILE À DOMICILE

– Âge < 65 ans
– Neutropénie a priori brève (< 8 jours).
– PNN et monocytes > 100 /mm³
– Absence de paramètres de gravité :
  · Troubles hémodynamiques
  · Confusion ou troubles neuropsychiques
  · Troubles digestifs (vomissements ou diarrhée (> 4 selles /jour)
– Pas de foyer infectieux documenté (pulmonaire ou cutané/ cathéter)
– Pas de pathologie associée : diabète décompensé, BPCO, insuffisance hépatique ou rénale, infection VIH.
– Pas d'antibiothérapie récente (< 7 jours).
– Malade qui n'est pas seul à domicile
– Contact possible avec un médecin spécialiste
– Bonne compréhension

BPCO: broncho-pneumopathie chronique obstructive ; PNN : polynucléaires neutrophiles.

4.3.2. *Aplasie de longue durée et/ou à haut risque*

- En cas de neutropénie fébrile de longue durée ou profonde et dans les situations de fièvre où une prise en charge ambulatoire n'est pas possible, le patient est hospitalisé en urgence. Il est perfusé, réhydraté avec du sérum salé isotonique et une antibiothérapie bactéricide doit être débutée en urgence. **Cette antibiothérapie doit être active sur le *Pseudomonas aeruginosa***, sauf si les conditions suivantes sont réunies : premier épisode d'aplasie, absence de signe de gravité et absence d'antécédent d'infection à *Pseudomonas aeruginosa.*
- L'antibiothérapie peut être une monothérapie avec une **béta-lactamine anti-*Pseudomonas*** ou une bithérapie associant la béta-lactamine anti-*Pseudomonas* et soit un aminoside (amikacine, gentamicine) soit la ciprofloxacine. La fonction rénale doit être vérifiée pour guider la prescription des aminosides. En cas d'allergie vraie à la pénicilline, on peut utiliser l'aztréonam associé à un aminoside et à la vancomycine. En cas d'allergie vraie à la famille des béta-lactamines, on utilisera une tri-thérapie par ciprofloxacine, vancomycine et un aminoside. En cas de premier épisode d'aplasie, sur une neutropénie de courte durée, sans signe de gravité, l'antibiothérapie par cefotaxime ou ceftriaxone est possible, puisque le risque de *Pseudomonas* est très faible dans cette situation. Les béta-lactamines actives sur le *Pseudomonas aeruginosa* (bacille pyocyanique) sont listées dans le **Tableau III.**

Tableau III. BÉTA-LACTAMINES ACTIVES CONTRE LE *PSEUDOMONAS AERUGINOSA*	

– Carboxypénicillines
  · ticarcilline
– Uréidopénicillines
  · pipéracilline
– Céphalosporines
  · cefsulodine
  · céfopérazone
  · ceftazidime
  · céfépime
  · cefpirome
	– Monobactames
	  · aztréonam
	– Carbapénèmes
	  · imipénème
	  · méropénème

- L'antibiothérapie anti-staphylococcique par glycopeptide, vancomycine ou téicoplanine (ou linézolide en cas de contre-indication aux glycopeptides ou d'infection cutanée) ne sera prescrite que dans 3 situations :
  – sepsis sévère,
  – colonisation connue à *Staphylococcus aureus* résistants à la méthicilline,
  – infection sur cathéter ou toute autre porte d'entrée cutanée.

- La **réévaluation de la situation doit être systématique entre 48 et 72 heures** après le début de l'antibiothérapie. La situation clinique est elle-même réévaluée 2 fois par jour à la recherche d'une aggravation qui justifiera une modification thérapeutique, et/ou un transfert en réanimation. En cas de stabilité clinique, si la fièvre reste présente pendant les 48 – 72 premières heures, l'antibiothérapie peut être maintenue. Si la fièvre persiste au-delà de 72 heures, il faut alors réévaluer le patient. Il faudra répéter les hémocultures, rechercher une véinite et réaliser un scanner thoraco-abdominal. On discutera soit de modifier l'antibiothérapie, en rajoutant un glycopeptide, soit d'ajouter un antifungique. Les antifungiques ne sont en effet prescrits que si le patient reste fébrile après le 5e jour de l'antibiothérapie, ou si une infection fungique invasive est confirmée biologiquement. La réalisation d'une **antigénémie aspergillaire** est utile dans ce contexte.
- En l'absence de germe retrouvé, on maintient l'antibiothérapie jusqu'à la sortie d'aplasie sauf sur des situations d'aplasie longue où l'antibiothérapie peut être arrêtée après 48 h d'apyrexie. Le glycopeptide qui aura été prescrit en probabiliste sera arrêté dès que les prélèvements bactériologiques montreront l'absence de staphylocoques. En cas de germe identifié dans les hémocultures, l'antibiothérapie sera adaptée au germe en question.
- En cas d'infection de cathéter, la voie veineuse centrale doit être retirée systématiquement, sauf pour les infections à staphylocoque coagulase négatif pour lesquelles un traitement par verrou antibiotique (injection d'une forte dose d'antibiotique quotidienne dans le cathéter) peut être proposé.
- L'évolution des neutropénies fébriles est en règle favorable sous antibiotiques, mais peut évoluer vers un sepsis voire un choc septique. La sortie d'aplasie peut être associée à une aggravation de l'état clinique du patient du fait de l'afflux de polynucléaires neutrophiles sur le site de l'infection, en particulier lorsqu'il s'agit d'une infection pulmonaire.
- Il n'y a plus d'indication à réaliser une antibiothérapie prophylactique chez la majorité des patients neutropéniques. Néanmoins, un traitement antifungique prophylactique a un intérêt chez certains patients d'hématologie. Par contre, un patient neutropénique doit être dans une situation d'hygiène protectrice maximale (isolement protecteur). La prescription de bains de bouche est systématique pour limiter le risque infectieux des mucites. Dans certaines situations (neutropénie de longue durée, infection des parties molles), la prescription d'un facteur de croissance hématopoïétique (leucocytaire, de type granulocyte colony stimulating factor [G-CSF]) peut être utile, mais cette prescription ne doit pas être systématique. L'utilisation de facteur de croissance à visée de prévention d'un épisode similaire est en revanche recommandée au décours d'une prochaine administration de cytotoxiques.

5. Infection dans les situations d'asplénie

- Tout état d'asplénie (splénectomie ou asplénie fonctionnelle, comme la drépanocytose) expose aux risques d'infections à germes encapsulés, dont le principal est le **pneumocoque**. Le risque est le **sepsis post splénectomie** grevé d'un taux de **mortalité** très élevé. Donc tout patient asplénique, fébrile, doit recevoir une antibiothérapie active contre le pneumocoque.
- La **vaccination** anti-pneumococique est nécessaire avec, comme décrit dans le paragraphe précédent, un schéma comportant Prévenar 13® (1 injection) suivi plus de deux mois plus tard du Pneumo 23® (1 injection). Mais elle n'élimine pas totalement le risque d'infection pneumococcique qui reste présent durant toute la vie du patient et doit conduire à une **éducation** rigoureuse. Un patient asplénique doit être capable de prendre de l'amoxicilline à n'importe quel moment de sa vie, s'il a une fièvre brutale, avant d'appeler le médecin. Dans les deux ans qui suivent une splénectomie, chez l'adulte, une antibioprophylaxie par béta-lactamine est recommandée (alternative en cas d'allergie : macrolide). Par ailleurs, les patients doivent être vaccinés contre le méningocoque et *l'Haemophilus influenza* B.
- D'autres infections sont particulièrement graves chez les patients aspléniques, comme le paludisme ou la Babésiose.

6. Autres types d'immunodépression

6.1. Diabète

- La fièvre chez un patient diabétique doit faire rechercher une infection des parties molles, souvent associée à une ostéite au niveau des phalanges et des métatarsiens. Ces infections correspondent à des complications **de pied diabétique** et sont souvent pluribactériennes. D'autres infections fréquentes sont les **infections urinaires**, favorisées par les problèmes de vidange vésicale liée à des neuropathies.

6.2. Cirrhose

- Une infection bactérienne est responsable du quart des décès des patients cirrhotiques. Les patients cirrhotiques sont particulièrement exposés à des pneumonies bactériennes et à des **infections spontanées du liquide d'ascite**. Ces dernières sont dans 80 % des cas dues à des infections à bacilles gram négatif. L'antibiothérapie par voie générale, diffusant dans le liquide d'ascite, comportant une céphalosporine de 3e génération, ou en alternative une fluoroquinolone (seule en l'absence de gravité) sera prescrite.
- La fièvre est souvent absente chez le patient cirrhotique sévère infecté.

6.3. Insuffisance rénale chronique

- Les patients traités par dialyse péritonéale sont exposés au risque de péritonite. Les patients hémodialysés sont exposés à des risques de **septicémie à *Staphylococcus aureus***, essentiellement à point de départ des abords vasculaires.

7. Prophylaxie des infections chez les patients immunodéprimés

7.1. Prophylaxie des infections bactériennes

- Les infections à **pneumocoques** doivent être prévenues chez les patients atteints de déficit de l'immunité humorale et les patients aspléniques, par une **vaccination** adaptée (*cf.* supra) et une prophylaxie par une béta-lactamine orale.
- Une **antibioprophylaxie antituberculeuse** par isoniazide seul (9 mois) ou isoniazide + rifampicine (3 mois) doit être prescrite chez les patients recevant des anti-TNFα et ayant eu une exposition à la tuberculose dans le passé (enquête menée par l'interrogatoire, la réalisation de radiographie thoracique et d'un test immunologique de type quantiféron) en l'absence de certitude sur un traitement antituberculeux bien conduit. Cette antibioprophylaxie doit être discutée au cas par cas chez les patients exposés à la tuberculose dans le passé et souffrant d'autres causes d'immunodépression cellulaire (corticothérapie prolongée, transplantation…).

7.2. Prophylaxie des infections virales

- La prescription d'aciclovir est quasi-systématique dans les situations de greffe de moelle. Le vaccin antivaricelleux vivant atténué est indiqué en cas de prévision de transplantation d'organe chez un patient qui n'a jamais eu la varicelle.

7.3. Prophylaxie des infections fongiques

- La prescription de posaconazole est indiquée dans les situations de greffe de moelle, de chimiothérapie d'induction des leucémies aiguës et dans certaines neutropénies prolongées en hématologie.

- **Pour prévenir la pneumocystose**, la prophylaxie par triméthoprime-sulfaméthoxazole (Bactrim®) au long cours est indiquée dans les déficits de l'immunité cellulaire (infection par le VIH à moins de 200 lymphocytes T $CD4^+$ /mm³, greffe de moelle et d'organe, corticothérapie et traitement immunosuppresseur prolongé, chimiothérapies en hématologie en particulier si utilisation de fludarabine).

7.4. Prophylaxie des infections parasitaires

- La prise de triméthoprime-sulfaméthoxazole au long cours assure chez les patients infectés par le VIH la prophylaxie primaire contre la toxoplasmose.
- Un traitement par ivermectine ou albendazole est nécessaire pour traiter une anguillulose latente acquise lors d'un séjour en zone tropicale chez un patient qui va recevoir une corticothérapie (une prise unique). C'est en particulier le cas en France pour les patients ayant vécu dans les départements d'outre-mer ou en Afrique subsaharienne.

Tableau IV. PROPHYLAXIES PRIMAIRES PAR AGENTS ANTI-INFECTIEUX, SELON LE TYPE D'IMMUNOSUPPRESSION

– Hypogammaglobulinémie : néant
– Splénectomie : béta-lactamine (souvent oracilline) au moins dans les deux années qui suivent la splénectomie
– Infection par le VIH avec lymphocytes T $CD4^+ < 200/mm^3$: triméthoprime-sulfaméthoxazole (Bactrim®)
– Transplantation d'organe solide : triméthoprime-sulfaméthoxazole (Bactrim®)
– Greffe de moelle osseuse et neutropénie prolongée en hématologie : posaconazole + valacyclovir
– Patient sous anti-TNFα avec contage tuberculeux : isoniazide ± rifampicine
– Corticothérapie et séjour passé en zone tropicale : ivermectine ou albendazole

Tableau V. VACCINATIONS CHEZ LE PATIENT IMMUNODÉPRIMÉ

1. **Les vaccins vivants atténués** (Rougeole Oreillon Rubéole, poliomyélite buvable, fièvre jaune, varicelle, BCG) sont contre-indiqués pour tout déficit immunitaire primaire ou secondaire (sauf pour les patients splénectomisés).
2. **Les vaccinations du calendrier général** sont à faire pour tout patient immunodéprimé (en dehors des vaccins vivants).
3. **Vaccins spécifiques :**
   – Vaccination contre le pneumocoque (Prevenar 13® puis Pneumo 23® passé 2 mois) indiquée pour tout patient immunodéprimé si :
     · Asplénie fonctionnelle ou splénectomie
     · Drépanocytose homozygote
     · Syndrome néphrotique
     · Cirrhose
     · Infection par le VIH
     · Déficit immunitaire héréditaire
     · Sous chimiothérapie cytotoxique pour tumeur solide ou hémopathie
     · Transplantés ou en attente de transplantation d'organe solide
     · Greffés de cellules souches hématopoïétiques
     · Sous traitement immunosuppresseur et/ou biothérapie et/ou corticothérapie pour une maladie auto-immune ou inflammatoire chronique
   – Vaccination contre la grippe saisonnière : tout malade immunodéprimé, drépanocytose
   – Vaccination contre l'hépatite A et B : Infection par le VIH, Transplantation d'organe solide, drépanocytose (pour l'hépatite B)
   – Vaccination contre le méningocoque : déficits du complément, asplénie, splénectomie, greffe de cellules souches hématopoïétiques, drépanocytose
   – Vaccination contre *Haemophilus* : asplénie et splénectomie, greffe de cellules souches hématopoïétiques, drépanocytose, déficits de l'immunité humorale

BCG: bacille de Calmette et Guérin ; VIH: virus de l'immunodéficience humaine.

Références

1. Conduite à tenir devant une fièvre. Sarah Mattioni et Gilles Grateau. Livre de l'Interne Médecine interne, L Guillevin, Lavoisier. 2014 ; pp 540-8. 3-17.

LE POINT ESSENTIEL

Le patient immunodéprimé est à risque accru de développer :

1. des infections communautaires non spécifiques, récidivantes et sévères en particulier à pneumocoque (hypogammaglobulinémie, asplénie, infection par le VIH) et la tuberculose (anti-TNFα, corticothérapie, immunosuppresseurs, VIH).
2. des infections nosocomiales.
3. des infections opportunistes à champignons (pneumocystose pulmonaire), parasites (toxoplasmose cérébrale), virales (infections à cytomégalovirus, virus varicelle zona) dans les cas de déficits immunitaires cellulaires (corticothérapie, immunosuppresseurs, VIH).

+++ LE COUP DE POUCE DE L'ENSEIGNANT

1. Les patients neutropéniques ne sont pas capables de faire du pus !! Cela fausse donc beaucoup la présentation clinique. Par exemple, chez un neutropénique, une angine n'est pas érythémato-pultacée, mais volontiers nécrotique.
2. Chez un patient neutropénique fébrile (après chimiothérapie par exemple), vérifiez systématiquement l'état de la muqueuse buccale. En effet, s'il a une mucite, il y a souvent des lésions digestives, et le risque de translocation bactérienne (et donc de septicémie) à partir des germes du tube digestif est très important.
3. Il est important de surveiller le taux de lymphocytes T $CD4^+$ chez les patients sous immunosuppresseurs dans le cadre d'une maladie auto-immune (vascularite, lupus systémique, etc.). Une prophylaxie par triméthoprime-sulfaméthoxazole sera proposée, de la même façon que chez les patients infectés par le VIH, en cas de lymphopénie $CD4^+ < 200/mm^3$ ou 15 % du chiffre lymphocytaire total.
4. Ce n'est pas parce qu'un patient est immunodéprimé qu'il ne doit pas être vacciné. Au contraire, plus le patient est immunodéprimé, plus les vaccins doivent être réalisés.
5. Toute fièvre chez un patient splénectomisé (même 20 ans auparavant) doit être prise très au sérieux. En effet, une infection pneumoccique peut en être responsable. S'il y a négligence, le risque est celui d'une bactériémie fulminante (les anglo-saxons parlent d'OPSI = *Overwhelming Post Splenectomy Infection*) à l'origine d'une coagulation intra-vasculaire disséminée et d'une insuffisance surrénalienne aiguë (syndrome de Waterhouse Friderichsen) entraînant le décès en 48 h.
6. Certains patients ayant leur rate peuvent cependant avoir une asplénie fonctionnelle (exemple : certains patients ayant un lupus systémique, une maladie d'Hodgkin, etc.). Pour savoir si un patient a une rate fonctionnelle ou pas, il faut demander un frottis sanguin à la recherche de corps de Jolly (normalement absents en cas de rate fonctionnelle).

Chapitre 11

Pathologies auto-immunes : aspects épidémiologiques, diagnostiques et principes de traitement

OBJECTIFS PÉDAGOGIQUES NATIONAUX

- Expliquer l'épidémiologie, les facteurs favorisants et l'évolution des principales pathologies auto-immunes spécifiques d'organe et systémiques.
- Interpréter les anomalies biologiques les plus fréquentes observées au cours des pathologies auto-immunes.
- Argumenter les principes du traitement et de la surveillance au long cours d'une maladie auto-immune.

MOTS CLÉS : Maladies auto-immunes ; Auto-anticorps ; Lupus systémique ; Syndrome des antiphospholipides ; Sclérodermie systémique ; Vascularites.

Les iconographies illustrant ce chapitre ont été gracieusement fournies par le Dr Cécile Bordes-Contin du Laboratoire d'Immunologie, Hôpital Pellegrin, Bordeaux.

LEXIQUE :

- Ac : anticorps
- ACC : anticoagulant circulant lupique
- AAN : Ac antinucléaires
- ANCA : Ac anti-cytoplasme des polynucléaires neutrophiles
- *ASCA* : Ac *anti-Saccharomyces cerevisiae*
- cANCA : ANCA de fluorescence cytoplasmique
- CBP : Cirrhose biliaire primitive
- CCP : peptides cycliques citrullinés
- GAD : glutamate décarboxylase
- HAI : Hépatite auto-immune
- HCQ : Hydroxychloroquine
- IFI : immunofluorescence indirecte
- IS : immunosuppresseurs
- LKM1 : Liver-Kidney-Microsome 1
- LC1 : Ac anti-Liver-Cytosol 1
- MAG : Myelin Associated Glycoprotein
- MBG : Membrane basale glomérulaire
- pANCA : ANCA de fluorescence périnucléaire
- RAch : Ac anti-récepteur de l'acétylcholine
- SAPL : Syndrome des antiphospholipides
- SNC : Système nerveux central
- SNP : Système nerveux périphérique
- TG : thyroglobuline
- TPO : thyropéroxydase
- TRAK : nom d'une technique de dépistage des Ac anti-récepteur de la TSH
- xANCA : Ac anticytoplasme des polynucléaires neutrophiles de fluorescence atypique

- D'une façon générale, ce chapitre vise à faciliter l'abord de la compréhension des mécanismes, de la démarche diagnostique et de la prise en charge des pathologies auto-immunes. Nous invitons les étudiants à se référer à ce cours lorsqu'ils abordent une pathologie auto-immune, que ce soit dans ce livre (chapitre lupus systémique – syndrome des anti-phospholipides, vascularites systémiques…) ou dans d'autres disciplines (hématologie, endocrinologie, gastroentérologie, neurologie, etc.).
- L'auto-immunité est un phénomène naturel contrôlé en permanence par différents mécanismes qui permettent le maintien de la tolérance du système immunitaire vis-à-vis des antigènes du soi. C'est la rupture de ces mécanismes de tolérance qui conduirait à la survenue de maladies auto-immunes (MAI) caractérisées par la mise en évidence d'auto-anticorps (Ac) et/ou de lymphocytes auto-réactifs.

On distingue :

- les **MAI spécifiques d'organe** (exemple : thyroïdite de Hashimoto, diabète insulino-dépendant, maladie de Biermer),
- les **MAI systémiques** (ou non spécifiques d'organe) parmi lesquelles on distingue :
  - **les connectivites**, dont :
    - le lupus systémique (ou lupus érythémateux systémique ou lupus érythémateux aigu disséminé)
    - le syndrome (Sd) de Sjögren (ou de Gougerot-Sjögren)
    - la sclérodermie systémique
    - les myosites (= myopathies inflammatoires)
    - les connectivites mixtes (syndrome Sharp)
    - et un peu à part : le Sd des antiphospholipides (SAPL)
  - **les vascularites systémiques** classées selon la taille des vaisseaux touchés :
    - artérite à cellules géantes (maladie de Horton)
    - maladie de Takayasu
    - périartérite noueuse
    - vascularites associées aux anticorps anti-cytoplasme de polynucléaires neutrophiles (ANCA)
    - vascularites à IgA
    - vascularites des cryoglobulinémies
    - maladie de Behçet, etc.

1. Épidémiologie

- Les MAI constituent la 3e cause de morbidité dans les pays développés, avec une prévalence de 6 à 7 % dans la population générale, qui augmente avec le vieillissement de la population.
- Certaines ont une très faible prévalence et répondent à la définition des maladies rares (< 1/2 000) comme les myopathies inflammatoires, la sclérodermie systémique ou le lupus systémique. D'autres sont plus fréquentes comme le syndrome de Sjögren et l'artérite à cellules géantes.

1.1. Principales caractéristiques des MAI systémiques (Tableau I)

Tableau I. PRINCIPALES MAI SYSTÉMIQUES (Hors vascularites : voir chapitre spécifique)

Type	Prévalence	Pic d'âge au diagnostic	Principaux organes cibles	Ac et/ou antigène cible	Principes de traitement
Lupus systémique	5/10 000 1,5 à 18/10 000	20-30 ans	Peau, articulations, reins, hémato, SNC	Ac anti-ADN natif Ac anti-Sm	HCQ ± corticoïdes ± IS
Sd de Sjögren	1 à 20/10 000	40-60 ans	Glandes salivaires (parotides notamment) et lacrymales, articulations, ± SNP, SNC, reins, poumons	Ac anti-SSA/SSB FR	symptomatique ± corticoïdes ± HCQ ± IS
Sclérodermie systémique	1 à 2/10 000	40-50 ans	Peau, microvaisseaux, poumons, reins, cœur	Ac anti-Scl 70 (=anti-topoisomérase I) Ac anticentromères Ac anti-ARN polymérase III	symptomatique ± IS ± plus rarement : corticoïdes rééducation fonctionnelle
Myosites	0,5 à 1/10 000	10-15 ans 40-60 ans	Muscle, poumons, Peau (dermatomyosite)	Ac anti-JO1 Autres anti-synthétases (anti-PL7 ; -PL12 ; -EJ, -OJ) Anti-SRP, Anti-HMGCR Anti-Mi2, Anti-MDA5 Anti-NXP2, Anti-SAE1	Corticoïdes ± IS, IgIV rééducation fonctionnelle
SAPL	Non connue	30-40 ans	Thromboses veineuses et artérielles, complications obstétricales	ACC Ac anti-cardiolipine Ac anti-β2-GP1	Aspirine Anticoagulants
Sd de Sharp (ou connectivite mixte)	0,3/10 000	20-50 ans	Articulations, microcirculation, poumon	Ac anti-RNP	HCQ ± corticoïdes ± IS

Ac : anticorps ; ACC : anti-coagulant circulant ; ADN : acide désoxyribonucléique ; ARN : acide ribonucléique ; HCQ : hydroxychloroquine ; HMGCR : anticorps anti-HMG-coenzyme A réductase ; IgIV : immunoglobulines intraveineuses ; IS : immunosuppresseurs ; FR : facteur rhumatoïde ; MAI : maladie auto-immune ; MDA5 : melanoma differentiation-associated gene 5 ; NXP2 : Nuclear Matrix Protein 2 ; RNP : ribonucléoprotéine ; SAE1 : Small ubiquitin-like modifier Activating Enzyme ; SAPL : syndrome des anti-phospholipides ; Sd : syndrome ; SNC : système nerveux central ; SNP : système nerveux périphérique ; SRP : signal recognition particle.

1.2. Principales MAI spécifiques d'organe (Tableau II)

Tableau II. PRINCIPALES MAI SPÉCIFIQUES D'ORGANE			
Maladie	**Expression clinico-biologique**	**Ac**	**Traitement**
Thyroïde			
Thyroïdite de Hashimoto	Hypothyroïdie ± précédée d'une hyperthyroïdie	Ac anti-TG Ac anti-TPO	Hormones thyroïdiennes
Maladie de Basedow	Hyperthyroïdie	Ac anti-récepteur de la TSH	Antithyroïdiens de synthèse ± thyroïdectomie ± iode 131
Surrénale			
Maladie d'Addison	Insuffisance surrénale	Ac anti-21 hydroxylase	Hydrocortisone Fludrocortisone
Pancréas			
Diabète insulinodépendant	Hyperglycémie	Ac anti-GAD Ac anti-IA-2 Ac anti-ZnT8 Ac anti-insuline	Insuline
Peau			
Groupe des Pemphigus (vulgaire, superficiel, foliacé)	Bulles muqueuses et cutanées fragiles	Ac anti-substance intercellulaire	Corticoïdes* ± IS ± rituximab
Groupe des Pemphigoïdes (bulleuse, cicatricielle, de la grossesse)	Bulles cutanées tendues bilatérales et symétriques, prédominant sur les faces de flexion des membres et partie basse de l'abdomen	Ac anti-membrane basale cutanée	Corticoïdes* ± disulone
Dermatite herpétiforme	Vésicules ou excoriations peu spécifiques	Ac anti-transglutaminase Ac anti-endomysium	Régime sans gluten

Maladie	Expression clinico-biologique	Ac	Traitement
Organes hématopoïétiques			
Anémie hémolytique AI	Anémie macro voire normocytaire, régénérative, de type hémolytique	Test de Coombs direct	Corticoïdes ± Ac anti-CD20 ± splénectomie ± IS et folates
Neutropénie AI	PNN < 1 500/mm^3 (moelle riche)	Ac anti-leucocytes	Abstention ± corticothérapie
Thrombopénie AI	Plaq < 150 000/mm^3 (moelle riche)	Ac anti-plaquettes	Corticoïdes ± IgIV ± Ac anti-CD20 ± splénectomie ± HCQ ± agonistes de la thrombopoïétine ± IS
Système articulaire			
Polyarthrite rhumatoïde	Polyarthrite distale et symétrique d'évolution érosive	Facteur rhumatoïde Ac anti-CCP	AINS, corticoïdes, méthotrexate, HCQ anti-TNFα autres biothérapies
Rein			
Sd de Goodpasture	Sd pneumo-rénal avec hémoptysie et insuffisance rénale aiguë	Ac anti-membrane basale glomérulaire	Corticoïdes Echanges plasmatiques ± IS
Tubulonéphrite interstitielle	Insuffisance rénale aiguë	Ac anti-membrane basale tubulaire	Corticoïdes

Maladie	Expression clinico-biologique	Ac	Traitement
Système nerveux et plaque motrice			
Sd de Guillain Barré	Déficit moteur et/ou sensitif (grosses fibres myelinisées) d'installation rapide des 4 membres ± nerfs crâniens	Ac anti-gangliosides (GM1 et GQ1b)	IgIV, échanges plasmatiques
Neuropathies multifocales progressives	Neuropathie à prédominance sensitive progressive des 4 membres (gammapathie monoclonale fréquente)	Ac anti-MAG	Corticoïdes IgIV ± IS
Myasthénie	Atteinte de la jonction neuromusculaire. Ptosis, fatigabilité musculaire variable dans la journée	Ac anti-RAch Anti-MuSK	Anti-cholinestérasique ± thymectomie ± corticoïdes ± IS ± IgIV ± échanges plasmatiques
Tube digestif et foie			
Anémie de Biermer	Anémie macrocytaire arégénérative avec carence en B12	Ac anti-cellules pariétales gastriques Ac anti-facteur intrinsèque	Vitamine B12 (IM ou per os)
Hépatite auto-immune (HAI)	Cytolyse ± cholestase, risque de cirrhose	**HAI type I :** - Ac anti-actine - Ac anti SLA **HAI type II :** - Ac anti-LKM1 - Ac anti-LC1	Corticoïdes ± azathioprine ± autres IS
Cirrhose biliaire primitive	Cholestase, risque de cirrhose	Ac anti-mitochondries de type M2 ± Ac antiGP-210	Acide ursodésoxycholique
Maladie cœliaque	Diarrhée, malabsorption (ostéomalacie, etc.)	Ac anti-transglutaminase ± Ac anti-endomysium	Régime sans gluten
Maladie de Crohn	Diarrhée Douleurs abdominales Rectorragies	ASCA	Mésalazine ± corticoïdes ± IS ± anti-TNFα ± anti-Intégrine ± chirurgie
Rectocolite hémorragique	Diarrhée Douleurs abdominales Rectorragies	xANCA	± corticoïdes ± IS ± anti-Intégrine ± chirurgie

Ac : anticorps ; AI : auto-immun(e) ; AINS : anti-inflammatoires non-stéroïdiens ; ANCA : anticorps anti-cytoplasme de polynucléaire neutrophile ; ASCA : anticorps anti-Saccharomyces cerevisiae ; CCP : peptide cyclique citrulliné ; GAD : Glutamic Acid Decarboxylase ; HAI : hépatites auto-immunes ; HCQ : hydroxychloroquine ; IgIV : immunoglobulines intraveineuses ; IM : intra-musculaire ; IS : immunosuppresseurs ; PNN: polynucléaire neutrophile ; RAch : récepteur de l'acétylcholine ; TG : thyroglobuline ; TPO : thyropéroxidase ; TNF : facteur nécrosant des tumeurs ; TSH : thyreostimulating hormone.
* parfois corticoïdes par voie trans-cutanée.

Ce tableau n'est pas exhaustif, il existe d'autres MAI spécifiques d'organe comme le vitiligo, l'épidermolyse bulleuse acquise, la dermatose à IgA linéaire, certaines uvéites auto-immunes, certaines rétinites auto-immunes, l'angiœdème acquis, etc.

1.3. Les MAI peuvent parfois s'associer ou se succéder

Exemples :

- Sd de Sjögren et : lupus systémique, cirrhose biliaire primitive (CBP), sclérodermie systémique, polyarthrite rhumatoïde, etc.
- Thyroïdites et : lupus systémique, Sd de Sjögren, polyarthrite rhumatoïde, maladie de Biermer, myasthénie, etc.
- Sclérodermie systémique et CBP (Sd de Reynolds).
- Hépatite auto-immune (HAI) et CBP (Sd de chevauchement).
- HAI et cholangite sclérosante.
- Maladies bulleuses et : myasthénie, cytopénies sanguines auto-immunes, maladie de Biermer, etc.
- Sharp (connectivite mixte) puis : lupus systémique ou sclérodermie systémique ou myosite ou polyarthrite rhumatoïde.
- Polyendocrinopathie auto-immune de type 2, fréquente, pouvant associer thyroïdite auto-immune, diabète de type 1, insuffisance surrénalienne périphérique, et des atteintes non-endocrines, en particulier vitiligo, gastrite auto-immune, maladie de Biermer, maladie cœliaque.
- Polyendocrinopathie auto-immune de type 1, ou **Sd APECED,** beaucoup plus rare, lié à des mutations du gène codant pour la protéine AIRE (régulateur auto-immun) : affection monogénique associant une polyendocrinopathie auto-immune (surtout maladie d'Addison, hypoparathyroïdie et diabète de type 1), une candidose et une dystrophie ectodermique.

2. Facteurs favorisants

- Les processus physiopathologiques des MAI sont encore mal connus. Ils aboutissent à une rupture des mécanismes de tolérance qui contrôlent à l'état physiologique l'activation des lymphocytes T et B auto-réactifs périphériques vis-à-vis d'auto-antigènes. Cette rupture de tolérance semble dépendre de l'action coordonnée de différents facteurs.

2.1. Facteurs génétiques

- Grande prévalence des MAI chez les jumeaux monozygotes (environ 30 % de concordance).
- Modèles animaux de MAI.
- Gènes de susceptibilité :
  - gènes du système HLA (human leukocyte antigen ou complexe majeur d'histocompatibilité) (exemple : HLA B51 et maladie de Behçet, HLA DR3 et certaines connectivites, diabète, maladie de Basedow et d'Addison),
  - gènes codant des facteurs de la voie classique du complément (C1, C4, C2 et lupus systémique),
  - autres gènes (par exemple FOXP3 qui lorsqu'il est muté induit une absence de lymphocytes T régulateurs à l'origine du syndrome d'immunodérégulation, polyendocrinopathie, entéropathie auto-immune liée au chromosome X appelé syndrome IPEX qui est une maladie rare associant un déficit immunitaire, une polyendocrinopathie et une entéropathie).

2.2. Facteurs environnementaux (arguments essentiellement indirects)

- Répartition différente de certaines MAI selon un gradient nord/sud (variation de la prévalence des agents infectieux, de la carence en vitamine D ?).

- Lien entre l'exposition aux poussières de l'environnement et certaines MAI (ex. : silice et sclérodermie systémique), l'exposition aux rayons UV et le lupus systémique.
- Probable rôle de certains agents infectieux (Epstein-Barr virus), des expositions médicamenteuses (ex. : médicaments inducteurs de lupus) et des toxiques (solvants).
- Enfin, le tabac joue un rôle important dans la polyarthrite rhumatoïde par exemple.

2.3. Facteurs liés au sexe (hormonaux ou génétiques)

- Plus grande prévalence des MAI dans la population féminine en période d'activité génitale (ex. : lupus systémique : 9 femmes pour 1 homme).

3. Évolution

- En l'absence de traitement, l'évolution des MAI est souvent imprévisible, faite de poussées entrecoupées de rémissions plus ou moins longues. Une connectivite mixte peut évoluer vers un lupus systémique, une sclérodermie systémique ou une myosite. De plus, pour une même pathologie, les organes touchés peuvent varier d'une poussée à l'autre, comme c'est fréquemment le cas dans le lupus systémique.

4. Anomalies biologiques : les auto-anticorps

- Ils permettent :
  - Souvent de confirmer le diagnostic d'une MAI en complément des données cliniques. Ils permettent aussi d'éliminer une MAI dans certains contextes (par exemple en réanimation) : l'absence d'AAN est un argument fort contre le diagnostic de lupus systémique.
  - Dans certains cas :
    - de donner une indication du risque évolutif (ex. : plus de thrombose si anti-coagulant circulant (ACC) dans le SAPL, plus d'atteinte rénale si Ac anti-ADN natifs à un titre élevé par test de Farr) ;
    - de suivre l'évolution sous traitement (ANCA et vascularites chez certains patients, Ac anti-ADN natif et lupus systémique).

4.1. Ac associés à des MAI non spécifiques d'organe (ou systémiques)

4.1.1. Ac anti-nucléaires (AAN)

- Ils sont aussi parfois appelés : ACAN (attention : aucun rapport avec les ANCA !) et autrefois facteurs anti-nucléaires ou FAN ou Ac anti-noyaux des cellules. Il est préférable de les appeler Ac anti-nucléaires (AAN).
- Il s'agit du **test de dépistage le plus sensible et le plus utilisé** pour les MAI systémiques (**Tableau III**).
- La technique utilisée pour détecter les AAN est l'Immuno-Fluorescence Indirecte (IFI) sur cellules Hep-2 (cellules de carcinome laryngé au rapport nucléo/cytoplasmique élevé permettant une détection optimale des AAN). Les Hep-2 sont fixées sur une lame et perméabilisées pour laisser pénétrer les anticorps contenus dans le sérum. Après incubation avec le sérum du patient puis lavage, la présence des AAN est révélée par l'ajout d'anticorps anti immunoglobulines G (IgG) humaines couplés à un fluorochrome. La lecture de la lame se fait en chambre noire à l'aide d'un microscope à fluorescence. Il est à noter que la recherche des AAN sur cellules Hep-2 permet également la détection d'auto-anticorps dirigés contre des antigènes cytoplasmiques parmi lesquels les ribosomes, les JO-1, ou les mitochondries par exemple (liste non exhaustive).

- **Les AAN sont définis par un <u>aspect de fluorescence</u> et un <u>titre</u>.**
  - Plusieurs **aspects** possibles de fluorescence :
    - ▸ *homogène* souvent associée à la présence d'Ac anti-histone ou anti-ADN.

Figure 1. Fluorescence homogène avec renforcement péri-nucléaire
Noter l'aspect condensé de la chromatine dans les cellules en mitoses.
La détection des cellules en mitoses doit être mentionnée dans le compte rendu d'analyse.

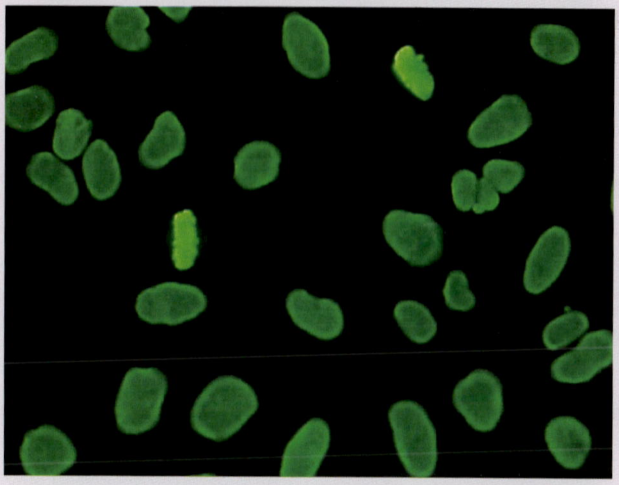

- ▸ *homogène à renforcement périphérique* plus évocatrice de la présence d'anti ADN.

Figure 2. Fluorescence homogène avec renforcement péri-nucléaire typique des anti-ADN
Noter la fluorescence du cytoplasme correspondant à un anti-ribosome.

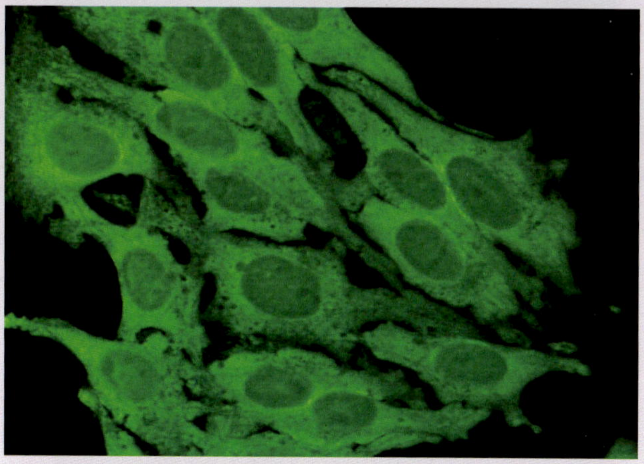

- *mouchetée* associée à la présence d'Ac reconnaissant diverses nucléoprotéines solubles comme les Sm, RNP, Scl70, SSA et SSB.

Figure 3. Fluorescence mouchetée correspondant à des anti-SSA

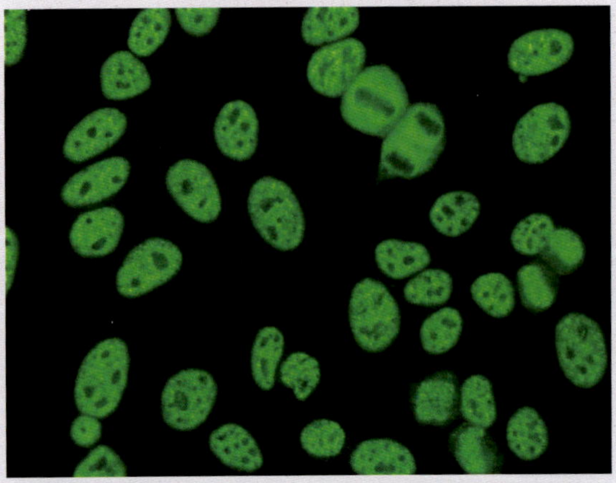

Figure 4. Fluorescence mouchetée dite « gros grains » correspondant à des anticorps anti Sm et/ou anti RNP

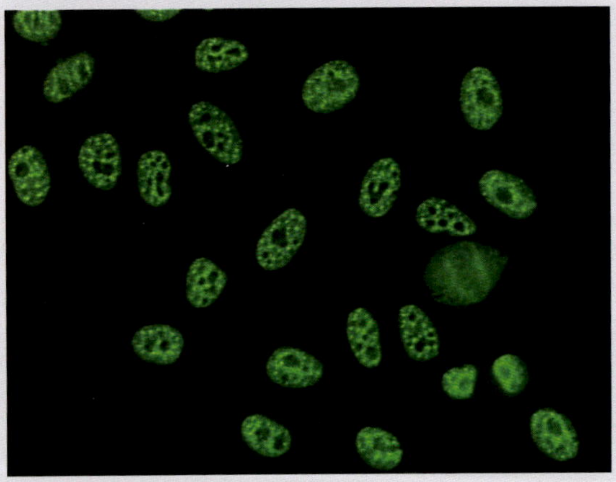

- *centromérique* correspondant à une réactivité dirigée contre le centromère des chromosomes au cours de la sclérodermie systémique.

Figure 5. Fluorescence de type anti-centromère

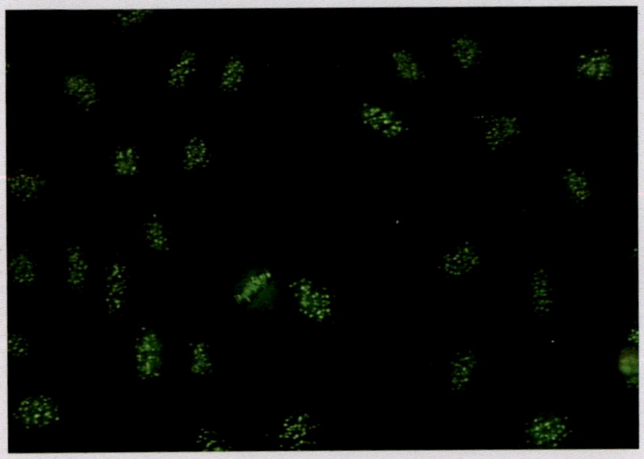

- ➤ *nucléolaire* au cours de la sclérodermie systémique également.

Figure 6. Fluorescence nucléolaire

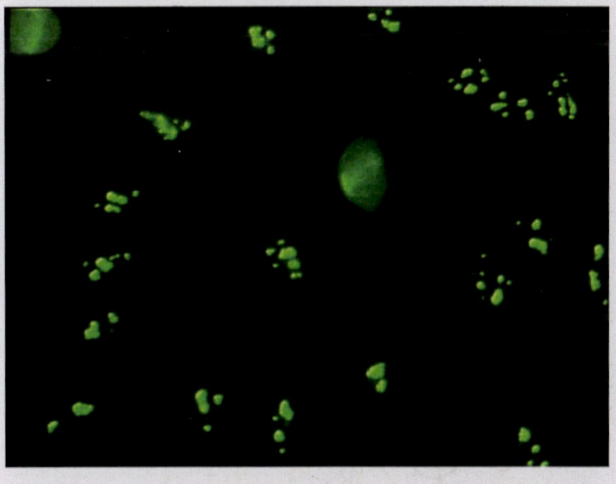

- **Le titre** se définit par l'inverse de la dernière dilution du sérum testé pour laquelle on détecte une fluorescence : 1/160, 1/320, etc. Le seuil de positivité est 1/160.
- Les AAN peuvent être présents, en général à des titres faibles de 1/160 (ou 100 ou 200), dans de nombreuses MAI spécifiques d'organe (thyroïdites, CBP…), dans diverses maladies (ex. : leucémies, cancers, infections, prises de certains médicaments) et chez des sujets sains (5 % des sujets sains ont des AAN à 1/160).
  - donc test **très sensible mais très peu spécifique** : ils sont principalement utilisés pour le dépistage.

Tableau III . FRÉQUENCE DE LA POSITIVITÉ DES AAN DANS CERTAINES MAI

Maladie	Prévalence AAN (%)
Lupus systémique	> 99
Sclérodermie systémique	50 à 96
Sd de Sjögren	40 à 70
Myosites	30 à 60
Polyarthrite rhumatoïde	30 à 70

4.1.2. Ac anti-ADN natif

- **Spécifiques du lupus systémique.**
- **À ne faire que si le dépistage des AAN est positif.**
- **Trois méthodes de dépistage** :
  - **Test de Farr** (test de référence mais qui nécessite une méthode radio-immunologique qui n'est pas disponible partout) : peu sensible mais spécifique.
  - **Test d'IFI** sur kinétoplaste de ***Crithidia luciliae.*** Protozoaire monoflagellé contenant une mitochondrie géante, le kinétoplaste, très riche en ADN double brin (ADN natif) mais ne contenant pas d'histones ou d'autres auto-antigènes. En IFI sur *Crithidia luciliae*, la présence d'anticorps anti-ADN natif se caractérise par une fluorescence intense du kinétoplaste et plus faible du noyau. La recherche des anti-ADN natif sur *Crithidia* est très spécifique mais toutefois peu sensible.

Figure 7. **Fluorescence sur *Crithidia luciliae*. Le kinétoplaste est marqué plus intensément que le noyau**

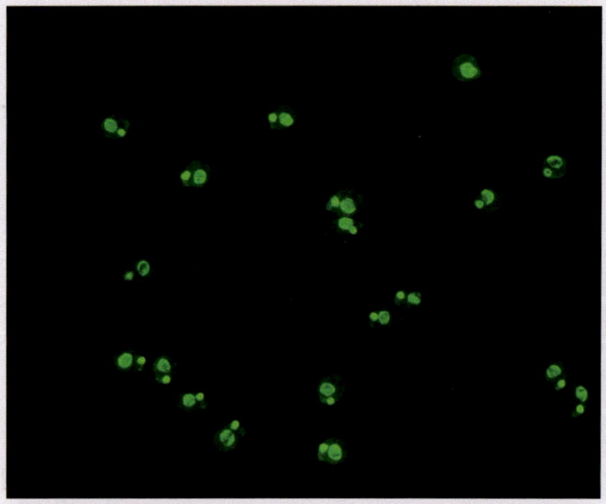

– **Tests ELISA** souvent très/trop sensibles donc à interpréter avec précaution.

Les AAN sont plus souvent positifs si lupus systémique actif. Ils peuvent diminuer ou se négativer sous traitement et augmenter en cas de poussée (intérêt dans le suivi thérapeutique).

4.1.3. Ac anti-antigènes nucléaires solubles

- Aussi appelés Ac anti-ENA, pour « Extractable Nuclear Antigens » ou Ac anti-ECT pour « Extraits Cellulaires Thymiques ».
- À ne faire **que si** le dépistage des AAN est positif.
  - Ils regroupent principalement les **Ac anti-Sm** (spécifiques du lupus systémique), **-RNP, -SSA** (anciennement Ro), **-SSB** (anciennement La), **-JO1** et **-Scl70** (ou anti-topoisomérase I). Les anti-SSA (et/ou –SSB) peuvent entraîner la survenue d'un bloc auriculo-ventriculaire fœtal (risque de 1 à 2 %).
  - Techniques d'immunoprécipitation remplacées de plus en plus souvent par des techniques immunoenzymatiques pour leur caractérisation.

Tableau IV. MALADIES AUTO-IMMUNES ET AUTO-ANTICORPS

Maladie	Type d'anti-ENA	Prévalence (%)
Lupus systémique	anti-Sm anti-RNP anti-SSA anti-SSB	20 à 30 30 à 40 25 à 35 10
Sclérodermie systémique	anti-Scl70 anti-centromères anti-ARN polymérase III	20 à 50 (forme cutanée diffuse) 80 (forme cutanée limitée) 10 (forme cutanée diffuse et crise rénale sclérodermique)
Sd de Sjögren	anti-SSA anti-SSB	40 à 60
Myosites	anti-JO1, PL-7, PL-12, EJ, OJ, PM-Scl, Mi2, Ku, etc.	60 à 80
Connectivite mixte (Sharp)	anti-RNP	93 à 100

4.1.4. Ac antiphospholipides

- **Rappel : le SAPL** est défini par l'association d'un évènement clinique (thromboses veineuses, artérielles, microcirculatoires et/ou morbidité obstétricale) **ET** d'Ac antiphospholipides persistants à au moins 12 semaines d'intervalle :
  - **Ac anti-cardiolipine** ou aCL (test Elisa) : les plus sensibles mais peu spécifiques (ex. : positifs si infection mais ne persistent pas à 12 semaines).
  - Ou **anticoagulants circulants lupiques** ou ACC ou Ac anti-prothrombinase : ils induisent un allongement des tests de coagulation *in vitro* (mais, « paradoxalement », un risque de thrombose *in vivo*, contrairement à ce que leur nom indique) : les plus associés au risque obstétrical et de thrombose.
  - Ou **Ac anti-beta2-glycoprotéine 1** (test Elisa) : plus spécifiques mais moins sensibles.

4.1.5. Facteurs rhumatoïdes (FR)

- Dirigés contre le fragment constant « Fc » des IgG humaines et/ou animales.
  - Détection et dosage **par le test au latex**, dans lequel les FR de classe IgM agglutinent des particules de latex ou de polystyrène recouvertes d'IgG humaines, **et par la réaction de Waaler-Rose,** où ces Ac agglutinent des hématies humaines Rh – recouvertes d'Ac de lapin anti-hématies humaines. Ces techniques d'agglutination sont de plus en plus remplacées par des techniques immuno-enzymatiques et on parlera de FR de spécificité humaine ou de FR de spécificité animale.
  - Sensibilité : environ 80 % si PR ancienne mais 30 % si débutante.
  - Spécificité faible : fréquents dans les infections (endocardite d'Osler, hépatite C, Lyme) et non exceptionnels dans d'autres MAI, en particulier dans le Sd de Sjögren (où ils sont aussi fréquents que dans la PR) et chez les sujets sains (0 à 6 %).
  - Ils peuvent être responsables d'une activité cryoglobulinémique.
  - Aucun intérêt pour le suivi.

4.1.6. Ac anti-peptides cycliques citrullinés (anti-CCP ou ACPA)

- Test Elisa.
  - Sensibilité 70 %. Présents très tôt, plusieurs années avant la PR.
  - Spécificité pour la PR : 95 % (parfois positifs dans le Sd de Sjögren, le lupus systémique, le psoriasis…).
  - Prédictifs d'une maladie érosive.
  - Aucun intérêt pour le suivi (y compris du traitement).

4.1.7. Ac anti-mitochondries de type M2

- IFI sur coupes de foie, de rein et d'estomac (triple substrat) de rat ou de souris.

Figure 8. Fluorescence typique des anticorps anti-mitochondrie de type 2 (M2) sur triple substrat de rat : rein (marquage des tubules), foie (marquage cytoplasmique de tous les hépatocytes), estomac (marquage des cellules pariétales)

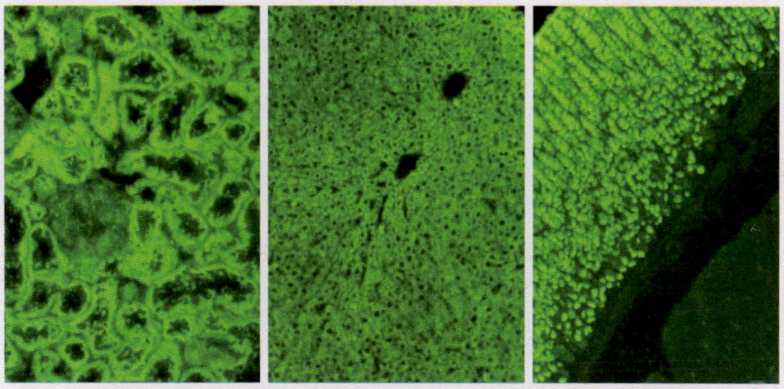

- Caractéristiques de la **cirrhose biliaire primitive** (CBP) : sensibilité de 90 à 99 % et très bonne spécificité.

NB : Ac non spécifiques d'organe qui sont cependant très spécifiques d'une maladie auto-immune limitée au foie.

4.1.8. Ac anti-muscles lisses

- IFI sur « triple substrat ».

Figure 9. Fluorescence de la musculeuse et de la paroi des vaisseaux sur l'estomac (à gauche), fluorescence des vaisseaux sur le rein (au centre), marquage d'aspect polygonal en « ruches d'abeille » du foie (à droite)

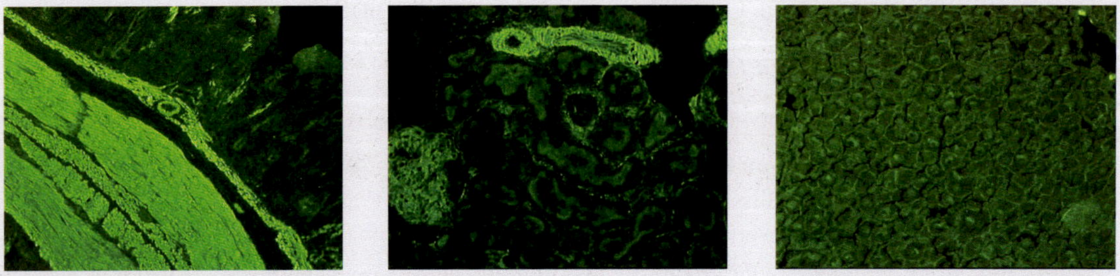

- Les **Ac anti-muscles lisses avec spécificité anti-actine**, sont très spécifiques des **hépatites auto-immunes** (surtout de **type 1**).

4.1.9. Ac anti-microsomes

- IFI sur « triple substrat ».
  - Ac **anti-microsomes** de foie et de rein : (à ne pas confondre avec les anti-microsomes thyroïdiens, représentés principalement par les **anti-thyropéroxydase** (TPO)):
    - **anti-LKM1 : hépatites auto-immunes de type 2** mais aussi hépatite C (1 à 5 %) et hépatites induites par l'halotane (25 %).
    - **anti-réticulum endoplasmique**.

4.1.10. Ac anti-cytoplasme des polynucléaires neutrophiles (ANCA)

- Détection par IFI sur des polynucléaires neutrophiles.
- Il en existe 2 types :
  - **Les cANCA** (c pour « cytoplasmique ») : fluorescence cytoplasmique et granulaire. Ils correspondent le plus souvent à des **Ac anti-protéinase 3** (dosés par ELISA). Très spécifiques de la granulomatose avec polyangéite (GPA = ex-maladie de Wegener).

Figure 10. Marquage de type c-ANCA

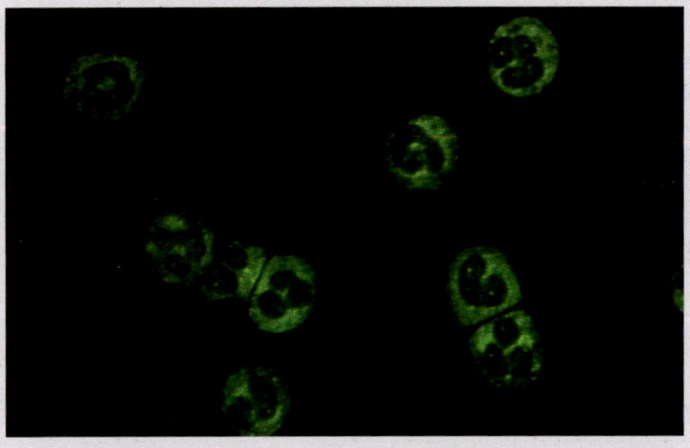

- **Les pANCA** (p pour « périnucléaire ») : fluorescence périnucléaire. Ils correspondent le plus souvent à des Ac **anti-myélopéroxydase** (dosés par ELISA). Moins spécifiques. Présents dans la **polyangéite microscopique**, la **granulomatose éosinophilique avec polyangéite** (ex-Churg-Strauss) et la **glomérulonéphrite extra-capillaire pauci-immune** (limitée au rein).

Figure 11. Marquage de type p-ANCA

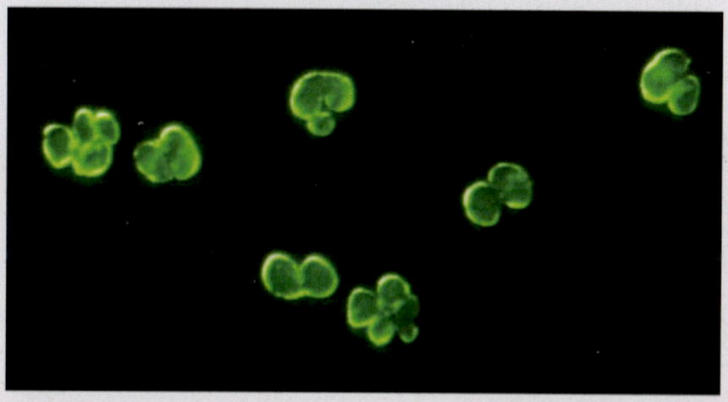

- Les ANCA sont très contributifs pour le diagnostic de vascularite associée aux ANCA s'ils ont une spécificité en ELISA. En l'absence de spécificité identifiée, leur contribution diagnostique est moindre, étant donné qu'on peut trouver des ANCA en IFI au cours des maladies inflammatoires chroniques de l'intestin et d'un certain nombre de pathologies infectieuses, entre autres.
- Les xANCA ont une fluorescence atypique (ni cANCA, ni pANCA). Leur contribution diagnostique est très limitée.

4.2. Ac associés à des MAI spécifiques d'organe

4.2.1. *Ac anti-thyroglobuline (TG) et anti-thyropéroxydase (TPO)*

- Détection par ELISA :
  - Anti-TPO = pratiquement constants dans la thyroïdite de Hashimoto (titres élevés) et très fréquents dans la maladie de Basedow (75 %).
  - Anti-TG = un peu moins sensibles et exceptionnellement isolés. À faire si Ac anti-TPO négatifs mais forte suspicion de thyroïdite auto-immune.
  - **Non spécifiques :** positifs chez 4 à 8 % des sujets sains (++ femme et après 60 ans) et dans d'autres MAI.

4.2.2. *Ac anti-récepteurs de la TSH*

- Détection par technique radio-immunologique (TRAK) :
  - **Sensibles : présents à titres élevés dans 90 % des cas de maladie de Basedow**.
  - Spécifiques : leur présence est rare dans les autres thyroïdites et exceptionnelle chez les sujets sains.
  - **Corrélation des titres avec l'activité de la maladie => utiles au suivi thérapeutique**.

4.2.3. *Les Ac anti-peau*

- Détection par des tests d'IF soit directe (sur une biopsie de peau lésée), soit indirecte (sur des coupes de peau humaine ou de lèvre de lapin) :
  - **Les Ac anti-substance intercellulaire (inter-kératinocytaires) définissent le groupe des pemphigus** (pemphigus vulgaire, pemphigus superficiel et pemphigus paranéoplasique ou follacé).
  - **Les Ac anti-membrane basale de la peau (dirigés contre la jonction dermo-épidermique) se rencontrent dans le groupe des pemphigoïdes** (pemphigoïde bulleuse, pemphigoïde cicatricielle, pemphigoïde de la grossesse), la dermatose à IgA linéaires et l'épidermolyse bulleuse acquise.

4.2.4. Les Ac anti-récepteur de l'acétylcholine (anti-RACh)

- Dosage radio-immunologique :
  - **Spécifiques de la myasthénie**. Sensibilité moyenne dans la myasthénie oculaire (50 à 60 %) et excellente dans la myasthénie généralisée (80 à 95 %).
  - **Corrélation des titres avec l'activité de la maladie => utiles au suivi thérapeutique**.
  - Des anticorps anti-MuSK (Muscle specific tyrosine kinase antibodies) peuvent être détectés chez 40 à 60 % des patients avec myasthénie généralisée n'ayant pas d'anticorps anti-RACh.

4.2.5. Ac anti-estomac

- Anémie de Biermer :
  - Anti-cellules pariétales : IFI sur coupes d'estomac de rat ou de souris.
    - très fréquents dans l'anémie de Biermer (70 à 100 %), un peu moins dans la gastrite atrophique (20 à 50 %),
    - peu spécifiques : fréquents dans thyroïdite et diabète insulinodépendant, cancers gastriques (20 à 40 %) et sujets sains, surtout âgés (5 à 15 %).
  - Anti-facteur intrinsèque : dosage radio-immunologique ou détection par immunodot.
    - très spécifiques,
    - mais moins sensibles : 50 à 70 %

4.2.6. Ac anti-MBG (anti-membrane basale glomérulaire)

- Très spécifique du Sd de Goodpasture :
  - **Dépôt linéaire** sur la ponction biopsie rénale (IF directe) ,
  - Dans le sérum par IFI et par ELISA ,
  - Associés une fois sur deux à des ANCA.

Figure 12. Marquage de la membrane basale glomérulaire en IFI (coupe de rein de singe)

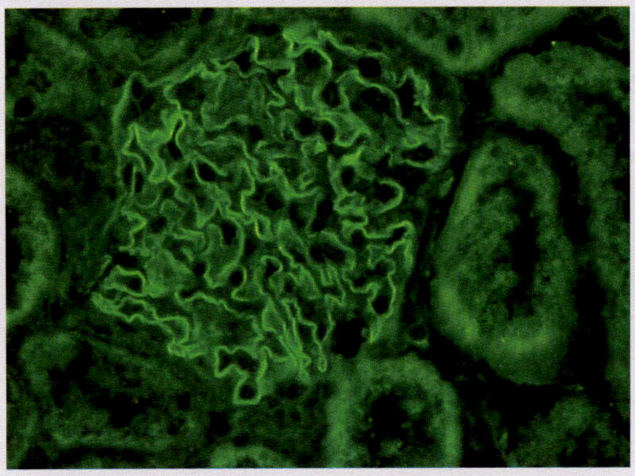

4.2.7. Ac associés au diabète de type 1

- Les principaux sont :
  - Les Ac anti-Glutamic Acid Decarboxylase (anti-GAD),
  - Les Ac anti-IA-2, dirigés contre une protein-tyrosine-phosphatase des îlots de Langerhans,
  - Les Ac anti-ZnT8, transporteur du zinc,
  - Les Ac anti-insuline.
- La recherche des ICA (islet cell antibodies) dirigés contre les cellules ß des îlots de Langerhans en IFI n'est plus utilisée en pratique courante.

- Elle est remplacée par les recherches d'Ac anti-GAD, anti-IA-2, anti-ZnT8 et anti-insuline, toutes disponibles en routine. La combinaison de ces quatre Ac a une sensibilité de 95 % pour affirmer la nature auto-immune d'un diabète au moment du diagnostic. Un ou plusieurs de ces anticorps persistent chez 50 % des patients après 20 ans d'évolution du diabète. La mise en évidence d'Ac anti-insuline n'a toutefois aucune valeur si le patient a reçu un traitement par insuline. La spécificité de ces anticorps est excellente et leur présence chez des sujets à risque (en particulier apparentés d'un patient ayant un diabète de type 1) est prédictive du risque de développement d'un diabète de type 1. Cependant, à ce jour, cette prédiction ne peut pas être suivie d'une thérapeutique préventive efficace.

4.2.8. Ac associés à la maladie cœliaque

- Deux tests sensibles (85 à 100 %) et spécifiques (95 à 100 %) de la maladie cœliaque :
  - **++ Ac anti-transglutaminase d'isotype** IgA : test ELISA.
  - **Voire : Ac anti-endomysium** d'isotype IgA : IFI sur coupes d'œsophage de singe.
  - Attention, un déficit en IgA (plus fréquent en cas de maladie cœliaque), peut expliquer un résultat négatif. Donc si suspicion suffisante et résultat Ac anti-transglutaminase d'isotype IgA négatif : demander un dosage des IgA. Si déficit : doser les anti-transglutaminase (voire anti-endomysium) d'isotype IgG.

    Le titre de ces Ac diminue en quelques mois si régime sans gluten et augmente si écarts de régime => utiles au suivi du traitement.

    Les Ac anti-gliadine et anti-réticuline ne doivent plus être demandés car peu performants.
- Attention, de plus en plus souvent, les recherches d'autoanticorps peuvent être effectuées sur des automates regroupant plusieurs recherches en même temps et ayant éventuellement des seuils de détection qui peuvent différer des techniques « conventionnelles ». L'examen est alors « trop sensible ». Il faut donc être vigilant, en particulier quand le résultat biologique ne s'intègre pas bien dans le contexte clinique.

5. Les autres anomalies biologiques

5.1. Hémogramme

5.1.1. Anémie

- Elle peut avoir plusieurs mécanismes **(Tableau V).**

Tableau V. ÉTIOLOGIE DES ANÉMIES AU COURS DES MAI
– Anémie hémolytique auto-immune (AHAI) : due aux Ac anti-érythrocytaires fixés à la surface des hématies (test direct à l'anti-globuline, autrefois test de Coombs direct) – Carence martiale (ex. : due à une malabsorption si MC) – Inflammation – Insuffisance rénale chronique (ex. : lupus systémique) **Plus rarement :** – Microangiopathie thrombotique (syndrome des anti-phospholipides catastrophique, lupus systémique, purpura thrombotique thrombocytopénique auto-immun) – Origine médicamenteuse (auto-immune ou immuno-allergique) – Carence en vitamine B12 (si maladie de Biermer) – Érythroblastopénie (thymome, lupus systémique)

5.1.2. Leucopénie

- Une leucopénie (< 4 Giga/l) est fréquente (50 % des lupus systémiques et 30 % des Sd de Sjögren) : neutropénie et/ou surtout lymphopénie. Le mécanisme est habituellement auto-immun.

5.1.3. *Thrombopénie*

- Le plus souvent d'origine auto-immune, avec Ac anti-plaquettes dont la recherche est inutile en pratique clinique car peu spécifique (et richesse normale de la moelle en mégacaryocytes) : purpura thrombopénique immunologique (PTI).
- La profondeur de la thrombopénie est très variable :
  - Profonde si PTI (forme primaire ou associée à un lupus).
  - Thrombopénie modérée (environ 80 à 100 Giga/l) sans risque hémorragique : fréquente au cours du SAPL.
- Par définition : AHAI + PTI ± neutropénie = Sd d'Evans.

5.2. Hémostase

- Allongement du temps de céphaline activée (TCA), partiellement corrigé par l'adjonction de plasma témoin, secondaire à la présence d'un ACC (*cf.* supra).
- Ac dirigés contre un facteur de la coagulation (principalement anti-facteur VIII, entraînant une « hémophilie A acquise ») : associés à un risque hémorragique.
- Consommation des facteurs de la coagulation en cas de coagulation intra-vasculaire aiguë disséminée (CIVD).

5.3. Système du complément

- On dose le complément hémolytique 50 % (CH50) et les composants C4 et C3 du complément. Le CH50 explore la voie classique et la voie terminale commune. La diminution du CH50 associée à une baisse du C4 traduit une activation de la voie classique. Cette dernière peut être la conséquence :
  - D'un **déficit génétique** en un composant de la voie classique du complément (ex. : C1q, C2 ou C4 prédisposant au lupus systémique).
  - D'une **activation** par des complexes immuns circulants, comme c'est le cas au cours du lupus systémique ou des cryoglobulinémies mixtes (associées à une infection par le virus de l'hépatite C, une prolifération lymphoïde ou une maladie systémique). Les cryoglobulinémies sont quelquefois à l'origine d'une diminution isolée du C4 qui est adsorbé par le cryprécipité sans diminution du CH50.
- **Attention :** pour interpréter les résultats des dosages des protéines du complément, il faut savoir que la synthèse par le foie des protéines du complément est augmentée en cas de syndrome inflammatoire et est diminuée en cas d'insuffisance hépato-cellulaire.

5.4. Électrophorèse des protéines sériques (EPP)

- Hypergammaglobulinémie polyclonale fréquente, due à une augmentation :
  - des 3 isotypes prédominant sur les IgG dans les MAI systémiques (Sd de Sjögren, lupus systémique, sarcoïdose).
  - des IgG dans les hépatites auto-immunes.
  - des IgM, dans la cirrhose biliaire primitive.
- Exemple d'EPP avec hypergammaglobulinémie polyclonale :

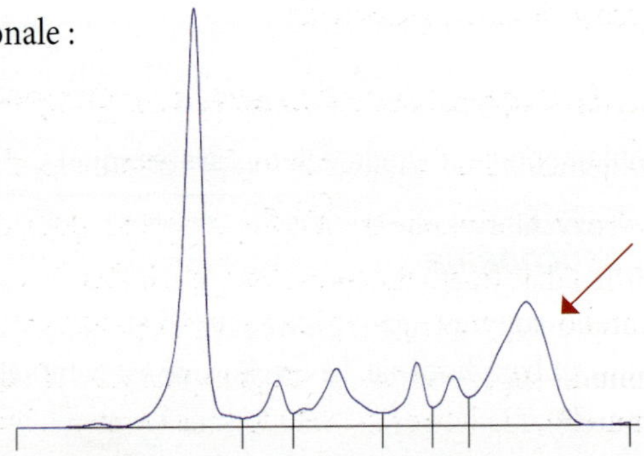

5.5. Syndrome inflammatoire

- Possible dans de nombreuses MAI (particulièrement les vascularites).
- La vitesse de sédimentation (VS) peut être élevée du fait d'une réaction inflammatoire, mais aussi du fait d'une hypergammaglobulinémie ou d'une anémie.
- Dans le lupus systémique, la protéine C-réactive (CRP) reste habituellement normale ou peu élevée (sauf en présence d'une sérite ou d'une infection associée).

5.6. Autres

- Fonction des organes lésés et des atteintes spécifiques :
  - Atteinte rénale (ex. : lupus systémique, vascularites, sclérodermie systémique).
  - Augmentation des CPK dans les myosites.
  - Anomalies hépatiques (ex. : CBP).

6. Principes du traitement

- Le traitement des MAI, souvent complexe, associe un traitement spécifique visant à contrôler la réponse immunitaire, et un traitement symptomatique propre à chaque pathologie.

6.1. Le traitement spécifique des MAI spécifiques d'organe

- Dans les MAI spécifiques d'organe, l'approche thérapeutique peut se limiter à pallier l'insuffisance de production de l'organe cible de la maladie (insuline si diabète de type 1, hormones thyroïdiennes si thyroïdite de Hashimoto).

6.2. Le traitement spécifique des MAI systémiques

6.2.1. *Grands principes*

- L'existence de lésions des « organes nobles » (rein ++, système nerveux, cœur, appareil digestif) doit systématiquement être recherchée, car correspondant souvent à une MAI « sévère », pouvant engager le pronostic vital ou fonctionnel à court ou à long terme, et justifiant un traitement « agressif ».
- Au cours de nombreuses MAI systémiques, en particulier en cas d'atteinte sévère, le traitement comporte une phase d'attaque (visant à mettre le patient en rémission) puis un traitement d'entretien (visant à éviter une rechute).
- Le traitement spécifique de première intention est souvent basé sur une corticothérapie générale qui a des effets secondaires non négligeables, surtout quand la posologie dépasse 7 mg/jour. Un certain nombre de stratégies à visée d'épargne cortisonique peuvent être proposées comprenant l'association à des traitements immunosuppresseurs (IS) et/ou immunomodulateurs. Les immunosuppresseurs sont utilisés soit d'emblée en association aux corticoïdes dans les formes sévères, soit en seconde intention pour franchir un seuil de cortico-dépendance ou en cas d'échec des corticoïdes seuls.

6.2.2. *Quelques données sur les principales molécules*

- Ces traitements sont vus avec leurs indications aux chapitres spécifiques des différentes MAI.
  - Hydroxychloroquine (HCQ) (lupus systémique), colchicine (Behçet), etc.
  - Corticoïdes (méthylprednisolone en bolus intraveineux dans les formes sévères) : anti-inflammatoires, immuno-suppresseurs, et inducteurs d'apoptose.
  - Immuno-suppresseurs : cyclophosphamide (Endoxan®), mycophénolate mofétil (Cellcept®), azathioprine (Imurel®), methotrexate, leflunomide (Arava®), inhibiteurs de calcineurine (ciclosporine).

- Biothérapies (place bien établie dans la PR) :
  - Ac anti-TNFα (PR, Crohn, RCH) : Infliximab (Remicade®), Adalimumab (Humira®), Etanercept (Enbrel®), Certolizumab pegol (Cimzia®)
  - CTLA4-Ig : Abatacept (Orencia®)
  - Anti-IL6R : Tocilizumab (Roactemra®)
  - Anti-CD20 (vascularites ANCA-positive, PTI, AHAI) : Rituximab (Mabthera®)
  - Anti-récepteur IL1 (maladie de Still de l'adulte) : Anakinra (Kineret®)
- Échanges plasmatiques (= plasmaphérèses) : le principe est d'épurer le sérum du patient de ses Ac et autres molécules plasmatiques, en le remplaçant progressivement par un soluté de remplissage (albumine humaine, plasma frais congelé (PFC), solutés macromoléculaires). Indiqués dans certaines formes graves de SAPL, lupus systémique, vascularites associées aux ANCA ou aux cryoglobulinémies, crises aiguës thyrotoxiques, myasthénies.
- Immunoglobulines intraveineuses (IgIV) : très coûteuses car recueillies à partir du plasma de plus de 1 000 donneurs sains, donc à n'utiliser que dans des indications validées. La dose immunomodulatrice est de 2 g/kg sur 2 ou 5 jours.
- Auto-greffe de cellules souches hématopoïétiques : son intérêt dans des formes sévères de MAI systémiques mérite encore d'être évalué et ses indications judicieusement discutées.

• Ces traitements ne sont pas dénués d'effets iatrogènes (syndrome cushingoïde pour les corticoïdes, risques infectieux au premier plan pour la plupart de ces traitements (à l'exception des IgIV), néoplasiques, ...).

6.3. Le traitement symptomatique

• Il est bien sûr indispensable, adapté au tableau clinique et va des mesures réanimatoires dans les cas les plus sévères aux traitements non pharmacologiques comprenant la kinésithérapie.

• La prévention du risque infectieux est essentielle et passe par la mise à jour impérative du calendrier vaccinal, en ajoutant fréquemment dans les MAI systémiques, une **vaccination** contre la grippe et le pneumocoque (double vaccination anti-pneumococcique) (voire *Human papilloma virus* (HPV) chez la jeune fille).

• Une information adaptée des patients est également indispensable, idéalement par le biais de séances d'éducation thérapeutique.

• Une surveillance sera instituée : elle portera sur les traitements (surveillance de la iatrogénie) et la MAI (surveillance des différentes atteintes, notamment le rein pour beaucoup de MAI systémiques).

• Enfin, au cours de ces maladies chroniques, l'éducation thérapeutique a une place importante.

▸ Références

1. *Livre de l'interne en médecine interne.* L Guillevin, 2007, Flammarion Médecine Sciences.
2. *Traité des Maladies et syndromes systémiques.* Loïc Guillevin, Olivier Meyer, Eric Hachulla et Jean Sibilia, 2015, 6e édition, Lavoisier Médecine Sciences.

POINTS CLÉS : PATHOLOGIES AUTO-IMMUNES

1. **Pour les MAI systémiques :**
   - **AAN** : test de dépistage des connectivites :
     - Les Ac anti-ADN et les Ac anti-Sm sont spécifiques du lupus systémique.
     - Les Ac autres anti-antigènes nucléaires solubles sont des marqueurs plus ou moins spécifiques d'entités nosologiques dont le diagnostic nécessite l'association de données cliniques, biologiques et paracliniques.
   - **ANCA** : test de dépistage des vascularites systémiques
   - **Anticorps antiphospholipides** (ACC, ACL et anti-béta2GP1).
2. **Pour les MAI spécifiques d'organe :**
   - Nombreux **Ac anti-tissus ou anti-cellules.**

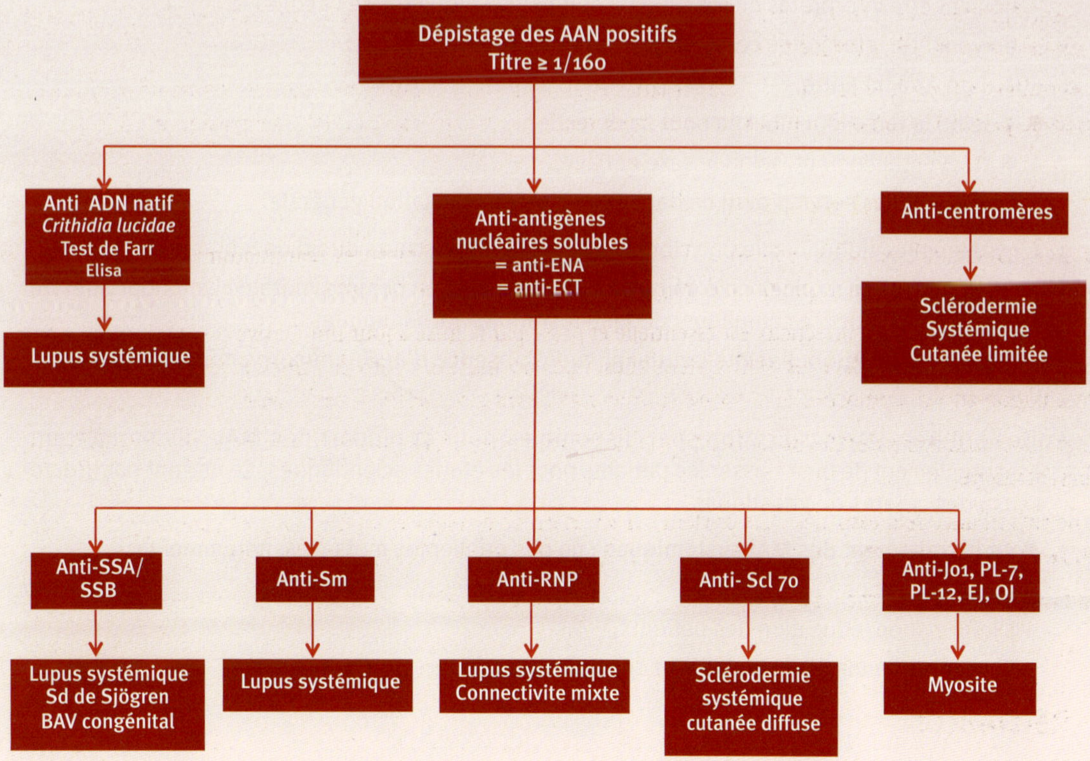

AAN : anticorps anti-nucléaires ; ACC : anti-coagulant circulant ; ADN : acide désoxyribonucléique ; ACL: anti-cardiolipine ; BAV : bloc auriculo-ventriculaire ; Bêta2 GP1 : Bêta2 glycoprotéine 1 ; ECT : extrait de cellules thymiques ; ENA : antigènes nucléaires extractibles ; RNP : ribonucléoprotéines.

+++ LE COUP DE POUCE DE L'ENSEIGNANT

Les pièges à éviter :

1. **ATTENTION**, un individu normal peut avoir des auto-Ac :
   - Sans avoir de maladie auto-immune définie même s'ils sont à taux élevé (par exemple : pas de SAPL si présence d'Ac antiphospholipides sans évènement clinique, même s'il existe potentiellement un sur-risque de thrombose ou d'évènement obstétrical).
   - Des auto-anticorps retrouvés dans des MAI peuvent être mis en évidence dans le sérum de patients « normaux » ou sans que cela soit pathologique surtout s'ils sont à taux faibles. Cette situation est plus fréquente au cours d'infections chroniques (VHB, VHC, VIH, tuberculose, leishmaniose, en particulier pour les AAN, facteurs rhumatoïdes, anticorps antiphospholipides) ou lors de la prise de certains médicaments (AAN notamment) et chez les sujets âgés (AAN). Ceci est particulièrement vrai en présence d'une hypergammaglobulinémie.
2. Par conséquent, ces Ac :
   - doivent être interprétés en fonction du contexte clinique (et de l'âge) +++.
   - doivent être interprétés en fonction d'un seuil qui est variable :
     - ➔ d'un Ac à un autre,
     - ➔ selon la technique utilisée pour sa détection,
     - ➔ et, éventuellement, selon le sexe et l'âge.
   - ne doivent pas servir d'outil de dépistage dans la population générale.
3. L'hypergammaglobulinémie polyclonale est fréquente au cours du Sd de Sjögren.

   Une gammapathie monoclonale doit par contre faire rechercher un syndrome lymphoprolifératif qui peut par ailleurs se compliquer de manifestations auto-immunes.

   Une hypogammaglobulinémie peut expliquer l'absence d'auto-anticorps même en présence d'une MAI.
4. Des critères de classification sont disponibles pour la plupart des MAI : ils permettent essentiellement de bien classer les patients pour les études scientifiques. Ce ne sont pas *stricto sensu* des critères diagnostiques.
5. **Pour le traitement des MAI systémiques :** ne pas oublier les mots-clés, notamment :
   - Les vaccinations ++++,
   - L'information/éducation des patients,
   - Et la surveillance (de la maladie et des traitements).

Chapitre 12

Vascularites systémiques

Connaître les principaux types de vascularite systémique, les organes cibles, les outils diagnostiques et les moyens thérapeutiques

OBJECTIFS PÉDAGOGIQUES NATIONAUX

→ Connaître les principaux types de vascularite systémique.

→ Connaître les principales atteintes et manifestations cliniques des différentes vascularites systémiques.

→ Connaître les principaux outils diagnostiques disponibles au cours des vascularites systémiques.

→ Connaître les principaux moyens thérapeutiques disponibles au cours des vascularites systémiques.

MOTS CLÉS : ANCA ; Artérite à cellules géantes ; Maladie de Takayasu ; Cryoglobulinémie ; Granulomatose avec polyangéite ; Granulomatose éosinophilique avec polyangéite ; Maladie de Behçet ; Maladie de Kawasaki ; Périartérite noueuse ; Polyangéite microscopique ; Vascularite à IgA ; Vascularite urticarienne Hypocomplémentémique ; Vascularite avec anticorps anti-membrane basale glomérulaire.

- La connaissance des **principaux types de vascularite systémique** peut paraître complexe au premier abord. Les classifications anciennes et peu pratiques ont cependant laissé la place à un système de définitions qui rend plus compréhensible l'approche de ces maladies. Le groupe des vascularites est hétérogène, mais la reconnaissance des différents types de **vascularite systémique** a pourtant une **finalité clinique et thérapeutique majeure**.

1. Définition

- Sous le terme de **vascularites systémiques**, on désigne un groupe d'affections caractérisées par une **atteinte inflammatoire des vaisseaux sanguins artériels, capillaires et/ou veineux** conduisant à une altération de la paroi vasculaire. Ces vascularites peuvent entraîner des sténoses ou occlusions des lumières vasculaires, en rapport avec une thrombose ou une prolifération intimale traduisant l'atteinte de l'endothélium vasculaire.
- **La définition du calibre des vaisseaux atteints est essentielle :**
  - les **vaisseaux de gros calibre** correspondent à l'aorte et ses branches de division,
  - les **vaisseaux de moyen calibre** correspondent aux principales artères viscérales et leurs branches de division,
  - les **vaisseaux de petit calibre** correspondent aux artérioles, capillaires et veinules.

> - **Les vascularites systémiques** sont caractérisées par une **atteinte inflammatoire de la paroi des vaisseaux sanguins artériels, capillaires et/ou veineux.**
> - On distingue les vascularites des **vaisseaux de gros, moyen et petit calibre.**

2. Classification des vascularites systémiques

- En 1994, la nomenclature de Chapel Hill s'est imposée comme le système de classification de référence. Les vascularites sont alors classées en fonction de la taille des vaisseaux atteints. En 2012, cette nomenclature a évolué, permettant une meilleure définition des vascularites, basée principalement sur l'anatomo-pathologie, et intégrant de nouveaux types de vascularite et de nouveaux outils diagnostiques, essentiellement immunologiques.
- **On distingue ainsi :**
  - les vascularites des artères de gros calibre : **artérite à cellules géantes** (anciennement maladie de Horton) et **maladie de Takayasu,**
  - les vascularites des artères de moyen calibre : **périartérite noueuse** et **maladie de Kawasaki,**
  - les vascularites des vaisseaux de petit calibre :
    - associées aux anticorps anti-cytoplasme des polynucléaires neutrophiles (ANCA) : **granulomatose avec polyangéite** (ex-Wegener), **polyangéite microscopique, granulomatose éosinophilique avec polyangéite** (ex-Churg-Strauss) ;
    - associées à des dépôts de complexes immuns : **vascularite cryoglobulinémique, vascularite à IgA** (anciennement purpura rhumatoïde), **vascularite urticarienne hypocomplémentémique** ou vascularite avec anticorps anti-C1q (anciennement syndrome de MacDuffie), **vascularite avec anticorps anti-membrane basale glomérulaire** (MBG) (anciennement syndrome de Goodpasture).
- Ce système de nomenclature est représenté dans la **Figure 1**.

Figure 1. Classification des vascularites : nomenclature de Chapel Hill révisée en 2012

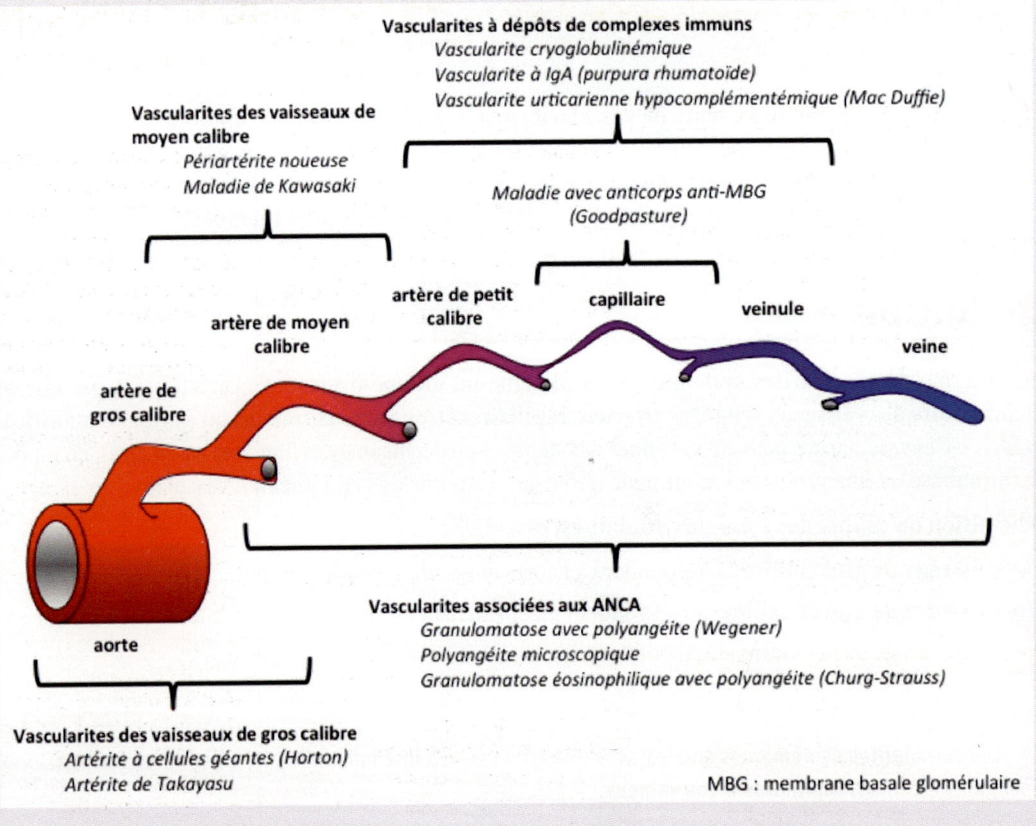

Adapté d'après Jennette et al. Arthritis Rheum, 2013.

3. Principaux types de vascularite

- Les **principaux types de vascularite systémique** sont indiqués dans le **Tableau I**, selon la taille des vaisseaux atteints.
- À côté de ces vascularites atteignant de manière prédominante un calibre de vaisseau particulier, certaines peuvent toucher des vaisseaux de tout calibres : la **maladie de Behçet**, le syndrome de Cogan et la polychondrite chronique atrophiante. La **maladie de Behçet** survient principalement chez les hommes originaires du Bassin méditerranéen, du Moyen-Orient (Turquie +++) ou d'Extrême-Orient et débute vers l'âge de 30 ans. La maladie de Behçet associe une aphtose buccale et génitale (dite bipolaire), une inflammation oculaire (uvéite souvent postérieure), et parfois une atteinte articulaire, digestive, cardiaque et/ou cérébrale. La polychondrite chronique atrophiante (inflammation des cartilages des oreilles et du nez, valves aortiques, aorte, trachée) et le syndrome de Cogan (kératite interstitielle non syphilique et atteinte audio-vestibulaire) sont exceptionnels.

Les principaux types de vascularites systémiques sont :

- **Vascularites des vaisseaux de gros calibre :** artérite à cellules géantes (Horton) et maladie de Takayasu.
- **Vascularites des vaisseaux de petit calibre :** vascularites associées aux ANCA et vascularites à dépôts de complexes immuns (IgA, cryoglobulinémie).
- **Vascularites des vaisseaux de moyen calibre :** périartérite noueuse (exceptionnelle) et maladie de Kawasaki (petit enfant).

Tableau I. LES PRINCIPAUX TYPES DE VASCULARITES SYSTÉMIQUES

NOMENCLATURE	DÉFINITION	ORGANES CIBLES / MANIFESTATIONS CLINIQUES PRINCIPALES	OUTILS DIAGNOSTIQUES
Vascularites des vaisseaux de gros calibre			
Artérite à cellules géantes (Horton)	Panartérite à cellules géantes de l'aorte et ses principales branches, touchant avec prédilection le territoire carotidien et vertébral, dont l'artère temporale, survenant chez les sujets âgés de plus de 50 ans.	– Signes céphaliques (céphalées, hyperesthésie du cuir chevelu, claudication de la mâchoire, pouls temporal diminué ou absent) – Signes articulaires souvent associés (pseudo-polyarthrite rhizomélique) – Signes ophtalmologiques avec baisse de l'acuité visuelle (NOIAA) – Aortite	– Pas de biomarqueur diagnostique. – Examens d'imagerie (épaississement circonférentiel des parois vasculaires) – Biopsie d'artère temporale : panartérite, infiltrat inflammatoire essentiellement mononucléé, destruction de la limitante élastique interne, cellules géantes
Maladie de Takayasu	Vascularite granulomateuse, de l'aorte et ses principales branches, touchant avec prédilection le territoire carotidien et sous-clavier, survenant de manière prédominante chez les femmes âgées de moins de 50 ans.	– Souffles vasculaires, abolition des pouls – Asymétrie tensionnelle, claudication des membres – Aortite – HTA réno-vasculaire – Autres complications vasculaires ischémiques	– Pas de biomarqueur diagnostique – Examens d'imagerie (épaississement circonférentiel des parois vasculaires, sténoses, occlusions) – Biopsie rarement disponible
Vascularites des vaisseaux de moyen calibre			
Périartérite noueuse	Vascularite nécrosante, avec micro-anévrysmes et sténoses artérielles, Exceptionnelle	– Myalgies, arthralgies – Neuropathie périphérique – Ischémie mésentérique – Néphropathie vasculaire (HTA maligne) : pas de glomérulonéphrite – Infarctus rénaux ou spléniques – Orchite	– ANCA toujours négatifs – Pas de biomarqueur diagnostique – Examens d'imagerie (artériographie ou angio-TDM : micro-anévrysmes) – PBR contre-indiquée – ± infection par le VHB ou VHC – Biopsie : vascularite nécrosante des vaisseaux de moyen calibre

Maladie de Kawasaki	Vascularite du petit enfant (âge : 1 à 5 ans, exceptionnellement chez l'adulte)	– Syndrome adéno-cutanéo-muqueux fébrile – Éruption cutanée (desquamation palmo-plantaire tardive) – Conjonctivite et atteinte oro-pharyngée – Adénopathies cervicales – Atteinte des artères coronaires avec anévrysmes	– Pas de biomarqueur diagnostique. – Examens d'imagerie (échographie cardiaque +++ : anévrysmes coronaires)
Vascularites des vaisseaux de petit calibre / Vascularites associées aux ANCA			
Granulomatose avec polyangéite (Wegener)	Vascularite nécrosante granulomateuse, pauci-immune, avec atteinte des voies aériennes supérieures et inférieures et glomérulonéphrite fréquentes	– « Granulome » : rhinite, sinusite, otite séro-muqueuse, inflammation orbitaire, sténose sous-glottique – Nodules pulmonaires – « Capillarite » : · Glomérulonéphrite rapidement progressive · Hémorragie intra-alvéolaire (plus rare) · Neuropathie périphérique	– ANCA dans 90 % des formes systémiques (anti-PR3 +++) – Examens d'imagerie – Biopsie : vascularite nécrosante pauci-immune granulomateuse ; IFD négative
Polyangéite microscopique	Vascularite nécrosante non granulomateuse, pauci-immune, avec glomérulonéphrite et capillarite pulmonaire fréquentes	– Glomérulonéphrite rapidement progressive (extracapillaire pauci-immune) – Hémorragie intra-alvéolaire – Neuropathie périphérique	– ANCA dans 90 % (anti-MPO +++) – Examens d'imagerie – Biopsie : vascularite nécrosante pauci-immune non granulomateuse ; IFD négative
Granulomatose éosinophilique avec polyangéite (Churg-Strauss)	Vascularite nécrosante granulomateuse riche en éosinophiles, pauci-immune, avec atteinte des voies respiratoires supérieures et inférieures et glomérulonéphrite fréquentes	– Asthme constant – Rhinite, sinusite, polypose nasale – Infiltrats pulmonaires – Neuropathie périphérique – Glomérulonéphrite rare	– ANCA dans 30-40 % (anti-MPO) – Hyperéosinophilie constante (attention : masquée par les corticoïdes) – Examens d'imagerie – Biopsie : vascularite nécrosante pauci-immune granulomateuse avec éosinophiles ; IFD négative.
Vascularites des vaisseaux de petit calibre / Vascularites avec dépôts de complexes immuns			
Vascularite cryo-globulinémique	Vascularite avec dépôts de cryoglobuline	– Purpura, ulcères cutanés – Arthralgies ou arthrites – Neuropathie périphérique – Glomérulonéphrite membrano-proliférative	– Cryoglobulinémie – Infection par le VHC dans 70-90 %, gammapathie monoclonale – Biopsie : vascularite avec dépôts de complexes immuns (IFD positive Ig + complément)
Vascularite à IgA (purpura rhumatoïde, Henoch-Schonlein)	Vascularite avec dépôts prédominant d'IgA Enfant ++++	– Purpura – Arthralgies ou arthrites – Vascularite digestive – Glomérulonéphrite à IgA	– Elévation inconstante des IgA sériques – Biopsie : vascularite avec dépôts granuleux d'IgA en IFD +++
Vascularite urticarienne hypocomplé-mentémique avec anti-C1q	Vascularite avec dépôts de complexes immuns Exceptionnelle	– Urticaire – Arthralgies ou arthrites – Inflammation oculaire – Maladie pulmonaire obstructive – Glomérulonéphrite	– Hypocomplémentémie – Anticorps anti-C1q – Biopsie : vascularite leucocytoclasique
Vascularite avec anti-membrane basale glomérulaire (Goodpasture)	Vascularite touchant les capillaires glomérulaires et/ou pulmonaires = syndrome pneumo-rénal	– Hémorragie intra-alvéolaire – Glomérulonéphrite rapidement progressive	– Anticorps anti-MBG – Biopsie : dépôts d'Ig linéaires le long de la membrane basale glomérulaire

ANCA : anticorps anti-cytoplasme des polynucléaires neutrophiles ; HTA : hypertension artérielle ; IFD : immunofluorescence directe ; Ig : immunoglobulines ; IgA : immunoglobuline A ; MBG : membrane basale glomérulaire ; MPO : myélopéroxidase ; NOIAA : névrite optique ischémique antérieure aiguë ; PBR : ponction-biopsie rénale ; PR3 : protéinase 3 ; TDM : tomodensitométrie ; VHB : virus de l'hépatite B ; VHC : virus de l'hépatite C.

4. Organes cibles

- À l'exception de manifestations générales non spécifiques, communes à toutes les vascularites systémiques, les organes cibles et donc les manifestations cliniques diffèrent selon la taille des vaisseaux atteints.

4.1. Manifestations non spécifiques

- Une altération de l'état général avec asthénie, anorexie et amaigrissement, un fébricule ou une fièvre sont fréquemment retrouvés quel que soit le type de vascularite. Des arthralgies d'horaire inflammatoire ou des myalgies sont également fréquentes.

4.2. Manifestations des vascularites des vaisseaux de gros calibre

- Ces vascularites sont responsables de manifestations cliniques de nature ischémique, en rapport avec des sténoses et/ou des occlusions des artères atteintes. La prise systématique et symétrique des pouls et l'auscultation des trajets vasculaires sont alors particulièrement importantes, retrouvant un souffle vasculaire.
- L'**artérite à cellules géantes** touche principalement les branches de l'artère carotide externe et se manifeste par des céphalées, une claudication de la mâchoire, une hyperesthésie du cuir chevelu et parfois des signes ophtalmologiques qui grèvent le pronostic et justifient l'urgence de la corticothérapie : amaurose transitoire, diplopie, cécité irréversible par névrite optique ischémique antérieure aiguë (NOIAA). C'est aussi une artérite systémique qui peut toucher toutes les artères (sous-clavières, aorte, coronaires…).
- La **maladie de Takayasu** touche l'aorte et ses branches proximales. Elle se manifeste par des douleurs le long des trajets artériels et des manifestations vasculaires ischémiques, le plus souvent à type de claudication des membres à l'effort. La phase inflammatoire, pré-ischémique est non spécifique : arthralgies, érythème noueux, fièvre ou syndrome inflammatoire prolongé, souffles vasculaires à rechercher.

4.3. Manifestations des vascularites des vaisseaux de moyen et petit calibre

- Les vascularites des vaisseaux de moyen et petit calibre ciblent le plus souvent les mêmes organes, mais avec des manifestations cliniques qui peuvent être différentes.

4.3.1. Atteinte cutanée

- La peau est fréquemment atteinte au cours des vascularites, principalement des petits vaisseaux (ANCA, dépôts de complexes immuns), avec des manifestations très polymorphes à type de purpura (**Figure 2**), ulcères ou nécroses cutanées, livédo actif ou nodules sous-cutanés.

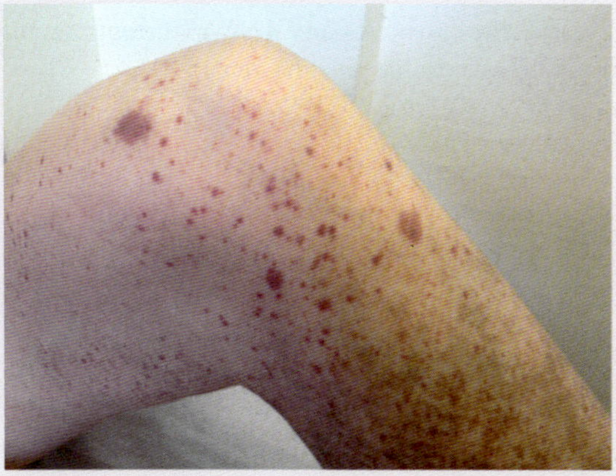

Figure 2.
Purpura vasculaire des membres inférieurs
Lésions récentes pétéchiales et ecchymotiques.
Lésions pigmentées séquellaires (dermite ocre).

4.3.2. *Atteinte de la sphère ORL*

- L'atteinte de la sphère ORL, à type de rhinite, sinusite ou polypose nasale, s'observe essentiellement au cours de la **granulomatose avec polyangéite** (Wegener) et de la **granulomatose éosinophilique avec polyangéite** (Churg-Strauss).
- Des chondrites nasales ou auriculaires sont également possibles au cours de la granulomatose avec polyangéite (et par définition dans la polychondrite chronique).

4.3.3. *Atteinte pulmonaire*

- L'atteinte pulmonaire ne se voit qu'au cours des vascularites des vaisseaux de petit calibre, se manifestant sous la forme de :
  - nodules pulmonaires parfois excavés, au cours de la **granulomatose avec polyangéite** (Wegener) (**Figure 3).**

Figure 3. Nodule pulmonaire excavé du lobe supérieur droit au cours d'une granulomatose avec polyangéite (Wegener)

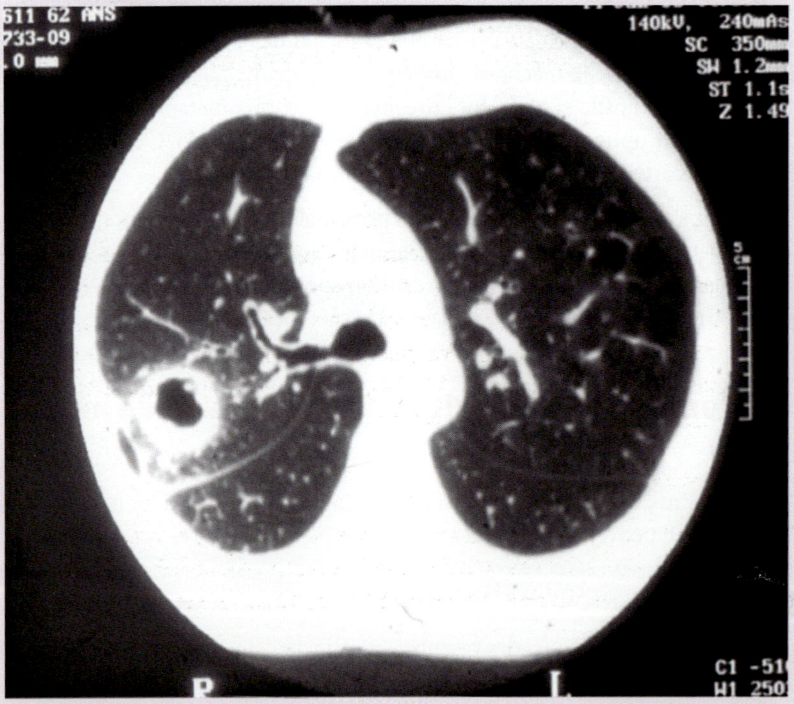

  - infiltrats pulmonaires, au cours de toutes les **vascularites associées aux ANCA.**
  - hémorragie intra-alvéolaire (**Figure 4**), au cours des **vascularites associées aux ANCA** (surtout polyangéite microscopique) et des **vascularites avec anticorps anti-MBG** (syndrome pneumo-rénal).

- La **granulomatose éosinophilique avec polyangéite** (Churg-Strauss) se caractérise également par un asthme de révélation tardive et cortico-dépendant, le plus souvent inaugural.

Figure 4. **Hémorragie intra-alvéolaire au cours d'une vascularite associée aux ANCA**
Zones de condensation alvéolaire à contours flous réparties dans les deux champs pulmonaires. Bronchogrammes aériques visibles.

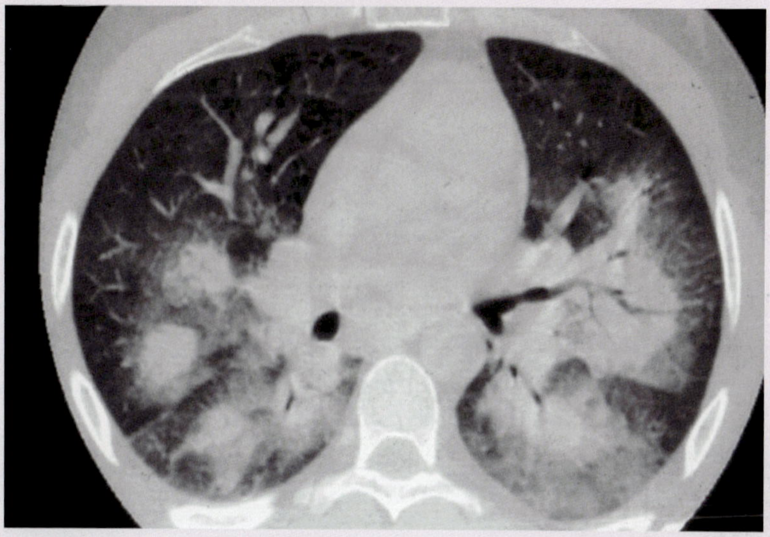

4.3.4. Atteinte rénale

- L'atteinte rénale est fréquente au cours des vascularites, retrouvée chez environ un tiers à la moitié des patients, principalement dans les vascularites des petits vaisseaux. Il s'agit d'une atteinte vasculaire rénale avec poussée hypertensive et possibles infractus rénaux au cours de l'exceptionnelle **périartérite noueuse**, alors qu'il s'agit d'une atteinte glomérulaire, plus ou moins agressive (néphropathie à IgA dans la vascularite à IgA, glomérulonéphrite membrano-proliférative au cours des vascularites cryoglobulinémiques, et glomérulonéphrite extra-capillaire au cours des vascularites associées aux ANCA), à dépister par une bandelette urinaire (protéinurie et hématurie) dans les **vascularites des vaisseaux de petit calibre**.

4.3.5. Atteinte digestive

- L'atteinte du tube digestif est particulièrement grave en raison du risque de perforation et/ou d'hémorragie digestive. Elle est plus fréquente au cours des **vascularites à IgA** (purpura rhumatoïde) et de la **périartérite noueuse**, mais peut compliquer toutes les **vascularites intéressant les vaisseaux de petit calibre**.

4.3.6. Atteinte neurologique

- Les vascularites sont avant tout responsables d'une atteinte du système nerveux périphérique, à type de polyneuropathie sensitive ou sensitivo-motrice (surtout au cours des vascularites cryoglobulinémiques) ou de mononeuropathies multiples (vascularites associées aux ANCA). Les mononeuropathies multiples (aussi appelées multinévrites) se caractérisent par leur rapidité d'installation et leur caractère asymétrique et douloureux. Des atteintes du système nerveux central sont plus rares, à type de vascularites cérébrales, avec accidents vasculaires ischémiques et/ou hémorragiques. Les pachyméningites crâniennes sont classiques dans la **granulomatose avec polyangéite** (Wegener).

4.3.7. Atteinte oculaire

- Une conjonctivite est fréquemment retrouvée au cours de la **maladie de Kawasaki**, tandis qu'il s'agit d'épisclérite ou sclérite (douleurs +++) au cours de la **granulomatose avec polyangéite** (Wegener). L'uvéite est exceptionnelle, sauf dans la maladie de Behçet.

4.3.8. *Atteinte cardio-vasculaire*

- Les anévrysmes coronaires, diagnostiqués par échocardiographie, représentent la complication principale de la **maladie de Kawasaki** de l'enfant. Au cours des vascularites des vaisseaux de petit calibre, les atteintes cardiaques à type de péricardite ou de myocardite sont rares, à l'exception de la **granulomatose éosinophilique avec polyangéite** (Churg-Strauss). **L'atteinte cardiaque fait le pronostic de cette affection et doit être dépistée en urgence devant toute hyperéosinophilie majeure** (quelle qu'en soit sa cause).

4.3.9. *Facteurs pronostiques*

- Parmi les atteintes d'organe précédemment citées, il est important de signaler que certaines ont un impact pronostique majeur, guidant ainsi souvent la prise en charge thérapeutique avec des traitement plus lourds et d'action plus rapide.
- Au cours de l'**artérite à cellules géantes**, la survenue de signes ophtalmologiques à type d'amaurose transitoire ou de diplopie expose au risque de cécité définitive.
- Au cours des vascularites nécrosantes, la présence d'une atteinte rénale, digestive, cardiaque ou neurologique centrale est particulièrement grave, associée à une diminution de la survie.

5. Outils diagnostiques

- Un syndrome inflammatoire biologique est retrouvé de manière quasi-constante au cours des vascularites systémiques, avec augmentation de la C-réactive protéine, du fibrinogène, et des alpha-1 et alpha-2 globulines. À côté de cette anomalie non spécifique, il existe plusieurs biomarqueurs spécifiques des vascularites systémiques.

5.1. Les anticorps anti-cytoplasmes des polynucléaires neutrophiles (ANCA)

- Les **ANCA** sont une nouvelle famille d'auto-anticorps dirigés contre des antigènes du cytoplasme des polynucléaires neutrophiles. Les ANCA sont retrouvés au cours de la **granulomatose avec polyangéite** (Wegener), de la **polyangéite microscopique** et de la **granulomatose éosinophilique avec polyangéite** (Churg-Strauss). Leur spécificité pour le groupe des vascularites nécrosantes systémiques est très élevée, proche de 95 %.
- La méthode permettant la détection des ANCA est l'immunofluorescence indirecte sur des polynucléaires fixés dans l'alcool, avec 2 types de fluorescence observés (**Figure 5**) :
  - fluorescence *cytoplasmique* des polynucléaires neutrophiles, appelée c-ANCA ;
  - fluorescence *périnucléaire* des polynucléaires, appelée p-ANCA (ininterprétable si présence d'anticorps antinucléaires).

Figure 5. Anticorps anti-cytoplasme de polynucléaire neutrophile après immunofluorescence indirecte sur des polynucléaires fixés dans l'alcool

Fluorescence cytoplasmique (c-ANCA) (panneau de gauche) ; fluorescence périnucléaire (p-ANCA) (panneau de droite).

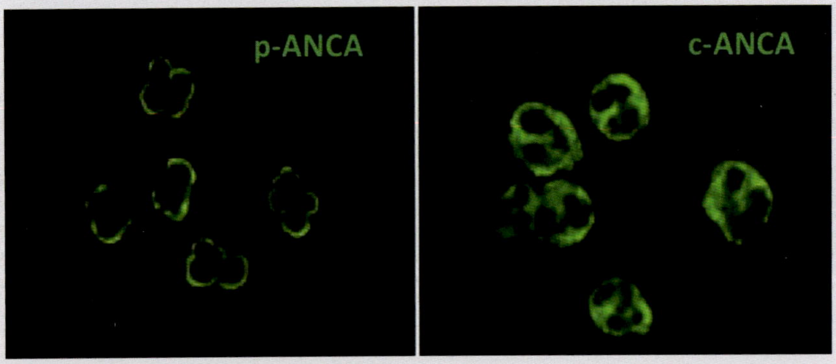

- Lorsque l'aspect en immunofluorescence n'est ni de type c-ANCA, ni de type p-ANCA, il est par convention atypique ou x-ANCA. Les deux principaux antigènes connus sont la **protéinase 3** (PR3) et la **myéloperoxydase** (MPO), contenues dans les granulations primaires des polynucléaires neutrophiles et des monocytes. La PR3 est l'antigène reconnu par la majorité des c-ANCA, la MPO l'antigène reconnu par la majorité des p-ANCA.
- Le **Tableau II** présente succinctement les principaux types d'ANCA.

Tableau II. PRINCIPAUX TYPES D'ANCA

Aspect en IFI	Antigènes cibles	Maladies associées
c-ANCA	Protéinase 3	**Granulomatose avec polyangéite +++** Polyangéite microscopique Granulomatose éosinophilique avec polyangéite
p-ANCA	Myéloperoxydase	**Polyangéite microscopique +++** **Glomérulonéphrite rapidement progressive pauci-immune +++** **Granulomatose éosinophilique avec polyangéite** **Granulomatose avec polyangéite** Rectocolite hémorragique Cholangite sclérosante primitive
x-ANCA (ANCA atypiques)		Polyarthrite rhumatoïde Infections Rectocolite hémorragique Cholangite sclérosante primitive

ANCA : anticorps anti-cytoplasme des polynucléaires neutrophiles ; c-ANCA : ANCA à fluorescence cytoplasmique ; p-ANCA : ANCA à fluorescence périnucléaire ; x-ANCA : ANCA de fluorescence atypique ; IFI : immunofluorescence indirecte.

- Les pathologies infectieuses, notamment les endocardites infectieuses ou la tuberculose, peuvent être associées à la présence d'ANCA de façon non exceptionnelle, et représentent donc un piège à connaître.

5.2. La cryoglobulinémie

- Les **cryoglobulinémies** sont des immunoglobulines précipitant à des températures inférieures à 37°C. Les *cryoglobulines de type I* sont composées d'une immunoglobuline monoclonale isolée, et s'observent au cours des hémopathies lymphoïdes. Les cryoglobulines mixtes sont composées d'au moins deux variétés d'immunoglobulines, les *cryoglobulines mixtes de type II* ont un composant monoclonal, généralement une IgM, dirigée contre une IgG polyclonale tandis que les *cryoglobulines mixtes de type III* ne sont constituées que d'immunoglobulines polyclonales (IgM et IgG principalement). Les **cryoglobulinémies mixtes** s'observent au cours de l'hépatite chronique C qui est retrouvée dans 70 à 90 % des cas, de maladies auto-immunes systémiques (syndrome de Sjögren, lupus érythémateux systémique, polyarthrite rhumatoïde) ou des hémopathies lymphoïdes.

5.3. Les sérologies virales

- Les sérologies virales ne représentent en aucun cas un élément diagnostique pour une vascularite systémique, à l'exception autrefois du virus de l'hépatite B pour les critères de l'American College of Rheumatology (1990) pour la périartérite noueuse. Cependant, dans un contexte de vascularite avérée, une sérologie positive pour le virus de l'hépatite C orientera le plus souvent vers une vascularite cryoglobulinémique, tandis qu'une sérologie de l'hépatite B en faveur d'une hépatite active orientera vers une périartérite noueuse. Ces sérologies (VIH, VHC et surtout VHB) sont indispensables avant de débuter un traitement immunosuppresseur (VHB +++). En effet, le traitement des vascularites associées à une infection virale repose avant tout sur le traitement de l'infection virale.

5.4. Les examens d'imagerie

- Les examens morphologiques, en particulier la tomodensitométrie avec injection d'iode, sont très utiles pour le diagnostic et le bilan lésionnel des vascularites pouvant mettre en évidence :
  - une inflammation des vaisseaux de gros calibre, notamment une aortite ou une sténose et/ou une occlusion vasculaire au cours des **vascularites des vaisseaux de gros calibre,**
  - des micro-anévrysmes des artères viscérales bien visibles sur des temps tardifs orientant vers les **vascularites des vaisseaux de moyen calibre,**
  - des lésions de la sphère ORL, pulmonaires ou digestives, notamment au cours des **vascularites des vaisseaux de petit calibre.**
- Ces examens comprennent l'écho-doppler artériel, l'angio-scanner, l'angio-IRM, ou encore la tomographie par émission de positrons (PET-scanner) pour la visualisation des axes vasculaires. La radiographie thoracique et le scanner thoraco-abdomino-pelvien et des sinus sont utiles pour le bilan lésionnel.

5.5. Les biopsies avec analyse histologique

- La recherche d'une **confirmation histologique** de la vascularite doit rester **systématique**, même si cette confirmation n'est pas toujours obtenue. Les biopsies sont réalisées au niveau des organes cibles, en privilégiant les biopsies les moins à risque pour le patient.
- La **nature de l'infiltrat inflammatoire** est particulièrement importante en termes d'orientation diagnostique :
  - la présence de granulomes et cellules géantes oriente vers l'**artérite à cellules géantes** (maladie de Horton) (**Figure 6**), la **maladie de Takayasu**, la **granulomatose avec polyangéite** (Wegener) ou la **granulomatose éosinophilique avec polyangéite** (Churg-Strauss) ;

Figure 6. Biopsie d'artère temporale. Cellule géante au cours d'une artérite à cellules géantes (*)

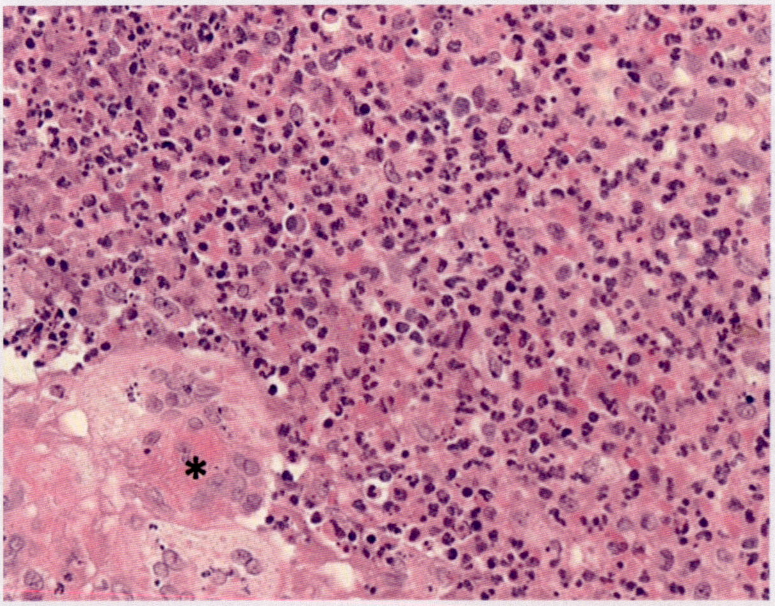

  - la présence d'une nécrose fibrinoïde oriente vers les **vascularites associées aux ANCA (Figure** 7) ou la **périartérite noueuse** ;

Figure 7. Biopsie cutanée. Vascularite nécrosante au cours d'une vascularite associée aux ANCA

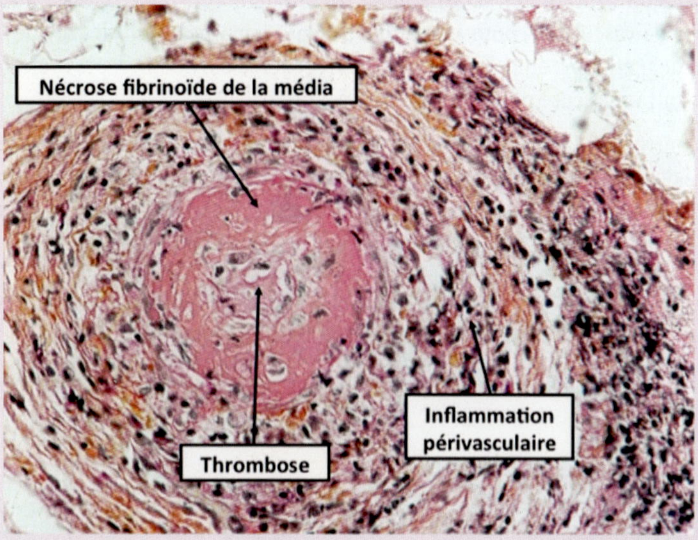

- la présence de nombreux polynucléaires éosinophiles oriente vers la **granulomatose éosinophilique avec polyangéite** (Churg-Strauss) ;
- la présence de dépôts de complexes immuns en immunofluorescence oriente vers les **vascularites avec dépôts de complexes immuns**.

6. Les diagnostics différentiels des vascularites primitives

- Certaines maladies auto-immunes ou infections peuvent se compliquer de vascularites systémiques, on parle alors de vascularites secondaires.
- Parmi les maladies auto-immunes, le lupus érythémateux systémique, la polyarthrite rhumatoïde ou la sarcoïdose sont des causes classiques de vascularites secondaires, tandis que parmi les infections, le virus de l'hépatite C et le virus de l'hépatite B sont également des causes classiques de vascularites, cryoglobulinémique dans le premier cas et de type périartérite noueuse dans le second.
- D'autres situations moins classiques mais piégeantes peuvent également en effet donner ou mimer une vascularite systémique, et **il est important de ne jamais les oublier** :
  - les **causes infectieuses** +++ qui doivent rester un diagnostic à évoquer constamment. La **tuberculose**, la **syphilis** ou le **VIH** peuvent être responsables de vascularite des vaisseaux de gros calibre, tandis que l'**endocardite infectieuse (streptocoque)** peut donner une vascularite des vaisseaux de petit calibre avec parfois des ANCA ;
  - les **causes toxiques**, médicamenteuses (maladie sérique, vascularite associée aux ANCA induite par le propylthiouracil, l'allopurinol) ou par consommation de drogues (cocaïne associée au lévamisole) ;
  - les **hémopathies** et les **cancers solides**.

7. Moyens thérapeutiques

- Le **traitement des vascularites** repose sur une **corticothérapie** systémique, associée à un traitement **immunosuppresseur** et/ou plus rarement à une biothérapie. On distingue habituellement une phase d'attaque ou d'induction (visant à mettre le patient en rémission), suivie d'un traitement d'entretien (visant à éviter la survenue d'une rechute) où l'objectif est l'allégement des traitements.

7.1. Corticothérapie

- La **corticothérapie** (prednisone orale) sera débutée de manière constante à une posologie variant de 0,7 à 1 mg/kg/j selon le type de vascularite, pour une durée de 3 à 4 semaines. Dans les formes sévères, des perfusions (« bolus » ou assauts) de méthylprednisolone pourront précéder la corticothérapie orale, le plus souvent à la dose de 15 mg/kg par voie intra-veineuse pour un total de 1 à 3 bolus.
- Une fois obtenus le contrôle de la vascularite et la régression du syndrome inflammatoire biologique, la corticothérapie est diminuée de manière progressive sans qu'il y ait de schéma consensuel. Il est fréquent que les posologies cibles soient de 10-20 mg/j à 3 mois, 5-10 mg/j à 6 mois et 0-5 mg/j à 12 mois, ces paliers pouvant varier d'un patient à un autre. La durée totale de la corticothérapie varie de 1 à 3 ans, parfois plus.

7.2. Immunosuppresseurs et immunomodulateurs

- Ils pourront être associés soit d'emblée dans les formes sévères ou à rechute soit dans un second temps à visée d'épargne cortisonique.

7.2.1. *Échanges plasmatiques*

- Ils visent à remplacer le plasma contenant des anticorps pathogènes ou des complexes immuns par de l'albumine et/ou du plasma congelé. Ils sont réservés aux formes très sévères de vascularites des vaisseaux de petit calibre (vascularites associées aux ANCA, vascularites cryoglobulinémiques, vascularite avec anticorps anti-membrane basale glomérulaire (MBG), en cas d'atteinte rénale rapidement évolutive et/ou d'hémorragie intra-alvéolaire symptomatique.

7.2.2. *Immunosuppresseurs conventionnels*

- Ils sont utilisés dans un grand nombre de vascularites, et comprennent notamment le cyclophosphamide en traitement d'attaque des formes sévères, et le méthotrexate ou l'azathioprine en traitement d'entretien des vascularites. Leur durée totale est variable, le plus souvent entre 2 et 4 ans.

7.2.3. *Biothérapies*

- Les biothérapies se distinguent des immunosuppresseurs conventionnels par un mécanisme d'action plus ciblé contre une cytokine, un récepteur ou un type cellulaire.
- Il n'y a que très peu d'autorisations de mise sur le marché (AMM) des biothérapies dans les vascularites. Seul le rituximab, anticorps monoclonal anti-CD20, entraînant une déplétion lymphocytaire B, a une AMM dans le traitement des vascularites associées aux ANCA (granulomatose avec polyangéite et polyangéite microscopique). Il semble également efficace dans les vascularites cryoglobulinémiques.
- Au cours des vascularites intéressant les vaisseaux de gros calibre, dans les formes réfractaires aux immunosuppresseurs conventionnels, les anticorps anti-récepteur de l'interleukine-6 (tocilizumab) semblent prometteurs. Les anticorps monoclonaux anti-TNFα (infliximab, adalimumab) ont également une certaine efficacité au cours de la maladie de Takayasu, alors qu'ils sont inefficaces au cours de l'artérite à cellules géantes.
- Au cours de la maladie de Kawasaki, affection du petit enfant touchant les vaisseaux de moyen calibre, les immunoglobulines intraveineuses sont indiquées en association à l'acide acétylsalicylique et plus récemment à la dexaméthasone pour prévenir la survenue d'anévrysmes coronaires, sous réserve qu'elles soient administrées avant le dixième jour d'évolution de la maladie.

7.3. Revascularisation

- Au cours des vascularites des vaisseaux de gros calibre, essentiellement au cours de la maladie de Takayasu, des gestes de revascularisation peuvent parfois se justifier, soit par voie chirurgicale (rarement) soit par angioplastie trans-luminale.

7.4. Mesures associées aux traitements

- Les complications liées aux traitements sont nombreuses chez les patients atteints de vascularites, avec au premier rang desquelles les complications liées à la corticothérapie, les complications cardio-vasculaires et les complications infectieuses.
- Les mesures associées à la corticothérapie doivent donc être systématiquement appliquées, de même que le dépistage des facteurs de risque cardio-vasculaire.
- Enfin, la prévention du risque infectieux est majeure, justifiant chez tous les patients une mise à jour du calendrier vaccinal (contre-indication des vaccins vivants : rougeole-oreillons-rubéole (ROR), polio oral, bacille de Calmette et Guérin (BCG), fièvre jaune, varicelle) avec réalisation large des vaccinations anti-grippale et anti-pneumococcique, et chez les patients lymphopéniques une prophylaxie de la pneumocystose pulmonaire.

Références

1. Guillevin L, Terrier B. Systemic vasculitis classification. *Presse Med.* 2012 Oct;41(10):986-95.
2. Jennette JC, Falk RJ, Bacon PA, Basu N, Cid MC, Ferrario F, et al. 2012 revised International Chapel Hill Consensus Conference Nomenclature of Vasculitides. *Arthritis Rheum.* 2013 Jan;65(1):1-11.
3. Chaigne-Delalande S, de Menthon M, Lazaro E, Mahr A. Giant-cell arteritis and Takayasu arteritis: epidemiological, diagnostic and treatment aspects. *Presse Med.* 2012 Oct;41(10):955-65.
4. Terrier B, Cacoub P. Cryoglobulinemia vasculitis: an update. *Curr Opin Rheumatol.* 2013 Jan;25(1):10-8.

+++ LE COUP DE POUCE DE L'ENSEIGNANT

1. La connaissance des **principaux types de vascularites systémiques** peut paraître particulièrement compliquée pour l'étudiant, mais la représentation selon la taille des vaisseaux atteints a permis de considérablement simplifier les choses (connaître la classification de Chapel Hill 2012).
2. Le **terrain**, associé à quelques **éléments cliniques, biologiques et radiologiques**, est souvent suffisant pour distinguer les différentes vascularites entre elles. Par exemple :
   - Une aortite témoignant d'une atteinte des vaisseaux de gros calibre chez un patient de plus de 50 ans sera probablement une artérite à cellules géantes.
   - Une glomérulonéphrite rapidement progressive (GNRP) chez un patient avec des symptômes ORL à type de rhinite et sinusite, des nodules pulmonaires et des ANCA positifs de type anti-PR3 sera une granulomatose avec polyangéite (Wegener).
   - Une GNRP avec une hémorragie alvéolaire sans manifestations « granulomateuses » (ORL, orbite, nodules pulmonaires) et des ANCA anti-MPO sera une polyangéïte microscopique.
   - Un asthme récent avec hyperéosinophilie importante, un purpura vasculaire et une mononeuropathie multiple (paralysie du sciatique poplité externe) et un bilan d'hyperéosinophilie négatif, sera une granulomatose éosinophilique avec polyangéite (Churg-Strauss).
3. **La confirmation histologique**, même lorsque le diagnostic semble évident, reste **indispensable**.
4. Une fois le diagnostic de vascularite systémique posé ou suspecté, **2 questions devront être posées en urgence** :
   - La vascularite est-elle primitive ou secondaire (médicaments et drogues, infections, cancers) ?
   - Existe-t-il une atteinte d'un organe mettant en jeu le pronostic vital (rein, poumons, tube digestif, système nerveux central) ou fonctionnel (œil, système nerveux périphérique) ?

POINTS CLÉS : VASCULARITES SYSTÉMIQUES

- Vascularites systémiques = Inflammation de la paroi des vaisseaux sanguins artériels, capillaires et/ou veineux

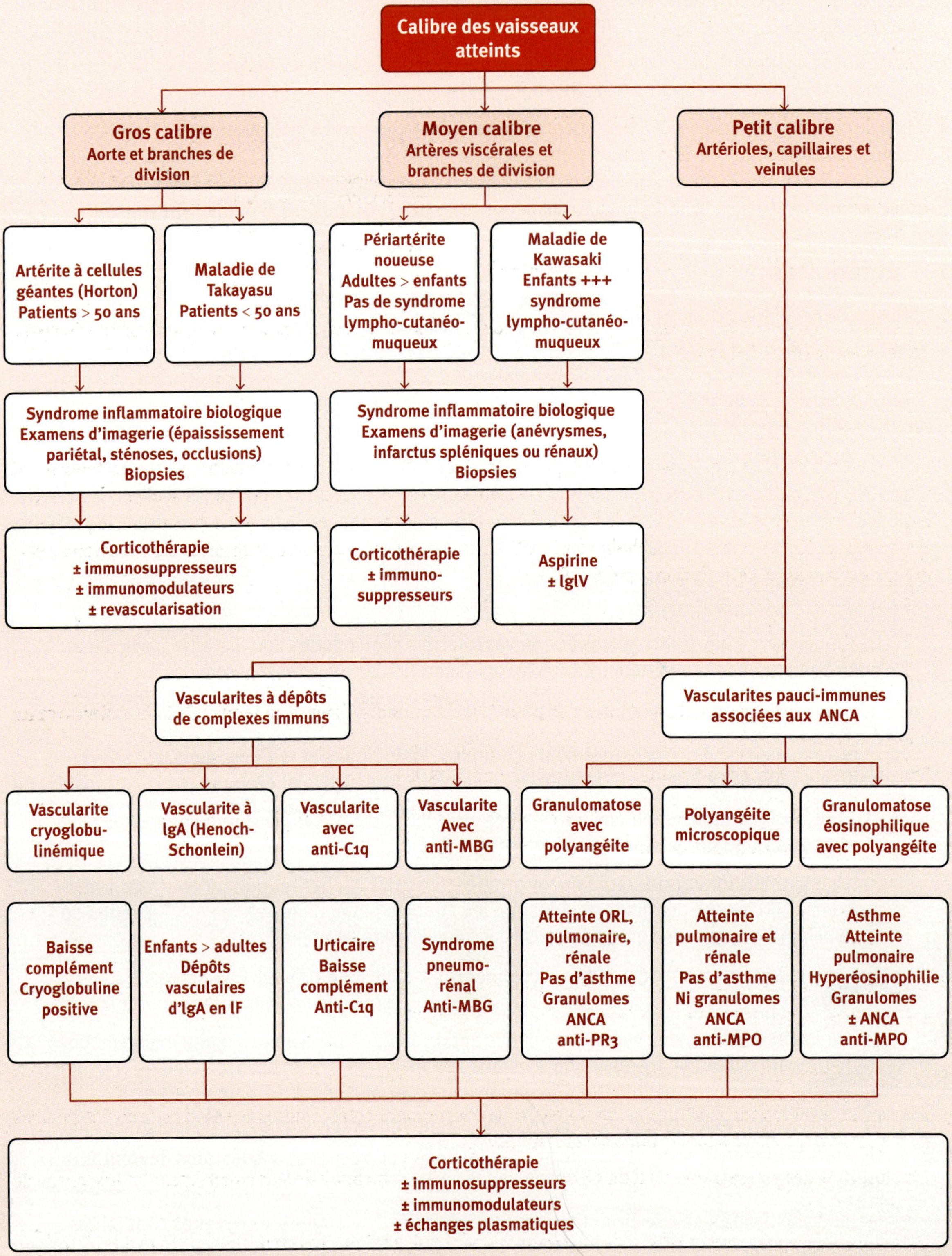

ANCA : anticorps anti-cytoplasme de neutrophile ; IF : immunofluorescence ; IgIV : immunoglobulines intraveineuses ; MBG : membrane basale glomérulaire ; MPO : myéloperoxydase ; PR3 : protéinase 3.

Chapitre 13.1

Lupus érythémateux aigu disséminé

1. Épidémiologie
2. Physiopathologie
3. Diagnostic
4. Formes cliniques
5. Diagnostic
6. Évolution et pronostic
7. Principes du traitement

OBJECTIFS PÉDAGOGIQUES NATIONAUX

→ Diagnostiquer un lupus érythémateux disséminé et un syndrome des anti-phospholipides.

→ Décrire les principes du traitement et de la prise en charge au long cours.

MOTS CLÉS : Lupus érythémateux aigu disséminé ; Lupus systémique ; Lupus discoïde ; Anticorps anti-nucléaires ; Anticorps anti-ADN ; Hydroxychloroquine.

- Le lupus érythémateux aigu disséminé ou lupus systémique (LS) est une connectivite fréquente, protéiforme et spontanément grave caractérisée par la production d'anticorps anti-nucléaires dirigés en particulier contre l'ADN natif. Il constitue le prototype des maladies auto-immunes non spécifiques d'organes. Le LS s'associe parfois au syndrome des anticorps anti-phospholipides (SAPL) caractérisé par la survenue de thromboses récidivantes et la présence d'anticorps anti-phospholipides (aPL).

1. Épidémiologie

- En France, la prévalence du LS est estimée à **45 pour 100 000 (donc inférieure au seuil de 1/2000 définissant les maladies rares).**
- Son incidence est estimée à 5 nouveaux cas annuels pour 100 000.
- Le LS survient 85 fois sur 100 chez la femme, généralement en période d'activité ovarienne.
- La maladie est plus fréquente et plus grave chez les Antillaises.

2. Physiopathologie

- Comme pour beaucoup de maladies auto-immunes, la survenue d'un LS est liée à la rencontre entre un terrain génétique favorisant et un contexte environnemental particulier.

2.1. Prédisposition génétique du Lupus Systémique

- L'importance du terrain génétique est confortée par la concordance entre jumeaux qui est d'environ 5 % pour les paires dizygotes et de 25 à 50 % pour les paires monozygotes.
- De plus, 10 % des patients atteints d'un LS ont au moins un autre membre de leur famille atteint d'une forme de maladie lupique.
- Les anomalies génétiques identifiées dans le LS sont d'ordre **polygénique**. Les études de type *Genome-Wide Association Studies* sur le génome entier ont permis de découvrir plusieurs loci de prédisposition au LS. Les gènes connus codent des protéines impliquées dans le système immunitaire et peuvent être regroupés arbitrairement en 5 catégories : cellules dendritiques et systèmes des interférons ; fonction lymphocytaire T ou B et transduction

du signal ; transformation des complexes immuns et immunité innée ; cycle cellulaire, apoptose et métabolisme cellulaire ; régulation de la transcription. Il s'agit par exemple des gènes des récepteurs pour la portion constante (Fc) des IgG, des gènes des molécules du complexe majeur d'histocompatibilité (HLA) de classe II (DR2 et DR3), du gène de la molécule de co-stimulation inhibitrices *Programmed Cell Death 1* (PDCD1), ou du gène *Interferon Regulatory Factor-5* (IRF-5), molécule contrôlant la sécrétion de nombreuses cytokines pro-inflammatoires.

- De nombreux autres gènes ont été décrits sans que les mécanismes de leur implication ne soient vraiment éclaircis [par exemple : Protein Tyrosine Phosphatase, Non-Receptor Type 22 (Lymphoid) (PTPN22), signal transducer and activator of transcription 4 (STAT4), tumor necrosis factor alpha-induced protein 3 (TNFAIP3), B lymphoid tyrosine kinase (BLK), toll-like receptor 7 (TLR7)].
- Chez l'homme, quelques mutations monogéniques prédisposent au développement d'un LS. C'est le cas des déficits en l'un des composants de la voie classique du complément (C1q, C2 et C4). Le déficit en C1q est responsable d'une diminution de la clairance des corps apoptotiques et des complexes immuns avec une accumulation d'autoantigènes (autoAgs) nucléaires. Le déficit en C4 est associé à une altération de la déplétion des lymphocytes B autoréactifs. Une équipe japonaise a rapporté le cas de deux patients lupiques porteurs de mutation hétérozygote sur le gène de la DNase1 (avec pour conséquence une augmentation des corps apoptotiques). Plus récemment les mutations de deux pathologies héréditaires à début pédiatrique avec des manifestations lupiques ont été identifiées. Ces pathologies sont associées à une surexpression d'interféron α (IFNα), (syndrome d'Aicardi-Goutières, spondylenchondrodysplasie). **Ces lupus secondaires à des anomalies monogéniques sont exceptionnels mais riches d'enseignement sur la physiopathologie du LS : hyperproduction d'IFNα, défaut de clairance des corps apoptotiques.**

2.2. Facteurs environnementaux

- **Plusieurs facteurs externes sont connus comme pouvant favoriser le développement du LS** :
  - rayons ultra-violets qui favorisent l'apoptose des kératinocytes ;
  - virus [notamment virus Epstein-Barr (EBV)], activateurs polyclonaux dont certains antigènes (Ags) ont des homologies de séquences avec les protéines du soi (virus EBV et antigène Sm par exemple) ;
  - médicaments (minocycline, carbamazépine, interféron, anti-TNFα, bêta-bloquants) ;
  - facteurs hormonaux : œstrogènes ;
  - silice.
- Ces facteurs externes n'enclencheraient la réaction lupique que si le système immunitaire y est génétiquement prédisposé.

2.3. Schéma simplifié de la physiopathologie du lupus systémique

- **Les mécanismes cellulaires en cause dans la physiopathologie du LS peuvent être résumés ainsi (Figure 1)** :
  - Un défaut de clairance des cellules en apoptose induit l'accumulation de débris cellulaires, notamment des corps apoptotiques qui contiennent les Ags majeurs du LS : la chromatine et ses constituants – ADN natif (ADNn) [= ADN double brin (bicaténaire)], histones et nucléosomes – certains Ags nucléaires solubles comme les ribonucléoprotéines (Sm, RNP, SSA et anti-SSB), et des phospholipides membranaires.
  - Les cellules dendritiques captent ces autoAgs et activent les lymphocytes T autoréactifs qui contrôlent à leur tour l'activation et la sécrétion d'autoanticorps par les lymphocytes B, dirigés contre ces Ags. Ainsi des auto-anticorps anti-nucléaires sont produits chez tous les patients et sont détectables plusieurs années avant l'apparition des premiers symptômes cliniques.
  - Ces anticorps se déposent dans les tissus, soit directement, soit après la formation *in situ* ou dans la circulation de complexes immuns (anti-ADN – ADN nucléosomique par exemple).
  - Ces dépôts intra-tissulaires induisent une inflammation locale et des lésions tissulaires qui entretiennent le relargage des débris nucléaires.
  - Plusieurs boucles d'amplification favorisées par des anomalies génétiques aggravent la réaction auto-immune et contribuent à son accentuation *in situ* ou à sa diffusion :

- apoptose tissulaire anormale ou excessive, diminution de la clairance des cellules apoptotiques par les macrophages,
- hyperactivité des lymphocytes B,
- hyperactivité des lymphocytes T, notamment dans les phases actives de la maladie,
- sécrétion anormale de cytokines : IFN-α, IFN-γ, IL-10 et BLyS.

Figure 1. Schématisation de la physiopathologie du Lupus Systémique aboutissant à la production d'anticorps et de lymphocytes T délétères.

(1) Un excès de production et/ou un défaut de clairance des cellules en apoptose induit l'accumulation de débris cellulaires (corps apoptotiques, ADN et ARN dans des complexes immuns…), les polynucléaires neutrophiles fournissent une seconde source d'auto-Ag, les NETs ; **(2)** Les cellules dendritiques captent ces auto-Ag et activent les lymphocytes T auto-réactifs qui contrôlent à leur tour l'activation et la sécrétion d'auto-Ac par les lymphocytes B ; **(3)** Le dépôt tissulaire de complexes immuns, l'activation du complément, la sécrétion de cytokine et la cytotoxicité lymphocytaire induisent l'inflammation tissulaire ; **(4)** Les cellules dendritiques, les lymphocytes T et les lymphocytes B interagissent par l'intermédiaire de molécule de co-stimulation ; **(5)** L'IFNα est la cytokine clef, chef d'orchestre, de la réaction auto-immune. Il est produit par les cellules dendritiques plasmacytoïdes et les polynucléaires neutrophiles sous l'effet de stimuli contenant du matériel nucléaire seul ou sous la forme de complexes immuns. Il active de nombreuses cellules immunitaires ; **(6)** BLyS augmente la survie et la sélection des lymphocytes B immatures, la survie, l'activation et la prolifération des lymphocytes B matures et la production des plasmoblastes et des plasmocytes autoréactifs. Des boucles d'entretien de la réaction auto-immune se mettent en place.

NET = Neutrophil Extracellular Trap ; CD = cellule dendritique ; CDp = cellule dendritique plasmacytoïde ; Ly = lymphocyte ; PN = polynucléaire neutrophile ; TLR = récepteur de type Toll Like ; BCR = récepteur du lymphocyte B ; TCR = récepteur du lymphocyte T ; FcγRIIa = récepteur Fc gamma IIa ; BLyS = B-Lymphocyte Stimulator ; IFNα = interféron alpha ; IFNγ = interféron gamma ; IL-17 = interleukine-17 ; TNFα = Tumor Necrosis Factor alpha ; Ac = anticorps ; BLyS = B-Lymphocyte Stimulator ; NK = Natural Killer.

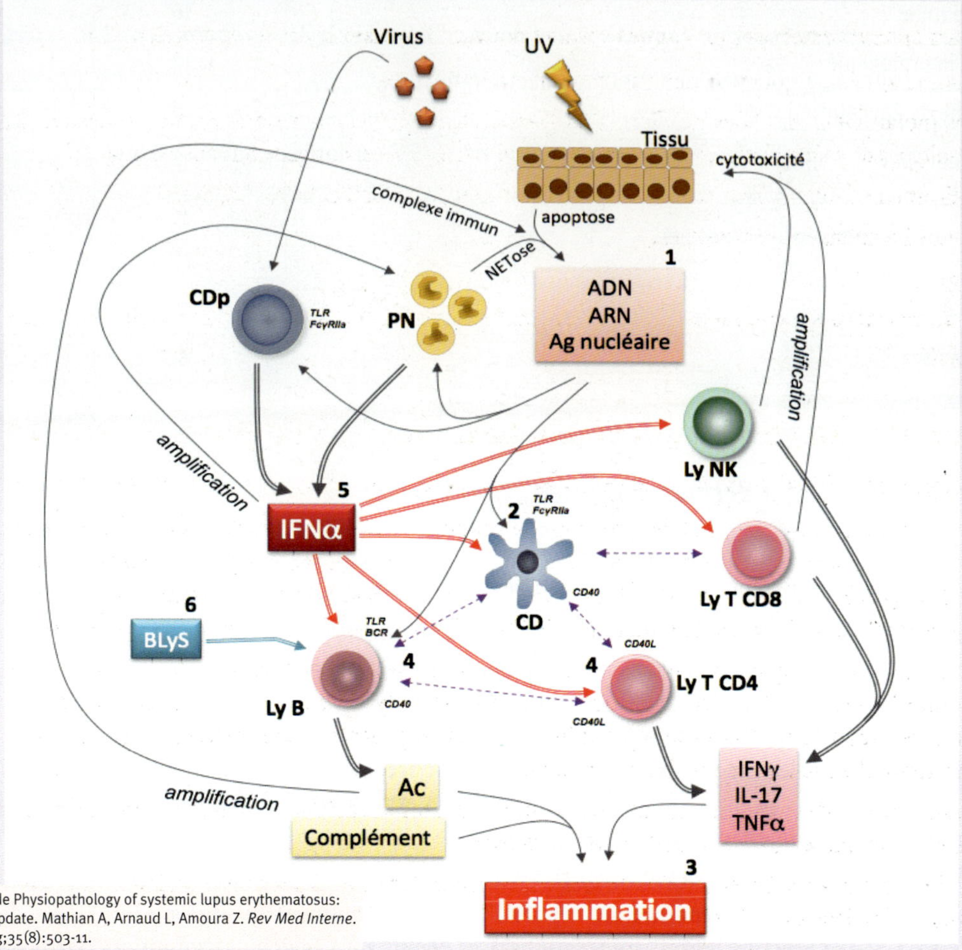

À partir de Physiopathology of systemic lupus erythematosus: a 2014 update. Mathian A, Arnaud L, Amoura Z. *Rev Med Interne.* 2014 Aug;35(8):503-11.

3. Diagnostic

3.1. Symptomatologie clinique

- En raison du polymorphisme du LS, la présentation d'une forme typique est impossible. Les principales manifestations seront décrites en indiquant leur prévalence, chacune pouvant révéler la maladie (**Tableau I**).
  - Les premières manifestations de la maladie peuvent intéresser n'importe quel organe (peau ou SNC ou cœur, etc.).
  - Une rechute n'intéresse pas forcément le même organe.

Tableau I. FRÉQUENCE RELATIVE DES MANIFESTATIONS CLINIQUES DU LUPUS SYSTÉMIQUE AU STADE INITIAL ET AU COURS DE L'ÉVOLUTION DE LA MALADIE SUR 1 000 PATIENTS.

	Stade INITIAL (%)	AU COURS DE L'ÉVOLUTION (%)
Rash malaire	40	58
Lupus discoïde	6	10
Ulcérations orales	11	24
Photosensibilité	29	45
Arthrites	69	84
Sérites (pleurésie, péricardite)	17	36
Néphropathie	16	39
Atteinte neurologique	12	27
Syndrome de Raynaud	18	34
Livedo reticularis	5	14
Myosite	4	9
Fièvre	36	52
Atteinte pulmonaire	3	3
Syndrome sec	5	16
Adénomégalies	7	12

3.1.1. *Manifestations dermatologiques*

- Fréquentes mais inconstantes (80 %) et variées,
- Parfois spécifiques du fait d'une histologie évocatrice de lupus, ailleurs non spécifiques,
- Peuvent précéder les manifestations systémiques de plusieurs années (le passage d'un lupus cutané pur à un lupus systémique est cependant exceptionnel).

3.1.1.1. Lésions cutanées « spécifiques » ou lupiques

- Elles prédominent sur les zones exposées en raison de leur **fréquente photosensibilité**. Elles sont classées en lésions aiguës, subaiguës ou chroniques selon leurs modalités évolutives, mais l'histologie est la même car il s'agit toujours de lésions de l'interface épiderme/derme : atrophie du corps muqueux, lésions des kératinocytes basaux et infiltrat lymphocytaire périvasculaire et/ou périannexiel.
- **L'immunofluorescence directe montre des dépôts d'immunoglobulines (IgG, IgA ou IgM) et/ou de complément (C1q, C3) à la jonction dermo-épidermique. Ces dépôts sont également volontiers retrouvés en peau saine photo-exposée.**

3.1.1.1.1. Lupus aigu (présent chez 20 à 60 % des lupus systémiques)

- **Éruption dont les caractéristiques sont les suivantes :**
  - topographie sur le visage **en vespertilio** symétrique sur le nez et les pommettes (ou en loup de carnaval d'où le nom de lupus), ou ailes de papillon (**Figure 2**),
  - parfois sur le décolleté, les doigts et sur les muqueuses (**Figure 3**) où elles revêtent un aspect érosif,
  - érythémateuse, maculeuse ou maculo-papuleuse, finement squameuse, parfois œdémateuse,
  - non prurigineuse,
  - à bordure émiettée,
  - accompagne les poussées de LS et disparaît rapidement sans séquelles.

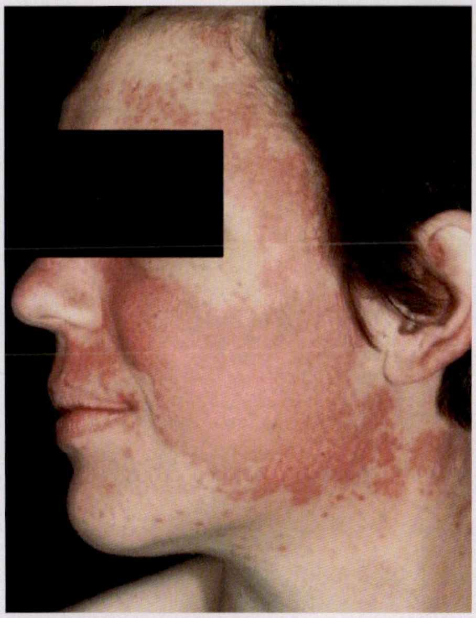

Figure 2. Lupus aigu

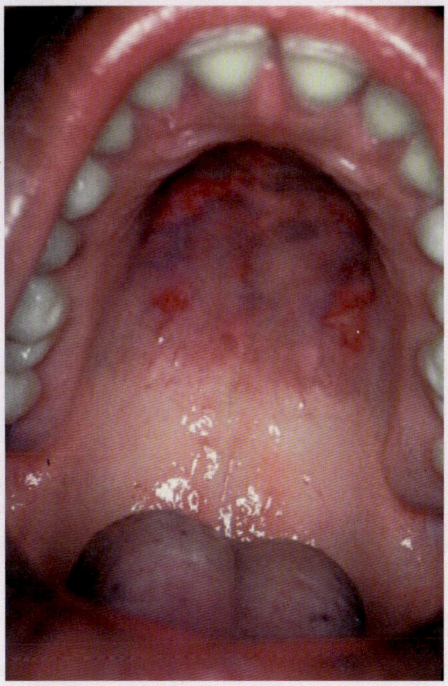

Figure 3. Lupus aigu

Ulcérations buccales aiguës

3.1.1.1.2. Lupus subaigu (10 à 20 %)

- **Éruption dont les caractéristiques sont les suivantes :**
  - très photosensible,
  - touche le décolleté, le tronc (**Figure 4**) et les membres mais respecte habituellement le visage,
  - annulaire ou polycyclique, plus rarement psoriasiforme,
  - associé à la présence des anticorps anti-Ro/SSA.

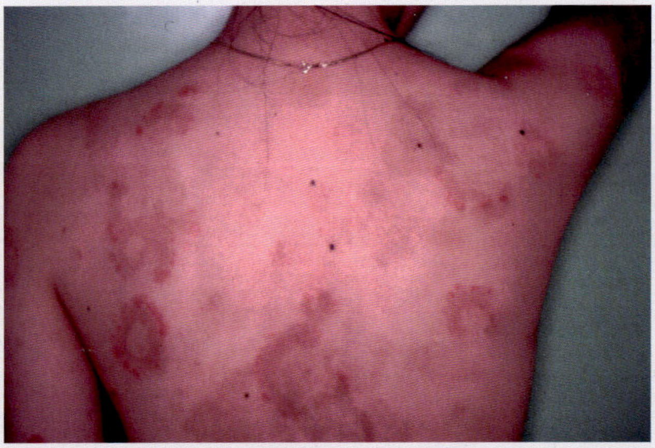

Figure 4. Lupus subaigu

3.1.1.1.3. Lupus chroniques (10 à 20 %)

- L'aspect habituel est le **lupus discoïde** (**Figure 5**) :
  - plaques bien limitées associant érythème télangiectasique, squames épaisses, et atrophie cicatricielle,
  - sur le visage, en vespertilio, les oreilles, parfois le cuir chevelu en laissant une alopécie définitive, les extrémités.
- Les autres aspects de lupus chronique sont plus rares : lupus tumidus, lupus à type d'engelures, panniculite lupique.

Figure 5. Lupus discoïde

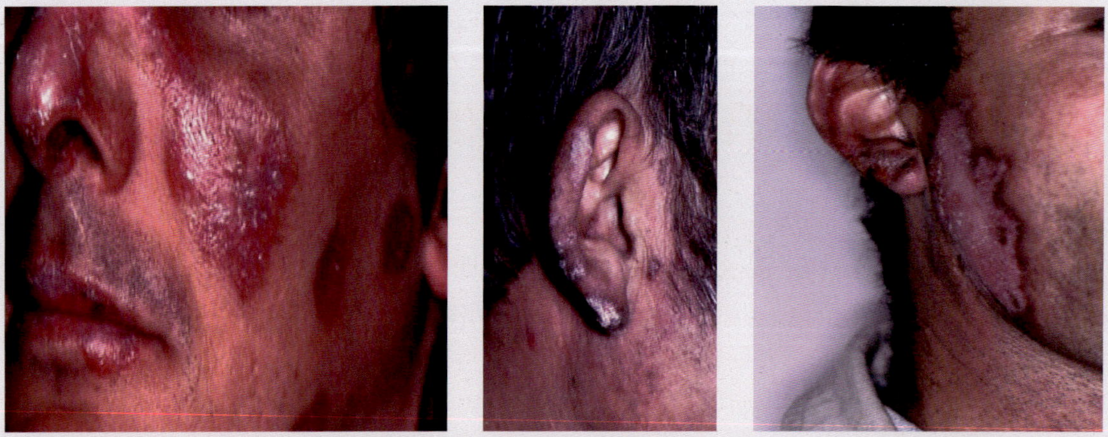

3.1.1.2. Lésions cutanées non spécifiques

- On peut retrouver :
  - Le plus souvent des lésions secondaires à une atteinte vasculaire, inflammatoire (vascularite) ou thrombotique (SAPL) : livedo, urticaire, purpura infiltré parfois nécrotique, érythème violine des paumes, lésions pulpaires purpuriques, ulcère de jambe, gangrène distale.

– Une chute des cheveux, fréquente lors des poussées, qui peut aboutir à une alopécie plus ou moins diffuse, régressive avec le traitement du LS.

3.1.2. Manifestations rhumatologiques (80 % des LS)

- **Leurs caractéristiques sont les suivantes :**
  – souvent inaugurales,
  – très fréquentes,
  – typiquement il s'agit d'une **polyarthrite bilatérale, symétrique, des petites articulations**,
  – les MCP, les IPP, les carpes, les genoux et les chevilles sont les plus fréquemment atteintes,
  – **non déformantes** à l'exception du rhumatisme de Jaccoud (subluxations articulaires **réductibles** liées à une atteinte tendineuse),
  – **non destructrices** (les radios ne montrent pas de destructions ostéo-cartilagineuses) à la différence de la polyarthrite rhumatoïde,
  – accompagnant ou non une poussée viscérale,
  – parfois simples arthromyalgies, plus rarement arthrite subaiguë ou chronique.
- **On peut également observer :**
  – des ténosynovites ou d'exceptionnelles arthrites septiques,
  – des ruptures tendineuses et des ostéonécroses aseptiques favorisées par la corticothérapie,
  – des atteintes musculaires beaucoup plus souvent cortico-induites que secondaires au LS.

3.1.3. Manifestations rénales (40 % des LS)

- **Leurs caractéristiques sont les suivantes :**
  – Classiquement, elles sont présentes dans les premières années.
  – Elles ont une **importance pronostique majeure.**
  – La recherche répétée d'une protéinurie tout au long de l'évolution (**bandelette urinaire** +++) est indispensable.
  – Sauf contre-indication, elles imposent la réalisation d'une biopsie rénale par voie percutanée ou transjugulaire, devant une **protéinurie supérieure à 0,5 g/jour**.
  – Histologie : anomalies principalement **glomérulaires**, mais aussi tubulo-interstitielles et parfois vasculaires, au sein desquelles on distingue des lésions actives, susceptibles de régresser sous traitement, et des lésions inactives irréversibles. La classification de *l'International Society of Nephrology* reconnaît 6 classes (**Tableau II**).

Tableau II. CLASSIFICATION DES GLOMÉRULONÉPHRITES LUPIQUES (ISN/RPS 2003)
Classe I : Atteinte **mésangiale minime.** Glomérule normal en microscopie optique, avec dépôts mésangiaux en IF.
Classe II : Atteinte **mésangiale proliférative.** Hypercellularité mésangiale pure en MO avec dépôts mésangiaux en IF.
Classe III : Glomérulonéphrite proliférative **focale** (touchant moins de 50 % des glomérules). **Classe IV :** Glomérulonéphrite proliférative **diffuse** (touchant plus de 50 % des glomérules). Atteinte extracapillaire ou endocapillaire, typiquement avec des dépôts sous-endothéliaux, active ou inactive, avec ou sans altérations mésangiales.
Classe V : Extra-membraneuse : dépôts sous-épithéliaux, globaux ou segmentaires, en MO ou en IF ou en microscopie électronique. Les dépôts sous-épithéliaux doivent toucher plus de 50 % de la surface glomérulaire dans plus de 50 % des glomérules.
Classe VI : Sclérose glomérulaire avancée. Plus de 90 % des glomérules sont globalement sclérosés sans activité résiduelle.
IF : immunofluorescence ; MO : microscopie optique.

– L'évolutivité du LS tend à diminuer quand la néphropathie aboutit, malgré le traitement, à une insuffisance rénale terminale.
– Les taux de survie en hémodialyse sont bons, et les récidives de néphropathie lupique après transplantation rares.

3.1.4. *Manifestations neurologiques (30-60 %)*

- Elles peuvent toucher le système nerveux central et périphérique et sont extrêmement hétérogènes dans leur expression clinique, leur physiopathologie et leur pronostic.

3.1.4.1. Atteintes neurologiques centrales

- **Manifestations focales** :
  – Accidents vasculaires cérébraux, essentiellement ischémiques et fortement associés à la présence d'anticorps anti-phospholipides (aPL), constitués ou transitoires, de topographie variée, responsables de déficits centraux moteurs ou sensitifs.
  – Neuropathies crâniennes (VI, III, V sensitif, VII, II...).
  – Atteintes médullaires souvent graves (myélopathies ischémiques ou myélites) (**Figure 6**).
  – Mouvements anormaux, notamment chorée parfois révélatrice chez l'enfant.

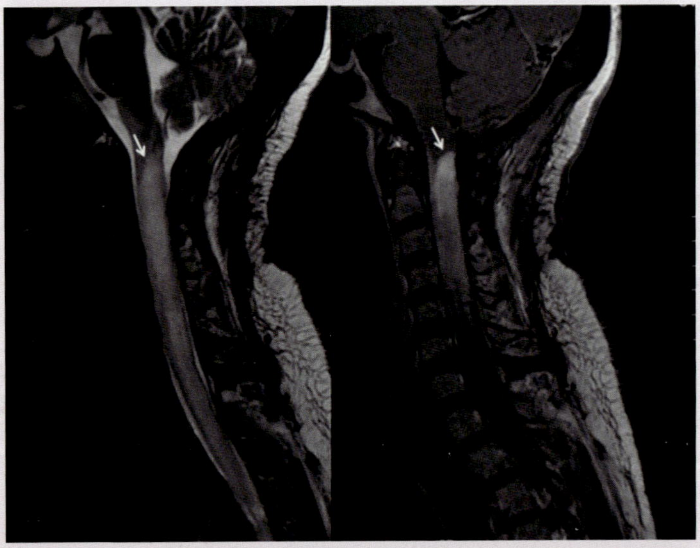

Figure 6. IRM médullaire
Myélite lupique : à gauche séquence T2 hypersignal étendu sur plus de 10 corps vertébraux avec œdème de la moelle ; à droite T1 avec prise de gadolinium.

- **Manifestations diffuses** :
  – Troubles mnésiques et cognitifs fréquents mais généralement mineurs, troubles de conscience d'importance variable, rares états démentiels.
  – Syndrome confusionnel aigu : véritable encéphalopathie.
  – Désordres psychiques variés parfois graves et révélateurs, souvent d'allure psychotique, ailleurs troubles de l'humeur majeurs avec risque suicidaire.
  – Crises comitiales de tous types, pouvant précéder les autres manifestations systémiques de plusieurs années, et posant alors le problème d'un LS induit par les anti-comitiaux.

- *Nota Bene :*
  - Les manifestations directement liées au LS doivent être distinguées des **complications psychiatriques de la corticothérapie** et des fréquents états anxio-dépressifs de rencontre.
  - L'IRM encéphalique visualise aisément les infarctus cérébraux; **dans les atteintes diffuses elle est souvent normale** mais montre parfois des lésions étendues de la substance blanche hémisphérique (**Figure** 7).

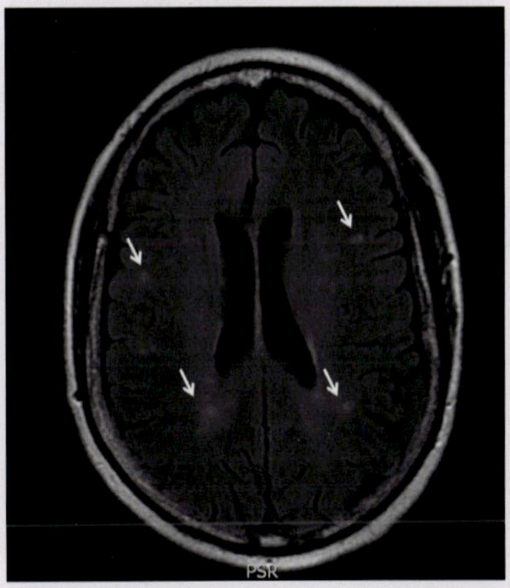

Figure 7. IRM cérébrale
Hypersignaux en séquence FLAIR chez une patiente lupique

  - La vascularite cérébrale, très rare (**Figure 8**), est souvent évoquée à tort ; il s'agit le plus souvent d'une vasculopathie cérébrale thrombotique du syndrome des antiphospholipides. La présence d'aPL est fortement associée à la survenue des manifestations ischémiques, de la comitialité et de la chorée.

Figure 8. IRM cérébrale
mettant en évidence de nombreuses lésions bi-hémisphériques non systématisées en hypersignal FLAIR et diffusion chez une patiente lupique sans anticorps anti-phospholipides : **exceptionnelle vascularite lupique**

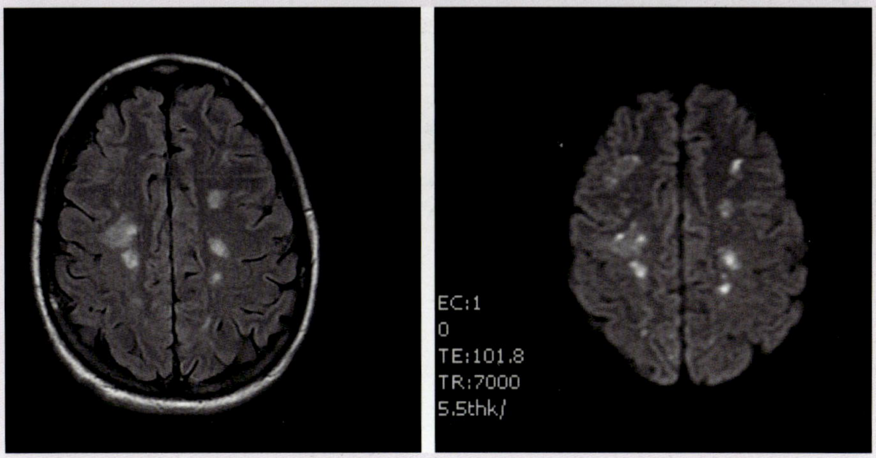

- Les autres manifestations centrales seront simplement citées : céphalées, dysautonomie, hypertension intra-crânienne bénigne devant faire rechercher une thrombo-phlébite cérébrale, et méningite lymphocytaire imposant d'éliminer une surinfection opportuniste.

3.1.4.2. Atteintes neurologiques périphériques

- Rares,
- Multinévrites et autres neuropathies périphériques variées,
- Syndromes myasthéniformes ou polyradiculonévrites associées.

3.1.5. Manifestations cardiaques

- **Elles peuvent toucher les trois tuniques :**
  - Péricardite (30 %) parfois révélatrice, ailleurs latente, très corticosensible.
  - Myocardite, rare, se traduisant par une insuffisance cardiaque congestive et des troubles du rythme ou de la conduction.
  - Valvulopathie mitrale ou aortique à type d'épaississement diffus ou localisé (**endocardite de Libman-Sacks**) (**Figures 9** et **10**), reconnue grâce à l'échographie systématique, fortement associée à la présence d'aPL, exposant à diverses complications : embolies artérielles notamment cérébrales, dégradation hémodynamique, greffe oslérienne.

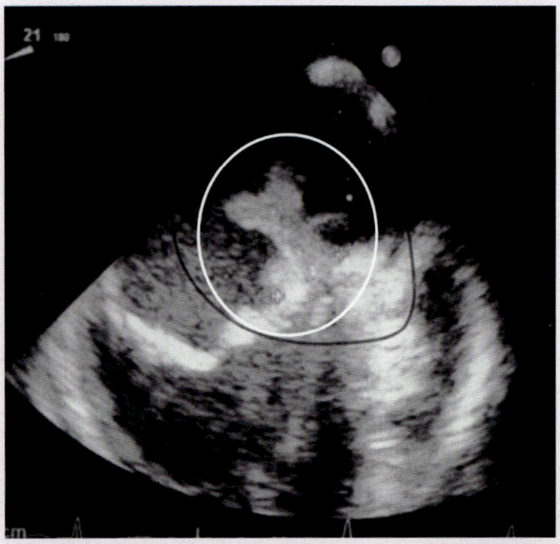

Figure 9. Échocardiographie trans-œsophagienne
Masse polylobée mitrale (14 mm de large; 20 mm de long), très mobile. Pseudo-végétéation dans le cadre d'un SAPL

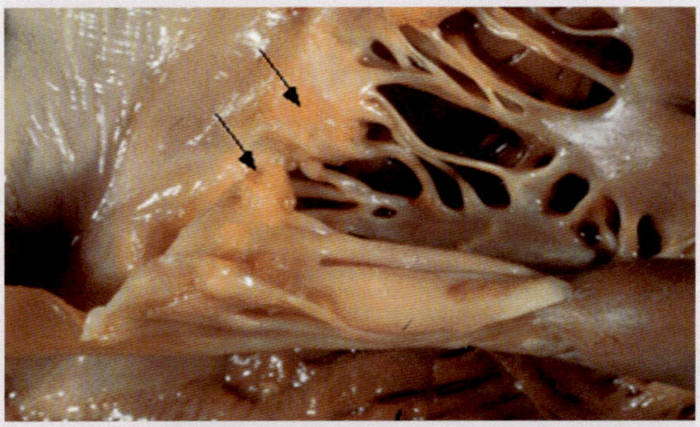

Figure 10. Endocardite de Libman-Sacks
Pseudo-végétations composées de thrombi plaquettaires

- On note aussi chez ces patients une incidence de plus en plus élevée d'insuffisance coronarienne qui résulte de **l'athérosclérose accélérée** favorisée par la corticothérapie prolongée et/ou de thromboses dans le cadre d'un SAPL.

3.1.6. Manifestations vasculaires

- Il peut s'agir :
  - D'un **phénomène de Raynaud fréquent** (35 %), parfois inaugural mais **rarement compliqué**.
  - D'une hypertension artérielle (30 %), souvent présente en cas de glomérulopathie grave, de forte corticothérapie, voire de microthromboses intrarénales provoquant une HTA maligne.
  - De thromboses veineuses, artérielles, et microvasculaires fréquentes, parfois révélatrices, fortement associées à la présence d'aPL, et spontanément récidivantes.
  - D'une microvascularite cutanée (histologie +++) parfois suggestive de périartérite noueuse. En revanche, la contribution d'une vascularite à la genèse des lésions viscérales a été surestimée.

3.1.7. Manifestations respiratoires

- **On peut observer :**
  - **Des pleurésies (25 %),** uni ou bilatérales, exsudatives et lymphocytaires, parfois latentes, très corticosensibles. Elles doivent faire éliminer une embolie pulmonaire. Elles sont souvent associées aux péricardites.
  - Des atteintes pulmonaires (15 %) : leur traduction clinique est inconstante : toux, dyspnée, parfois hémoptysies ou anomalies auscultatoires. L'aspect radiologique le plus fréquent est celui d'infiltrats non systématisés migrateurs ou d'atélectasies sous-segmentaires. La survenue d'une pneumopathie au cours d'un LS traité impose d'écarter une étiologie infectieuse, notamment tuberculeuse ou opportuniste. Plus rarement peuvent survenir une atteinte aiguë hypoxémiante avec ou sans hémorragie alvéolaire, une pneumopathie interstitielle diffuse fibrosante ou une bronchiolite oblitérante.
  - **Une hypertension artérielle pulmonaire**, rare, qui complique des migrations pulmonaires répétées ou survient de façon « **primitive** » notamment au cours des connectivites mixtes.

3.1.8. Manifestations diverses

- **On peut observer :**
  - Des signes généraux – fièvre, asthénie, amaigrissement – souvent des adénopathies périphériques parfois une splénomégalie, **notamment** lors des poussées.
  - Des douleurs abdominales qui relèvent de mécanismes variés : complication des anti-inflammatoires, pancréatite, perforation intestinale, thrombose viscérale, insuffisance surrénale parfois liée à un infarctus bilatéral des surrénales (souvent dans le cadre d'un SAPL associé), hémorragie sous anticoagulants.
  - Une hépatomégalie modérée. L'association avec une hépatite autoimmune de type I est plus rare.
  - Des atteintes oculaires diverses : rétinite dysorique aspécifique, neuropathie optique, thrombose des vaisseaux rétiniens.
  - Une association fréquente à un syndrome de Gougerot-Sjögren dont la symptomatologie est souvent au second plan.

3.2. Anomalies biologiques

3.2.1. Non spécifiques

- **Biologie standard**
  - **Rare** insuffisance rénale, le plus souvent modérée,
  - Hypoalbuminémie, avec protéinurie si atteinte glomérulaire,
  - Hématurie, leucocyturie aseptique.
- **Protéines de l'inflammation**
  - Lors des poussées : élévation du fibrinogène et de l'orosomucoïde. **La CRP reste peu élevée, sauf en cas de sérite ou d'infection concomitante.**
  - Baisse de l'haptoglobine en cas d'hémolyse associée.
  - Vitesse de sédimentation souvent accélérée mais d'origine non univoque (anémie, inflammation et/ou hypergammaglobulinémie polyclonale…).
- **Manifestations hématologiques**

  Elles peuvent concerner les trois lignées :
  - **Anémie :** inflammatoire lors des poussées marquées, ou hémolytique auto-immune à test à l'antiglobuline (test de Coombs direct) positif de type IgG + complément (5-10 %) souvent corticosensible (parfois révélatrice). Les autres causes d'anémie (carence martiale, insuffisance rénale, érythroblastopénie, hypothyroïdie associée, microangiopathie thrombotique, syndrome d'activation macrophagique…) sont plus rares.
  - **Leucopénie** modérée, fréquente, résultant d'une lymphopénie T et parfois d'une neutropénie.

– **Thrombopénie périphérique** (15 à 25 %) lors les poussées, peut précéder le LS, souvent latente, parfois responsable d'un simple purpura, rarement d'hémorragies viscérales, liée à la présence d'anticorps antiplaquettes, n'est pas toujours cortico-sensible.
– Troubles de l'hémostase dominés par la présence d'un anticoagulant circulant de type lupique (25 %).

3.2.2. *Anomalies spécifiques ou immunologiques*

- Elles sont dominées par la présence d'anticorps anti-nucléaires (AAN) (ou facteurs antinucléaires, FAN) dont le dépistage est fait par immunofluorescence indirecte sur cellules Hep2 (**seuil de positivité : titre ≥ 1/160**). **Leur présence est constante au cours du LS, mais peu spécifique** car ils sont également retrouvés dans d'autres connectivites, certaines hépatopathies et hémopathies, voire chez certains sujets sains âgés. Au cours du LS, divers aspects de fluorescence sont possibles :
  – homogène : le plus fréquent,
  – périphérique : rare, mais plus spécifique,
  – moucheté : lié à la présence d'anticorps dirigés contre un ou plusieurs Ags nucléaires solubles. Cet aspect s'observe aussi dans d'autres connectivites,
  – nucléolaire : rare dans le LS, plus fréquent dans la sclérodermie systémique.
- **La présence d'AAN ne constituant qu'un test d'orientation, il est indispensable de préciser leur spécificité :**
  – Par la recherche d'anticorps anti-ADN bicaténaire (= ADN natif) par test *Enzyme Linked Immunosorbent Assay* (ELISA ; très sensible), ou par test radio-immunologique de Farr (spécifique), ou par immunofluorescence sur *Crithidia luciliæ* (de plus en plus rare). La recherche des anti-ADN, positive dans 60 % des LS, notamment pendant les phases actives de la maladie, est un examen beaucoup moins sensible que l'étude des AAN mais beaucoup plus spécifique du LS, dont il constitue l'élément-clé du diagnostic biologique. En outre, le test de Farr est bien corrélé à l'existence d'une atteinte rénale grave et à l'évolutivité du LS.
  – Par la recherche des anticorps spécifiques d'Ags nucléaires solubles (anticorps anti-antigènes nucléaires extractibles (*extractable nuclear antigen*, ENA) ou extrait de thymus de veau (*extract of calf thymus*, ECT) qui sont détectés par ELISA, blot ou Luminex. On en distingue divers types, parfois associés :
    ➢ Anticorps anti-Sm, peu fréquents (20 %) mais hautement spécifiques.
    ➢ Anticorps anti-Ro/SSA, et anticorps anti-La/SSB plus rares, dirigés contre des Ags nucléaires et cytoplasmiques, rencontrés au cours du syndrome de Gougerot-Sjögren et/ou du LS, notamment dans le lupus subaigu et le lupus néo-natal.
    ➢ Anticorps anti-ribonucléoprotéines (anti-RNP), présents dans 30 % des LS et constamment par définition dans le syndrome de Sharp (une forme de connectivite mixte).
- **Divers auto-anticorps distincts des AAN sont souvent rencontrés** : facteur rhumatoïde (20 %), anticorps anti-hématies, anti-plaquettes, anti-lymphocytes, anti-polynucléaires, anti-phospholipides.
- Enfin, l'**hypocomplémentémie**, fréquente, peut relever de deux mécanismes :
  – Consommation par activation de la voie classique du complément par les complexes immuns, circulants ou tissulaires, entraînant lors des poussées une chute du complément hémolytique 50 % (CH50) et des fractions C3 et C4, associée statistiquement aux atteintes rénales graves.
  – Un déficit constitutionnel de l'une des protéines de la voie classique du complément (C2, C4, C1q, C1r ou C1s).

4. Formes cliniques

4.1. Lupus induits

- Secondaires à l'administration prolongée de certains médicaments, essentiellement isoniazide, phénothiazines, quinidine, certains anti-convulsivants, ß bloquants, minocycline, interferon-alpha et anti-TNFα.

- Associent des signes généraux d'importance variable et des manifestations articulaires, pleuro-pulmonaires et/ou péricardiques. Les atteintes cutanées, rénales et neurologiques sont rares, de même que la présence d'anticorps anti-ADN natif et d'une hypocomplémentémie.
- L'arrêt du médicament inducteur fait généralement régresser les manifestations cliniques en quelques semaines, la rétrocession des anomalies biologiques étant plus lente.
- Les œstro-progestatifs sont souvent responsables de poussées lupiques et/ou de thromboses.
- Chez l'homme et le sujet de plus de 50 ans il faut volontiers évoquer les formes induites.

4.2. Formes intriquées

- Coexistence fréquente avec un syndrome de Gougerot-Sjögren.
- Association simultanée ou successive d'un LS et d'une autre connectivite non exceptionnelle. Ainsi le syndrome de Sharp associe initialement un phénomène de Raynaud, des doigts boudinés, une polyarthrite, des myalgies et un titre élevé d'AAN mouchetés dirigés contre l'U1-RNP. Avec le temps, certains patients évoluent vers une connectivite définie : LS, sclérodermie systémique, polyarthrite rhumatoïde ou dermatomyosite.

4.3. Grossesse

- Le risque de poussée lupique maternelle est important si la maladie est évolutive au début de la grossesse ou s'il existe une néphropathie. À l'inverse, la grossesse est autorisée si le LS est en rémission depuis plus de 6 mois, avec une fonction rénale normale ou peu altérée.
- Les risques pour le fœtus sont divers : la présence d'aPL chez la mère expose au risque d'avortements itératifs ou de mort fœtale. Le lupus néo-natal (bloc auriculo-ventriculaire complet, éruption cutanée néonatale transitoire) est lié à la présence d'anticorps anti-Ro/SSA qui passent la barrière placentaire. Enfin, les risques de prématurité, de retard de croissance et de mortinatalité sont accrus chez les enfants de mère lupique.

5. Diagnostic

Tableau III. CRITERES DE "CLASSIFICATION" DU LS DE L'AMERICAN COLLEGE OF RHEUMATOLOGY (ACR)
1. Rash malaire
2. Lupus discoïde
3. Photosensibilité
4. Ulcérations orales ou nasopharyngées
5. Arthrite non érosive touchant au moins 2 articulations périphériques
6. Pleurésie ou péricardite
7. Protéinurie > 0,5 g/jour ou cylindrurie
8. Convulsions ou psychose
9. Critères hématologiques anémie hémolytique ou leucopénie < 4000/µl constatée à 2 reprises ou lymphopénie < 1500/µl constatée à 2 reprises ou thrombopénie < 100 000/µl en l'absence de drogues cytopéniantes
10. Critères immunologiques anticorps anti-ADN natif ou anticorps anti-Sm ou anticoagulant circulant de type lupique ou anticorps anti-cardiolipine (IgG ou IgM) ou sérologie syphilitique dissociée constatée à 2 reprises en 6 mois,
11. Titre anormal d'anticorps anti-nucléaires en l'absence de drogues inductrices.
4 critères simultanés ou successifs sont nécessaires pour classer la maladie comme LS.

- Le diagnostic repose sur un faisceau d'arguments cliniques et biologiques. La présence d'au moins 4 des 11 critères proposés par le Collège des Rhumatologues Américains permet le diagnostic de LS avec une sensibilité et une spécificité de 96 % (**Tableau III**). Toutefois, ces critères ne doivent pas être utilisés dans un but diagnostique à l'échelon individuel.

6. Évolution et pronostic

- Évolution par poussées entrecoupées de périodes de rémission.
- Atténuation de l'activité de la maladie après la ménopause.
- Surveillance biologique par des examens usuels : NFS, ionogramme plasmatique, Créatinine, C3, C4, CH50, anti-ADN natif, recherche régulière d'une protéinurie, d'une hématurie et d'une leucocyturie.
- En cas de réapparition d'anomalies immunologiques après une période de normalisation, il existe un risque statistique d'exacerbation clinique : rapprocher la surveillance mais pas de modification thérapeutique.
- **Amélioration nette du pronostic du LS, le taux de survie à 10 ans est proche de celui de la population générale.**
- Maladie plus sévère en cas de début pédiatrique, chez les sujets à peau noire et/ou de sexe masculin.
- La mortalité résulte soit du LS ou d'un SAPL associé, soit de complications favorisées par le traitement : infections notamment opportunistes, athérosclérose accélérée et néoplasies.

7. Principes du traitement

7.1. Règles générales

- **En l'absence de traitement éradicateur, la prise en charge se fixe plusieurs objectifs :**
  - **À court terme :** assurer le confort quotidien, préserver les fonctions vitales dans les poussées graves.
  - **À moyen terme :** s'opposer à l'évolution prévisible des atteintes viscérales, prévenir les poussées, empêcher les récidives thrombotiques, préserver l'insertion socio-professionnelle.
  - **À long terme :** limiter les séquelles du LS et les effets délétères des traitements.

7.2. Principales modalités thérapeutiques

7.2.1. Prise en charge à long terme

- Ce volet thérapeutique est souvent oublié à tort. Compte tenu de l'amélioration de son pronostic, **le lupus systémique est devenu une maladie chronique** et justifie une prise en charge à long terme :
  - Le LS est une des 30 affections de longue durée (*ALD 30*) qui donnent lieu à exonération du ticket modérateur.
  - Information des parents et de leurs familles.
  - Éducation thérapeutique.
  - Informer des risques de l'arrêt intempestif du traitement.
  - Photoprotection efficace (port de vêtements et écran solaire d'indice élevé).
  - Auto-surveillance : bandelette urinaire.
  - Arrêt du tabac (qui aggrave le lupus cutané).
  - Nécessité d'une contraception adaptée à évoquer dès la première consultation.
  - Programme vaccinal adapté : proposer une vaccination contre le pneumocoque et la grippe notamment en cas de traitement corticoïde ou immunosuppresseur.
- **Un traitement de fond, indispensable, est proposé à tous les patients sauf contre-indication : l'hydroxychloroquine (HCQ) (PLAQUENIL*), antimalarique de synthèse,** à la dose de 400 mg/j si la fonction rénale est normale. Une surveillance ophtalmologique (examen ophtalmologique avec fond d'œil, champ visuel central et

électrorétinogramme multifocal annuels pour rechercher une toxicité rétinienne qui imposerait l'arrêt de l'HCQ). Les toxicités rétiniennes de l'hydroxychloroquine surviennent en règle pour des expositions prolongées. L'HCQ peut être débuté avant que les premiers examens ophtalmologiques soient réalisés.

7.2.2. Prise en charge à court et moyen terme

- **L'intensité de la thérapeutique est adaptée à la gravité de la maladie.**
  - **Formes cutanéo-articulaires** : antimalariques de synthèse et les anti-inflammatoires non-stéroïdiens (AINS). Une faible corticothérapie complémentaire est souvent nécessaire dans les LS articulaires.
  - **Formes viscérales :** corticothérapie.
  - **Poussées graves** : début par perfusion de 500 mg à 1 gramme de méthylprednisolone (SOLUMEDROL*) par voie veineuse en 90 mn après vérification de la kaliémie et de l'ECG. Ces « bolus » sont délivrés pendant 3 jours consécutifs, puis relayés par une corticothérapie orale. Ils sont associés souvent à un immunosuppresseur (voir ci-dessous).
  - **La prednisone (CORTANCYL*) est le corticoïde de référence.** La posologie est de 1 mg/kg/j dans les formes graves (glomérulonéphrite proliférative diffuse, thrombopénie, anémie hémolytique) et de 0,5 mg/kg/j dans les sérites. La posologie d'attaque est prescrite pour une durée de 3 à 6 semaines. La baisse de la dose quotidienne, progressive, se fait par diminution de 10 % de la dose antérieure tous les 10 à 15 jours. Une corticothérapie d'entretien (0,10 à 0,20 mg/kg/j) est souvent maintenue plusieurs années. Le sevrage éventuel doit prendre en compte le risque potentiel d'insuffisance surrénale.
  - **Mesures d'accompagnement pour prévenir certains effets secondaires, notamment l'accélération de l'athérogénèse :**
    - Diététique excluant le sodium et restreignant les apports glucidiques et caloriques et couplée à un strict contrôle des paramètres tensionnels, glucidiques et lipidiques.
    - Supplémentation potassique associée aux fortes doses de corticoïdes.
    - Utilisation raisonnée des inhibiteurs de la pompe à protons (IPP) mais non systématique.
    - Prévention de l'ostéoporose par adjonction de vitamine D, de calcium et de bisphosphonates.
    - Dépistage et traitement des foyers bactériens latents systématiques (prophylaxie d'une éventuelle anguillulose si le contexte le justifie).
  - **L'emploi des traitements immunosuppresseurs** est limité aux formes viscérales graves (atteintes rénales à type de glomérulonéphrite proliférative ou formes neurologiques sévères par exemple) ou cortico-dépendantes en raison de leurs risques (hypoplasie médullaire et infections à court terme, stérilité et oncogenèse possible à long terme). Divers agents sont utilisés : cyclophosphamide (ENDOXAN*) par voie IV discontinue (0,5 à 0,8 g/m^2 en perfusion mensuelle pendant 6 mois ou 500 mg tous les 15 jours pendant 3 mois) puis azathioprine (IMUREL*) 2 à 3 mg/kg/j per os ou mycophénolate mofétil (CELLCEPT*) 20 à 40 mg/kg/j per os.
- Dans le traitement des glomérulonéphrites prolifératives, l'adjonction d'un immunosuppresseur à la corticothérapie améliore le pronostic rénal. Le schéma traditionnel tend à être remplacé par d'autres protocoles relayant rapidement le cyclophosphamide par l'azathioprine ou le mycophénolate mofétil, voire n'utilisant que ce dernier. La durée de l'immunosuppression est d'au moins deux ans.
- Enfin, le méthotrexate à 0,3 mg/kg/semaine et le belimumab (seule biothérapie ayant une AMM pour le LS) peuvent être proposés dans certaines formes articulaires ou cutanées résistantes.

7.2.3. Cas particuliers

7.2.3.1. Thrombopénie périphérique

- Thrombopénies sévères corticorésistantes : des perfusions de fortes doses d'immunoglobulines sont utiles dans les situations d'urgence (score hémorragique) ou anticorps monoclonal anti-CD20 ou splénectomie précédée d'une vaccination anti-pneumococcique.

7.2.3.2. Grossesse

- Planification +++. Le principe est d'attendre que le LS soit quiescent pour autoriser une grossesse.

- En raison des risques de poussée lupique gravidique, des mesures systématiques sont mises en œuvre au cours d'une grossesse lupique : surveillance multidisciplinaire mensuelle + poursuite hydroxychloroquine ± faible corticothérapie (5 à 10 mg). On ajoutera éventuellement de l'aspirine faible dose et/ou une héparine de bas poids moléculaire préventive en fonction du statut de la patiente vis-à-vis d'un SAPL éventuellement associé.

7.2.3.3. Contraception

- Les grossesses devant être planifiées, une contraception efficace est indispensable :
  - Éviter les œstrogènes surtout en cas d'antécédent de thromboses.
  - Micropilules progestatives, acétate de chlormadinone (Luteran®) ou acétate de cyprotérone (Androcur®).
  - Dispositif intra-utérin.

Références

1. Arnaud L, Mathian A, Bruckert E, Amoura Z. Assessing the cardiovascular risk in patients with systemic lupus erythematosus. *Rev Med Interne*. 2014 Nov;35(11):723-9.
2. Arnaud L, Fagot JP, Mathian A, Paita M, Fagot-Campagna A, Amoura Z. Prevalence and incidence of systemic lupus erythematosus in France: a 2010 nation-wide population-based study. *Autoimmun Rev*. 2014 Nov;13(11):1082-9.
3. Arnaud L, Mathian A, Amoura Z. When to think about lupus?. *Rev Prat.* 2011 Nov;61(9):1254-6.
4. Mathian A, Arnaud L, Amoura Z. Treatment of systemic lupus erythematosus. *Rev Prat*. 2011 Nov;61(9):1263-5, 1269-70.

POINTS CLÉS : LUPUS ÉRYTHÉMATEUX AIGU DISSÉMINÉ

1. Maladie auto-immune systémique chronique
2. Femme jeune (en âge de procréer)
3. Protéiforme : Peau > Polyarthrite > Rein > Sérites > Neuro-Psy
4. Hémogramme : tout est à la baisse (anémie, leucopénie, lymphopénie, thrombopénie)
5. Immuno : AAN dirigés contre ADN double brin, Sm, SSA, phospholipides
6. Le complément (consommation voie classique)
7. Bandelette urinaire
8. Prévention des poussées +++
9. Hydroxychloroquine
10. Corticoïdes + immunosupresseurs si sévère

+++ LE COUP DE POUCE DE L'ENSEIGNANT

1. Il n'y a pas de lupus systémique sans anticorps anti-nucléaires.
2. Ne pas évoquer de lupus systémique en l'absence de signe clinique compatible.
3. L'hydroxychloroquine est le traitement de fond du lupus systémique. Chez un patient lupique qui n'a pas de traitement par hydroxychloroquine, toujours se demander pourquoi.
4. En cas d'exposition solaire, les vêtements sont la meilleure protection solaire. Si la patiente utilise un écran solaire bien lui expliquer d'appliquer un écran maximal toutes les 2 à 4 heures sur les zones photo-exposées.
5. Chez un patient lupique, une élévation importante de la CRP doit faire évoquer une sérite (pleurésie, péricardite) ou une infection.
6. La toxicité rétinienne de l'hydroxychloroquine justifie un examen ophtalmologique avec fond d'œil initial avec un champ visuel centralisé de type Humphrey 10.2 et un électrorétinogramme multifocal. Si ces examens sont normaux les suivants doivent être faits 5 ans après.

Chapitre 13.2

Syndrome des anti-phospholipides

OBJECTIFS PÉDAGOGIQUES NATIONAUX

➔ Diagnostiquer un lupus érythémateux disséminé et un syndrome des anti-phospholipides.

➔ Décrire les principes du traitement et de la prise en charge au long cours.

MOTS CLÉS : Thromboses ; Endocardite de Libman-Sacks ; Fausses couches inexpliquées ; Anticorps anticardiolipines ; Lupus anticoagulant ; Anticorps anti-beta2GP1.

- Le syndrome des anticorps antiphospholipides (SAPL) est individualisé depuis près de 30 ans comme l'association de manifestations thrombotiques ou obstétricales et la présence durable d'anticorps dirigés contre les phospholipides (aPL).
- Le SAPL peut être rencontré en dehors de tout cadre pathologique défini (syndrome « primaire » des antiphospholipides) ou associé à une des grandes connectivites (SAPL « secondaire »), essentiellement le lupus systémique (LS).

1. Épidémiologie

- Mal connue.
- Affecte plus souvent la femme jeune : sexe ratio 4/1 dans le SAPL primaire.
- Au cours du LS, la prévalence du SAPL est de 20 à 30 %.

2. Physiopathologie

- Les anticorps anti-phospholipides interagissent avec les phospholipides membranaires plaquettaires et les cellules endothéliales et activeraient la coagulation.

3. Diagnostic

3.1. Signes cliniques

- Thromboses artérielles, veineuses et/ou de la microcirculation constituent le substratum de la maladie.
- Symptômes cliniques en rapport avec le site de la thrombose.
- Manifestations obstétricales.

3.1.1. *Thromboses*

- Veineuses, périphériques, récidivantes.
- Topographie inhabituelle (veines caves, membres supérieurs).
- Embolies pulmonaires.
- Association de thromboses veineuses et artérielles (30 %) même si les récidives surviennent volontiers dans le même type de vaisseaux (veines → veines ; artères → artères).

3.1.2. Atteintes neurologiques

- Système nerveux central, fréquentes (35 % des cas).
- Accidents vasculaires cérébraux, transitoires ou constitués.
- Parfois asymptomatiques, parfois démence vasculaire.
- Thrombophlébite des sinus veineux cérébraux : céphalées, hypertension intra-cranienne (HTIC).
- Myélopathie vasculaire (diagnostic différentiel difficile avec myélite).
- Association avec chorée et/ou comitialité.

3.1.3. Atteintes cardiaques

- Valvulopathie mitrale ou aortique à type d'épaississement diffus ou localisé (**endocardite de Libman-Sacks**) : risque d'embolies artérielles et de greffe oslérienne, rare évolution vers insuffisance cardiaque.
- Thrombose coronaire (infarctus du sujet jeune).
- Myocardiopathie ischémique par atteinte de la microcirculation cardiaque.

3.1.4. Atteintes cutanées

- Livedo, coloration bleue-violacée de la peau en forme de mailles de filet (**Figure 1**), racemosa (mailles larges, irrégulières et non fermées).
- Ulcères cutanés artériels.
- Orteils violacés, thromboses et nécroses cutanées.
- Hémorragies sous-unguéales en flammèche (**Figure 2**).

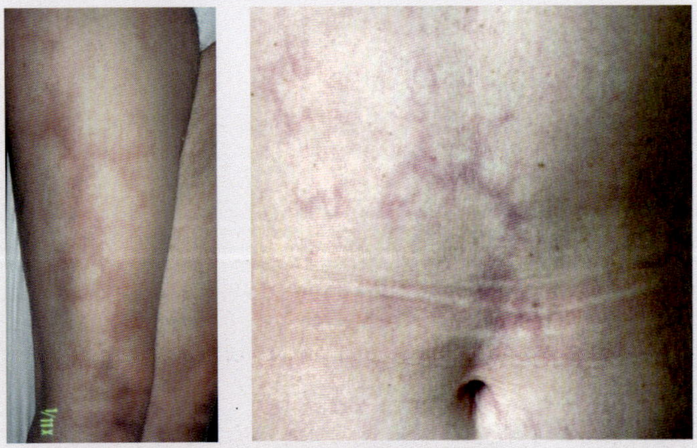

Figure 1. Livedo racemosa

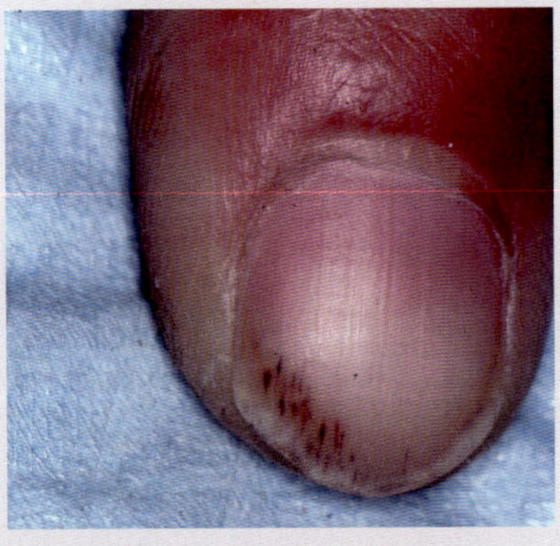

Figure 2. Hémorragies sous-unguéales en flammèches

3.1.5. Atteintes rénales

- Thromboses des artères glomérulaires, hypertension artérielle, protéinurie, parfois insuffisance rénale, parfois asymptomatique.
- Thrombose ou sténose des artères rénales.
- Microangiopathie thrombotique.

3.1.6. Atteintes pulmonaires

- Embolies pulmonaires.
- Hémorragies intra-avéolaires (capillarite par thromboses des artèrioles alvéolaires) (**Figure 3**).
- Hypertension pulmonaire post-embolique.

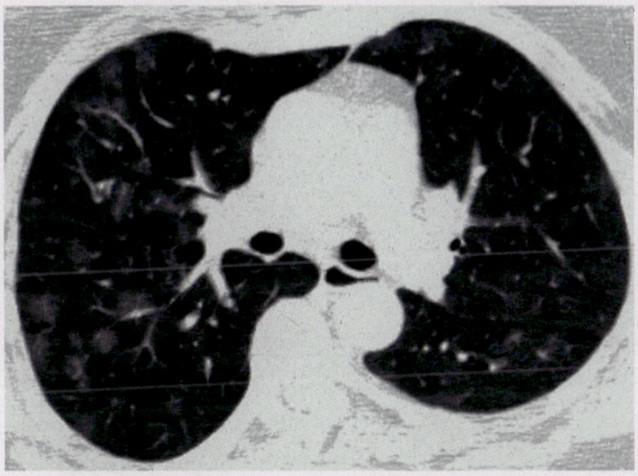

Figure 3. Scanner thoracique
Hémorragies intra-alvéolaires dans le cadre d'un syndrome des antiphospholipides

3.1.7. Atteintes digestives

- Hépatique : syndrome de Budd-Chiari.
- Ischémie intestinale aiguë ou angor mésentérique.

3.1.8. Atteinte surrénalienne

- Nécrose hémorragique des surrénales souvent bilatérales (**Figure 4**) : douleurs abdominales, hypotension.

Figure 4. Hématome unilatéral des surrénales par thrombose des veines surrénaliennes dans le cadre d'un syndrome primaire des antiphospholipides

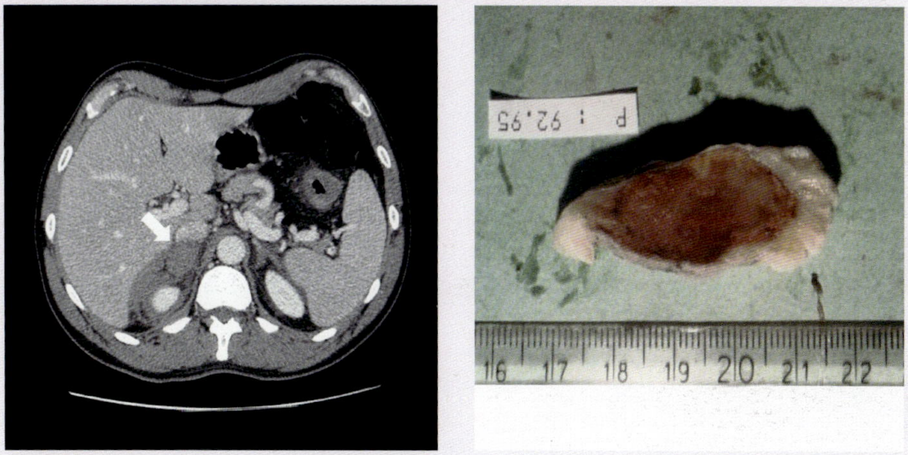

3.1.9. *Atteinte oculaire*

- Amaurose.
- Thrombose de l'artère ophtalmique.
- Névrite optique ischémique antérieure aiguë (NOIAA).

3.1.10. *Autres*

- **Signes de la maladie associée (LS+++)**

3.2. Signes biologiques

3.2.1. *Hémogramme*

- Thrombopénie (20 %).
- Anémie.

3.2.2. *Anticorps anti-phospholipides*

- **Anticardiolipine** (IgG ou IgM) par technique ELISA.
- **Anti-béta2 glycoprotéine 1** (IgG ou IgM) par technique ELISA (protéine associée aux phospholipides).
- **Anticoagulant circulant** : avant la mise sous héparine +++.
  1. évoqué devant un allongement d'un temps de coagulation dépendant des phospholipides (TCA et temps de venin de vipère Russell),
  2. non corrigé quand on mixe le plasma du patient avec celui du témoin (élimine un déficit en facteur de la coagulation),
  3. corrigé par un excès de phospholipides (neutralisation : adsorption des anticorps).
- Sérologie syphilitique dissociée : VDRL positif (contient des phospholipides) et TPHA négatif.

3.3. Diagnostic positif

- Fondé sur un évènement thrombotique prouvé (par biopsie ou par imagerie) et/ou gravidique **et** la présence durable (confirmé à 12 semaines) des aPL (**Tableau I**).
- Le SAPL est défini par un évènement clinique **et** un paramètre biologique.
- Des aPL (surtout des aCL) peuvent être induits par de nombreux médicaments (**Tableau II**) ou être présents dans de nombreuses autres circonstances (**Tableau III**), sans risque thrombotique associé.

Tableau I. CONSENSUS INTERNATIONAL DES CRITÈRES DU SYNDROME DES ANTICORPS ANTIPHOSPHOLIPIDES
Critères cliniques
1. Thrombose vasculaire : • Au moins un épisode thrombotique artériel, veineux ou des petits vaisseaux, touchant tout tissu ou organe. La thrombose doit être confirmée par un critère objectif et validé (aspect typique à l'imagerie ou pour l'examen anatomopathologique, la thrombose doit être présente sans qu'il y ait présence d'une inflammation vasculaire sous-jacente). **2. Morbidité obstétricale :** • **a)** Survenue d'au moins une mort fœtale inexpliquée, après la 10e semaine d'aménorrhée, avec morphologie fœtale normale documentée par une échographie ou par examen macroscopique. • **b)** Survenue d'au moins une naissance prématurée avant la 34e semaine d'aménorrhée, d'un fœtus morphologiquement normal, en rapport avec la survenue d'une éclampsie ou d'une prééclampsie sévère, ou avec démonstration d'une insuffisance placentaire. • **c)** Survenue d'au moins 3 fausses couches consécutives et inexpliquées avant la 10e semaine d'aménorrhée, après exclusion d'une anomalie anatomique ou hormonale maternelle, et d'une anomalie chromosomique maternelle ou paternelle.
Critères biologiques
1. Anti-coagulant circulant de type lupique présent à au moins 2 reprises, à 12 semaines d'intervalle, détection selon les recommandations de l'*International Society of Thrombosis and Hemostasis.* **2. Anticorps anticardiolipines** (IgG et/ou IgM) présents à au moins deux reprises, à un titre intermédiaire ou élevé (> 40 UGPL ou MPL, ou > 99e percentile), mesuré par une technique ELISA standardisée. **3. Anticorps anti-beta2GP1 (IgG ou IgM)** présents à un titre > au 99e percentile, à au moins 2 reprises, à 12 semaines d'intervalle selon une technique ELISA standardisée.
Les critères de SAPL sont remplis si au moins un critère clinique et un critère biologique sont présents.

Tableau II. MÉDICAMENTEUX POTENTIELLEMENT INDUCTEURS D'ANTICORPS ANTI-PHOSPHOLIPIDES	
• Phénothiazines • Phénytoïne • Quinidine, Quinine • Interferon α • β bloquants • Pilule contenant œstrogènes	• Anti-TNFα • Éthosuccimide • Chlorothiazide • Hydralazine • Procaïnamide

Tableau III. CIRCONSTANCES ASSOCIÉES À LA PRÉSENCE D'ANTIPHOSPHOLIPIDES	
• Néoplasie (attention risque thrombotique lié au cancer +++) • Hémopathie • Médicaments • Insuffisance rénale	• Sarcoïdose • Artérite à cellules géantes • Colites inflammatoires • Hépatopathies • Infections : VIH, VHC

4. Formes cliniques

4.1. Syndrome obstétrical pur ou isolé

- Événement gravidique associé des aPL sans thrombose veineuse ou artérielle authentique.
- Risque ultérieur d'événement thrombotique surtout artériel.

4.2. Syndrome catastrophique des anticorps antiphospholipides

- Véritable orage thrombotique : microcirculation +++ (microangiopathie thrombotique),
- Défaillance multiviscérale avec atteinte de plusieurs organes ou systèmes (n > 2),
- Dans un temps limité (en théorie 7 jours),
- Nécessité d'une preuve histologique,
- Inaugural dans 50 % des cas (statut anti-phospholipide inconnu),
- Facteur déclenchant : arrêt intempestif de l'anticoagulation, stimulation de l'endothélium (chirurgie, geste artériel invasif),
- Mortalité : 35 % → prévention +++

5. Traitement

- Le traitement du SAPL secondaire vient compléter celui du LS.
- Héparine devant les thromboses récentes.
- Prévention des récidives thrombotiques : administration extrêmement prolongée d'antivitamine K à longue durée d'action : objectif d'INR autour de 2,5.
- Si récidive : ajout d'aspirine à faible dose ou monter l'objectif d'INR à 3,5.
- Prévention primaire en présence d'aPL durables : aspirine à faible dose proposée empiriquement.
- Prévention des récidives d'avortements ou de mort fœtale : association d'héparine sous cutanée et d'aspirine, efficace dans 80 % des cas.

▸ Références

1. Gómez-Puerta JA, Cervera R. Diagnosis and classification of the antiphospholipid syndrome. *J Autoimmun*. 2014 Feb-Mar;48-49:20-5.
2. Espinosa G, Cervera R. Current treatment of antiphospholipid syndrome: lights and shadows. *Nat Rev Rheumatol*. 2015 Oct;11(10):586-96.

POINTS CLÉS : SYNDROME DES ANTI-PHOSPHOLIPIDES

1. Maladie thrombophilique auto-immune.
2. Primaire ou secondaire.
3. Substratum physiopathologique = thrombose artérielle, veineuse ou micro-circulation.
4. Livedo, valvulopathie à rechercher.
5. Morbidité gravidique à rechercher.
6. Traitement : anti-coagulants (anti-vitamine K ou héparine) ou anti-aggrégants.

+++ LE COUP DE POUCE DE L'ENSEIGNANT

1. On ne parle pas de SAPL en l'absence de thrombose ou d'accident obstétrical compatible.
2. Le SAPL est une des rares maladies qui peut associer thrombose artérielle **et** veineuse.
3. Au cours d'un SAPL primaire, le clinicien doit essayer d'expliquer tout nouveau symptôme par un processus thrombotique (... ou hémorragique si le malade est traité).
4. En cas d'anticoagulant circulant on ne peut pas utiliser le TCA pour adapter l'héparinothérapie fractionnée.

Artérite à cellules géantes

Chapitre 14

Maladie de Horton, Pseudo-polyarthrite rhizomélique, Maladie de Takayasu

OBJECTIFS PÉDAGOGIQUES NATIONAUX

- Diagnostiquer une maladie de Horton, une pseudo-polyarthrite rhizomélique, une maladie de Takayasu.
- Argumenter l'attitude thérapeutique et planifier le suivi du patient.

MOTS CLÉS : Aorto-artérite ; Artérite à cellules géantes ; Neuropathie optique ischémique ; Fièvre prolongée ; Biopsie d'artère temporale ; Hypertension artérielle réno-vasculaire ; Corticothérapie ; Maladie de Takayasu ; Pseudo-polyarthrite rhizomélique ; Vascularite des gros vaisseaux.

Introduction

- **L'artérite à cellules géantes** (ACG, mieux connue en France sous le terme de maladie de Horton) est une vascularite primitive prédominant sur les gros vaisseaux touchant électivement le sujet de plus de 50 ans. Elle est peu fréquente (1 cas incident pour 10 000 personnes de plus de 50 ans) et touche 4 femmes pour 1 homme. Il faut savoir évoquer le diagnostic d'ACG en raison des conséquences graves que peut avoir un retard au diagnostic et donc à l'instauration d'une corticothérapie. Les complications les plus redoutées sont ophtalmiques avec un risque de cécité définitive. Les plus rares sont liées à l'atteinte aortique : risque accru de dissection et de rupture d'anévrysme aortique. La maladie est spectaculairement sensible à la corticothérapie mais les rechutes ne sont pas rares. La guérison définitive est obtenue chez une majorité de patients dans des délais très variables, généralement entre 18 et 60 mois.
- **De nombreuses caractéristiques distinguent l'ACG de la maladie de Takayasu**, autre vascularite primitive des gros vaisseaux. Au plan clinique, on retiendra essentiellement pour l'ACG : sa plus grande fréquence ; l'âge de début au-delà de 50 ans (contre moins de 50 ans pour la maladie de Takayasu) ; le tropisme privilégié (mais non exclusif) pour les artères de l'extrémité céphalique ; l'absence de sténose significative au niveau de l'aorte et des artères rénales et la rareté des anévrysmes au niveau des branches de division de l'aorte ou des artères des membres.
- **La pseudopolyarthrite rhizomélique (PPR)** est un rhumatisme inflammatoire fréquent du sujet de plus de 50 ans qui peut être isolé ou associé à une ACG. De nombreuses maladies peuvent mimer une PPR. Il s'agit donc souvent d'un diagnostic d'élimination. En l'absence d'ACG associée, son pronostic fonctionnel est excellent sous corticothérapie, dont l'effet est spectaculaire.

1. Artérite à cellules géantes

1.1. Nosologie et classification

- L'ACG est une vascularite sans cause identifiée, caractérisée par une atteinte inflammatoire prédominant sur les vaisseaux de gros calibre (de l'aorte jusqu'aux branches de quatrième division de l'aorte), particulièrement ceux à destination céphalique.
- L'ACG a des liens avec la pseudopolyarthrite rhizomélique (PPR) : environ 40 % des patients atteints d'ACG ont des symptômes de PPR ; 10 à 20 % des patients présentant une PPR ont un infiltrat inflammatoire sur la biopsie d'artère temporale en l'absence de tout symptôme suggérant une ACG, et d'autres présentent une aortite en tout point comparable à celle observée au cours de l'ACG.
- **Chez un patient présentant des symptômes évocateurs de vascularite,** les critères de classification de l'American College of Rheumatology (1990) permettent de retenir le diagnostic d'ACG avec une bonne sensibilité et une bonne spécificité si au moins 3 des 5 critères sont rassemblés (**Tableau I**).

Tableau I. CRITÈRES DE CLASSIFICATION DE L'ARTÉRITE À CELLULES GÉANTES (MALADIE DE HORTON) (AMERICAN COLLEGE OF RHEUMATOLOGY 1990)
Âge de plus de 50 ans
Vitesse de sédimentation (VS) supérieure à 50 mm à la première heure
Apparition récente d'une douleur de l'extrémité céphalique (céphalées)
Tuméfaction et sensibilité à la palpation de l'artère temporale ou abolition du pouls temporal
Infiltrat inflammatoire de cellules mononucléées à la biopsie d'artère temporale

- Ces critères de classification sont nécessaires à la réalisation d'études cliniques. Ils permettent de différencier l'ACG des autres vascularites systémiques. Ce ne sont pas des critères diagnostiques, ils ne doivent pas être utilisés pour le diagnostic positif chez un patient donné en raison de la **multiplicité des diagnostics différentiels** (aux urgences, des céphalées survenant chez un individu de plus de 50 ans ayant une VS > 50 mm sont plus souvent en rapport avec une sinusite maxillaire ou une méningite qu'avec une ACG).

1.2. Physiopathologie

- On pense que l'ACG est une maladie inflammatoire qui se développe en réponse à la reconnaissance par le système immunitaire d'un ou plusieurs antigènes de la paroi vasculaire des gros vaisseaux, bien qu'aucun de ces antigènes n'ait été jusqu'à présent identifié. La sénescence tissulaire et des facteurs génétiques, infectieux et environnementaux jouent très probablement un rôle dans la survenue de la maladie.
- Certaines cytokines paraissent jouer un rôle clé dans la physiopathologie de la maladie : l'interféron γ et l'axe interleukine 6 (IL6), IL17.

L'inflammation de la paroi vasculaire se traduit :

1. Localement par l'épaississement de la paroi en lien avec la prolifération myofibroblastique et l'œdème inflammatoire ; cet épaississement provoque le rétrécissement de la lumière vasculaire entraînant des symptômes d'ischémie puis une thrombose et, en l'absence de collatéralité, la nécrose des tissus d'aval.
2. Par les signes généraux et biologiques témoignant de l'inflammation.

1.3. Signes cliniques

- Les manifestations cliniques de l'ACG sont très polymorphes. Aucune n'est constante, et ces anomalies peuvent être isolées ou s'associer entre elles.
- **Les signes dominants sont :**

1.3.1. *Les signes généraux*

- Fièvre, asthénie, anorexie, amaigrissement. La fièvre peut n'être qu'une fébricule évoluant pendant des semaines ou, plus rarement, débuter au contraire brutalement et atteindre 40°C.

1.3.2. *Les douleurs*

- **de l'extrémité céphalique** : de façon caractéristique, il s'agit de :
  - céphalée temporale uni ou bilatérale d'horaire inflammatoire (deuxième partie de nuit) ;
  - l'hyperesthésie du cuir chevelu (« signe du peigne » ou « signe du chapeau » ou « signe de l'oreiller ») ;
  - la claudication intermittente des mâchoires : elle correspond à la survenue d'une contracture douloureuse des masséters survenant à la mastication et cédant à l'arrêt de l'effort masticatoire. Lorsque l'ischémie est sévère, un véritable trismus de repos est possible.

La nécrose de la langue, du voile du palais ou encore du scalp est rare mais très évocatrice.

- **de l'appareil locomoteur :**
  - douleurs des ceintures de rythme inflammatoire (pseudo-polyarthrite rhizomélique [PPR]) ;
  - myalgies, arthralgies ;
  - claudication intermittente et/ou faiblesse d'un membre supérieur ou inférieur d'origine ischémique.

1.3.3. *Les signes ophtalmologiques*

- L'atteinte ophtalmologique est fréquente (la prévalence des troubles visuels non définitifs peut atteindre 30 % au diagnostic de la maladie) et potentiellement grave, puisqu'elle aboutit à une cécité irréversible dans 15 % des cas, dont 5 % de cécité bilatérale. On peut observer :
  - Une cécité, en rapport le plus souvent avec une **neuropathie optique ischémique antérieure aiguë (NOIAA)** qui est la principale complication de l'ACG. La NOIAA est la conséquence de l'atteinte vascularitique des artères ciliaires courtes, branches de l'artère ophtalmique, qui vascularisent le nerf optique. Elle survient le plus souvent avant que le diagnostic ne soit établi, parfois au cours des premières semaines de traitement, très rarement au-delà. C'est la manifestation la plus redoutée : elle se manifeste par une amaurose monoculaire brutale, indolore, sans rougeur oculaire. L'atteinte visuelle peut être d'emblée complète (souvent, simple perception lumineuse), ou débuter par un scotome altitudinal. Elle est généralement définitive.

    La NOIAA peut être la seule manifestation clinique chez un patient ayant une ACG jusqu'alors asymptomatique. La NOIAA n'est pas spécifique de l'ACG, l'artériosclérose en est la cause la plus fréquente. Cela justifie **de contrôler les paramètres inflammatoires (fibrinogène et protéine C-réactive) en urgence devant une amaurose transitoire ou une NOIAA au-delà de 50 ans et d'envisager un traitement par prednisone 1 mg/kg/j en cas de syndrome inflammatoire et si l'expertise ophtalmologique ne peut être obtenue sans délai.**

    L'angiographie fluorescéinique du fond d'oeil est utile dans le diagnostic de NOIAA : elle confirme la présence de l'œdème papillaire et peut mettre en évidence des signes d'ischémie choroïdienne associée, très en faveur d'une ACG.
  - L'**amaurose transitoire** : la perte de vision est transitoire, de quelques secondes à quelques minutes, complète ou simple amputation du champ visuel. Il s'agit d'un véritable syndrome de menace oculaire, volontiers annonciateur de la crise de NOIAA.
  - **Les troubles oculo-moteurs**, en lien avec une parésie oculomotrice d'origine neuropathique ou musculaire. Les patients atteints d'ACG et présentant une diplopie ont un risque accru de NOIAA.

Si la NOIAA représente 75 à 85 % des cas d'atteinte ophtalmologique au cours de l'ACG, d'autres manifestations ophtalmologiques peuvent survenir : occlusion de l'artère centrale de la rétine (4 à 15 % des cas), neuropathie optique ischémique postérieure (5 % des cas), vascularite rétinienne.

Neuropathies optiques : mise au point :

On distingue aujourd'hui les neuropathies optiques de mécanisme inflammatoire appelées « neuropathies optiques rétro-bulbaires » des neuropathies optiques de mécanisme ischémique appelées « neuropathies optiques ischémiques postérieures ». Dans l'artérite à cellules géantes, on utilisera seulement le terme « neuropathies optiques ischémiques postérieures », compte tenu du mécanisme en cause.

Le fond d'œil trouve un œdème papillaire dans une NOIAA, un œdème rétinien blanc et une macula rouge cerise dans l'occlusion de l'artère centrale de la rétine. En revanche, il est normal dans la neuropathie optique ischémique postérieure.

1.3.4. *Les complications macro-vasculaires*

- L'atteinte aortique est fréquente au cours de l'ACG. Souvent asymptomatique, elle peut provoquer des douleurs lombaires ou thoraciques. Tous les segments (aorte thoracique ascendante, aorte thoracique descendante, aorte abdominale) peuvent être touchés. L'aortite peut se compliquer de **dissection aortique**, d'**anévrysme**, de **dilatation diffuse de l'aorte** (méga-aorte). La dilatation de l'aorte ascendante peut se compliquer **d'insuffisance aortique** dans 10 % des cas, plusieurs années après le diagnostic de l'ACG. La dissection aortique et la rupture d'anévrysme engagent le pronostic vital.
- L'ischémie de membre : elle peut toucher un membre supérieur ou inférieur. Une **claudication intermittente vasculaire nouvelle et s'aggravant rapidement** impose de rechercher une vascularite des gros vaisseaux.
- Autres atteintes : l'ACG peut toucher les vaisseaux intra-crâniens et provoquer des accidents vasculaires cérébraux ; les artères coronaires et provoquer angor et/ou infarctus ; les artères digestives et provoquer un angor et éventuellement un infarctus mésentérique.

1.3.5. *Autres signes*

- De nombreux autres signes et/ou atteintes d'organes sont décrits, dont la toux sèche persistante (atteinte des artères bronchiques), la pleurésie, la myopéricardite.

Il faut évoquer une artérite à cellules géantes (maladie de Horton) et contrôler vitesse de sédimentation et protéine C-réactive chez tout patient de plus de 50 ans présentant un des signes suivants :

- des douleurs récentes de l'extrémité céphalique
- un trouble aigu de la vision
- des signes généraux inexpliqués
- des manifestations ischémiques céphaliques ou des membres

Attention, nous utilisons ici le terme « neuropathie optique ischémique postérieure » (NOIP) et non « névrite optique rétro-bulbaire » (NORB). En effet, la NORB **fait référence à un mécanisme inflammatoire. Dans l'artérite à cellules géantes, on utilise le terme de NOIP pour faire le pendant postérieur de la NOIAA.**

1.3.6. *Examen physique*

- **Les signes évocateurs d'ACG à rechercher systématiquement sont :**
  - une tuméfaction (**Figure 1**) ou une sensibilité d'une artère temporale ;
  - une abolition d'un pouls temporal ;

- un souffle sur le trajet des artères sous-clavières, axillaires ou humérales ;
- une abolition d'un pouls radial ;
- une anisotension[1] ;
- une insuffisance aortique (par dilatation de l'aorte ascendante) ;
- une ulcération nécrotique du scalp ou de la langue.

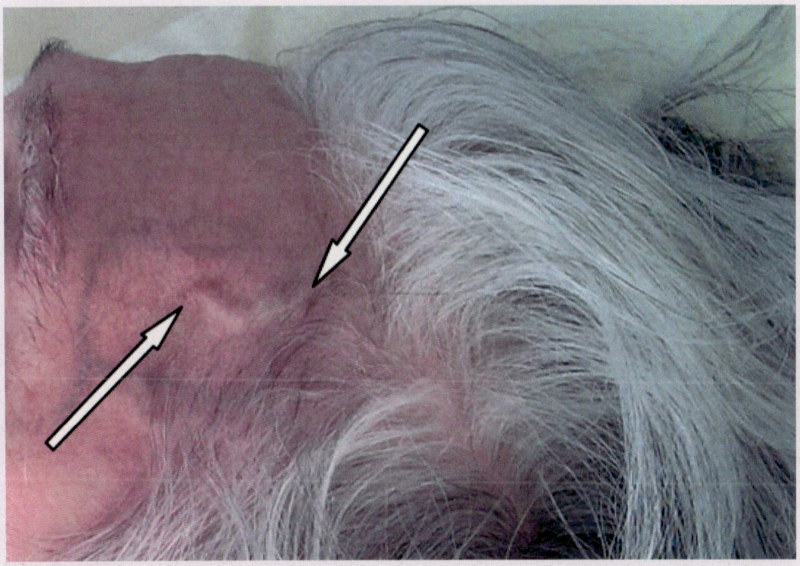

Figure 1.
Tuméfaction de l'artère temporale au cours d'une artérite à cellules géantes (ACG, maladie de Horton)

- **L'examen du fond d'œil** est systématique à la recherche d'une vascularite ophtalmique encore peu symptomatique.

1.4. Examens para-cliniques

- **Les examens à pratiquer devant toute suspicion d'ACG sont :**
  - **La vitesse de sédimentation, le fibrinogène et la CRP** : le syndrome inflammatoire est quasi-constant ; la CRP est parfois très élevée, au-delà de 200 mg/l.
  - **L'hémogramme** : on recherche une hyperleucocytose à polynucléaire neutrophile, une anémie inflammatoire, une thrombocytose (anomalies toutes inconstantes).
  - **Les enzymes hépatiques** : ASAT, ALAT, gamma-GT, phosphatases alcalines, bilirubine totale. Une hépatite cholestatique anictérique est classique, mais on peut aussi observer cytolyse et ictère.
  - **La fonction rénale n'est pas altérée par l'ACG.**
  - **<u>La biopsie d'artère temporale (BAT) : il s'agit de l'examen diagnostic clé.</u>**

    Il est recommandé de toujours chercher à prouver par l'histologie le diagnostic en raison des nombreux diagnostics différentiels, en particulier devant un état inflammatoire persistant. De plus, la confirmation histologique fournit la certitude diagnostique validant un traitement corticoïde prolongé non dénué d'effets secondaires. L'échographie-doppler artérielle des troncs supra-aortiques et des artères céphaliques permet de guider la biopsie et d'augmenter son rendement (voir ci-dessous) mais cet examen ne doit pas retarder la biopsie et ne sera fait que s'il est disponible rapidement. Le prélèvement doit mesurer au moins 1 cm (en dessous d'un cm, le risque de faux négatif augmente). **La réalisation de la BAT ne doit pas retarder l'initiation du traitement lorsque la suspicion clinique est forte, en raison du risque de complication ophtalmologique imprévisible.**

1. Différence de pression artérielle entre les deux bras ≥ 20 mmHg pour la systolique et/ou ≥ 10 mmHg pour la diastolique.

La biopsie montre un œdème intimal, un infiltrat inflammatoire à prédominance de cellules mononucléées (lymphocytes, macrophages) pouvant siéger dans les trois tuniques de l'artère (panartérite) (**Figure 2**). La présence de cellules géantes au contact d'une limitante élastique interne fragmentée est caractéristique. L'atteinte des artères est segmentaire et la négativité de la BAT n'élimine pas le diagnostic d'ACG.

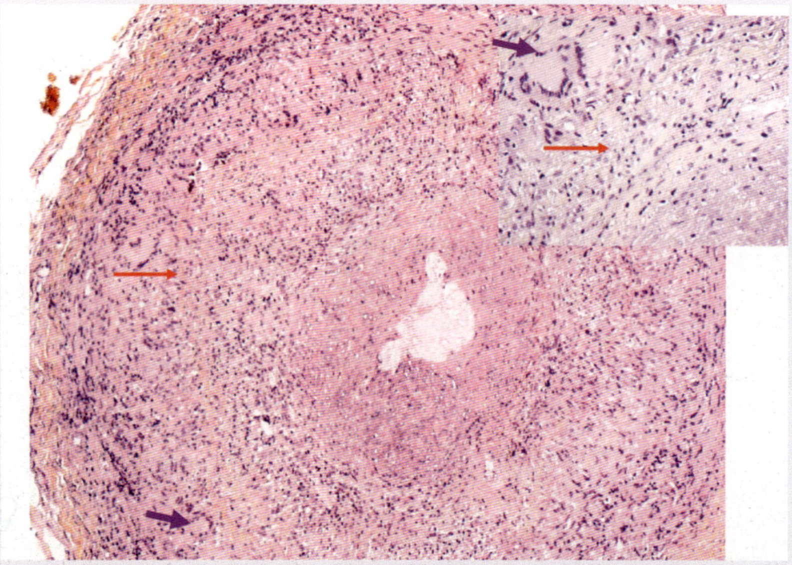

Figure 2.
Paroi d'une artère temporale siège d'un infiltrat inflammatoire diffus (panartérite) avec rupture de la limitante interne (flèches rouges) et d'un granulome (flèches violettes)
Images gracieusement fournies par le Dr Marie Parrens, Laboratoire d'Anatomopathologie, Hôpital Haut-Lévêque, Pessac (Bordeaux).

– Un **scanner thoraco-abdomino-pelvien avec injection de produit de contraste, ou un angio-scanner** afin de rechercher des arguments en faveur d'une aortite (typiquement : épaississement concentrique et étendu de la paroi, de plus de 3 mm, en l'absence d'athérome) (**Figure 3**). Le scanner permet aussi de s'assurer de l'absence d'anévrysme, de dissection, et d'autres diagnostics différentiels notamment néoplasique ou infectieux comme la tuberculose. L'angio-scanner peut être remplacé par une angio-IRM.

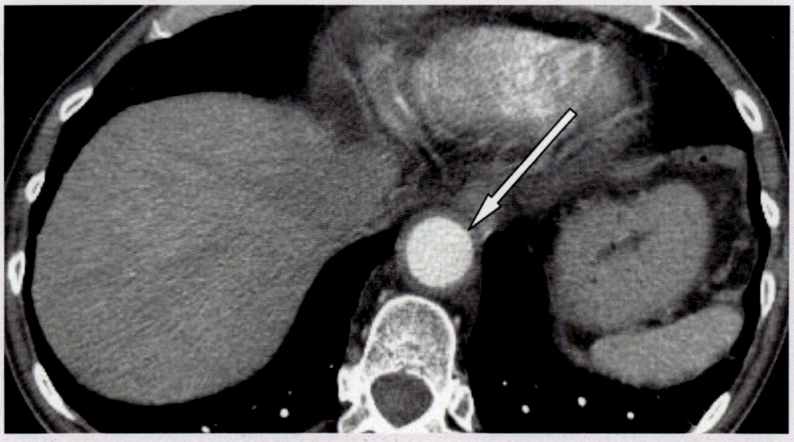

Figure 3.
Tomodensitométrie thoracique avec injection de produit de contraste
Épaississement concentrique et régulier de la paroi aortique de plus de 3 mm caractéristique d'une aorto-artérite chez un patient traité pour une artérite à cellules géantes (ACG, maladie de Horton).

- **D'autres examens peuvent être utiles mais ne doivent pas être systématiques**:
  – **La tomographie à émission de positons**, plus sensible que l'angio-scanner ou l'angio-IRM pour diagnostiquer une aortite, permet de cartographier l'atteinte des gros troncs (**Figures 4a et 4b**). Des faux positifs sont possibles en cas d'athérome. L'intérêt de cet examen dans la stratégie de prise en charge d'une ACG reste encore à préciser.

- **L'échographie-doppler artérielle des troncs supra-aortiques et des artères céphaliques** peut montrer **des sténoses, un épaississement pariétal et un signe du halo**, manifestation échographique de l'œdème pariétal. Cet examen, s'il est fait rapidement, permet de guider la BAT. Il s'impose également en cas d'atteinte clinique des gros vaisseaux des membres.
- **L'artériographie conventionnelle** ne se conçoit qu'à visée thérapeutique (dilatation ou pose d'une endoprothèse par exemple).

Figure 4. Tomographie par émission de positons d'une aortite chez un patient traité pour artérite à cellules géantes (maladie de Horton) A : coupe sagittale: hypermétabolisme de l'aorte thoracique et abdominale ; **B :** hyper-métabolisme concentrique étendu témoignant d'une aortite de l'aorte ascendante et descendante.

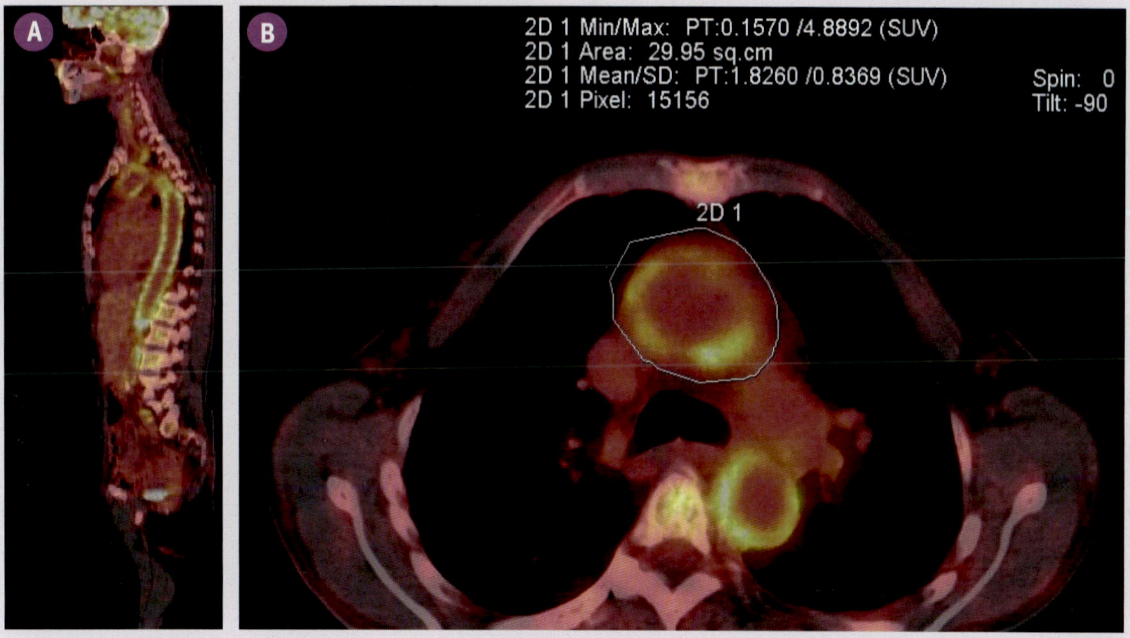

1.5. Diagnostics différentiels

- La liste des diagnostics différentiels est très longue (surtout en cas de fièvre nue chez un sujet âgé par exemple) et fonction de la présentation clinique. Ceci souligne l'importance de faire la preuve de la vascularite par la biopsie d'artère temporale, et à défaut par l'imagerie. Parmi les diagnostics différentiels, dont certains sont communs avec la PPR (voir plus loin dans ce chapitre), il faut citer :
  - Un syndrome méningé (céphalées fébriles).
  - L'endocardite avec manifestations ostéo-articulaires, fièvre et syndrome inflammatoire.
  - La polyarthrite rhumatoïde à début rhizomélique qui peut se voir chez le sujet de plus de 50 ans.
  - Les rhumatismes inflammatoires microcristallins du sujet âgé (chondrocalcinose, et rhumatismes à apatite).
  - Les myopathies inflammatoires de type polymyosite qui peuvent toucher les ceintures.
  - Les vascularites comme la granulomatose avec polyangéite ou la périartérite noueuse (altération de l'état général, syndrome inflammatoire, polyarthrite, etc.).
  - Des affections néoplasiques (fièvre, altération de l'état général, syndrome inflammatoire chez un sujet âgé) telles que le cancer du rein ou les lymphomes.

1.6. Traitement

1.6.1. La corticothérapie

- **Le traitement peut être divisé en 4 phases :**
  - **le traitement d'attaque** afin de contrôler très rapidement la vascularite (durée : 2 à 4 semaines). La posologie en équivalent prednisone durant cette phase est de 0,5 à 0,7 mg/kg/j en l'absence de signes ophtalmologiques ou de complication macro-vasculaire ; de 1 mg/kg/j ou plus (possibilité de « bolus »intraveineux pendant 1 à 3 jours) en cas de signes ophtalmologiques ou de complications macro-vasculaires.
  - **la phase de décroissance rapide** : elle permet de ramener, par paliers de 1 à 2 semaines, la posologie de corticoïdes entre 0,25 et 0,35 mg/kg/j (15 à 20 mg/j). Cette posologie est généralement atteinte entre la 8e et la 12e semaine.
  - **la phase de décroissance lente** : les paliers deviennent mensuels et la décroissance vise à obtenir une posologie d'équivalent prednisone d'environ 10 mg/j au sixième mois et de 5 à 7,5 mg/j au douzième mois. Il s'agit là généralement d'une dose d'entretien en dessous de laquelle le patient a tendance à rechuter.
  - **la phase de sevrage** : un sevrage doit être tenté chez un patient stable pendant quelques mois sous 5 mg/j d'équivalent prednisone en rémission au plan clinique et biologique (à titre indicatif, VS inférieure à 30 mm et CRP inférieure à 10 mg/l). Idéalement ce sevrage se fera progressivement, par exemple milligramme par milligramme. Un dépistage de l'insuffisance surrénalienne post-corticothérapie peut être proposé avant de débuter ce sevrage.
- Les diminutions de doses de corticoïdes ne sont pratiquées qu'en cas de rémission clinique et biologique.
- Environ un patient sur deux rechute au cours des phases de décroissance, et un patient sur deux rechute après sevrage complet. Ceci justifie de maintenir une surveillance clinique régulière et biologique mensuelle dans l'année qui suit le sevrage complet.
- En pratique, la plupart des patients sont sevrés définitivement de la corticothérapie entre le 18e et le 60e mois de traitement.

1.6.2. Les médicaments d'épargne cortisonique

- Chez les patients chez qui il est difficile de diminuer la dose des corticoïdes du fait de la réapparition de symptomes (corticodépendance) ou chez les patients qui rechutent, le méthotrexate est parfois utilisé à visée d'épargne cortisonique. Son efficacité paraît cependant modeste. Les anti-TNFα et l'hydroxychloroquine n'ont pas fait la preuve de leur efficacité. Des thérapies ciblées (d'autres biothérapies) sont en cours d'évaluation.

1.6.3. La prévention du risque cardiovasculaire global : antiagrégants et statines

- Les patients atteints d'ACG ont un risque vasculaire global accru. Antiagrégants et statines sont de ce fait largement recommandés en prévention primaire et secondaire, tout particulièrement en cas de complications de l'ACG.

1.6.4. La prévention des complications de la corticothérapie

- La corticothérapie expose à des complications telles que l'HTA, l'ostéoporose, l'hypokaliémie, un déséquilibre glycémique, un risque accru d'infections. Pour éviter ces complications, il est habituel d'associer à la prescription de corticoïdes un certain nombre de mesures dites de prévention :
  - Pour limiter le risque infectieux :
    - Rechercher un foyer infectieux latent.
    - Contre-indication des vaccins vivants.
    - Vaccination anti-grippale et contre le Pneumocoque.
    - Attention aux virus hépatotropes : dépistage des hépatites B et C.
    - Traitement préventif contre l'anguillulose chez les patients venant de zones à risque, avant de débuter la corticothérapie.

- Surveillance de la kaliémie en début de traitement et substitution les cas échéant.
- Dépistage du diabète en début de traitement et pris en charge le cas échéant.
- Surveillance tensionnelle régulière, régime peu salé.
- Conseils hygiéno-diététiques (régime peu salé, limiter les sucres rapides et les graisses saturées). Éviter tout grignotage entre les repas (la cortisone donne faim). Exercice physique dès que possible.
- Prévention de l'ostéoporose par prise quotidienne de calcium et de vitamine D, exercice physique (dès que possible) et prise d'un diphosphonate en l'absence de contre-indication dentaire (recommandation dès qu'un patient doit prendre une corticothérapie > 7,5 mg/j pendant plus de 3 mois).

1.7. Suivi du patient

- Le suivi doit permettre :
  - d'adapter le traitement par corticoïdes, avec un souci constant de rechercher la dose minimale efficace ;
  - de prévenir ou prendre en charge les complications de la corticothérapie ;
  - de dépister les complications aortiques tardives.
- Sous traitement, une évaluation clinique à 1 mois, 3 mois puis tous les 4 à 6 mois est recommandée.
- VS et CRP sont contrôlées de façon mensuelle et avant chaque décroissance de la corticothérapie jusqu'à un an après le sevrage en corticoïdes.
- Une imagerie de l'aorte est effectuée au diagnostic puis tous les 5 ans pour dépister l'apparition d'un éventuel anévrysme.

1.8. Pronostic

- Le pronostic vital est bon, avec **une survie sensiblement identique à celle de la population générale.**
- Les séquelles visuelles et celles de la corticothérapie prolongée (HTA, diabète, ostéoporose fracturaire, cataracte, glaucome) ne sont pas rares.

2. Pseudo-polyarthrite rhizomélique (PPR)

2.1. Généralités

- Contrairement à l'ACG, **la PPR n'est pas une vascularite.** Il s'agit d'un **rhumatisme inflammatoire des ceintures**, scapulaire et pelvienne, rhizomélique signifiant « de la racine des membres ». Des symptômes de PPR peuvent cependant s'associer à une ACG.
- La PPR n'atteint pas d'autres appareils que l'appareil locomoteur.
- Aucun signe clinique, biologique ou d'imagerie n'est véritablement spécifique de cette maladie. Il s'agit donc souvent d'un diagnostic d'élimination. Le traitement de référence est la corticothérapie à relativement faible dose par voie générale. Il s'agit d'une maladie très corticosensible, nécessitant un traitement de 1 à 2 ans.

2.2. Diagnostic positif

- **La PPR est une affection du sujet de plus 50 ans caractérisée par :**
  - des douleurs rhizoméliques de rythme inflammatoire ;
  - durant plus de 1 mois ;
  - fréquemment associées à des signes généraux : asthénie, anorexie, amaigrissement, parfois fébricule ;
  - accompagnées d'un syndrome inflammatoire d'intensité variable.

- **Les douleurs :**
  - Il s'agit d'arthromyalgies inflammatoires de topographie rhizomélique, bilatérales et le plus souvent symétriques. Elles atteignent les épaules, la région cervicale, la ceinture scapulaire, les cuisses et/ou les fesses.
  - Elles sont responsables d'une impotence fonctionnelle avec une raideur très importante des ceintures pelvienne et scapulaire, s'accompagnant d'un dérouillage matinal plus ou moins long.

2.3. Diagnostics différentiels

- **La présentation de la PPR est en général très caractéristique. Il existe toutefois des situations où le diagnostic différentiel avec d'autres affections peut être difficile :**
  - L'ACG qui doit être recherchée cliniquement devant toute PPR. En cas de symptôme ou signe clinique évocateur, il faut réaliser une biopsie d'artère temporale.
  - La polyarthrite rhumatoïde à début rhizomélique.
  - Les spondyloarthrites du sujet âgé.
  - Dans les rares cas où la pseudo-polyarthrite rhizomélique s'accompagne d'une polysynovite des mains, pourra se discuter le diagnostic de polyarthrite œdémateuse du sujet âgé ou RS3PE (Remetting Seronegative Symetrical Synovitis with Pitting Edema) se caractérisant par une polysynovite des extrémités avec des œdèmes blancs, mous, prenant le godet et très corticosensibles.
  - Des cancers (myélome multiple, métastases osseuses, syndrome douloureux paranéoplasique).
  - Les rhumatismes microcristallins à forme rhizomélique (surtout la chondrocalcinose articulaire).
  - Les vascularites nécrosantes.
  - Polymyosite, dermatomyosite.
  - Les dysthyroïdies, l'ostéomalacie.
  - Des toxicités musculaires médicamenteuses : statines, colchicine, amiodarone, inhibiteurs de la pompe à proton.

> **• L'analyse des données cliniques et paracliniques doit donc être très attentive pour ne pas poser à tort le diagnostic de PPR.**

- **Certaines données cliniques et biologiques sont plutôt contre le diagnostic de PPR** :
  - Des signes généraux intenses.
  - L'absence d'inflammation biologique.
  - L'existence d'arthrites périphériques ou de synovites périphériques.
  - L'absence d'atteinte des épaules.
  - La réponse incomplète à la corticothérapie : dans la PPR, la corticothérapie a un effet spectaculaire, le soulagement est habituellement spectaculaire, chez un patient qui souffrait depuis des semaines malgré les différents traitements antalgiques et anti-inflammatoires prescrits. Si la corticothérapie n'a pas un effet très rapide et franc, il faut s'interroger sur la justesse du diagnostic de PPR.

> **• La PPR n'est pas responsable d'atteintes d'organes : il s'agit alors soit d'une association fortuite, soit d'un autre diagnostic.**

2.4. Examens paraclinIques (Tableau II)

- Ils sont destinés à affirmer le syndrome inflammatoire et écarter les diagnostics différentiels.

Tableau II. EXAMENS PARACLINIQUES POUVANT ÊTRE PRESCRITS EN FONCTION DU CONTEXTE CLINIQUE POUR LE DIAGNOSTIC DIFFÉRENTIEL DE PPR (Il n'est bien entendu pas question de prescrire l'ensemble de ces examens à tous les patients, ils n'ont pas d'intérêt dans les formes typiques)

Examens complémentaires	Objectif/Résultats
– Hémogramme – VS, CRP, fibrinogènémie – Ionogramme sanguin et urinaire, créatininémie – ASAT, ALAT, gamma-GT et phosphatases alcalines – Calcémie , phosphorémie – Électrophorèse des protides – TSH et T4 libre – Créatine phosphokinase – Bandelette urinaire et ECBU	Dans la PPR, on attend un syndrome inflammatoire sans autre anomalie
– Ac anti-nucléaires* – Facteur rhumatoïde, Ac anti-CCP* – ANCA*	– Ac anti-nucléaires positifs et spécifiques : connectivite ? – Facteur rhumatoïde ± anti-CCP : PR ? – ANCA+ : vascularite ANCA-positive ?
– Radiographies des articulations douloureuses* – Radiographies du bassin de face ± sacro-iliaques* – Radiographie thoracique de face*	Radiographies : elles sont normales en cas de PPR, elles servent donc à rechercher des anomalies spécifiques d'autres rhumatismes (PR, spondyloarthrites, tendinopathies calcifiantes, chondrocalcinose, métastases)
– IRM des épaules* – Échographie des synoviales effectuées par un échographiste expérimenté*	Sont en faveur d'une PPR : – une bursite sous acromiale – une ténosynovite du long biceps – une synovite gléno-humérale – une bursite trochantérienne – une synovite de hanche bilatérale
– Scanner thoraco-abdomino-pelvien* – (angio-scanner, angio-IRM ou TEP-scanner)	Diagnostic d'une aortite associée, d'un cancer (diagnostic différentiel)
Biopsie d'artère temporale*	Seulement en présence de signes cliniques évocateurs d'une ACG associée à la PPR

Ac anti-CCP : anticorps anti-peptide cyclique citrulliné ; ACG : artérite à cellules géantes ; ANCA : Ac anti-cytoplasme de polynucléaires neutrophiles ; ALAT : alanine amino-transférase ; ASAT : Aspartate aminotransférase ; CRP : protéine C réactive ; ECBU : examen cyto-bactériologique des urines ; IRM : imagerie par résonnance magnétique ; TEP : tomographie à émission de positron ; PPR : pseudo-polyarthrite rhizomélique ; PR : polyarthrite rhumatoïde ; VS : vitesse de sédimentation.

* **Ces examens complémentaires ne sont réalisés qu'en fonction des données cliniques ou en cas de doute diagnostic persistant.**

2.5. Critères de classification

- Des critères de classification ont été proposés : parmi les patients de plus de 50 ans qui ont des douleurs des épaules depuis plus de 2 semaines et un syndrome inflammatoire, on retient le diagnostic de PPR, si tous les signes suivants sont réunis (**Tableau III**).

Tableau III. CRITÈRES DE CLASSIFICATION DE LA PSEUDO-POLYARTHRITE RHIZOMÉLIQUE (ACR/EULAR 2012)		
Ces critères sont applicables seulement chez les patients de plus de 50 ans présentant des douleurs bilatérales des épaules et une anomalie de la VS et/ou de la CRP.		
	Points sans échographie (0–6)*	Points avec échographie (0–8)**
Raideur matinale d'une durée supérieure à 45 minutes	2	2
Douleur de hanche ou limitation de la mobilité	1	1
Absence de facteur rhumatoïde, absence d'anticorps anti-CCP (peptide cyclique citrulliné)	2	2
Absence d'une autre atteinte articulaire	1	1
Critère échographique : – Mise en évidence sur une épaule et une hanche au minimum d'une bursite ou ténosynovite		1
– Bursite ou ténosynovite des deux épaules		1
*À partir de 4 points on classe le patient comme ayant une PPR. **À partir de 5 points on classe le patient comme ayant une PPR.		

2.6. Traitement

- L'objectif du traitement est ici avant tout de soulager le patient en lui permettant de retrouver sa liberté de mouvement, et en limitant autant que possible l'exposition aux corticoïdes.
- Seule la corticothérapie a une efficacité constante et remarquable. Une dose initiale de prednisone de 0,2 à 0,3 mg/kg/j est généralement suffisante au contrôle initial de la maladie. Elle est ensuite progressivement réduite. La corticothérapie est habituellement nécessaire pendant 1 à 2 ans. Au-delà de 2 ans de corticothérapie, il faut reconsidérer le diagnostic de PPR.

2.7. Suivi du patient

- Le suivi doit permettre :
  - d'adapter le traitement par corticoïdes, avec un souci constant de rechercher la dose minimale efficace ;
  - de prévenir ou prendre en charge les complications de la corticothérapie ;
  - de s'assurer de l'absence d'émergence d'une autre pathologie, particulièrement en cas d'atypie initiale.
- Une visite auprès du spécialiste référent est souhaitable à 1 mois, 3 mois puis tous les 3 mois.
- La rechute se définit par la réapparition des symptômes initiaux. L'augmentation de la corticothérapie au précédent palier efficace est alors indiquée. En cas de rechutes multiples, le méthotrexate peut être prescrit à visée d'épargne cortisonique. Les anti-TNFα sont inefficaces.

3. Maladie de Takayasu

3.1. Généralités

- La maladie de Takayasu est rare en France. Elle touche de manière prédominante les femmes (9 femmes pour 1 homme). Son traitement est mal codifié.
- Dans la plupart des cas, elle se distingue **cliniquement** aisément de l'ACG car :

- Elle débute avant l'âge de 50 ans.
- Elle débute de façon insidieuse le plus souvent, de sorte que le syndrome inflammatoire est souvent modeste ou absent lors du diagnostic.
- Elle touche souvent l'aorte et ses branches principales, les artères à destination des membres et relativement peu les artères céphaliques. Pour cette raison, elle a été appelée « syndrome de l'arche aortique » ou encore « maladie des femmes sans pouls » ; elle touche rarement les artères pulmonaires.
- Elle provoque volontiers des dilatations artérielles non seulement sur l'aorte (au même titre que l'ACG), mais aussi sur les branches de l'aorte, ce qui est rare au cours de l'ACG.
- Contrairement à l'ACG, elle peut provoquer une sténose inflammatoire des artères rénales et une hypertension artérielle réno-vasculaire. Il s'agit là d'un mode de révélation classique. La sténose peut être inflammatoire ou cicatricielle. Dans le dernier cas, elle n'est plus sensible à la corticothérapie (cas de la description historique des femmes sans pouls).
- La chronicité de son évolution est la règle. La guérison définitive nécessite plusieurs années.

- Ces distinctions pourraient correspondre à des mécanismes physiopathologiques sensiblement différents de ceux de l'ACG.
- À l'atteinte vasculaire des gros vaisseaux s'associent volontiers des atteintes inflammatoires d'autres systèmes (voir ci-dessous).

3.2. Diagnostic positif

3.2.1. Clinique

On distingue classiquement la phase systémique, pré-occlusive et la phase occlusive ou vasculaire, bien que les deux phases puissent se chevaucher largement.

- **Les signes de la phase systémique sont inconstants et peu spécifiques :**
  - Signes généraux : fièvre, asthénie, amaigrissement, anorexie.
  - Arthralgies et myalgies.
  - Signes cutanés : érythème noueux et pyoderma gangrenosum.
  - Signes ophtalmiques : épisclérite et/ou uvéite antérieure.
  - Douleurs sur les trajets des gros vaisseaux, en particulier la carotidodynie.

  Cela signifie qu'il faut pratiquer un examen physique vasculaire complet, incluant la prise de la pression artérielle aux quatre membres, la palpation de tous les pouls périphériques et l'auscultation des territoires artériels des membres supérieurs, du cou, inguinaux, cruraux, de l'aorte abdominale et des artères rénales, chez un patient de moins de 50 ans lorsque l'un de ces signes ne reçoit pas une explication évidente.
- **Les signes de la phase occlusive :**

Ils sont souvent révélateurs d'une maladie qui évolue à bas bruit depuis des mois ou des années :

- **Aux membres supérieurs :**
  - Claudication douloureuse d'un membre supérieur, faiblesse à l'effort, asymétrie tensionnelle, absence d'un ou plusieurs pouls, phénomène de Raynaud atypique, ischémie digitale ou de membre aiguë ou subaiguë.
- **À l'extrémité céphalique :** on observe surtout des manifestations neurologiques ou neurosensorielles ischémiques et transitoires par bas débit, ou comme conséquence d'une hypertension artérielle sévère et méconnue.
- **Au niveau aortique :**
  - L'association chez un même patient de sténoses et de dilatations aortiques est très évocatrice de maladie de Takayasu.
  - Les dilatations peuvent être impressionnantes, à l'origine d'une insuffisance aortique (par dilatation de l'anneau) ou d'embolies distales. Les sténoses sont responsables d'hypertension artérielle par coarctation de l'aorte thoracique ou abdominale sus-rénale. L'ischémie mésentérique est rare.

- **<u>Au niveau cardiaque :</u>**
  - La maladie peut toucher les coronaires et se compliquer d'insuffisance cardiaque.
- **A<u>u niveau rénal : hypertension artérielle réno-vasculaire :</u>**
  - L'hypertension artérielle est fréquente. La tension artérielle doit être prise aux membres inférieurs en cas de sténoses significatives aux membres supérieurs. L'hypertension artérielle peut être totalement méconnue chez un patient ayant des sténoses aux membres supérieurs et une coarctation aortique ou une atteinte aux membres inférieurs.
  - L'hypertension artérielle est la conséquence de l'atteinte des artères rénales ou d'une coarctation aortique acquise. Sous traitement, elle peut être due aussi à la corticothérapie ou à la prise d'anti-inflammatoires non stéroïdiens.
  - L'atteinte des deux artères rénales peut provoquer une HTA maligne.
- **<u>Aux membres inférieurs :</u>**
  - On peut observer une claudication intermittente des membres inférieurs rapidement évolutive et pouvant aboutir à une ischémie aiguë.

3.2.2. *Biologie*

- On retrouve inconstamment un syndrome inflammatoire non spécifique et une hypergammaglobulinémie polyclonale.
- Il n'y a pas de bio-marqueur spécifique de cette maladie.

3.2.3. *Imagerie*

- C'est la clé du diagnostic. Les examens doivent explorer par angio-scanner ou angio-IRM ou échographie-doppler selon les localisations :
  - L'aorte et ses branches, les artères pulmonaires, abdominales.
  - Les troncs artériels supra-aortiques et les vaisseaux des membres supérieurs.
  - Les membres inférieurs.
- L'association de sténoses et d'ectasies dans plusieurs territoires vasculaires, l'épaississement des parois artérielles, l'atteinte des artères sous-clavières post-vertébrales ou encore de l'artère pulmonaire sont très évocatrices du diagnostic de maladie de Takayasu.
- La tomographie par émission de positons (TEP) permet une cartographie des zones vasculaires inflammatoires mais sa place dans la prise en charge des patients n'est pas consensuelle, car la corrélation entre aspect inflammatoire du vaisseau et évolution vers la sténose ou la dilatation est très imparfaite.
- L'artériographie est prescrite lorsqu'un geste interventionnel est envisagé.

3.2.4. *Anatomopathologie*

- Les aspects histologiques de la maladie de Takayasu sont proches de ceux de l'ACG. On y trouve cependant davantage de fibrose et moins d'infiltrat inflammatoire (aspect scléro-inflammatoire média-adventitiel).
- Le plus souvent, on ne dispose pas d'un prélèvement biopsique artériel pour affirmer le diagnostic. Le tableau clinique, biologique et l'imagerie sont suffisants.

3.2.5. *Diagnostics différentiels*

- Les principaux diagnostics différentiels sont l'ACG, l'athérosclérose sévère, la fibrodysplasie des artères rénales.

3.3. Traitement

- En présence d'un syndrome inflammatoire, le traitement repose sur la prednisone, 1 mg/kg/j en traitement d'attaque.
- La corticothérapie d'entretien est prolongée, souvent durant plusieurs années, et les rechutes ne sont pas rares.
- Les immunosuppresseurs (méthotrexate, azathioprine, mycophénolate, beaucoup plus rarement cyclophosphamide) peuvent être utilisés à visée d'épargne cortisonique.
- Les facteurs de risque cardiovasculaire doivent être rigoureusement contrôlés, et le tabagisme stoppé.
- Des gestes d'angioplastie sont souvent réalisés en cas de sténose symptomatique. Ils doivent être effectués autant que possible après avoir contrôlé le syndrome inflammatoire (risque de re-sténose à court terme) et permettre la mise en place de prothèses endo-vasculaires. Des pontages vasculaires sont aussi réalisés après contrôle du syndrome inflammatoire.

3.4. Suivi du patient

- Le suivi doit comprendre un examen clinique et cardio-vasculaire complet, le contrôle des paramètres inflammatoires (VS, CRP), une imagerie en fonction des atteintes antérieures et de la clinique.
- En poussée, le patient est suivi à 1 mois, 3 mois puis tous les 3 mois. En dehors des poussées, une surveillance tous les 6 mois est justifiée.
- Les effets indésirables de la corticothérapie doivent être prévenus.

Références

1. Chaigne-Delalande S, de Menthon M, Lazaro E, Mahr A. Artérite à cellules géantes et maladie de Takayasu : aspects épidémiologiques, diagnostiques et thérapeutiques. *Presse Med* 2012; 41:955-65.
2. Marie I. Maladie de Horton et pseudopolyarthrite rhizomélique : critères diagnostiques. *Rev Med Interne* 2013;34:403-11.
3. Espitia O, Agard C. Aortite et complications aortiques de l'artérite à cellules géantes (maladie de Horton). *Rev Med Interne* 2013;34:412-20.
4. Liozon E, Ly KH, Robert PY. Manifestations ophtalmologiques de la maladie de Horton. *Rev Med Interne* 2013;34:421-30.
5. Sailler L, Pugnet G, Bienvenu B. Traitement de la maladie de Horton. *Rev Med Interne* 2013;34:431-7.

POINTS CLÉS : ARTÉRITE À CELLULES GÉANTES

1. Artérite à cellules géantes

- **Vascularite** intéressant de façon prédominante les **gros vaisseaux**
- Touche les sujets de **plus de 50 ans**
- À évoquer systématiquement devant :
  - des **douleurs** récentes de l'extrémité céphalique
  - un trouble récent de la **vision : risque de cécité irréversible**
  - des **signes généraux** inexpliqués
  - des manifestations ischémiques céphaliques ou des membres
- **Syndrome inflammatoire** (VS, CRP) quasi-constant
- Confirmation du diagnostic par :
  - **biopsie d'artère temporale++ , inconstamment positive, si possible précédée d'une échographie-doppler des artères temporales qui guidera la biopsie**
  - imagerie (Tomodensitométrie, IRM, TEP) d'une atteinte inflammatoire des gros vaisseaux (aortite par exemple).
- Un seul traitement indispensable : **la corticothérapie, spectaculairement efficace**
  - **URGENTE en cas de trouble visuel :** 1 mg/kg de prednisone ou équivalent (voire bolus de méthylprednisolone)
  - débuter sans attendre la confirmation si suspicion clinique forte
- Le pronostic vital est bon
- Sevrage définitif de la corticothérapie chez la majorité des patients en 2 à 3 ans

2. Pseudo-polyarthrite rhizomélique

- **Syndrome douloureux des ceintures d'horaire inflammatoire** sans atteinte clinique périphérique ni axiale au-delà de 50 ans, sans marqueurs spécifiques
- Vigilance : nombreux diagnostics différentiels ; diagnostic d'exclusion
- Valeur diagnostique : bursite sous acromiale, ténosynovite du long biceps, synovite gléno-humérale, bursite trochantérienne, synovite de hanche
- **Efficacité spectaculaire de la corticothérapie** (0,2 à 0,3 mg/kg)
- Guérison définitive habituelle en moins de 2 ans

3. Maladie de Takayasu

- Vascularite des gros troncs artériels survenant avant 50 ans : « maladie des femmes sans pouls »
- Associe **des sténoses et des dilatations**
- **Hypertension artérielle** (réno-vasculaire, coarctation aortique), **ischémie** des membres
- Corticothérapie et immunosuppresseurs

+++ LE COUP DE POUCE DE L'ENSEIGNANT

1. L'artérite à cellules géantes (ACG) doit être discutée devant tout syndrome inflammatoire persistant chez un sujet de plus de 50 ans.
2. Sont des arguments forts **contre** le diagnostic d'ACG (ou de pseudo-polyarthrite rhizomélique [PPR]) :
   - Une organomégalie (adénopathies, splénomégalie, hépatomégalie)
   - Des signes d'atteinte des petits vaisseaux (notamment purpura vasculaire, syndrome néphritique ou néphrotique, mononeuropathie multiple ou polynévrite)
   - Une leuco-neutropénie ou une thrombopénie
   - L'absence de réponse clinique après quelques jours d'une corticothérapie
3. En ophtalmologie, il peut être difficile de distinguer une NOIAA dans le cadre d'une ACG, imposant une corticothérapie urgence, d'une NOIAA compliquant un mauvais état vasculaire. *La NOIAA peut être la seule manifestation clinique de l'ACG.* En cas de doute, on traitera par corticoïdes et aspirine à faible dose dans l'attente d'un diagnostic précis (paramètres inflammatoires, angiographie à la fluorescéine, biopsie d'artère temporale).
4. La corticothérapie est obligatoire en cas de diagnostic d'artérite à cellules géantes.

Les pièges à éviter :

1. Ne pas prescrire la biopsie d'artère temporale en cas de suspicion d'ACG : il s'agit d'un geste chirurgical simple qui s'effectue sous anesthésie locale et dont les contre-indications sont exceptionnelles et les complications très rares.
2. Devant une suspicion clinique forte, retarder le début du traitement corticoïde par crainte de négativer la biopsie d'artère temporale peut avoir des conséquences délétères pour le patient (cécité).
3. Exclure le diagnostic d'ACG en cas de BAT normale alors que la présomption clinique est forte.
4. Prescrire des corticoïdes autres que la prednisone en traitement de fond.
5. Ne pas chercher à sevrer de la corticothérapie un patient en rémission après 18 à 24 mois de corticothérapie.
6. Évoquer une PPR chez un patient présentant des arthrites périphériques ou une atteinte clinique axiale inflammatoire.
7. Écarter une maladie de Takayasu en raison de l'absence de syndrome inflammatoire.

Chapitre 15 Pneumopathies interstitielles diffuses

OBJECTIFS PÉDAGOGIQUES NATIONAUX

→ Diagnostiquer une pneumopathie interstitielle diffuse.

MOTS CLÉS : Pneumopathie interstitielle diffuse ; Fibrose pulmonaire ; Tomodensitométrie ; Connectivites ; Vascularites ; Sarcoïdose.

- Les pneumopathies interstitielles diffuses (PID) englobent un ensemble hétérogène d'affections qui touchent l'interstitium pulmonaire. Cette désignation est imparfaite car, parmi ces pathologies, certaines siègent en fait préférentiellement dans les espaces alvéolaires.
- Les PID partagent les caractéristiques suivantes :
  - une infiltration anormale de l'interstitium pulmonaire et/ou des espaces aériens par des cellules inflammatoires et de l'œdème, associée à une désorganisation de l'architecture conjonctive du poumon par une fibrose collagène ou des dépôts d'autres substances ;
  - la présence, à la radiographie thoracique, d'opacités parenchymateuses diffuses de type variable, réalisant un syndrome interstitiel ou alvéolaire ;
  - un retentissement fonctionnel respiratoire pouvant aboutir à une insuffisance respiratoire sévère.

1. Classification et épidémiologie

- De nombreuses affections (environ 200) peuvent engendrer une PID. Pour faciliter leur approche diagnostique, elles peuvent être réparties en deux catégories : les PID de cause connue, et les PID de cause inconnue dont font partie les PID associées aux maladies systémiques (**Tableau I**). Les formes primitives idiopathiques ont fait l'objet d'une classification consensuelle permettant de distinguer plusieurs entités sur des critères cliniques et histopathologiques (**Tableau I**).
- La sarcoïdose, la fibrose pulmonaire idiopathique, les PID des connectivites/vascularites, les pneumoconioses, les pneumopathies d'hypersensibilité et les causes médicamenteuses représentent plus de la moitié des cas de PID d'origine non infectieuse. Les pneumopathies interstitielles idiopathiques restent des maladies rares dont l'incidence annuelle et la prévalence sont mal connues. Ces dernières ont été évaluées à environ 10 pour 100 000 et à 20 pour 100 000, respectivement.

Tableau I. PNEUMOPATHIES INTERSTITIELLES DIFFUSES
Pneumopathies interstitielles diffuses de cause connue
• **Pneumoconioses :** – asbestose, silicose, bérylliose, métaux durs • **Pneumopathies médicamenteuses** (voir Tableau II) • **Pneumopathies d'hypersensibilité** (voir Tableau III) • **Proliférations tumorales :** – lymphangite carcinomateuse, lymphomes, carcinome bronchiolo-alvéolaire • **Insuffisance cardiaque gauche**
Pneumopathies interstitielles diffuses de cause inconnue
• **Sarcoïdose** • **Connectivites :** – polyarthrite rhumatoïde, sclérodermie systémique, polymyosite/dermatomyosite, syndrome de Gougerot-Sjögren • **Vascularites :** – granulomatose éosinophilique avec polyangéite (anciennement syndrome de Churg et Strauss), granulomatose avec polyangéite (anciennement granulomatose de Wegener) • **Histiocytoses langerhansiennes** • **Autres pneumopathies interstitielles diffuses :** – pneumopathie chronique à éosinophiles, lymphangioléiomyomatose, lipoprotéinose alvéolaire, amylose • **Pneumopathies interstitielles idiopathiques :** – fibrose pulmonaire idiopathique – pneumopathie interstitielle non spécifique – pneumopathie interstitielle desquamative – pneumopathie interstitielle associée à une bronchiolite respiratoire – pneumopathie organisée cryptogénique – pneumopathie interstitielle lymphocytaire

2. Diagnostic positif

- Le diagnostic positif de PID est évoqué dans diverses circonstances. Il repose sur la présence de signes cliniques associés à des anomalies à l'imagerie thoracique et aux explorations fonctionnelles respiratoires.
- Les **symptômes cliniques** classiques (dyspnée d'effort, toux sèche, râles crépitants des bases) sont inconstants.
- La **radiographie thoracique** montre, chez la majorité des patients, des opacités parenchymateuses diffuses, mais elle est normale dans près de 10 % des cas chez des patients porteurs d'une PID.
- Les **explorations fonctionnelles respiratoires** font éventuellement apparaître un syndrome restrictif avec une diminution harmonieuse de tous les volumes pulmonaires et une conservation du rapport de Tiffeneau (volume expiratoire maximal seconde (VEMS)/ capacité vitale (CV) : > 70 % de la valeur théorique) associé à une réduction de la capacité de transfert du monoxyde de carbone (DLCO) ; cette diminution de la DLCO est l'altération la plus précoce. La gazométrie artérielle peut être normale initialement au repos et anormale (hypoxémie avec normo- ou hypocapnie) à l'effort ; aux stades plus avancés, elle montre une hypoxie et une hypocapnie au repos ; en situation très évoluée, à une hypoxie profonde s'associe une hypercapnie.
- Dans tous les cas, la **tomodensitométrie (TDM) thoracique** représente l'examen de référence et constitue une « étape-clef » dans la démarche diagnostique des PID. Attention : l'accent doit être mis sur le fait qu'une insuffisance cardiaque congestive peut être à l'origine d'anomalies sur la tomodensitométrie thoracique qui peuvent être prises à tort pour une PID.

3. Diagnostic étiologique

- Le diagnostic étiologique impose une approche méthodique, procédant par diverses étapes. Il doit faire appel, avant tout, à des examens non invasifs, et tenir compte des données épidémiologiques pour évoquer en premier lieu les causes de PID les plus fréquentes.

3.1. Étape clinique

- L'étape clinique constitue une phase cruciale de la démarche étiologique des PID. Elle apporte trois sortes d'informations essentielles permettant d'évoquer un diagnostic fiable :
  - la découverte d'une cause à l'anamnèse ;
  - la recherche de signes respiratoires ;
  - la recherche de manifestations extra-thoraciques.

3.1.1. *Interrogatoire*

- Le recueil méticuleux et systématique des éléments anamnestiques est indispensable. En effet, il permet d'orienter le diagnostic dans un très grand nombre de cas, avec l'aide des renseignements suivants :
  - **l'âge** : l'incidence des différents types de PID varie en fonction de l'âge. Ainsi, la sarcoïdose s'observe plus volontiers chez les sujets jeunes (< 40 ans), la fibrose pulmonaire idiopathique et les pneumoconioses étant plus souvent constatées chez les sujets âgés de plus de 50 ans ;
  - **le sexe** : la lymphangioléiomyomatose s'observe uniquement chez les femmes en période d'activité génitale ;
  - **l'ethnie** : la sarcoïdose est dix fois plus fréquente chez les sujets à peau noire ;

    les antécédents médico-chirurgicaux susceptibles de favoriser la survenue d'une PID doivent être précisés tels que :
    - **le tabagisme** : l'histiocytose langerhansienne est décrite quasi-exclusivement chez les sujets fumeurs. En revanche, la sarcoïdose et les pneumopathies d'hypersensibilité sont moins habituelles chez les fumeurs ;
    - **la toxicomanie** : les drogues et/ou leurs produits de coupe (comme la silice) peuvent induire des pneumoconioses (cocaïne), ou encore un œdème pulmonaire lésionnel (héroïne) ;
    - **le(s) antécédent(s) de cancer** : des PID dues à des proliférations tumorales sont possibles ;
    - **l'existence d'une connectivite/vascularite** ;
    - **la présence d'une immunodépression** éventuelle : l'infection par le virus de l'immunodéficience humaine (VIH) ou une aplasie chimio-induite doivent, par exemple, orienter préférentiellement vers la recherche d'agents infectieux opportunistes (comme *Pneumocystis jiroveci*) dont la nature est influencée par le type et la durée de l'immunodépression ;
  - **la prise de médicaments** : la liste, si possible, exhaustive de l'ensemble des prises de médicaments (y compris en collyres, gouttes nasales, compléments nutritifs, homéopathiques, médecine traditionnelle…), même anciennes et interrompues, devra être dressée dans tous les cas (**Tableau II**) ; en cas de doute sur la responsabilité éventuelle d'un médicament, le site Internet « Pneumotox » peut être consulté (www.pneumotox.com).
  - **une exposition professionnelle ou environnementale** :
    1. à des poussières minérales (silice, amiante, béryllium, fer, étain…) peut être responsable de pneumoconiose, et
    2. à des antigènes organiques (actinomycètes thermophiles, protéines aviaires…) peut générer une pneumopathie d'hypersensibilité (**Tableau III**). La reconnaissance de cette exposition professionnelle à des poussières minérales ou à des antigènes organiques nécessite un interrogatoire minutieux afin de reconstituer le curriculum laboris du patient. Pour établir un lien de causalité entre cette exposition professionnelle et la PID, plusieurs paramètres doivent être précisés : temps de latence, intensité et durée de l'exposition. Concernant l'exposition environnementale, une enquête au domicile du patient par des conseillers en environnement intérieur peut s'avérer nécessaire.

Tableau II. PRINCIPAUX MÉDICAMENTS OU CLASSES THÉRAPEUTIQUES RESPONSABLES DE PNEUMOPATHIE INTERSTITIELLE DIFFUSE
Antibiotiques :
– cotrimoxazole, isoniazide, minocycline, nitrofurantoïne, streptomycine, sulfamides
Anticonvulsivants :
– carbamazépine, phénytoïne
Antidépresseurs :
– aminotryptiline, désipramine, imipramine, fluoxétine
Anti-inflammatoires :
– acide acétylsalicylique, diclofénac, autres anti-inflammatoires non stéroïdiens, mésalazine, D-pénicillamine, sels d'or, sulfalazine
Bronchodilatateurs :
– salbutamol, terbutaline
Molécules cardio-vasculaires :
– amiodarone, β-bloquants, hydrochlorothiazide, inhibiteurs de l'enzyme de conversion, lidocaïne, procaïnamide, streptokinase
Immunosuppresseurs et biothérapies :
– anti-TNFα (adalimumab, infliximab), azathioprine, ciclosporine, léflunomide, méthotrexate, rituximab, sirolimus, tocilizumab
Anti-tumoraux :
– anti-androgènes (bicalutamide, flutamide), BCG intra-vésical, bléomycine, busulfan, carmustine, chlorambucil, cyclophosphamide, cytosine arabinoside, docétaxel, étoposide, fludarabine, gemcitabine, inhibiteurs de tyrosine kinase (erlotinib, gefitinib), irinotécan, melphalan, mitomycine, nilutamide, paclitaxel, vinca-alcaloïdes
Autres molécules :
– acide rétinoïque, bromocriptine, déféroxamine, dérivés de l'ergot de seigle, interféron alpha, naloxone, propylthiouracile
BCG : bacille de Calmette et Guérin.

	Tableau III. PRINCIPALES CAUSES DE PNEUMOPATHIE D'HYPERSENSIBILITÉ	
	Alvéolites allergiques extrinsèques	**Source antigénique**
Professionnelles	– maladie du poumon de fermier	– foin, fourrage, céréales et substances végétales : moisis
	– maladie des éleveurs d'oiseaux	– déjections d'oiseaux (pigeons...)
	– maladie des champignonnistes	– compost des champignons et champignons eux-mêmes
Non professionnelles	– alvéolite aviaire domestique	– pigeons, tourterelles, perruches, perroquets...
	– maladie des climatiseurs ou des humidificateurs domestiques	– systèmes de climatisation, d'humidification, de ventilation ou de chauffage par air pulsé, humidificateurs

3.1.2. *Mode de présentation*

- Le mode de présentation de la PID peut revêtir des formes différentes. Il peut s'agir :
  - d'une maladie aiguë ou subaiguë, avec une symptomatologie pulmonaire d'apparition brutale et s'aggravant rapidement, faisant suspecter une étiologie infectieuse (**Tableau IV**) ;
  - le plus souvent, d'une maladie insidieuse se manifestant par la survenue progressive de symptômes respiratoires ;
  - d'une maladie asymptomatique, de découverte fortuite lors de la surveillance radiologique systématique réalisée dans le cadre d'une exposition professionnelle ou post-professionnelle ou encore lors de l'exploration d'une maladie systémique (connectivite notamment).

Tableau IV. PNEUMOPATHIES INTERSTITIELLES DIFFUSES D'ORIGINE INFECTIEUSE
Pneumocystose
Miliaire tuberculeuse
Pneumopathies à germes atypiques
– *Mycoplasma pneumoniae* – *Chlamydia pneumoniae* – *Chlamydia psittaci* – *Legiolella pneumophilia, Coxiella burnetti*
Pneumopathies virales
– Virus influenzae A – Virus respiratoire syncitial – Virus parainfluenzae – Adénovirus – *Herpes simplex virus* – Virus varicelle-zona – Cytomégalovirus

3.1.3. *Signes cliniques*

- Les signes fonctionnels respiratoires traduisant l'existence d'une PID sont variés. Il peut s'agir d'une **dyspnée**, principalement à l'effort, d'aggravation progressive. La **toux** est généralement sèche et persistante ; son caractère productif traduit l'existence de lésions de destruction alvéolaire et/ou bronchiolaire susceptibles de favoriser les surinfections microbiennes. Les **douleurs thoraciques** sont rares et témoignent d'une complication pulmonaire infectieuse ou pleurale, comme : un pneumothorax secondaire à une atteinte pulmonaire kystique, une pleurésie en cas de lymphangite carcinomateuse.
- L'**hippocratisme digital** est présent plus particulièrement dans la fibrose pulmonaire idiopathique. L'auscultation pulmonaire retrouve des **râles crépitants** « Velcro » (c'est-à-dire très secs, différents des râles plus « humides » de l'œdème pulmonaire) qui prédominent au niveau des bases. En revanche, ces deux signes sont exceptionnels au cours des sarcoïdoses.
- Par ailleurs, des **manifestations extra-pulmonaires** doivent être recherchées systématiquement, et notamment :
  - des signes généraux : fébricule, fièvre, altération de l'état général faisant suspecter un cancer ;
  - des symptômes cutanés, microcirculatoires (phénomène de Raynaud), neuro-musculaires, oculaires, une xérostomie, une parotidomégalie pouvant orienter vers une maladie systémique ou une sarcoïdose (**Tableau V**) ;
  - la présence d'adénopathies faisant évoquer un lymphome.
- La constatation de ces signes extra-pulmonaires doit faire suspecter, en premier lieu, une PID associée aux connectivites/vascularites ainsi qu'une sarcoïdose.

Tableau V. MANIFESTATIONS EXTRA-THORACIQUES ET IMMUNOLOGIQUES À RECHERCHER EN FAVEUR D'UNE MALADIE SYSTÉMIQUE CHEZ LES PATIENTS AYANT UNE PNEUMOPATHIE INTERSTITIELLE DIFFUSE					
	Sarcoïdose	**Sclérodermie systémique**	**Polymyosite/ dermatomyosite**	**Syndrome de Gougerot-Sjögren**	**Granulomatose avec polyangéite/ granulomatose éosinophilique avec polyangéite**
Signes cutanés	• Érythème noueux • Lupus pernio • Hypertrophie/ hyperpigmentation des cicatrices	• Sclérose cutanée diffuse • Sclérodactylie • Télangiectasies • Ulcérations digitales	• Mains de mécanicien (syndrome des anti-synthétases) • Erythrœdème liliacé des paupières (dermatomyosite) • Papules de Gottron au niveau des mains (dermatomyosite)	• Xérose cutanée	• Purpura vasculaire • Livedo reticularis
Syndrome de Raynaud	Non	• Quasi-constant	• dermatomyosites seulement	• 20-30 % des cas	Non
Hypertrophie des glandes salivaires accessoires	+			+	
Arthralgies/ arthrites	• Arthrites des chevilles	+	+	+	+
Myalgies, déficit moteur	+		+		
Signes ophtlamologiques	• Uvéite • Hypertrophie des glandes lacrymales • Nodules conjonctivaux			• Xérophtalmie • Kératite • Ulcérations cornéennes	• **Granulomatose avec polyangéite :** uvéite, épisclérite, ulcérations cornéennes, exophtalmie
Signes ORL	• Atteinte naso-sinusienne			• Xérose nasale	• Atteinte naso-sinusienne • Sténose sous-glottique
Adénopathies périphériques Hépato-splénomégalie	+			+	
Examens immunologiques	• Enzyme de conversion de l'angiotensine	• Anticorps anti-nucléaires • Anticorps anti-centromère • Anticorps anti-topoisomérase I • Anticorps anti-ARN polymérase III	• Anticorps anti-nucléaires (fluorescence cytoplasmique) • Anticorps anti-Jo1 • Anticorps anti-PL7 • Anticorps anti-PL12	• Anticorps anti-nucléaires • Anticorps anti-SSA • Anticoprs anti-SSB	• **Granulomatose avec polyangéite :** anticorps anti-cytoplasme des polynucléaires neutrophiles anti-protéinase 3 • **Granulomatose éosinophilique avec polyangéite:** anticorps anti-cytoplasme des polynucléaires neutrophiles anti-myéloperoxydase

3.2. Explorations complémentaires

- Divers examens complémentaires permettent d'orienter le diagnostic étiologique. Parmi ceux-ci, nous insisterons sur la radiographie et la TDM thoraciques.

3.2.1. Radiographie thoracique

- Elle garde une place primordiale dans le diagnostic positif. Les signes radiologiques évocateurs sont définis :
  - **initialement** par : un **syndrome interstitiel de type réticulo-nodulaire ou alvéolo-interstitiel** qui est bilatéral, localisé ou diffus, intéressant préférentiellement les deux-tiers inférieurs des champs pulmonaires (**Figures 1 et 2**) ;

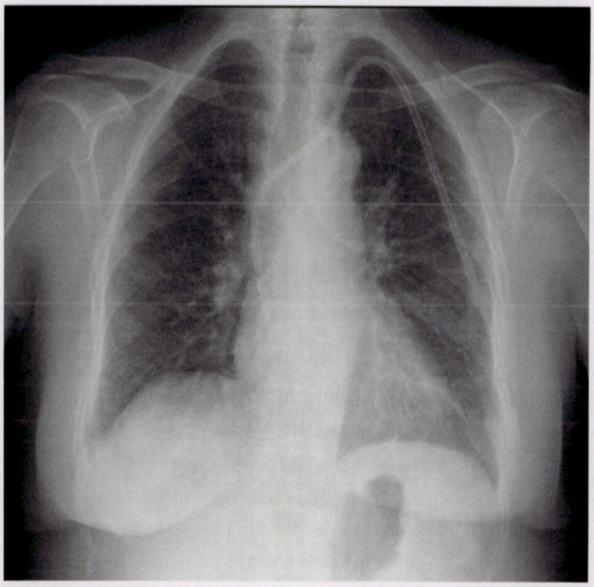

Figure 1.
Syndrome interstitiel de type réticulo-nodulaire débutant, limité aux deux bases
(NB : et pour la petite histoire, vous aurez bien entendu remarqué la présence d'un cathéter veineux central, sans rapport avec la question traitée ici !).

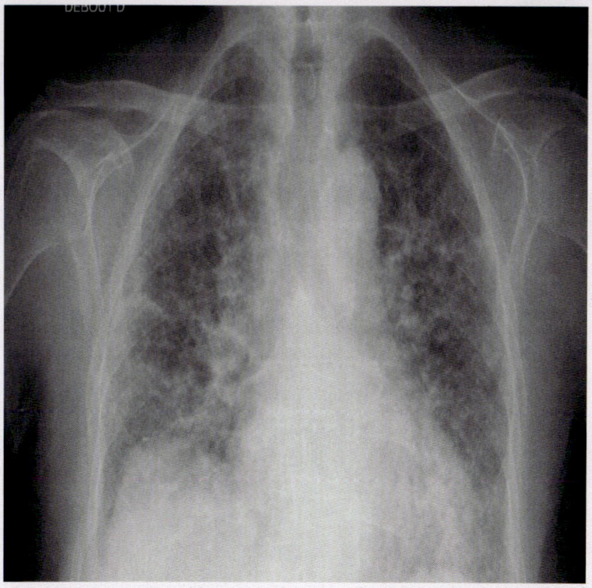

Figure 2.
Syndrome interstitiel de type réticulo-nodulaire diffus
(Même patiente que sur la Figure 1, un an plus tard, après aggravation de la fibrose pulmonaire, évoluant dans le contexte d'une sclérodermie systémique diffuse).

- **dans les formes évoluées** : ce syndrome réalise un aspect en « **rayon de miel** » **(ou en** « **nid d'abeilles** »**)** associant une trame fibreuse à des kystes ou des bulles.

- Suivant le type prédominant des anomalies radiologiques et, si possible, en s'aidant des clichés radiographiques antérieurs, le diagnostic étiologique peut être plus ou moins aisément orienté. On peut insister sur quelques aspects particuliers :
  - la présence de **microdules** : plutôt évocatrice d'une pathologie granulomateuse (sarcoïdose pas exemple) ;
  - la présence **d'opacités réticulées (lignes de Kerley de type C),** constituées par des opacités linéaires entrecroisées et irrégulières : oriente vers les formes primitives de PID. Ces opacités réticulées se distinguent des lignes de Kerley de type B (parties latérales des bases) qui peuvent se rencontrer dans un large éventail de situations, en particulier l'œdème aigu pulmonaire dans les formes aiguës et la lymphangite carcinomateuse dans les formes chroniques ;
  - la présence de **kystes** : plaide pour une histiocytose langerhansienne ou une lymphangioléïomyomatose ;
  - l'existence de **condensations** (**Figures 3 et 4**) : évoque, plus volontiers, une PID chronique idiopathique, une pneumopathie à éosinophiles ou une pneumopathie d'hypersensibilité.

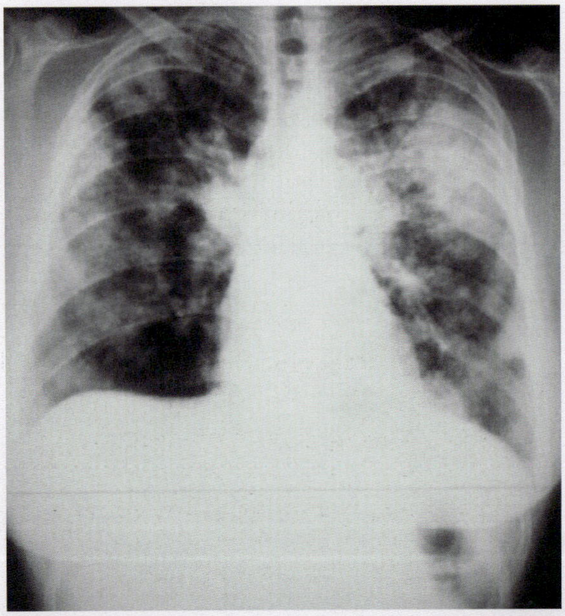

Figure 3.
Images nodulaires multiples et condensation alvéolaire dans la région axillaire gauche chez une patiente présentant une vascularite ANCA-positive (granulomatose avec éosinophilie et polyangéite)

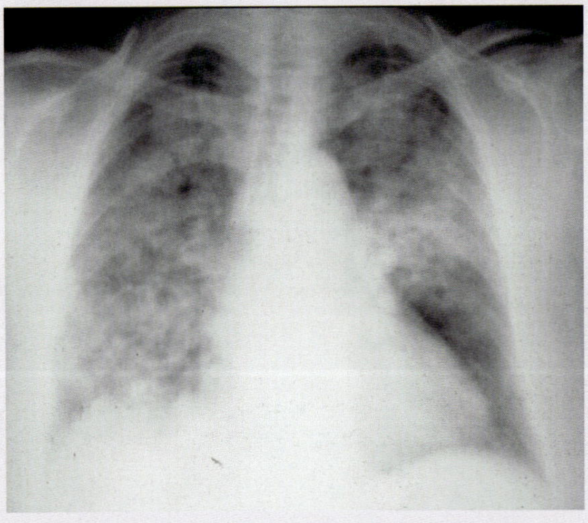

Figure 4.
Hémorragie intra-alvéolaire. Vascularite ANCA-positive (polyangéite microscopique)
On note des images de condensation alvéolaire des deux champs pulmonaires ; On trouve des images de bronchogramme aérien de l'apex droit. Les lésions de condensation alvéolaire épargnent la base gauche ce qui ne plaide pas en faveur d'un œdème aigu pulmonaire.

- L'analyse radiologique doit porter également sur la topographie prédominante des lésions. Au cours des sarcoïdoses, histiocytoses langerhansiennes et silicose, le siège des lésions est surtout lobaire supérieur et moyen. À l'inverse, il est surtout inférieur dans la fibrose pulmonaire idiopathique, l'asbestose et les PID liées aux connectivites.
- La recherche d'éléments associés tels que des adénopathies médiastinales, une atteinte pleurale ou osseuse peut aussi apporter des informations utiles.

3.2.2. Tomodensitomètrie thoracique

- La TDM thoracique en haute résolution (TDM-HR) est l'examen radiologique de choix pour le diagnostic positif et l'orientation étiologique. Sa supériorité sur la radiographie thoracique est incontestable dans le domaine du diagnostic précoce.
- La **TDM-HR en coupes fines millimétriques** permet de préciser le type des lésions élémentaires, leur topographie et leur extension au niveau du parenchyme pulmonaire. Les anomalies en rapport avec la PID, pouvant s'associer, sont les suivantes :
  - des **micronodules** (de diamètre < 3 mm) voire des **nodules** (de 3-10 mm de diamètre) de localisation pulmonaire ou sous-pleurale ;
  - des **opacités linéaires ou réticulaires**, intra-lobaires ou sous-pleurales ;
  - des **hyperdensités en verre dépoli** ;
  - des **opacités en plage d'allure alvéolaire** ;
  - des lésions kystiques isolées ou contiguës en « **rayon de miel** »;
  - des **bronchectasies** consécutives à la dilatation passive des bronches par les contraintes mécaniques résultant de la fibrose (on parle de « bronchectasies de traction ») ;
  - des **adénopathies médiastinales** ;
  - des **anomalies pleurales** associées.
- Même si ces divers aspects ne sont pas spécifiques d'une affection, certains signes sont très discriminants car plus fréquemment décrits dans certaines pathologies, et notamment :
  - les **micronodules diffus** : sarcoïdose, miliaire tuberculeuse, pneumopathies d'hypersensibilité, silicose, histiocytose langerhansienne, cancer métastatique ;
  - les **hyperdensités en verre dépoli** (**Figure 5**) : pneumopathies d'hypersensibilité et médicamenteuses, pneumocystose, connectivites ;

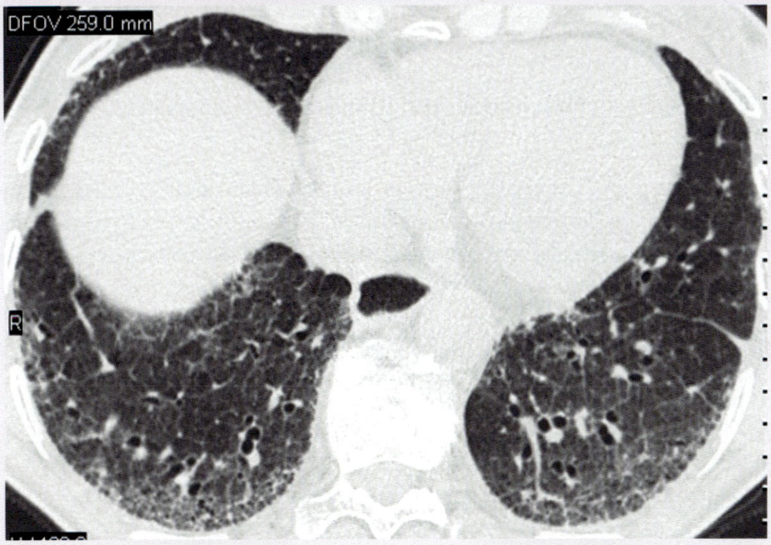

Figure 5.
Pneumopathie interstitielle
Images en verre dépoli et réticulations intra-lobulaires des deux bases.

– les **opacités linéaires et en rayon de miel** (**Figure 6**) : fibrose pulmonaire idiopathique, connectivites, asbestose ;

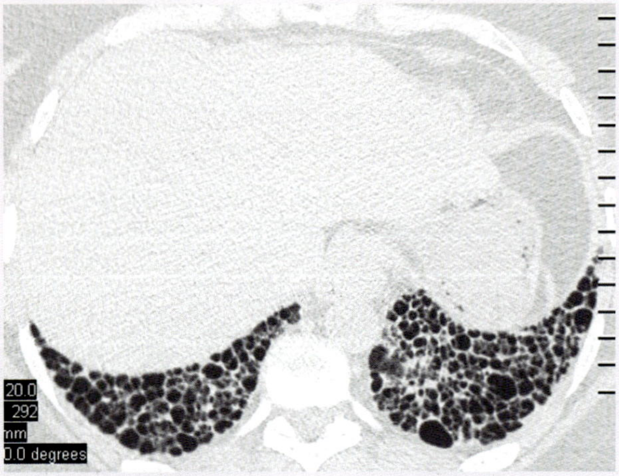

Figure 6.
Fibrose pulmonaire évoluée
Opacités en rayon de miel des deux bases. Il n'y a plus de parenchyme pulmonaire normal.

– les **opacités d'allure alvéolaire** : pneumopathie organisée cryptogénique, connectivites, pneumopathie chronique à éosinophiles, granulomatose avec polyangéite (**Figure** 7), lymphome, cancer bronchiolo-alvéolaire, protéinose alvéolaire ;

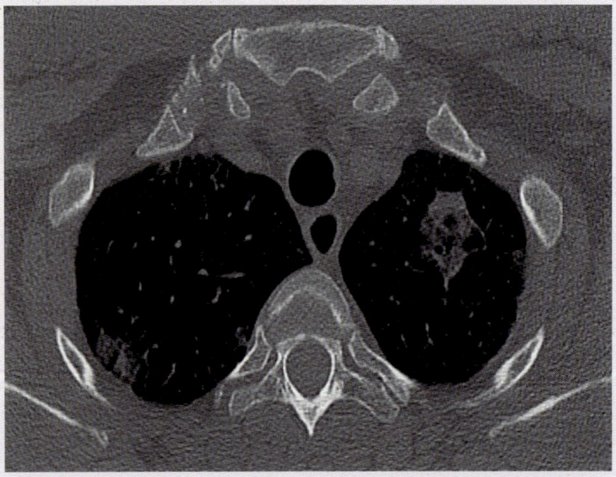

Figure 7.
Granulomatose avec polyangéite
Images apicales nodulaires à contours irréguliers.

– les **adénopathies médiastinales** : sarcoïdose, tuberculose, silicose, lymphangite carcinomateuse ;
– les **plaques pleurales calcifiées** : asbestose.

- En outre, la TDM-HR peut fournir des indications concernant l'activité et l'ancienneté de la PID. Classiquement, les aspects en rayon de miel sont le reflet d'une fibrose chronique évoluée. Par contraste, les hyperdensités en verre dépoli correspondent à une atteinte interstitielle au stade inflammatoire, et elles peuvent régresser sous traitement.

3.2.3. Explorations fonctionnelles respiratoires

- Les explorations fonctionnelles respiratoires permettent d'évaluer le retentissement des PID et de suivre leur évolution sous traitement. Elles doivent comporter les mesures des volumes pulmonaires (capacité vitale, capacité pulmonaire totale, capacité résiduelle fonctionnelle, volume résiduel), des débits expiratoires et de la DLCO. La gazométrie artérielle de repos fait habituellement partie de ce bilan fonctionnel.

- Les PID se traduisent, classiquement, par un syndrome restrictif (diminution des volumes pulmonaires : capacité vitale, capacité pulmonaire totale < 80 % de la valeur théorique) et des troubles du transfert alvéolo-capillaire du monoxyde de carbone (réduction de la DLCO < 70 % de la valeur théorique). Ces troubles du transfert alvéolo-capillaire peuvent se traduire par un désaturation en oxygène au test de marche de 6 minutes.
- En revanche, les explorations fonctionnelles respiratoires permettent rarement d'orienter le diagnostic, les anomalies spirométriques étant, en règle générale, les mêmes entre les différentes étiologies. Cependant, la sarcoïdose est souvent marquée par une réduction du rapport de Tiffeneau (syndrome obstructif) et surtout par un contraste important entre la profusion des anomalies radiologiques et la discrétion des altérations fonctionnelles respiratoires.

3.2.4. Lavage broncho-alvéolaire

- Le lavage broncho-alvéolaire est effectué au cours d'une fibroscopie bronchique. Il est pratiqué dans le territoire le plus approprié suivant les données de la TDM-HR thoracique. L'analyse cytologique du produit de lavage broncho-alvéolaire permet d'apprécier la cellularité globale et le profil cytologique alvéolaire, dont la répartition normale est la suivante : 80-90 % de macrophages, < 15,20 % de lymphocytes, < 5 % de polynucléaires neutrophiles et < 2 % de polynucléaires éosinophiles. Les valeurs du ratio lymphocytes CD4/CD8 sont comprises entre 1 et 2. Les recherches microbiologiques doivent être systématiques pour les agents bactériens, dont les mycobactéries.
- La PID est caractérisée par la présence d'une alvéolite au lavage broncho-alvéolaire, qui est définie par une élévation de la cellularité totale. L'étude de la répartition des différentes populations cellulaires de l'alvéolite au lavage broncho-alvéolaire permet d'orienter vers certaines affections, et notamment :
  - **macrophagique** : fibrose pulmonaire idiopathique, pneumoconiose, histiocytose langerhansienne ;
  - **lymphocytaire** : sarcoïdose, pneumopathies d'hypersensibilité ou médicamenteuses, infections, tuberculose, connectivites. La sarcoïdose et les pneumopathies d'hypersensibilité sont les deux premiers diagnostics à évoquer devant une lymphocytose alvéolaire supérieure à 50 % ;
  - **neutrophilique** : fibrose pulmonaire idiopathique, connectivites, granulomatose avec polyangéite, infections, asbestose, pneumopathies médicamenteuses ;
  - **éosinophilique** : pneumopathie idiopathique chronique à éosinophiles, granulomatose éosinophilique avec polyangéite, pneumopathies médicamenteuses ;
  - **hémorragique** : une alvéolite hémorragique est déterminée par : 1) un lavage broncho-alvéolaire macroscopiquement hémorragique, ou 2) la présence de très nombreux sidéroblastes par la coloration de Perls (le score de Golde permet d'apprécier le degré de l'hémorragie alvéolaire en mesurant le nombre des sidéroblastes dans le liquide de lavage broncho-alvéolaire) en l'absence de lésions bronchique pouvant expliquer un saignement.
- D'autres paramètres peuvent être recherchés par le lavage broncho-alvéolaire, comme :
  - **des agents infectieux** dans certains contextes (*Pneumocystis jirovecii* en cas d'immunodépression…) ;
  - **une prolifération lymphocytaire** par immunomarquage et biologie moléculaire : en cas de suspicion de lymphome ;
  - **une étude minéralogique** : telles que des fibres asbestosiques en cas d'exposition à l'amiante retrouvée par l'interrogatoire professionnel ;
  - **la présence de matériel anormal** : une lipoprotéinose alvéolaire, suspectée devant un aspect laiteux du liquide de lavage broncho-alvéolaire, sera confirmée par la coloration au PAS (*Periodic acid Schiff*) et la microscopie électronique.
- Au cours des connectivites il n'y a pas d'intérêt à effectuer un lavage broncho-alvéolaire à titre systématique, mais seulement pour éliminer une infection opportuniste.

3.2.5. Histologie

- Dans certains cas, les biopsies étagées de la muqueuse bronchique, et notamment des éperons bronchiques, sont rentables dans les affections susceptibles d'altérer cette muqueuse comme : la sarcoïdose, la granulomatose avec polyangéite (anciennement granulomatose de Wegener) ou la lymphangite carcinomateuse.

- Dans les autres cas, le diagnostic de certitude de PID repose sur l'histologie pulmonaire à partir de fragments obtenus par biopsies transbronchiques per-endoscopiques ou par biopsies chirurgicales au cours d'une vidéo-thoracoscopie. La place des biopsies transbronchiques, voire pulmonaires, dans le diagnostic de PID est difficile à préciser ; ces biopsies trans-bronchiques ou chirurgicales ne sont effectuées que lorsque les investigations réalisées n'ont pas permis d'identifier l'étiologie précise de la PID (par exemple, au cours de la sclérodermie systémique il n'y a pas d'intérêt à effectuer une biopsie pulmonaire chirurgicale qui n'apporte pas d'élément supplémentaire par rapport au reste des examens complémentaires). L'indication doit être pesée avec soins, car il s'agit d'un geste invasif pouvant se compliquer de pneumothorax ou d'hémoptysie pour les biopsies transbronchiques (5 % des cas), voire de décès pour les biopsies chirurgicales ; elles seront effectuées en l'absence de contre-indication (troubles de la coagulation, insuffisance respiratoire). De plus les biopsies trouvent leur limite en raison de la distribution lésionnelle topographique non homogène de la PID, les biopsies n'étant que le reflet du territoire biopsié. Le choix des sites à biopsier doit, par conséquent, être défini avec précision, dans une zone dont on présume qu'elle sera représentative parce qu'elle est identique à la plus grande partie des lésions parenchymateuses pulmonaires. Enfin, les aspects histologiques ne sont, le plus souvent, pas spécifiques d'une affection et la confrontation à la présentation radio-clinique reste un élément fondamental du diagnostic étiologique.

3.2.6. Autres explorations

3.2.6.1. Biologie

- Les examens biologiques standards peuvent apporter des renseignements utiles au diagnostic étiologique :
  - **numération formule sanguine** : une anémie peut évoquer une hémorragie intra-alvéolaire, une hyperéosinophilie sanguine peut orienter vers une pneumopathie à éosinophiles ou une granulomatose avec éosinophilie et polyangéite (antérieurement syndrome de Churg et Strauss), une lymphopénie vers un processus infectieux ou une sarcoïdose ;
  - **vitesse de sédimentation, protéine C-réactive (CRP)**;
  - **créatininémie, enzymes hépatiques** : leurs perturbations doivent faire rechercher une maladie systémique ;
  - **BNP ou NT-proBNP** : élevée au cours de l'insuffisance cardiaque ;
  - **créatine phosphokinase** : élevée au cours des polymyosites/dermatomyosites ;
  - **bilan phospho-calcique** : une hypercalcémie et une hypercalciurie peuvent être observées en cas de sarcoïdose ;
  - **électrophorèse des protides sériques** : un pic monoclonal ou une hypogammaglobulinémie doivent faire rechercher un lymphome ;
  - **sérologie VIH**. : lorsqu'elle est positive, elle doit faire rechercher une pneumopathie infectieuse opportuniste (pneumocystose, mycobactériose typique ou atypique...).
- En fonction du contexte clinique, d'autres examens seront réalisés :
  - recherche de tuberculose ;
  - dosage de **l'enzyme de conversion de l'angiotensine** : élevé dans deux-tiers des cas de sarcoïdose, mais élévation possible dans toutes les granulomatoses ;
  - recherche d'auto-anticorps dans le cadre d'une connectivite ou d'une vascularite : en cas de positivité des **anticorps antinucléaires** (titre ≥ 1/160e), leur spécificité doit être précisée (dont anticorps anti-centromère, anti-topoisomérase 1 (anti-Scl70), anti-SSA, anti-SSB, anti-ADN natifs, anti-synthétase [dont anti-Jo1]). En cas de négativité du test de dépistage des anticorps antinucléaires, il faut parfois effectuer une recherche spécifique d'anti-SSA ou d'anti-Jo1 si la suspicion clinique de connectivite est élevée. D'autres anticorps seront aussi recherchés : **facteur rhumatoïde, anticorps anti-cytoplasme des polynucléaires neutrophiles (ANCA)** ;
  - recherche de **précipitines** vis-à-vis d'antigènes susceptibles d'induire une pneumopathie d'hypersensibilité : sérodiagnostic du poumon de fermier ou du poumon des éleveurs d'oiseaux.

3.2.6.2. Autres examens

- Des biopsies d'autres tissus (glandes salivaires accessoires, peau, adénopathie périphérique…) peuvent s'avérer utiles en cas de suspicion de sarcoïdose, de maladie systémique sous-jacente ou de néoplasie.

4. Particularités des pneumopathies interstitielles diffuses les plus fréquentes

La sarcoïdose, la fibrose pulmonaire idiopathique, les PID secondaires à une connectivite, les pneumoconioses et les pneumopathies d'hypersensibilité sont les plus fréquentes. Le **Tableau VI** rappelle leurs particularités anamnestiques, cliniques, tomodensitométriques, au lavage broncho-alvéolaire et histologiques.

Tableau VI. CARACTÉRISTIQUES DES PRINCIPALES PNEUMOPATHIES INTERSTITIELLES DIFFUSES

	Sarcoïdose	Pneumopathies d'hypersensibilité	PID et connectivites	Fibrose pulmonaire idiopathique	Pneumoconioses
Terrain	• Sujet jeune (< 40 ans)	• Exposition antigénique : contexte environnemental (foins, oiseaux au domicile, jacuzzi...)	-	• Sujet plus âgé (> 50 ans)	• Exposition professionnelle (durée, intensité, temps de latence)
Signes cliniques	• Signes extra-thoraciques (cutanés, ganglionnaires, oculaires...)	• Signes pulmonaires rythmés par l'exposition : syndrome grippal d'apparition semi-retardée (4 à 10 h) après l'exposition	• Manifestations cliniques des connectivites sous-jacentes	• Signes pulmonaires au premier plan, râles crépitants et hippocratisme digital	• Signes pulmonaires absents ou discrets
Biologie	• ↑ Enzyme de conversion de l'angiotensine	• Précipitines dirigées contre des proteines d'actinomycètes de foin, de déjections d'oiseaux	• Auto-anticorps	-	-
TDM-HR	• Micronodules prédominants dans la partie supérieure des champs pulmonaires • Adénopathies médiastinales	• Micronodules, hyperdensités en verre dépoli	• Hyperdensités en verre dépoli, rayon de miel	• Opacités réticulaires à prédominance sous-pleurale et bibasale, rayon de miel	• **Silicose :** micronodules/nodules à contours nets dans les régions postérosupérieures, adénopathies hilaires en « coquille d'œuf » • **Asbestose :** opacités linéaires bibasales et périphériques, plaques pleurales calcifiées
Lavage broncho-alvéolaire	• Alvéolite lymphocytaire (T $CD4^+$ prédominants)	• Alvéolite lymphocytaire : > 50 % lymphocytes, dont T $CD8^+$ prédominants	• Alvéolite lymphocytaire ou neutrophilique	•Alvéolite neutrophilique ou éosinophilique	• **Silicose :** alvéolite macrophagique, corps biréfringents • **Asbestose :** alvéolite neutrophilique, corps asbestosiques
Histologie pulmonaire	• Granulomes épithélioïdes et giganto-cellulaires, sans nécrose caséeuse, bien limités et disposés le long des trajets vasculaires	• Lésions inflammatoires cellulaires de l'interstitium avec granulomes histiocytaires épithélioïdes et organisation conjonctive endoluminale, alvéolaire et bronchiolaire	• Pneumopathie interstitielle non spécifique, pneumonie interstitielle commune, très rarement pneumonie organisée cryptogénique, dommages alvéolaires diffus	• Pneumopathie interstitielle commune	• **Silicose :** granulome hyalin silicotique, macrophages chargés de particules biréfringentes • **Asbestose :** pneumopathie interstitielle commune, corps asbestosiques

4.1. Pneumopathies interstitielles diffuses de cause connue

4.1.1. *Pneumopathies médicamenteuses*

- De nombreux médicaments (**Tableau II**) peuvent provoquer des PID. Le diagnostic de PID médicamenteuse repose sur :
  - l'exclusion d'une autre origine, car il s'agit toujours d'un diagnostic d'exclusion ;
  - l'inventaire des traitements reçus, à la recherche d'un médicament potentiellement inducteur de PID. Ceci souligne à nouveau l'importance de l'interrogatoire. Les services de Pharmacovigilance et le site internet *www.pneumotox.com* peuvent aider à préciser les médicaments pouvant induire une PID ;
  - la chronologie entre l'introduction du traitement et les signes pulmonaires ;
  - la guérison, en règle générale, après arrêt du traitement est un argument diagnostique de valeur.
- Le lavage broncho-alvéolaire semble être l'exploration la plus utile dans cette indication. Lorsqu'il est réalisé, il peut déceler une alvéolite lymphocytaire avec, le plus souvent, inversion du rapport CD4/CD8 ; des alvéolites neutrophilique et/ou éosinophilique sont aussi décrites.

4.1.2. *Pneumoconioses*

- Les pneumoconioses sont secondaires à des **dépôts pulmonaires de poussières inorganiques, minérales voire métalliques**. Leur diagnostic repose sur un antécédent d'exposition professionnelle (identifié par le curriculum laboris) et un aspect radiologique compatible.
- **Les trois principales pneumoconioses sont** :
  - la **silicose** : elle est déterminée par l'exposition professionnelle aux poussières de silice cristalline (travaux dans les mines, sablage, tailleurs de pierre/ardoise, fabrication du verre, de céramique ou de faïence…). La silicose peut s'associer à la sclérodermie systémique (syndrome d'Erasmus) ou à la polyarthrite rhumatoïde (syndrome de Caplan-Colinet). La radiographie et le scanner thoracique montrent des anomalies évocatrices :
    - une atteinte micronodulaire diffuse, à contours nets, prédominant dans les deux-tiers supérieurs des champs pulmonaires, avec parfois confluence des lésions pouvant réaliser un aspect pseudo-tumoral ;
    - des adénopathies intra-thoraciques avec calcifications en « coquille d'œuf » sont parfois visibles.

    Si un lavage broncho-alvéolaire est réalisé, il peut montrer une alvéolite macrophagique et surtout la présence de corps biréfringents. L'étude histologique peut révéler la présence de nodules fibro-hyalins silicotiques.
  - l'**asbestose** : elle est induite par l'exposition professionnelle aux poussières de fibres d'amiante (chrysolite, crocidolite…) utilisées dans de nombreuses activités (chantiers navals, industries du ciment, automobile, fabrication de matériel isolant…). Elle est la plus fréquente des pneumoconioses. La radiographie et le scanner thoracique révèlent des lésions à type d'opacités réticulées, intra-lobulaires et/ou en rayon de miel, à prédominance basale et périphérique associées dans 80 % des cas à des plaques et/ou des calcifications pleurales. Le lavage broncho-alvéolaire peut détecter la présence de fibres/corps asbestosiques. L'asbestose aboutit toujours à une insuffisance respiratoire chronique.
  - la **bérylliose** : elle est provoquée par l'exposition professionnelle aux poussières de beryllium utilisé dans de nombreuses activités (industries de construction aéronautique, prothésistes dentaires…). La radiographie et la TDM-HR thoracique révèlent des lésions à type de verre dépoli.

4.1.3. *Pneumopathies d'hypersensibilité*

- Elles sont consécutives à une exposition antigénique dans un contexte environnemental particulier : exposition au foin moisi (antigènes d'actinomycètes thermophiles) pour le « poumon de fermier », exposition aux protéines aviaires en cas de poumon des éleveurs d'oiseaux, exposition fongique des fabricants de fromage (Penicillium) (**Tableau III**).
- La symptomatologie clinique est classiquement rythmée par l'exposition. Le diagnostic repose sur l'anamnèse, l'imagerie radiologique, la sérologie et le lavage broncho-alvéolaire.

- La radiographie et le scanner thoraciques trouvent des images micronodulaires ou réticulo-nodulaires, des hyperdensités en verre dépoli, une image en « mosaïque » avec trapping expiratoire, qui sont le reflet d'une atteinte bronchiolaire et interstitielle pulmonaire (**Figure 8**). Au niveau biologique, la recherche de précipitines (anticorps sériques IgG) dirigées contre les antigène suspects (*Micropolyspora faeni*, antigènes aviaires) est positive. Au lavage broncho-alvéolaire, une alvéolite très riche en lymphocytes (> 50 %, surtout de type $CD8^+$) est mise en évidence.

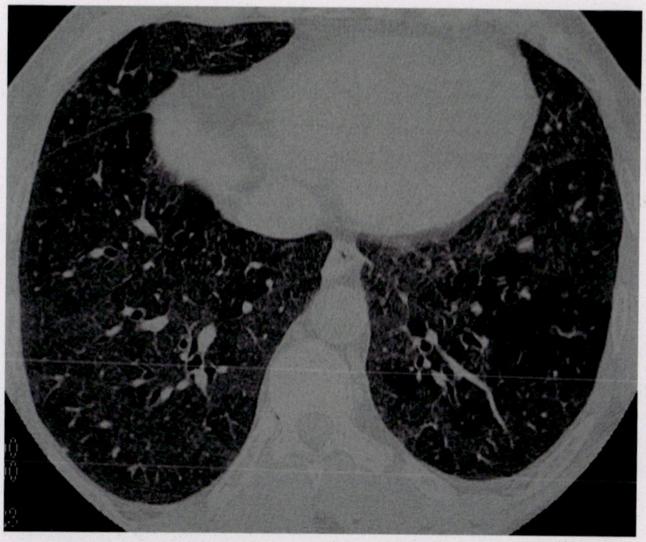

Figure 8.
Pneumopathie d'hypersensibilité
Infiltrat micro-nodulaire confluent formant un aspect de type « verre dépoli ».

4.1.4. Autres PID de cause connue

- Les PID par **prolifération carcinomateuse** : lymphangite carcinomateuse (prédominance des carcinomes bronchique, colique, gastrique et mammaire) (**Figure 9**), carcinome bronchiolo-alvéolaire ou lymphomes. Elles peuvent révéler ou compliquer l'évolution d'une prolifération tumorale.

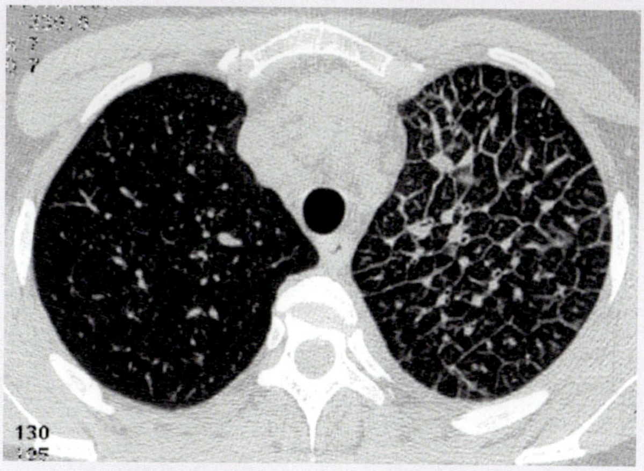

Figure 9.
Lymphangite carcinomateuse
Epaississements péri-bronchovasculaires et des septa interlobulaires.
L'épaississement septal est hautement suspect lorsque irrégulier et nodulaire.

- Les **infections pulmonaires** (bactériennes, virales, fungiques, parasitaires) peuvent aussi engendrer une PID, et notamment la tuberculose et la pneumocystose.
- L'**insuffisance cardiaque gauche** : responsable d'œdème pulmonaire hémodynamique. Elle peut être secondaire à une cardiopathie ischémique, valvulaire, hypertensive ou à des troubles du rythme et de la conduction.

4.2. Pneumopathies interstitielles diffuses de cause inconnue

4.2.1. *Sarcoïdose*

- La sarcoïdose est une maladie générale d'origine inconnue, ayant une prédilection pour l'appareil respiratoire (90 % des cas) et caractérisée au plan histologique par un granulome épithélioïde et giganto-cellulaire sans nécrose caséeuse. Le diagnostic de sarcoïdose repose sur la convergence d'éléments évocateurs, incluant :
  - l'âge de survenue inférieur à 40 ans ;
  - les manifestations cliniques suivantes ; érythème noueux (syndrome de Löfgren), adénopathies périphériques, hépatosplénomégalie, polyarthrite (chevilles), signes oculaires (uvéite, syndrome de Heerfordt associant uvéite, paralysie faciale et parotidomégalie), tuméfaction des glandes salivaires sous-maxillaires et parotidiennes (pouvant réaliser un syndrome de Mikulicz) (**Tableau V**) ;
  - la mise en évidence d'une anergie tuberculinique à l'intradermo-réaction (c'est-à-dire la négativation d'une l'intradermo-réaction que l'on savait antérieurement positive) ;
  - l'existence à la biologie d'une élévation du taux d'angiotensine convertase, d'une hypercalcémie/hypercalciurie ;
  - les anomalies radiologiques associant des images micronodulaires ou réticulo-nodulaires diffuses et des adénopathies médiastinales (**Figures 10-12**) ;
  - une alvéolite lymphocytaire avec augmentation du ratio CD4/CD8 au lavage broncho-alvéolaire ;
  - la présence de granulomes giganto-cellulaires dépourvus de nécrose caséeuse à l'histologie bronchique (éperons bronchiques) ou extra-thoracique (glandes salivaires accessoires +++) ;
  - l'exclusion des autres diagnostics différentiels : tuberculose, granulomatose associée à un déficit immunitaire commun variable ou secondaire à un traitement.

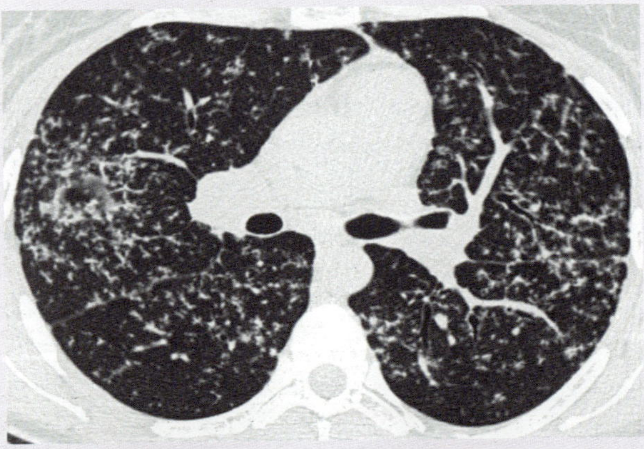

Figure 10.
Sarcoïdose. Syndrome interstitiel réticulo-nodulaire
(Image gracieusement fournie par le Pr Michel Brauner, Hôpital Avicenne, Bobigny).

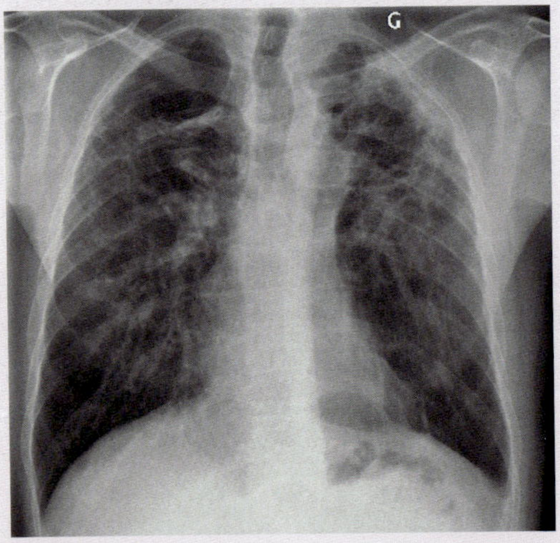

Figure 11.
Sarcoïdose de stade 4
Forme typique avec fibrose apicale, dystrophie majeure (cavitaire) des apex, déformation de la trachée, ascension des hiles.
(Image gracieusement fournie par le Dr Yurdagul Uzunhan, Service de Pneumologie, Hôpital Avicenne, Bobigny).

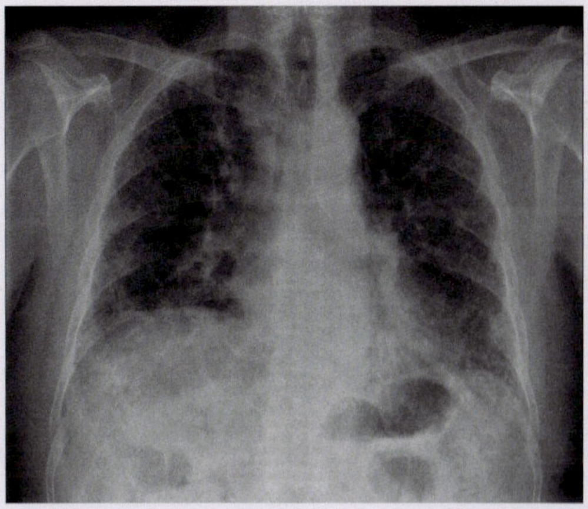

Figure 12.
Sarcoïdose de stade 4
Forme en rayon de miel basal mimant une fibrose pulmonaire idiopathique.
(Image gracieusement fournie par le Dr Yurdagul Uzunhan, Service de Pneumologie, Hôpital Avicenne, Bobigny).

4.2.2. *Connectivites*

- Les connectivites les plus souvent responsables de PID sont : la polyarthrite rhumatoïde (1-30 % des cas), la sclérodermie systémique (30-80 % des cas), les polymyosites/dermatomyosites (10-40 % des cas) et le syndrome de Gougerot-Sjögren (4-25 % des cas).
- La PID s'inscrit habituellement dans le cours évolutif d'une connectivite connue, mais elle peut aussi précéder, l'apparition de la connectivite parfois de plusieurs années. L'examen clinique complet (**Tableau V**), de même que la recherche d'auto-anticorps (facteurs rhumatoïdes, anticorps antinucléaires, anticorps anti-Jo1) revêt, par conséquent, une importance majeure en cas de PID inexpliquée. Le diagnostic repose également sur l'exclusion des autres causes de PID rencontrées dans ce contexte (PID médicamenteuses et infectieuses).
- Les PID restent une complication grave des connectivites (sclérodermie systémique et polymyosites/dermatomyosites +++), dont elles représentent la première cause de mortalité. Ainsi, l'accent doit être mis sur l'importance du diagnostic précoce des PID au cours des connectivites.

4.2.3. *Vascularites*

- Les vascularites responsables de PID sont avant tout la granulomatose avec polyangéite (opacités en plages, nodules souvent excavés) et la granulomatose éosinophilique avec polyangéite. Elles sont diagnostiquées sur :
  - les signes cliniques extra-thoraciques avec la mise en évidence à l'examen clinique d'un syndrome d'angéite nécrosante : purpura vasculaire, multinévrite, manifestations otorhinolaryngologiques (épisodes récidivants de sinusites ou de rhinorrhée muco-purulente et sanglante) et/ou ophtalmologiques (épisclérite, sclérite, uvéite), glomérulonéphrite... (**Tableau V**) ;
  - des signes biologiques comme la découverte d'une hyperéosinophilie à la numération formule sanguine (granulomatose éosinophilique avec polyangéite), la présence d'anticorps anti-cytoplasme des polynucléaires neutrophiles au bilan immunologique ;
  - l'analyse histologique d'une localisation pulmonaire ou extra-thoracique (cutanée, neuromusculaire...) objectivant des lésions de vascularite en rapport dans la plupart des cas de granulomatose avec polyangéite ou une granulomatose éosinophilique avec polyangéite.

- La polyangéite microscopique est principalement responsable d'hémorragies alvéolaires (**Figure 13**) dans le cadre d'un syndrome pneumo-rénal ; elle est plus rarement associée à une PID (**Figure 14**).

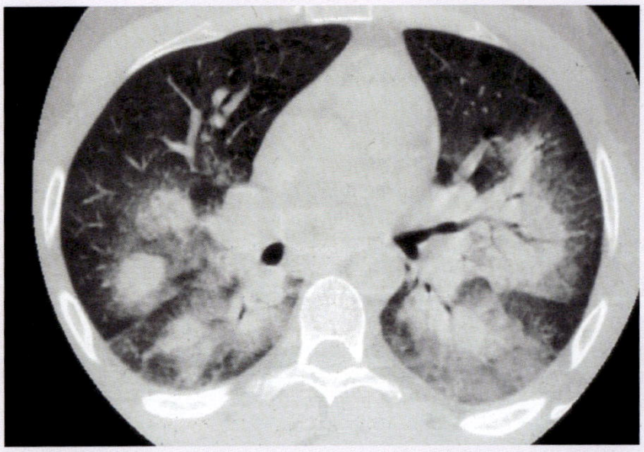

Figure 13.
Hémorragies intra-alvéolaires. Polyangéite microscopique
Images à type de condensations alvéolaires avec bronchogramme aérien entourées de zones de verre dépoli.

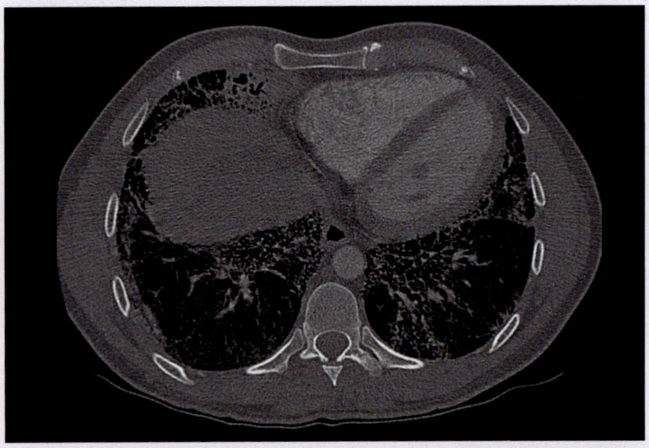

Figure 14.
Vascularite associée à des ANCA anti-myéloperoxydase
Pneumopathie interstitielle fibrosante des deux bases.

4.2.4. *Histiocytoses langerhansiennes*

- Elles regroupent des affections déterminées par une prolifération de cellules de Langerhans. Leur diagnostic sera étayé par un faisceau d'éléments positifs tels que :
  - l'âge de survenue < 40 ans ;
  - le sexe masculin avec un sexe ratio de 4/1 ;
  - l'existence d'un tabagisme ;
  - les manifestations extra-pulmonaires associées :
    - osseuses : lésions multiples à l'emporte-pièce localisées essentiellement au niveau des os plats (crâne, mandibules...) ;
    - endocriniennes : diabète insipide ;
    - adénopathies, hépatosplénomégalie ;
    - cutanées : lésions croûteuses péri-orificielles (buccales, anales, vulvaires).
  - un syndrome interstitiel réticulaire ou réticulo-nodulaire, prédominant dans les territoires lobaires supérieurs et moyens associé à des images kystiques ou à des bulles au scanner thoracique ;
  - au lavage broncho-alvéolaire : une alvéolite macrophagique et une hypercellularité $CD1^+ > 5$ %. Ces histiocytes fixant anormalement les anticorps monoclonaux anti-CD1a constituent le marqueur de surface des cellules de Langerhans ;

– la mise en évidence aux biopsies d'une infiltration granulomateuse constituée de cellules de Langerhans avec détection de l'antigène membranaire CD1a en immunohistochimie et de granules de Birbeck intra-histiocytaires en microscopie électronique.

4.2.5. *Fibrose pulmonaire idiopathique*

- La fibrose pulmonaire idiopathique représente la forme la plus fréquente et la plus caractéristique des PID primitives. Elle n'a, par définition, aucun facteur étiologique identifié. Son diagnostic est déterminé par :
  – l'absence d'autre cause identifiée de PID ;
  – l'âge de survenue (généralement vers l'âge de 60 ans) ;
  – une symptomatologie respiratoire floride d'installation progressive, associant dyspnée d'effort, toux sèche ;
  – la présence de râles crépitants (« velcro »), d'un hippocratisme digital à l'examen clinique ;
  – des signes évocateurs à la radiographie et au scanner thoraciques : opacités réticulaires à prédominance bibasale et sous-pleurale, plages de verre dépoli, images en rayon de miel, bronchectasies de traction ;
  – une alvéolite neutrophilique et éosinophilique mise en évidence au lavage broncho-alvéolaire ;
  – l'analyse histologique pulmonaire qui objective un aspect de pneumopathie interstitielle commune. Cette preuve, qui nécessite une biopsie pulmonaire chirurgicale, peut faire défaut lorsque la présentation radio-clinique est suffisamment caractéristique et/ou en cas de terrain contre-indiquant un acte chirurgical ;
  – une évolution vers l'insuffisance respiratoire terminale en quelques années malgré les tentatives de traitements (corticoïdes, immunosuppresseurs…).

Références

1. Pneumopathies infiltrantes diffuses des connectivites. Bruno Crestani. Livre de l'Interne Médecine interne, L Guillevin, Lavoisier. 2014 ; pp 540-8.
2. Accidents respiratoires médicamenteux. Philippe Camus, Pascal Foucher. Livre de l'interne en pneumologie. Médecine – Sciences Flammarion. 1997 ; pp 751-771.
3. Pneumopathies interstitielles de la sclerodermie systémique. Mouthon L, Berezné A, Brauner M, Kambouchner M, Guillevin L, Valeyre D. *Rev Mal Respir.* 2007 Oct;24(8):1035-46.
4. Towards a better diagnosis of idiopathic pulmonary fibrosis. Valeyre D. *Eur Respir Rev.* 2011 Jun;20(120):108-13.
5. Diagnosis of pulmonary sarcoidosis. Israel-Biet D, Valeyre D. *Curr Opin Pulm Med.* 2013 Sep;19(5):510-5.

POINTS CLÉS : PNEUMOPATHIES INTERSTITIELLES DIFFUSES

1. Les **pneumopathies interstitielles diffuses** (PID) regroupent un ensemble hétérogène d'affections qui touchent l'interstitium pulmonaire, et se traduisent à la radiographie thoracique par des opacités parenchymateuses diffuses réalisant un **syndrome interstitiel ou alvéolaire.**
2. La **tomodensitométrie thoracique en haute résolution (TDM-HR) en coupes fines millimétriques** est l'examen radiologique de choix pour le diagnostic positif et l'orientation étiologique des PID.
3. La **TDM-HR** permet de préciser le type des lésions élémentaires de PID : **micronodules, nodules, opacités linéaires ou réticulaires, hyperdensités en verre dépoli**, lésions en « **rayon de miel** ».
4. La découverte d'un syndrome interstitiel à la radiographie ou au TDM-HR thoraciques impose toujours la réalisation du bilan étiologique de PID, y compris chez un patient asymptomatique.
5. Le recueil systématique des éléments anamnestiques (**âge, sexe, tabagisme, cancer, connectivite/vascularite, immunodépression, prise de médicaments, exposition professionnelle ou environnementale**) est indispensable, car il permet d'orienter fortement le diagnostic étiologique de PID.
6. L'examen clinique complet et la recherche d'auto-anticorps (**facteur rhumatoïde, anticorps antinucléaires [en particulier anti-SSA, anti-Scl70 et anti-Jo1], anticorps anti-cytoplasme des polynucléaires neutrophiles [ANCA]**) ont aussi une importance majeure dans la démarche diagnostique de PID.
7. La **sarcoïdose**, la **fibrose pulmonaire idiopathique**, les **PID des connectivites/vascularites**, les **pneumoconioses**, les **pneumopathies d'hypersensibilité** et les **causes médicamenteuses** représentent plus de la moitié des cas de PID d'origine non infectieuse.

+++ LE COUP DE POUCE DE L'ENSEIGNANT

1. Dans le contexte d'une pneumopathie interstitielle, l'auscultation pulmonaire attentive doit rechercher des crépitants des bases pulmonaires, typiquement « velcro ».
2. La constatation de signes extra-pulmonaires doit faire suspecter, en premier lieu, une pneumopathie interstitielle associée aux connectivites/vascularites ainsi qu'une sarcoïdose.
3. Dans le contexte d'une pneumopathie interstitielle, un syndrome de Raynaud oriente vers une sclérodermie systémique, une connectivite mixte ou une dermatomyosite. Dans ces trois affections la capillaroscopie peut mettre en évidence des mégacapillaires.
4. La tomodensitométrie thoracique haute résolution permet de préciser le type des lésions élémentaires de la pneumopathie interstitielle et d'orienter le diagnostic: micronodules, nodules, opacités linéaires ou réticulaires, hyperdensités en verre dépoli, lésions en « rayon de miel ». Il faut faire l'effort de regarder les images afin de reconnaître les différentes lésions élémentaires.
5. Au cours des connectivites, il n'y a pas d'intérêt à effectuer un lavage broncho-alvéolaire à titre systématique, mais seulement pour éliminer une infection opportuniste.
6. Les vascularites responsables de pneumopathie interstitielle sont avant tout la granulomatose avec polyangéite et la granulomatose éosinophilique avec polyangéite. La périartérite noueuse ne touche jamais le poumon.

CHAPITRE 16

Sarcoïdose

OBJECTIFS PÉDAGOGIQUES NATIONAUX

➔ Diagnostiquer une sarcoïdose.

➔ Décrire les principes de traitement et de la prise en charge au long cours.

MOTS CLÉS : **Adénopathies ; Corticothérapie ; Érythème noueux ; Granulomes ; Insuffisance respiratoire chronique ; Pneumopathie interstitielle ; Radiographie thoracique ; Syndrome de Löfgren ; Tomographie par émissions de positons ; Tuberculose ; Uvéite.**

1. Épidémiologie

- La sarcoïdose touche des individus de toutes origines ethniques et peut survenir à tout âge, bien qu'elle débute le plus souvent entre 25 et 45 ans. Le sexe ratio F/H est de 1,2 à 1,75.
- La prévalence varie de 4,7 à 64 pour 100 000 habitants et l'incidence, de 1 à 35 pour 100 000 habitants et par an.
- La maladie est plus fréquente dans les pays scandinaves et chez les Afro-Américains, chez qui elle est plus souvent chronique et plus grave.
- L'étude ACCESS (*A Case Controlled Etiologic Study of Sarcoidosis*), réalisée aux États-Unis à partir de 704 sarcoïdoses nouvellement diagnostiquées, a montré une association de la maladie avec une exposition aux insecticides, aux pesticides et aux moisissures.
- Des formes familiales de sarcoïdose ont été rapportées, impliquant à titre d'exemple, le gène de la **buterophyline-like** 2, qui appartient à la superfamille des immunoglobulines. Le risque relatif de sarcoïdose est multiplié par 5 chez les apparentés du premier degré. Cependant moins d'1 % de ces apparentés présentent la maladie et le dépistage dans cette population n'est donc pas recommandé.

2. Étiologie et pathogénie

- La sarcoïdose est une maladie systémique inflammatoire d'étiologie indéterminée caractérisée par une infiltration lymphocytaire T, la formation de granulomes épithélioïdes et giganto-cellulaires et la distorsion de l'architecture des tissus atteints.
- La théorie dominante suggère une réaction immunitaire incontrôlée, médiée par les monocytes-macrophages et les lymphocytes, à un ou des antigènes environnementaux non encore clairement identifiés sur un terrain génétique prédisposé. Des mycobactéries non tuberculeuses commensales de l'environnement et les propionibactéries pourraient jouer le rôle de « gâchettes » antigéniques. Les polymorphismes génétiques identifiés intervenant dans la survenue et le phénotype de la maladie concernent les gènes codant pour les protéines de la synapse immunitaire (ex : HLA-DQB1*0201 et HLA-DRB1*0301 associés au syndrome de Löfgren), les gènes des cytokines et de leur récepteurs (ex : TNF-α), d'autres facteurs sériques [ex : gène codant pour l'enzyme de conversion de l'angiotensine (ECA)] ou membranaires.

- Une réponse immunitaire Th1 prédominante associée à la production de cytokines de type Interféron gamma (IFNγ), *Granulocyte macrophage colony stimulating factor* (GM-CSF), Interleukine 2 (IL-2) est nécessaire pour le recrutement des macrophages amenant à la formation du granulome. Les raisons pour lesquelles une minorité de patients développe une importante réaction fibrosante pouvant mettre en jeu le pronostic fonctionnel ou vital lors de la phase de résolution du granulome sont inconnues. Les cytokines impliquées dans le processus pro-fibrosant sont le *transforming growth factor β* (TGF-β) ou l'IL-13.

3. Manifestations cliniques

- La sarcoïdose peut atteindre tous les organes. L'atteinte thoracique est la plus fréquente, présente chez 80 à 90 % des patients ; elle est isolée dans la moitié des cas ou associée à une atteinte extra-thoracique. Dix à 20 % présentent des manifestations extra-thoraciques isolées, sans atteinte médiastino-pulmonaire.
- La sarcoïdose est fréquemment diagnostiquée chez des sujets asymptomatiques sur une radiographie pulmonaire systématique.

3.1. Signes généraux

- Les signes généraux sont rares (< 20 %).
- Une fièvre est observée au cours du **syndrome de Löfgren** (voir plus bas), en cas d'atteinte hépatosplénique et ganglionnaire abdominale, du rare syndrome de Heerfordt (voir plus bas) et en cas d'atteinte rénale.
- Un amaigrissement est rarement observé, plutôt chez le sujet âgé. Sa présence doit faire évoquer, en premier lieu, un diagnostic différentiel tel qu'une tuberculose ou un lymphome.

3.2. Syndrome de Löfgren

- Le syndrome de Löfgren (9 à 34 %) est une forme aiguë de sarcoïdose définie par l'association d'une **fièvre**, d'un **érythème noueux**, d'**arthralgies des chevilles** liées à une atteinte péri-articulaire et d'**adénopathies hilaires bilatérales**. Cette forme touche le plus souvent des sujets jeunes d'origine caucasienne ; elle est rare chez les sujets à peau noire et exceptionnelle au Japon.
- Son phénotype est variable selon le sexe des patients : l'érythème noueux est plus fréquent chez les femmes tandis que l'atteinte articulaire en l'absence d'érythème noueux est plus fréquente chez les hommes.
- Une preuve histologique n'est pas nécessaire en cas de présentation radiologique typique : adénopathies hilaires, bilatérales, symétriques et non compressives.
- Les atteintes viscérales sont exceptionnelles (< 5 %) et le pronostic est excellent (guérison > 95 %). Le traitement est symptomatique : repos, anti-inflammatoires non stéroïdiens en cas d'atteinte articulaire invalidante.

3.3. Manifestations pulmonaires

- Le signe le plus fréquent est une **toux sèche** qui peut s'associer à une dyspnée en cas d'atteinte du parenchyme pulmonaire. Les crépitants sont rares même aux stades évolués.
- La **radiographie thoracique** est anormale dans 90 % des cas, montrant des **adénopathies** principalement **hilaires** (25-65 %) (**Figure 1A**), une **infiltration du parenchyme pulmonaire** (40 %), voir une fibrose (5 %). L'atteinte pulmonaire est classée en **4 stades** à partir de l'analyse de la radiographie simple (**Tableau I et Figure 1A et 1B**). La symptomatologie clinique, les anomalies fonctionnelles respiratoires et le pronostic de l'atteinte respiratoire sont corrélés à cette classification radiologique.

Figure 1. Radiographie thoracique de face

A : Opacités hilaires bilatérales et symétriques évocatrices d'adénopathies (Stade I d'une sarcoïdose).
B : Adénopathies médiastinales associées à un infiltrat réticulo-nodulaire du parenchyme pulmonaire (Stade II).
(Images gracieusement fournies par le Pr François Laurent, Service de Radiologie, Hôpital Haut-Lévêque, Pessac [Bordeaux]).

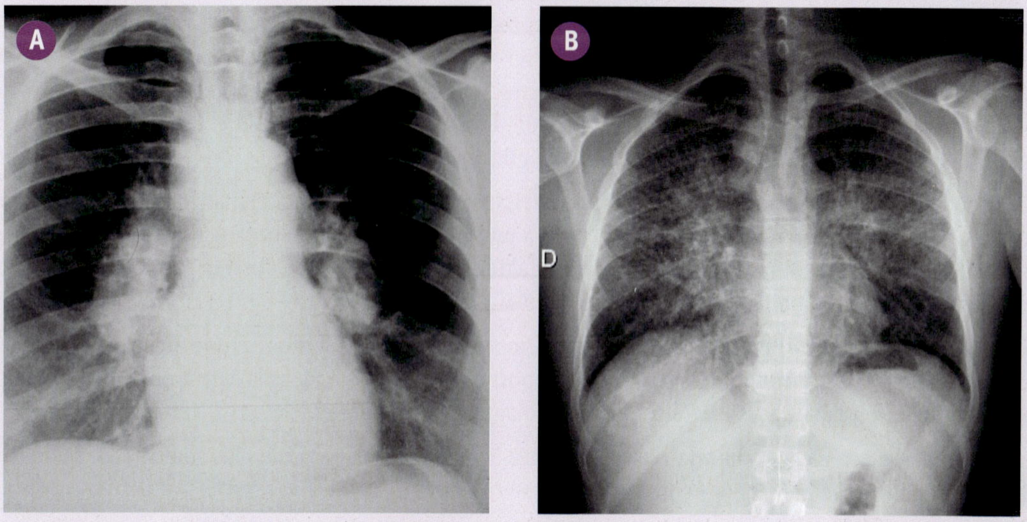

Tableau I. CLASSIFICATION RADIOLOGIQUE DE LA SARCOÏDOSE	
Stade 0 (10 %)	Image thoracique normale
Stade I (60 %)	Adénopathies hilaires ou médiastinales isolées
Stade II (10 %)	Adénopathies médiastinales et atteinte parenchymateuse de type interstitiel, micronodulaire ou réticulo-microdulaire
Stade III (10 %)	Opacités parenchymateuses, nodulaires et/ou linéaires sans adénopathie médiastinale
Stade IV (10 %)	Lésions pulmonaires irréversibles, destructrices et rétractiles, avec ascension des coupoles diaphragmatiques, atélectasies segmentaires et lésions d'emphysème

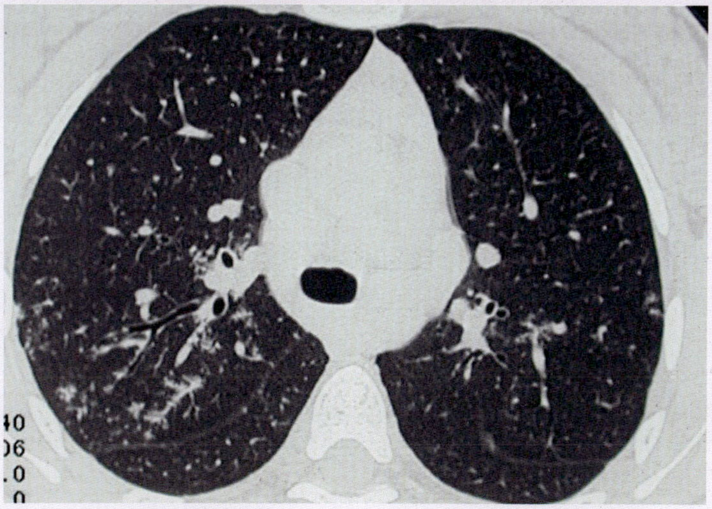

Figure 2.
Tomodensitométrie thoracique
Coupe parenchymateuse. Micronodules péri-broncho-vasculaires
(Image gracieusement fournie par le Pr François Laurent, Service de Radiologie, Hôpital Haut-Lévêque, Pessac [Bordeaux]).

- L'atteinte médiastinale et parenchymateuse est mieux définie par la **tomodensitométrie thoracique**. Les adénopathies (75 %) sont classiquement hilaires, le plus souvent symétriques et volumineuses et non compressives ; elles s'associent, dans la majorité des cas, à des adénopathies des autres territoires ganglionnaires. L'anomalie élémentaire de l'atteinte parenchymateuse de la sarcoïdose pulmonaire est le micronodule. Il correspond à l'agrégation des granulomes. Les micronodules mesurent 2 à 10 mm, présentent des contours irréguliers et évoluent vers la confluence. Ils sont principalement présents dans les régions riches en lymphatiques : région péri-hilaire, septas interlobulaires, interstitium péri-bronchovasculaire, scissures et régions sous-pleurales (**Figure 2**). Au stade de fibrose, on observe une distorsion bronchique, une rétraction avec ascension hilaire, des bronchectasies de traction, des masses péri-hilaires évoluant vers l'excavation. Les aspects en rayon de miel tels qu'ils sont observés au cours de la fibrose pulmonaire idiopathique sont exceptionnels.
- Deux tiers des patients présentent un **syndrome restrictif** (baisse de la capacité vitale et du volume expiratoire maximal par seconde) associé dans la moitié des cas à un trouble ventilatoire obstructif et à une hyperréactivité bronchique dans 5 à 83 % des cas. L'**abaissement du facteur de transfert du CO** est le paramètre le plus sensible et le plus précocement pathologique de l'atteinte alvéolaire.
- Le **lavage broncho-alvéolaire** a une valeur d'orientation diagnostique s'il montre une **alvéolite lymphocytaire** (> 15 %), prédominant sur les lymphocytes $CD4^+$ (rapport $CD4^+/CD8^+ > 3,5$). Le lavage bronchoalvéolaire permet également une recherche de mycobactéries à titre de diagnostic différentiel.
- Une **hypertension artérielle pulmonaire** survient chez 5 à 23 % des patients, le plus souvent conséquence de la fibrose pulmonaire et de l'obstruction des vaisseaux pulmonaires associés.

3.4. Manifestations extra-pulmonaires

- Les manifestations extra-pulmonaires sont résumées dans le **Tableau II**.

Tableau II. PRINCIPALES MANIFESTATIONS EXTRA-PULMONAIRES DE LA SARCOÏDOSE
Atteintes dermatologiques (25 à 35 %)
Lésions spécifiques (sarcoïdes) : macules, papules et plaques
Lésions non spécifiques : érythème noueux (10 %)
Atteintes ophtalmologiques (25 à 50 %)
Uvéite : uvéite antérieure chronique++, uvéite antérieure aiguë, uvéite intermédiaire, uvéite postérieure et panuvéite
Xérophtalmie (30 %), nodules conjonctivaux (5 %)
Atteintes rhumatologiques (10 à 30 %)
Atteintes articulaires : biarthrite des chevilles (syndrome de Löfgren), rhumatisme sarcoïdosique
Atteintes osseuses (3 à 13 %) : extrémités, vertèbres, pelvis, côtes, sternum, os longs
Adénopathies superficielles (15 %)
Atteintes hépatique et splénique
Cholestase anictérique (10 %) > cytolyse
Nodules hépatiques et spléniques (5 à 15 %) (tomodensitométrie)
Ictère, insuffisance hépatique, hypertension portale (< 1 %)
Atteintes neurologiques (10 %)
Système nerveux périphérique : paires crâniennes (VII++), mono ou multinévrite, polynévrite > myopathie
Système nerveux central : troubles des fonctions supérieures, déficits focaux, épilepsie, atteinte hypothalamo-hypophysaire (insuffisance gonadotrope, diabète insipide, hyperprolactinémie), myélite, manifestations psychiatriques...
Atteintes cardiaques (2 à 5 %)
Troubles de la conduction auriculo-ventriculaire (++) et blocs de branches, troubles du rythme
Insuffisance cardiaque due à l'atteinte myocardique

Hypercalcémie et atteintes rénales
Hypercalciurie (40 %), hypercalcémie (11 %), lithiase rénale (10 %), néphrocalcinose
Insuffisance rénale due à l'infiltration granulomateuse (< 1 %)
Atteintes ORL
Xérostomie, tuméfaction des parotides et des glandes sous-maxillaires
Atteinte rhino-sinusienne (2-3 %) : obstruction nasale, croûtes endo-nasales, épistaxis
Atteinte laryngée (1,3 %) : dyspnée inspiratoire, stridor, enrouement

3.4.1. Atteintes cutanées

3.4.1.1. Manifestations cutanées non spécifiques

- L'**érythème noueux** est une hypodermite septale non spécifique, qui réalise sur le plan clinique des nodules érythémateux sous-cutanés, fermes, douloureux, siégeant le plus souvent en regard des crêtes tibiales près des genoux

Figure 3. Manifestations cutanées de la sarcoïdose
A : Érythème noueux ; **B** : Sarcoïdes à petits nodules ;
C : Sarcoïdes à gros nodules ; **D** : Sarcoïdes sur tatouage ; **E** : Lupus pernio.
(Images B, C et E gracieusement fournies par le Pr Marie-Sylvie Doutre, Service de Dermatologie, Hôpital Haut-Lévêque, Pessac [Bordeaux])

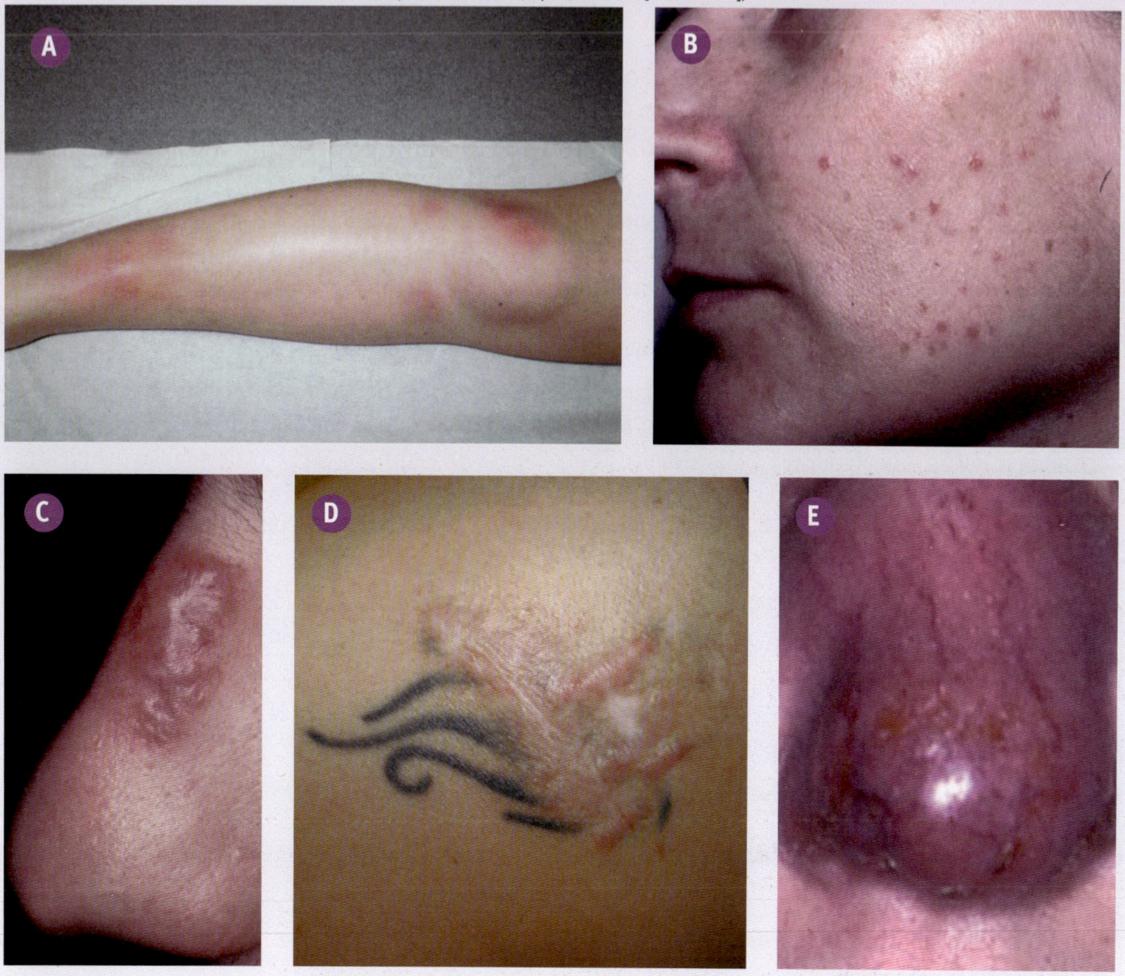

(**Figure 3A**). La biopsie des lésions lorsqu'elles sont typiques n'est pas nécessaire. Vingt à 25 % des érythèmes noueux sont associés à la sarcoïdose, qui constitue, en France, avec l'infection streptococcique, l'une des causes les plus fréquentes. Il survient le plus souvent (75 %) dans un contexte de syndrome de Löfgren. Les lésions guérissent habituellement en quelques mois sans laisser de séquelles.

3.4.1.2. Manifestations cutanées spécifiques (sarcoïdes)

- Multiples et polymorphes, les sarcoïdes (**Figure 3B et C**) se caractérisent histologiquement par la présence de granulomes tuberculoïdes non caséeux. Les lésions prédominent au niveau du visage, du cou et des faces d'extension des membres. La modification d'une cicatrice ou d'un tatouage (**Figure 3D**) est évocatrice du diagnostic.
- Il peut s'agir de lésions papuleuses ou sarcoïdes à petits nodules (**Figure 3B**), de lésions nodulaires ou **sarcoïdes à gros nodules** saillants (**Figure 3C**), de plaques ou de lésions hypodermiques.

Ces lésions partagent des caractéristiques cliniques communes :

- l'infiltration : les lésions sont fermes, enchâssées dans le derme et l'hypoderme, non inflammatoires et non œdémateuses ;
- la couleur : elle varie du jaune ocre au violet foncé ;
- l'absence de signes fonctionnels ;
- l'aspect lupoïde des lésions qui deviennent jaunâtres à la vitropression ;
- l'évolution chronique : après des mois ou des années d'extension périphérique, les lésions finissent par disparaître ou laisser une cicatrice achromique ou pigmentée.

- Le **lupus pernio** (**Figure 3E**) désigne des lésions indurées, violacées du nez des joues, des lèvres et des oreilles et peut-être à l'origine d'un préjudice esthétique.

3.4.2. *Atteintes ophtalmologiques*

- Toutes les structures du globe oculaire peuvent être touchées avec par ordre de fréquence décroissante : l'uvée (**uvéite**), la cornée (kératite sèche due à l'atteinte des glandes lacrymales (30 %), et la conjonctive (7,5 %). L'atteinte des orbites et des annexes touche principalement les femmes à peau noire.

3.4.2 1. Uvéite

- L'uvéite est une inflammation de l'iris et des corps ciliaires, du vitré et de la choroïde (**Figure 4A**). L'**uvéite antérieure** est la présentation ophtalmologique la plus fréquente (50 à 70 %) de la sarcoïdose ; elle est typiquement chronique (60 %) et bilatérale (85 %). L'existence de précipités rétro-cornéens, épais et de nodules définit le caractère granulomateux de l'uvéite (50 %) (**Figure 4B**). L'uvéite antérieure chronique (> 3 mois) atteint préférentiellement la femme d'âge moyen (50-60 ans) *a contrario* des uvéites aiguës qui se rencontrent plus fréquemment chez les sujets jeunes (25-35 ans).
- Une **uvéite intermédiaire** (hyalite) est observée dans 10 à 20 % des cas. La sarcoïdose fait partie, avec la sclérose en plaques, d'une des 2 étiologies principales des uvéites intermédiaires qui sont le plus souvent idiopathiques.
- L'**uvéite postérieure**, par atteinte de la choroïde et de la rétine, parfois associée à une vascularite des veines rétiniennes est observée dans 10 à 30 % des cas. L'œdème maculaire cystoïde est la principale cause de baisse de l'acuité visuelle dans les uvéites postérieures, présent dans 20 à 60 % de cas.
- La **panuvéite** désigne l'atteinte des 3 segments de l'œil : antérieure, intermédiaire et postérieure.

3.4.3. *Atteintes rhumatologiques*

- Le syndrome de Löfgren rend compte d'un peu moins de la moitié des atteintes articulaires de la sarcoïdose (43 %), sous forme d'une biarthrite des chevilles (90 %).
- Le **rhumatisme sarcoïdosique** (57 %) se traduit à une proportion égale par une polyarthrite ou une oligoarthrite, non érosive, le plus souvent distale (chevilles, poignets, genoux), d'évolution rarement chronique (< 20 %).

Figure 4. Uvéites

A : Classification anatomique. Uvéite antérieure = iritis, iridocyclite ; Uvéite intermédiaire = pars planite, cyclite postérieure, hyalite ; Uvéite postérieure = choroïdite focale ou diffuse, choriorétinite, rétinochoroïdite, rétinite, neurorétinite ; Panuvéite = atteinte des 3 segments de l'œil.

B : Uvéite chronique granulomateuse synéchiante avec présence de précipités en graisse de mouton (Image gracieusement fournie par le Pr Antoine Brézin, Service d'Ophtalmologie, Hôpital Cochin, Paris).

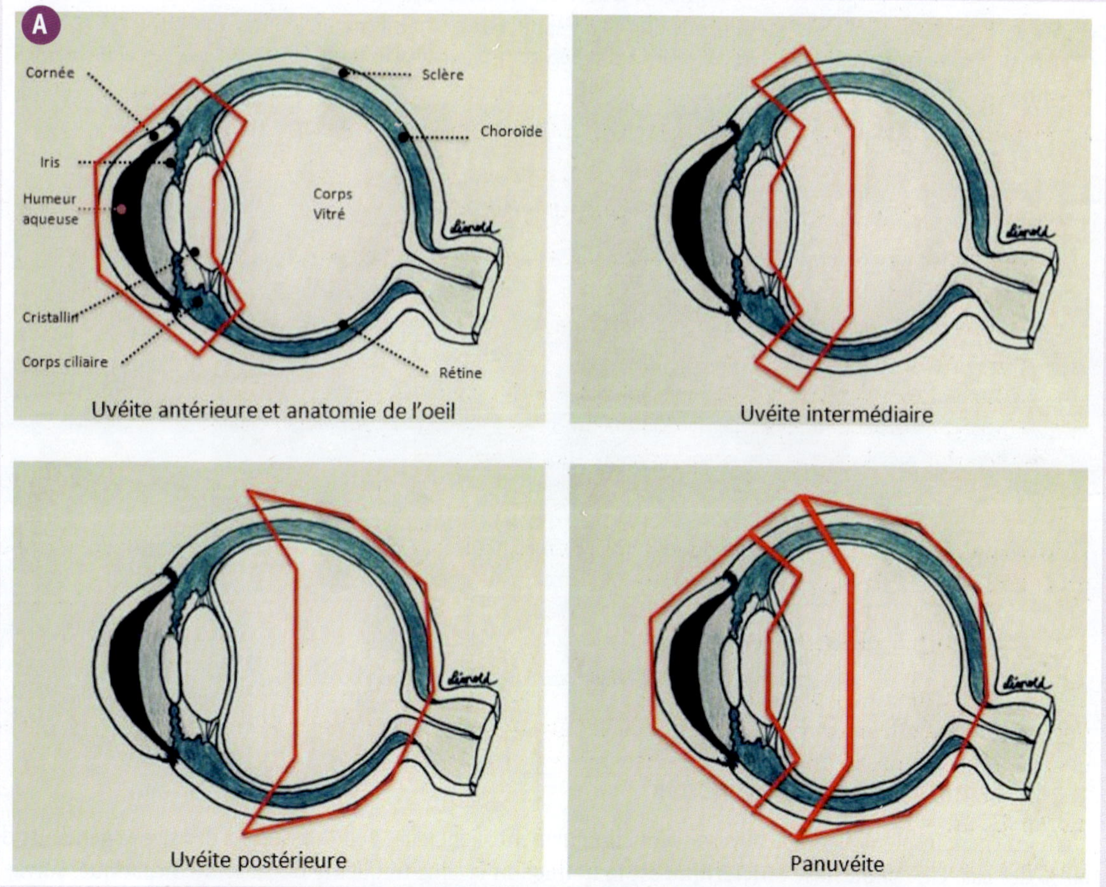

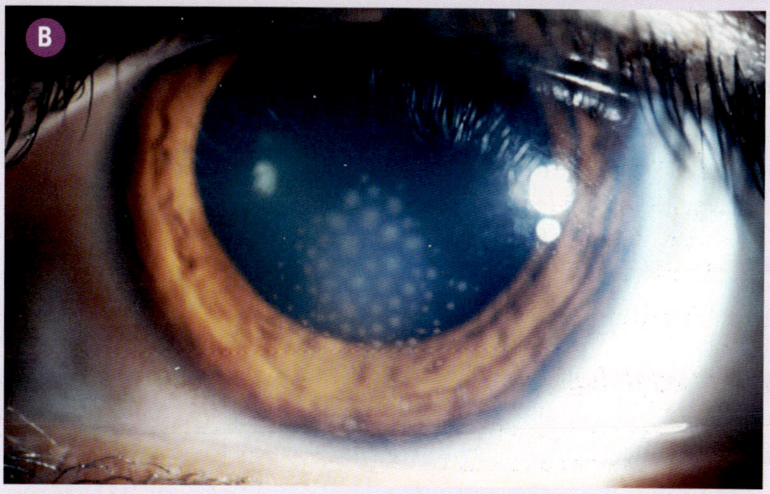

- L'**atteinte osseuse** est sous-estimée et souvent asymptomatique. Chez les sujets à peau noire, elle prédomine au niveau des phalanges des doigts et des orteils et peut être à l'origine d'une pseudopolyarthrite touchant les interphalangiennes distales et d'une dactylite (**Figure 5**). Les radiographies montrent des lésions ostéolytiques sans réaction périostée (ostéite de Perthes-Jungling). Chez les caucasiens, l'atteinte prédomine sur le rachis inférieur et l'os pelvien, sous forme de lésions mixtes, ostéolytiques et ostéocondensantes.

Figure 5. Dactylite inflammatoire

Uni ou bilatérale, elle donne un aspect de doigt infiltré en « radis ».

(Image gracieusement fournie par le Pr Marie-Sylvie Doutre, Service de Dermatologie, Hôpital Haut-Lévêque, Pessac [Bordeaux])

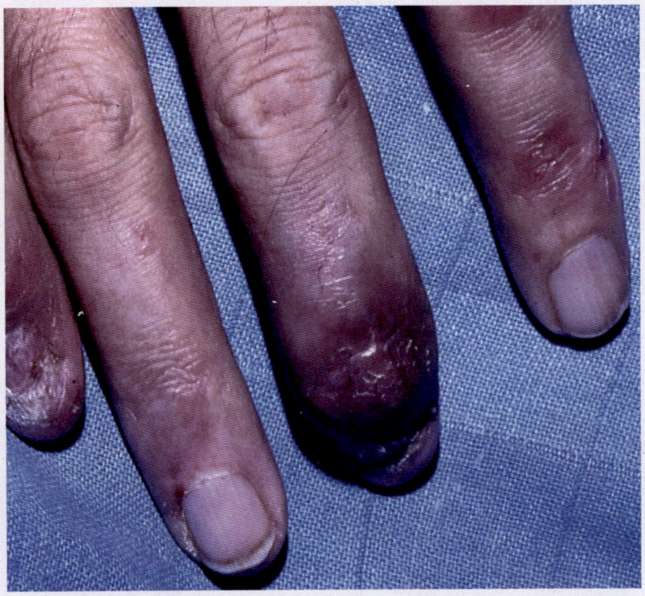

3.4.4. Atteintes hépatospléniques

- L'atteinte hépatosplénique est le plus souvent cliniquement silencieuse ; elle s'associe à des signes généraux dans 60 % des cas. Une **cholestase anictérique** est la traduction la plus fréquente de l'atteinte hépatique, suivie par l'élévation des transaminases (50 %). Une splénomégalie (15 %) ou une hépatomégalie (5 %) peuvent être mises en évidence en tomodensitométrie ; elles peuvent être homogènes ou nodulaires. L'ictère et l'hypertension portale sont rares ; cette dernière peut mettre en jeu le pronostic vital en raison du risque d'hémorragie digestive.

3.4.5. Atteintes neurologiques

- Lorsque surviennent les signes neurologiques, la sarcoïdose n'est pas connue dans la majorité des cas si bien que l'atteinte neurologique est alors révélatrice de la maladie dans presque 3/4 des cas. La sarcoïdose affecte aussi bien le système nerveux périphérique que le système nerveux central.

3.4.5.1. Atteintes du système nerveux périphérique

- La **paralysie faciale** périphérique est l'atteinte la plus fréquente des nerfs crâniens (20 à 50 %) ; elle peut être bilatérale et récidivante dans 1/3 des cas, mais la diplégie faciale synchrone est rare. Le **syndrome de Heerfordt** associe paralysie faciale périphérique, parotidite et iridocyclite (uvéite antérieure aiguë).
- Les autres nerfs crâniens les plus touchés sont, par ordre de fréquence croissant : le nerf optique (**neuropathies optiques inflammatoires**) et les nerfs oculomoteurs (principalement le VI).
- Deux types d'atteintes des nerfs périphériques sont principalement rapportés : (1) des neuropathies sensitivo-motrices axonales symétriques et (2) des mono ou **multinévrites** (touchant avec prédilection le sciatique poplité externe et le nerf ulnaire).

- L'atteinte musculaire est rarement symptomatique (1 à 2 % des sarcoïdoses). Par ordre de fréquence, on distingue les formes : chronique, myositique associant un début brutal et des myalgies, et nodulaire (nodule(s) musculaire(s) associé(s) à une hypodermite en regard).

3.4.5.2. Atteinte du système nerveux central

- Les localisations cérébrales (4 à 66 % des neurosarcoïdoses) peuvent être à l'origine de manifestations polymorphes :
  - troubles psychiques et cognitifs ;
  - **manifestations pseudo-tumorales** (déficits neurologiques focaux, comitialité…), le plus souvent dues à des localisations supra-tentorielles ;
  - **hydrocéphalie** (3 à 30 %) par infiltration du système ventriculaire.
- L'atteinte médullaire (**myélite**) (20 à 30 %) touche, le plus souvent, la moelle cervicale. Elle peut être à l'origine d'un handicap sévère et de séquelles importantes.
- L'**infiltration hypophysaire** (< 1 % des sarcoïdoses) se traduit par ordre de fréquence décroissant par : une insuffisance gonadotrope, une insuffisance thyréotrope, un diabète insipide et une hyperprolactinémie.
- L'atteinte méningée est asymptomatique ; l'analyse du LCR montre une **méningite lymphocytaire** non spécifique, associée dans 1/3 des cas à un profil de restriction oligoclonale qui peut poser des difficultés de diagnostic différentiel avec la sclérose en plaques.
- L'**imagerie par résonance magnétique** (IRM) avec injection de gadolium est la méthode de référence pour le diagnostic et pour guider la thérapeutique de la neurosarcoïdose. Sont observées classiquement : un épaississement méningé nodulaire ou diffus (40 %), des lésions périventriculaires et de la substance blanche (40 %) ou des lésions multiples infra ou supra-tentorielles ou médullaires (35 %) (**Figure 6**). Les lésions rehaussées en séquence T1 sont de type granulomateux inflammatoire et peuvent régresser sous traitement.

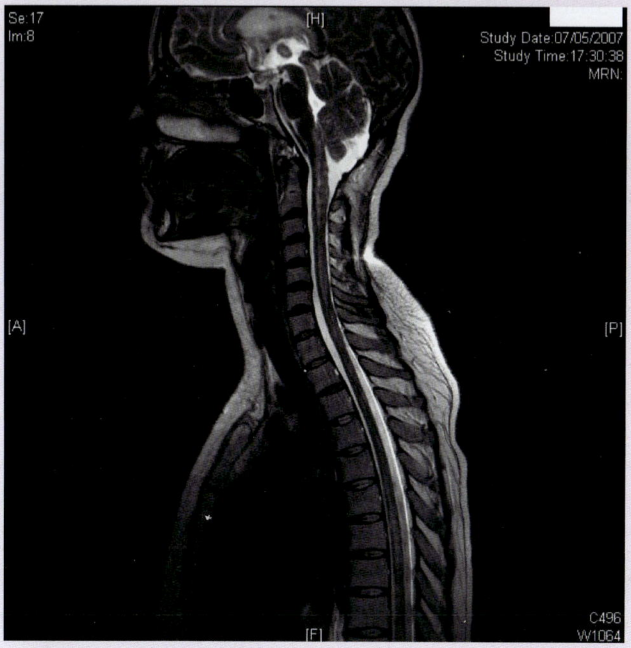

Figure 6. IRM médullaire
Coupe sagittale en séquence T2. Hypersignaux nodulaires étagés de la moelle cervicale.

3.4.6. *Atteinte cardiaque*

- L'atteinte cardiaque touche 2 à 5 % des patients. Probablement sous-estimée, elle peut être isolée et révélatrice de la maladie dans plus de la moitié des cas. Elle est plus fréquente chez les Asiatiques.
- La localisation préférentielle des granulomes dans la paroi libre du ventricule gauche suivie par le septum interventriculaire explique la symptomatologie : **signes d'insuffisance cardiaque, troubles du rythme ventriculaire** et de la **conduction auriculo-ventriculaire** (++) à l'origine de palpitations ou de syncopes. Une **mort subite** est possible.
- La présence de signes cliniques ou électrocardiographiques impose la réalisation d'explorations morphologiques (échographie cardiaque, IRM, tomographie par émission de positons) et électrophysiologiques (enregistrement **ECG** sur 24 heures, étude du faisceau de Hiss).

3.4.7. *Hypercalcémie et atteinte rénale*

- L'hydroxylation de la 25-(OH)-vitamine D3 en 1,25-(OH)2D3 par les macrophages au sein des granulomes est responsable de perturbations du métabolisme phosphocalcique. L'hypercalciurie est la traduction la plus fréquente (40 %), suivie par l'**hypercalcémie** (10 %). Une hypercalcémie aiguë et sévère peut survenir dans les suites de l'ingestion de fortes doses de vitamine D, tandis que l'hypercalcémie chronique peut être à l'origine d'une néphrocalcinose.
- L'atteinte rénale spécifique la plus fréquente est la néphrite interstitielle granulomateuse (leucocyturie aseptique, protéinurie absente ou modérée, hématurie microscopique).

3.4.8. *Atteinte ORL*

- L'atteinte des glandes salivaires, le plus souvent a- ou pauci-symptomatique est l'atteinte ORL la plus fréquente. La xérostomie et la parotidite en sont l'expression clinique la plus fréquente.
- L'atteinte naso-sinusienne (2 à 3 %) peut aboutir à une destruction nasale ou cartilagineuse. L'existence d'une rhinorrhée crouteuse et hémorragique est évocatrice du diagnostic.
- L'atteinte de l'épiglotte et de la région supra-épiglottique (< 1 %) se traduit par une dyspnée inspiratoire, un stridor, un enrouement et une dysphagie. Cette localisation peut mettre en jeu le pronostic vital.

3.5. Éléments d'orientation

- **Des manifestations cliniques et biologiques peuvent orienter le diagnostic.** Il s'agit de :
  - l'**anergie tuberculinique** (75 %) ;
  - une **lymphopénie** (50 %) portant sur les lymphocytes T $CD4^+$;
  - une hypergammaglobulinémie polyclonale (50 %) ;
  - une **élévation de l'enzyme de conversion de l'angiotensine** (ECA) sérique (60 %). Sa valeur diagnostique est limitée en raison de sa faible spécificité.

4. Diagnostic

- **Le diagnostic de sarcoïdose est retenu devant :**
  1. une présentation radio-clinique typique ou compatible ;
  2. la mise en évidence de granulomes tuberculoïdes sans nécrose caséeuse ;
  3. l'exclusion des autres granulomatoses (**Tableau III**).

Tableau III. PRINCIPALES AUTRES CAUSES DE GRANULOMES ÉPITHÉLIOÏDES ET GIGANTOCELLULAIRES
Infections
Tuberculose, mycobactéries non tuberculeuses, lèpre
Bartonellose, fièvre Q, chlamydiose, tularémie, syphilis, maladie de Whipple
Cytomégalovirus
Histoplasmose, crytococcose, coccidiomycose, toxoplasmose, schistosomiases
Néoplasies
Maladie de Hodgkin, lymphomes malins non hodgkiniens (lymphadénopathie angio-immunoblastique)
Certains carcinomes (stroma péri-tumoral)
Maladies systémiques
Vascularites [granulomatose avec polyangéite (anciennement granulomatose de Wegener), artérite à cellules géantes (maladie de Horton), granulomatose éosinophilique avec polyangéite (anciennement syndrome de Churg et Strauss)]
Maladie de Crohn
Déficits immunitaires
Déficit immunitaire commun variable, granulomatose septique familiale
Causes environnementales et médicamenteuses
Silice, beryllium, talc
BCG-thérapie intra-vésicale, interférons α et β, anti-TNFα
Autres
Malacoplakie, histiocytoses, pneumopathie d'hypersensibilité
BCG : bacille de Calmette et Guérin ; TNFα : Tumor necrosis factor (facteur nécrosant des tumeurs).

- L'existence de manifestations cliniques atypiques et inhabituelles (**Tableau IV**) doit faire rechercher en priorité une granulomatose secondaire à une cause infectieuse ou un lymphome.

Tableau IV. DRAPEAUX ROUGES » QUI DOIVENT AMENER À RECONSIDÉRER LE DIAGNOSTIC DE SARCOÏDOSE
Enfants > 50 ans
Altération de l'état général, fièvre
Hémoptysie
Crépitants, hippocratisme digital
Lésions excavées
Pas atteinte médiastinale, atteinte unilatérale, atteinte du médiastin postérieur, adénopathies compressives
Hypogammaglobulinémie
Résistance à la corticothérapie

- Une confirmation histopathologique n'est pas nécessaire en cas de syndrome de Löfgren, considéré comme pathognomonique de la sarcoïdose.
- La **Figure 7** présente la stratégie diagnostique. Seront biopsiés, en priorité, les sites superficiels : sarcoïdes cutanées, adénopathies périphériques, nodules conjonctivaux. La rentabilité de la **biopsie des glandes salivaires** accessoires est de 20 à 60 %. La sensibilité des biopsies des éperons bronchiques est de l'ordre de 60 % (75 % lorsqu'il existe des anomalies macroscopiques). La cytoponction des adénopathies médiastinales échoguidée a une sensibilité supérieure (79 %) et peut permettre d'éviter la réalisation d'une médiastinoscopie. Des biopsies d'autres sites (ganglions profonds, foie, muqueuse nasale, muscles, nerf, cœur, système nerveux central, rein, synoviale…) sont parfois nécessaires pour affirmer le diagnostic.

Figure 7. Stratégie diagnostique en cas de suspicion de sarcoïdose

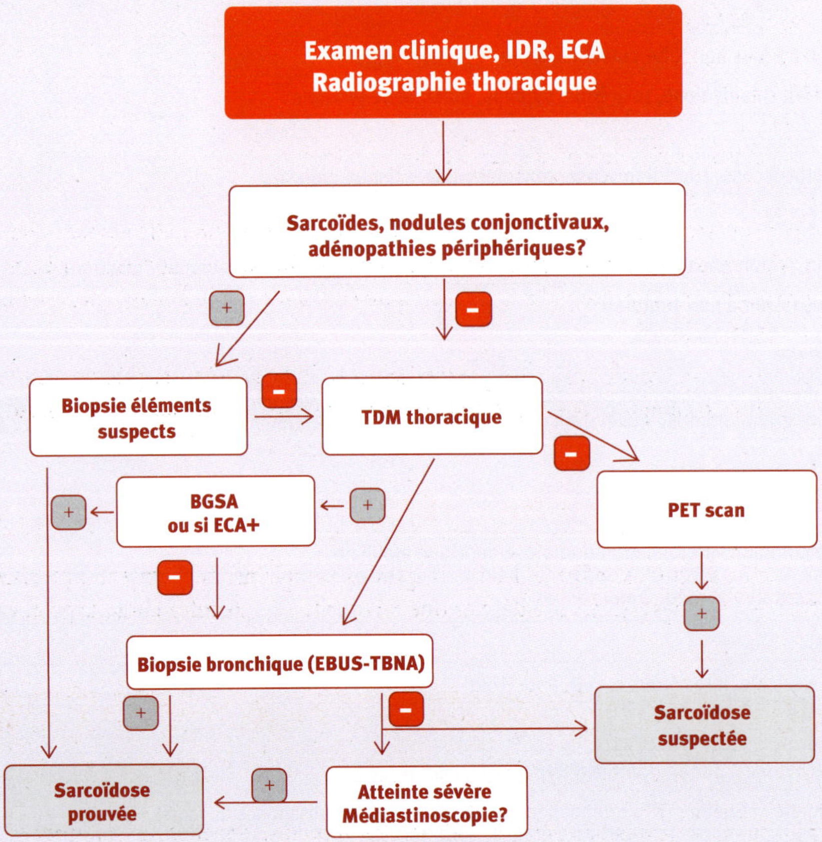

BGSA : biopsie des glandes salivaires accessoires ; EBUS-TBNA : cytoponction des adénopathies médiastinales écho-guidée ; ECA : enzyme de conversion de l'angiotensine ; IDR : intradermoréaction à la tuberculine ; TDM : tomodensitométrie ; TEP : tomographie à émission de positons.

- **Le diagnostic de sarcoïdose peut également être considéré, en l'absence d'histologie, devant :**
  1. une présentation évocatrice : un aspect de lymphadénopathies hilaires, bilatérales et non compressives à la radiographie pulmonaire, un érythème noueux ou des lésions maculopapuleuses évocatrices de sarcoïdes et une uvéite ;
  2. des signes paracliniques suggestifs de sarcoïdose : une élévation de l'enzyme de conversion de l'angiotensine, une alvéolite lymphocytaire avec $CD4^+/CD8^+ > 3,5$ ou un signe du lambda ou du panda à la scintigraphie au gallium ;
  3. l'exclusion des autres granulomatoses.

5. Pronostic

- Deux tiers des patients évoluent vers la guérison, le plus souvent, dans les 3 ans suivant le diagnostic.
- La rémission est rare après 5 ans d'évolution.
- Le syndrome de Löfgren a une évolution spontanément favorable dans plus de 90 % des cas.

En dehors du syndrome de Löfgren, les facteurs associés à la guérison sont :

- un début de la maladie avant 40 ans ;
- l'origine caucasienne ;
- un stade I radiologique ;
- une uvéite aiguë ;
- des sarcoïdes à petits nodules ou nodules sur cicatrice.

- 20 % des patients ont une maladie chronique qui peut être à l'origine d'un préjudice fonctionnel (lupus pernio, uvéite postérieure, rhumatisme inflammatoire chronique, atteinte du système nerveux périphérique…) ou qui peut menacer le pronostic vital (fibrose pulmonaire, atteinte cardiaque ou du système nerveux central, atteinte laryngée, hypertension portale…).
- Moins de 5 % des patients décèdent des conséquences directes de la sarcoïdose, principalement en raison de l'insuffisance respiratoire chronique et des conséquences neurologiques et cardiaques de la maladie.

6. Principes de la prise en charge

- Une fois le diagnostic de sarcoïdose affirmé, les investigations complémentaires visent à préciser le retentissement sur la fonction des organes atteints et à déceler une éventuelle atteinte infra-clinique potentiellement grave (**Tableau V**).

Tableau V. BILAN D'UNE SARCOÏDOSE
Bilan initial
• Interrogatoire (incluant les expositions environnementales et professionnelles, les antécédents familiaux) • Examen clinique • Biopsie d'organes atteints avec coloration et cultures spécifiques • Radiographie thoracique de face et de profil • Exploration fonctionnelle respiratoire (spirométrie, épreuve au bronchodilatateur, diffusion du CO) • Électrocardiogramme • Hémogramme, calcémie, urée, créatinine, phosphatases alcalines, alanine et aspartate aminotransférases, électrophorèse des protéines sanguines • Examen ophtalmologique (lampe à fente, tonométrie, fond d'œil) • ECA sérique (si élevée peut être utilisée pour le monitorage) • Autres tests indiqués en cas d'atteinte avérée ou suspectée : – Pulmonaire : tomodensitométrie thoracique, cathétérisme droit en cas d'hypertension artérielle pulmonaire – Cœur : Échographie cardiaque, IRM cardiaque, TEP, Holter-ECG, faisceau de Hiss – Système nerveux central : IRM cérébrale avec injection gadolinium, analyse du LCR
Monitoring (tous les 3 à 6 mois)
• Évaluation clinique et paraclinique selon les organes initialement atteints • Bilan orienté selon les données cliniques • Évaluation de la tolérance des traitements (ex. : ostéodensitométrie osseuse [corticoïdes], examen ophtalmologique [antipaludéens de synthèse])
IRM : imagerie par résonance magnétique ; LCR : liquide céphalo-rachidien ; TEP : tomographie à émission de positons.

- La **tomographie par émission de positons** (TEP) couplée à une tomodensitométrie (TEP-TDM), utilisant le fluorodésoxyglucose comme traceur (^{18}FDG) a montré une meilleure sensibilité que la scintigraphie au gallium pour la détection des lésions de la sarcoïdose (**Figure 8**). Cette technique qui a obtenu une autorisation européenne de mise sur le marché pour le bilan d'extension de la sarcoïdose paraît plus particulièrement intéressante pour le diagnostic des localisations cardiaques et neurologiques de la maladie et pour guider la réalisation de biopsies.

Figure 8. TEP-FDG

Fixations ganglionnaires sus- et sous-diaphragmatiques, pulmonaire diffuse, splénique et probablement osseuse (avec aspect d'infiltration ostéo-médullaire diffuse).

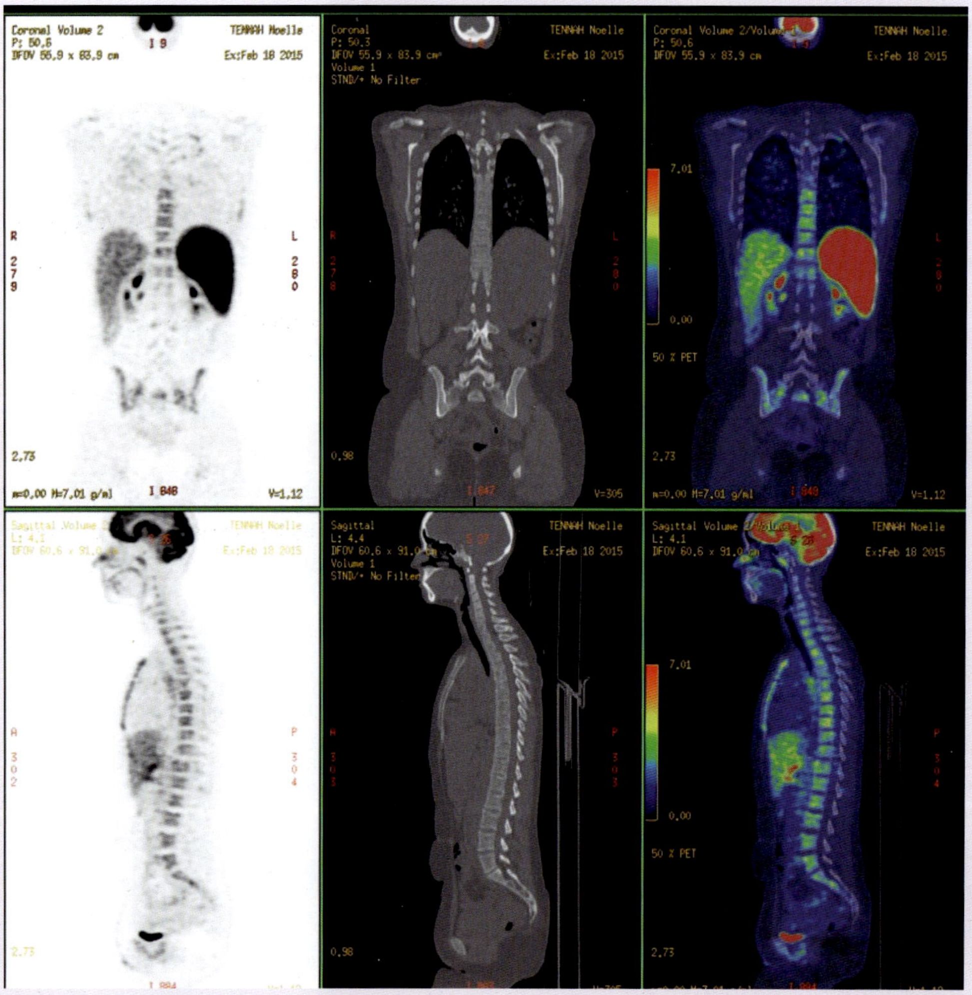

- Une fois le diagnostic confirmé et un éventuel traitement débuté, la surveillance morphologique est adaptée aux localisations de la maladie (**Tableau V**). La surveillance comporte un hémogramme, un ionogramme sanguin avec créatinine, une calcémie, un bilan hépatique, un dosage de l'ECA (si élevée initialement), et un électrocardiogramme tous les 6 mois. Une radiographie pulmonaire sera réalisée tous les 6 mois, complétée par une exploration fonctionnelle respiratoire et un examen tomodensitométrique en cas d'évolutivité clinique et/ou radiologique.
- La sarcoïdose sera considérée comme guérie, en cas de rémission complète d'au moins 36 mois en l'absence de traitement.

7. Traitement

7.1. Principes du traitement spécifique

- Le traitement de la sarcoïdose repose principalement sur la **corticothérapie, locale ou générale.**
- La corticothérapie est efficace sur les granulomes actifs mais pas sur la fibrose constituée.
- La corticothérapie locale est le traitement de choix des sarcoïdes à petits nodules peu nombreux, des uvéites (en dehors des atteintes bilatérales du segment postérieur) et de l'hyperréactivité bronchique.
- La majorité des patients ne relève pas d'un traitement systémique.
- Le **Tableau VI** résume les indications pulmonaires et extra-pulmonaires de la corticothérapie générale.

Tableau VI. INDICATIONS DU TRAITEMENT GÉNÉRAL AU COURS DE LA SARCOÏDOSE
Atteintes respiratoires
• **Indications formelles :** – Stade II-III avec dyspnée et/ou anomalies EFR (CV< 70 %) et/ou maladie progressive (aggravation EFR ou radiographie sur des tests successifs) – Stade IV avec signes d'activité persistante – Atteinte bronchique avec sténose endo-bronchique ou trouble ventilatoire obstructif
Atteintes extra-respiratoires
• **Indications formelles :** – Atteinte du système nerveux central – Atteinte cardiaque – Uvéite bilatérale avec atteinte du segment postérieur ou échec ou contre-indication au traitement local (collyres et injections de corticoïdes) – Atteinte rénale – Hypercalcémie – Atteinte rhino-sinusienne symptomatique – Atteinte laryngée • **Indications à discuter :** – Altération de l'état général – Cholestase intrahépatique – Atteinte cutanée sévère ou invalidante et lupus pernio – Atteinte ostéo-articulaire – Atteinte musculaire
CV : capacité vitale ; EFR : épreuves fonctionnelles respiratoires.

- La prednisone est généralement utilisée à la dose initiale de 0,5 mg/kg/jour avec une décroissance progressive, pour une durée totale de 12 mois.
- Les atteintes les plus sévères (système nerveux central, myocarde…) nécessitent des posologies plus élevées, parfois précédées de bolus de méthylprednisolone.
- L'efficacité du traitement doit être évaluée 1 à 3 mois après son initiation.
- La corticorésistance est rare et doit faire reconsidérer le diagnostic de sarcoïdose ; l'existence d'une fibrose irréversible, l'inobservance ou une dose inadaptée de corticoïdes peuvent également rendre compte de l'absence de réponse.
- Des rechutes surviennent dans la moitié des cas à la décroissance de la corticothérapie.
- Les antipaludéens de synthèse (hydroxychloroquine et chloroquine) sont efficaces pour le traitement des sarcoïdoses cutanées, articulaires et de l'hypercalcémie.

- L'existence d'une corticodépendance à dose élevée (>10 mg/j), d'effets secondaires de la corticothérapie systémique ou les formes les plus sévères sont une indication à l'utilisation d'immunosuppresseurs.
- Le **méthotrexate**, à la dose maximale, jusqu'à la posologie de 0,3 mg/kg/semaine, est l'immunosuppresseur le plus prescrit.
- Alternativement ou en cas d'échec, d'intolérance ou de contre-indication au méthotrexate, d'autres immunosuppresseurs ont été utilisés : azathioprine, mycophénolate mofétyl et léflunomide.
- Il convient de tenir compte du terrain (ex : femme ou homme en âge de procréer), des comorbidités associées (ex : insuffisance rénale, hépatique…) et de la localisation de la maladie (ex : foie, insuffisance respiratoire sévère) pour orienter le choix du traitement immunosuppresseur.
- Le délai d'action de ces immunosuppresseurs est de plusieurs mois, ce qui conduit à privilégier cyclophosphamide par voie intraveineuse pour les atteintes menaçant le pronostic vital (ex : neurosarcoïdose grave).
- Les anticorps monoclonaux dirigés contre le TNFα (infliximab et adalimumab) peuvent être utilisés dans les formes les plus sévères et/ou réfractaires au traitement.

7.2. Principes du traitement symptomatique

- L'arrêt du tabac est impératif.
- Il convient de prévenir : (1) l'exposition aux poussières minérales ; (2) aux moisissures et poussières en cas de stade IV et de sarcoïdose cavitaires (en raison du risque d'aspergillose).
- Les mesures associées à la corticothérapie systémique doivent être appliquées : activité physique, pas d'exposition prolongée au soleil, régime pauvre en sucres d'absorption rapide, prévention de l'ostéoporose cortisonique, traitement d'une anguillulose ou d'une tuberculose latente.
- La supplémentation par vitamine D doit être évitée en cas de sarcoïdose active et non traitée ; la calcémie et la calciurie doivent être surveillées régulièrement en cas de supplémentation.
- Les vaccinations doivent être mise à jour selon le calendrier vaccinal, avec de plus la vaccination anti-grippale annuelle et la vaccination anti-pneumococcique.
- Le traitement symptomatique est spécifique aux différentes atteintes, avec à titre d'exemples :
  - collyres mydriatiques d'une uvéite antérieure
  - acide ursodésoxycholique en cas de cholestase
  - défibrillateur ou pacemaker, traitements médicamenteux d'une insuffisance cardiaque
  - dérivation ventriculo-péritonéale en cas d'hydrocéphalie, antiépileptiques
  - oxygénothérapie au long cours, traitement d'une hypertension artérielle pulmonaire, transplantation pulmonaire en cas d'insuffisance respiratoire terminale.

▸ Références

1. Iannuzzi MC, Rybicki BA, Teirstein AS. Sarcoidosis. *N Engl J Med.* 2007. Nov 22;357(21):2153-65.
2. Jamilloux Y, Bonnefoy M, Valeyre D, Varron L, Broussolle C, Sève P. Elderly-onset sarcoidosis: prevalence, clinical course, and treatment. *Drugs Aging*. 2013;30(12):969-78.
3. Jamilloux Y, Kodjikian L, Broussolle C, Sève P. Sarcoidosis and uveitis. *Autoimmun Rev.* 2014;13(8):840-9.
4. Valeyre D, Prasse A, Nunes H, Uzunhan Y, Brillet PY, Müller-Quernheim J. Sarcoidosis. *Lancet.* 2014 ; 383(9923):1155-67.
5. Valeyre D, Soler A, Pachéco Y, Chapelon-Abric C, Sadoun D, Brauner M Nunes H. Sarcoïdose. In : Guillevin L P, Meyer O, Sibilia J. *Traité des Maladies et syndromes systémiques*. Paris, Flammarion 2014. p. 1264-94.

POINTS CLÉS : SARCOÏDOSE

1. La sarcoïdose est une maladie systémique chronique d'étiologie inconnue. Les lésions sont caractérisées par des **granulomes épithélioïdes sans nécrose caséeuse**, et une accumulation de lymphocytes T et de phagocytes mononucléés, responsables d'une altération de l'architecture normale des tissus atteints.
2. Il s'agit d'une maladie rare, qui touche toutes les ethnies, le plus souvent entre 20 et 40 ans.
3. **Tous les organes peuvent être atteints.** Les principaux organes sont le poumon (90 %) ; suivis par l'œil, la peau et l'appareil ostéo-articulaire.
4. La **fibrose pulmonaire** et l'**hypertension artérielle pulmonaire**, les atteintes **myocardique** et du **système nerveux central** peuvent mettre en jeu le pronostic vital.
5. Le diagnostic repose sur **l'histologie** de sites simples, guidés par la clinique (peau, conjonctive, ganglions périphériques) jusqu'à des prélèvements de plus en plus invasifs (glandes salivaires accessoires, éperon bronchique, adénopathies médiastinales...).
6. La **cytoponction échoguidée des adénopathies médiastinales** peut permettre de sursoir à la médiastinoscopie en cas de présentation clinico-radiologique évocatrice.
7. Le **syndrome de Löfgren** est une forme aiguë de la sarcoïdose. Il ne nécessite pas de preuve histologique. Le pronostic est excellent et le traitement symptomatique.
8. La sarcoïdose est une maladie aiguë (évolution < 2 ans) chez 2/3 des patients et qui ne nécessite pas de traitement systémique.
9. Les localisations pulmonaires symptomatiques ou évolutives, cardiaques, neurologiques et les uvéites postérieures rendent compte de la majorité des indications de la corticothérapie systémique.
10. Les mesures associées à la corticothérapie, l'éviction du tabac, la prévention des infections et un suivi régulier sont nécessaires.

+++ LE COUP DE POUCE DE L'ENSEIGNANT

1. Dans la plupart des cas la sarcoïdose est asymptomatique et ne nécessite pas de traitement spécifique.
2. Si une corticothérapie est nécessaire, l'anamnèse et l'examen clinique s'acharnent à dépister des infections latentes (tuberculose, anguillulose).
3. Les stades de classification de la sarcoïdose reposent sur la radiographie thoracique de face.

Moyens mnémotechniques :

1. La sarcoïdose, souvent notée **BBS** (maladie de **B**esnier **B**oeck-**S**chaumann), se manifeste le plus souvent par des adénopathies médiastinales ou hilaires **B**asses **B**ilatérales et **S**ymétriques, non compressives.
2. Le syndrome de Löfgren se manifeste par **F**ièvre, **G**anglions hilaires, atteinte **R**humatologique (arthrites) et **E**rythème **N**oueux (Lö**FGREN**).

Les pièges à éviter :

1. Il faut savoir remettre en cause le diagnostic devant des formes atypiques de sarcoïdose ou une aggravation sous traitement.
2. Une granulomatose associée à des infections récidivantes à germes encapsulés doit faire réaliser une électrophorèse des protides sériques à la recherche d'une hypogammaglobulinémie en faveur d'un déficit immunitaire commun variable.
3. La supplémentation par vitamine D doit être évitée en cas de sarcoïdose **active et non traitée** ; la calcémie et la calciurie doivent être surveillées régulièrement en cas de supplémentation.

Chapitre 17

Anémie chez l'adulte

OBJECTIFS PÉDAGOGIQUES NATIONAUX

→ Argumenter les principales hypothèses diagnostiques et justifier les examens complémentaires pertinents.

→ Argumenter l'attitude thérapeutique dans les anémies carentielles et planifier leur suivi.

MOTS CLÉS : Anémie ; Carence martiale ; Hémoglobine ; Hémolyse ; Macrocytose ; Microcytose ; Volume globulaire moyen.

1. Définition

- L'anémie est un état pathologique résultant de la diminution de la masse totale d'hémoglobine intra-érythrocytaire à l'origine d'un défaut du transport normal en oxygène aux différents tissus.
- Elle se définit en pratique chez l'adulte **par un taux d'hémoglobine < 12 g/dl** (ou 120 g/l selon la nomenclature internationale) **chez la femme** et **< 13 g/dl chez l'homme.**
- Chez la femme enceinte chez laquelle il existe un certain degré d'hémodilution, le seuil d'hémoglobine en-deçà duquel on définit une anémie est fixé à 11 g/dl (et même à 10,5 g/dl au 2e trimestre où l'hémodilution est maximale).
- De même, en cas de splénomégalie volumineuse ou de gammapathie monoclonale, une fausse anémie secondaire à une hémodilution peut s'observer.
- En fonction de l'intensité de la baisse du taux d'hémoglobine on peut parler selon l'OMS d'anémie légère, modérée ou grave mais au-delà du seul taux d'hémoglobine, c'est **la tolérance de l'anémie** sur le plan général et cardiovasculaire et le statut du patient (âge, existence ou non de comorbidités…) qui conditionnent avant tout la gravité d'une anémie et le degré d'urgence de la prise en charge. La rapidité d'installation de l'anémie ainsi que son mécanisme (anémie secondaire à une hémorragie récente par exemple) sont également des facteurs qui influent sur la tolérance de cette dernière et sur le délai de la prise en charge.

2. Épidémiologie

- L'anémie est une situation très fréquente en pratique médicale et la carence en fer, qui est de loin la cause la plus fréquente d'anémie dans le monde, concernerait environ 1 milliard d'individus (1).

3. Physiologie du globule rouge

- Le globule rouge (GR) ou hématie est une cellule anucléée en forme de **disque biconcave** de 7 µm de diamètre qui lui confère de grandes propriétés de **déformabilité.**
- Sa **durée de vie est de 120 jours.**
- Il dérive des érythroblastes qui, au terme du processus de différenciation et de maturation médullaire de la lignée érythroblastique, donnent lieu aux réticulocytes.
- L'érythropoïèse est sous la dépendance de nombreux facteurs et en particulier de **l'érythropoïètine** synthétisée essentiellement par les cellules tubulaires rénales.
- L'hémoglobine (Hb), pigment constitué de molécules d'hème qui lient les molécules de fer et de 4 chaînes de globine (2 chaînes α et 2 chaînes β chez l'adulte), est le principal constituant du GR. L'Hb joue un rôle capital en tant que transporteur d'O_2 des poumons vers les tissus cibles.-

4. Signes cliniques révélateurs et principes de la démarche diagnostique biologique

- L'ensemble des signes ou symptômes pouvant révéler une anémie constituent le « **syndrome anémique** ». Ces symptômes ou signes cliniques, inconstants et non spécifiques incluent: une **pâleur** cutanéo-muqueuse, un état d'asthénie inhabituelle, des **palpitations** (tachycardie) et/ou une **dyspnée d'effort** d'intensité variable.
- Lorsque l'anémie est secondaire à une hémolyse, au syndrome anémique peuvent s'associer d'autres signes tels que: un **ictère** d'intensité variable, des **urines foncées** voire « rouge porto » en cas **d'hémolyse intravasculaire** avec parfois un syndrome « pseudo-grippal » et/ou des lombalgies.
- En cas **d'hémolyse intra-tissulaire** persistante, une splénomégalie modérée est fréquemment observée.
- Une fois l'anémie authentifiée sur la Numération Formule Sanguine (NFS) et en l'absence de contexte évident (hémorragie aiguë extériorisée), la première étape de la démarche diagnostique repose sur l'analyse de certains **indices érythrocytaires** et avant tout sur l'interprétation du **Volume Globulaire Moyen** (VGM) (**Figure 1**).
- Les principaux indices érythrocytaires utiles à la démarche diagnostique devant une anémie et leurs valeurs normales sont résumés dans l'encadré ci-dessous.

Principaux indices érythrocytaires et définitions utiles en pratique clinique pour raisonner devant une anémie :

- **VGM = Hématocrite / nombre de GR, valeurs normales: 80-98 femtolitres (fl) (µ3)**
- **On parle de microcytose si VGM < 80 fl et de macrocytose si VGM > 98**
- **CCMH = concentration corpusculaire moyenne en Hb (Nle = 28 à 32 g /100 ml ou %)**
- **Le caractère hypochrome d'une anémie se définit par une CCMH < 28**
- **Réticulocytes: valeurs normales comprises entre 30 et 75 G/L chez l'adulte**
- **Une anémie est dite régénérative lorsque le taux de réticulocytes est ≥ 120 G/L**
- **Une anémie est dite arégénérative lorsque le taux de réticulocytes est < 120 G/L**
- **Une réticulocytopénie est définie par un taux de réticulocytes < 10 G/L**

Figure 1. Principales causes/mécanismes d'anémie en fonction de la valeur du VGM
Hb : hémoglobine ; VGM : volume globulaire moyen.

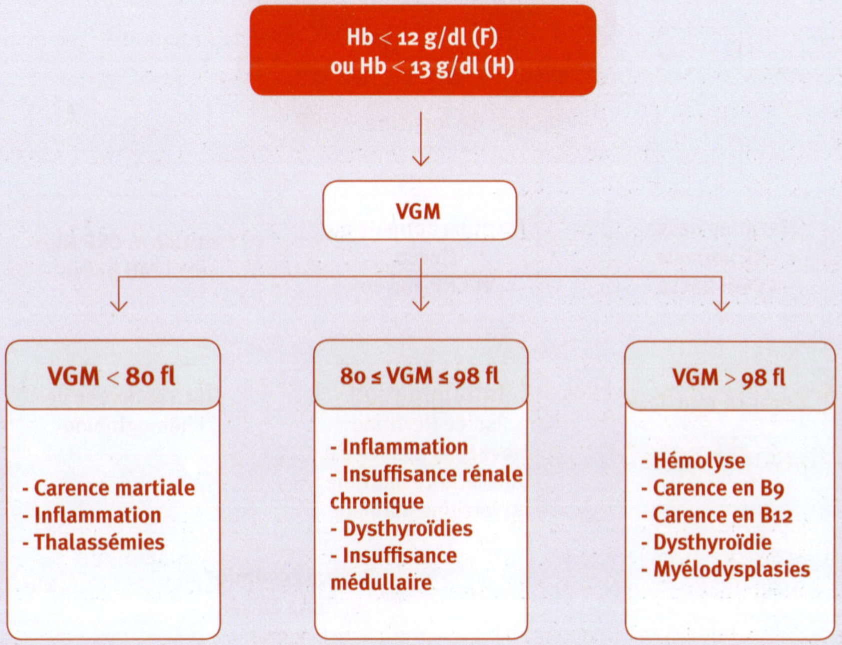

5. Anémie microcytaire, principales causes et diagnostic biologique

- L'anémie microcytaire (VGM < 80 fl) est une situation très fréquente dont la cause principale est **l'anémie par carence martiale.**
- La deuxième cause par ordre de fréquence est l'**anémie** de type **inflammatoire** mais dans ce cas le VGM, qui peut être normal, n'est que modérément abaissé, compris en règle générale entre 75 et 80 fl.
- Le troisième groupe de causes englobe les **thalassémies** (2), de type α ou β, dont le diagnostic est, pour les formes sévères ou intermédiaires, porté dès la petite enfance. En cas de thalassémie, le VGM est souvent très bas (parfois < 60 fl) et comme dans la carence martiale, l'anémie est **hypochrome** (CCMH basse). De façon beaucoup plus exceptionnelle, une anémie microcytaire peut révéler une dysérythropoïèse congénitale ou une intoxication chronique par le plomb (saturnisme). La **Figure 2** ci-après résume les principaux examens à demander pour préciser le mécanisme d'une anémie microcytaire.

Figure 2. **Principes de la démarche diagnostique devant une anémie microcytaire**

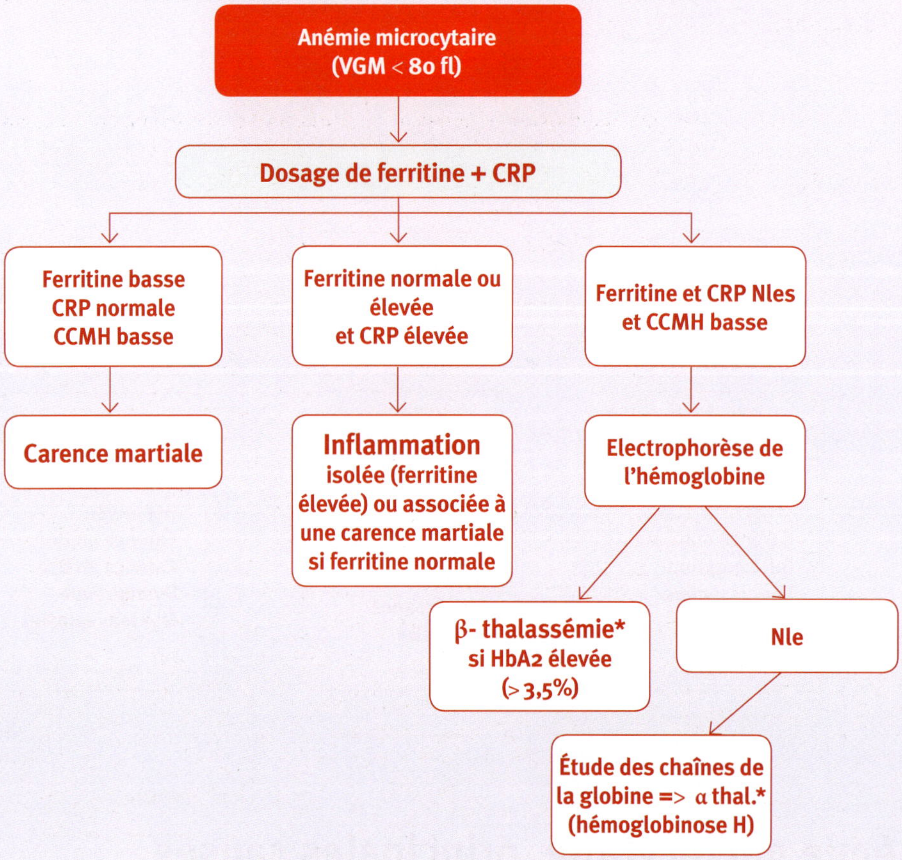

* Les thalassémies mineures ou traits thalassémiques (α ou β) ne donnent habituellement qu'une microcytose sans anémie. CRP : protéine C-réactive ; Hb : hémoglobine ; Nle : normale ; Thal : thalassémie.

6. Anémie normocytaire, principales causes et démarche diagnostique (Figure 3)

- L'anémie normocytaire est, après l'anémie microcytaire, une situation également fréquente en pratique médicale.
- En dehors des causes évidentes telles qu'un saignement aigu abondant extériorisé (hémorragie digestive…) ou non (hématome profond, contexte post-opératoire…), une anémie normocytaire peut être la résultante d'une **insuffisance de production médullaire** de GR. Celle-ci pouvant elle-même résulter de différents mécanismes :
  - insuffisance rénale persistante (carence relative en érythropoïétine),
  - baisse du métabolisme de base dans l'hypothyroïdie,
  - érythroblastopénie aiguë ou chronique (définie par un taux d'érythroblastes < 5 % sur le myélogramme),
  - envahissement médullaire par des cellules tumorales ou des anomalies qualitatives des érythroblastes en cas de myélodysplasie.
- Une inflammation persistante, entraînant une baisse du fer disponible, peut aussi être responsable d'une anémie normocytaire (même si elle est le plus souvent responsable d'une anémie microcytaire).
- Dans tous les cas précédents **l'anémie est arégénérative** (réticulocytes < 120 G/L) voir même peut s'associer à une réticulocytopénie (réticulocytes < 20 G/L) en cas d'érythroblastopénie sous-jacente.

- Plus rarement, une anémie normocytaire peut être régénérative (réticulocytes ≥ 120 G/L), soit après un saignement récent, soit lors d'une hémolyse. Il faut souligner qu'en cas d'hémolyse importante et durable, sachant que le VGM des réticulocytes est supérieur à celui des GR matures, l'anémie devient le plus souvent rapidement macrocytaire (voir paragraphe 6).

Figure 3. Principes de la démarche diagnostique en présence d'une anémie normocytaire

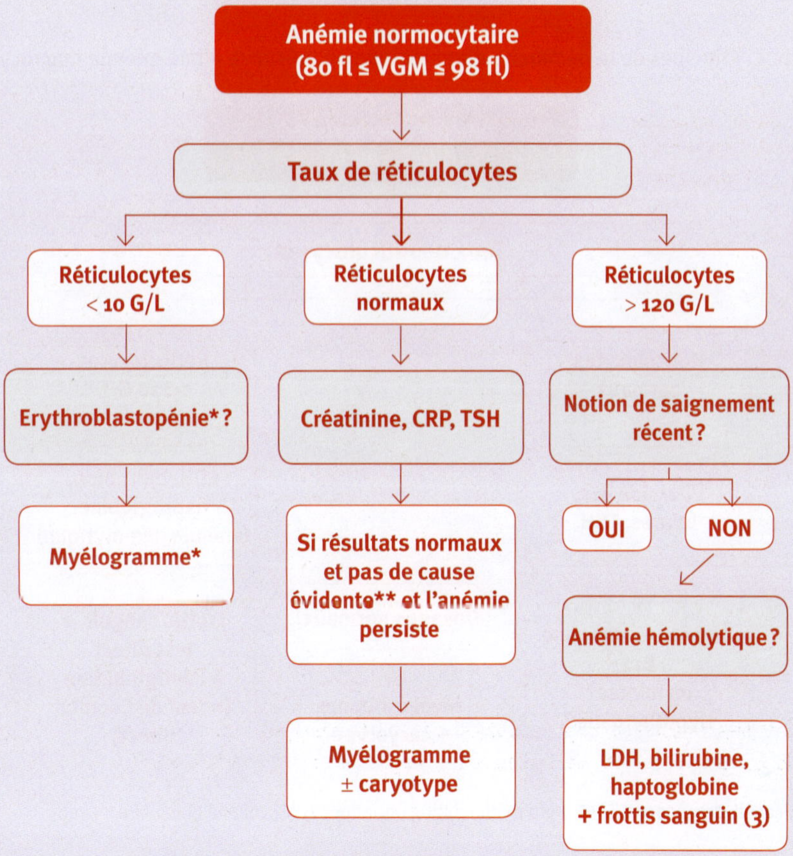

* Définie par un taux d'érythroblastes < 5 % sur le myélogramme. En cas de suspicion d'érythroblastopénie, le myélogramme est indiqué à moins d'un contexte évident telle qu'une infection avérée par le parvovirus B19 par exemple ;

** Certaines maladies auto-immunes (lupus systémique, polyarthrite rhumatoïde...) peuvent donner lieu à une anémie normocytaire chronique même en l'absence d'inflammation biologique nette ou d'insuffisance rénale.

CRP : protéine C-réactive ; LDH : lacticodéhydrogénases ; TSH : thyroid-stimulating hormone ; VGM : volume globulaire moyen.

7. Anémie macrocytaire, principales causes et démarche diagnostique

- La démarche diagnostique en présence d'une anémie macrocytaire repose avant tout sur le taux de réticulocytes afin de distinguer les **anémies régénératives** secondaires à une **hémolyse,** des anémies arégénératives liées, soit à des carences vitaminiques entraînant un défaut de synthèse de l'ADN, soit à des anomalies qualitatives de la lignée érythroïde dans le cadre de myélodysplasies.

- **Devant une anémie macrocytaire régénérative**, la confirmation d'une hémolyse repose sur la baisse de l'haptoglobine (paramètre le plus sensible) et/ou l'augmentation du taux de LDH et/ou du taux de bilirubine libre. La normalité de ces trois paramètres doit faire remettre en cause le mécanisme hémolytique de l'anémie.
- **En présence d'une anémie hémolytique avérée**, les deux examens permettant d'orienter vers la cause de l'hémolyse sont d'une part l'analyse du **frottis sanguin**, à la recherche d'anomalies morphologiques des GR, et d'autre part le **test direct à l'antiglobuline** (TDA) (test de Coombs direct).
- La **Figure 4** ci-après schématise les principes de la démarche diagnostique devant une anémie macrocytaire.

Figure 4. Principes de la démarche diagnostique en présence d'une anémie macrocytaire

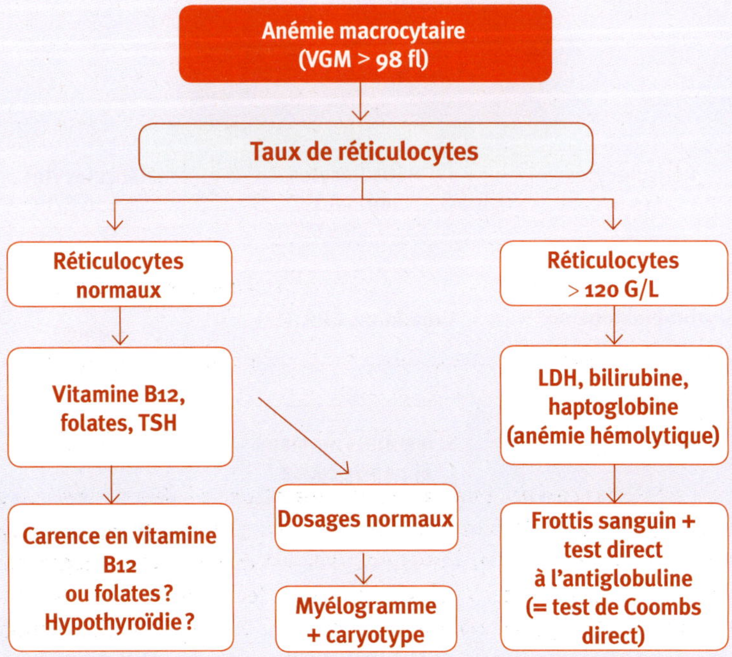

LDH : lacticodéhydrogénases; TSH : thyroid-stimulating hormone; VGM : volume globulaire moyen

8. Anémie par carence martiale : diagnostic, modalités de traitement

8.1. Diagnostic biologique

- Le fer est le facteur exogène le plus important pour la synthèse de l'hémoglobine.
- Lorsque les stocks sont épuisés et qu'une carence en fer s'installe durablement, elle donne lieu à une **anémie microcytaire et hypochrome**, l'hypochromie étant le reflet d'une CCMH diminuée.
- En pratique clinique, le **dosage du fer sérique est inutile et non recommandé** car il est sujet à de grandes variations et n'est qu'un mauvais reflet du pool global en fer de l'organisme.
- La carence en fer se traduit :
  - en premier lieu par une diminution de la **ferritine sérique** qui reflète la diminution des réserves en fer,
  - puis successivement par une baisse du **coefficient de saturation de la transferrine** (principale **protéine de transport du fer**)
  - et une augmentation de la **capacité de fixation de la transferrine** afin d'optimiser la captation en fer.

- L'apparition de l'anémie correspond au stade « ultime » de la carence en fer.
- Cette anémie est toujours arégénérative (avant substitution) et le dosage des réticulocytes est par conséquent inutile.

Le dosage de la ferritine sérique est le marqueur de référence pour le diagnostic de carence martiale (4). Un taux de ferritine abaissé (< 15-20 ng/mL) permet à lui seul d'affirmer la carence martiale.

- Les autres paramètres peuvent être utiles dans certaines situations plus complexes, quand il faut distinguer l'anémie de la carence martiale de celle du syndrome inflammatoire (*cf.* tableau ci-après).

Tableau I. VARIATION DES PRINCIPAUX PARAMÈTRES DU BILAN MARTIAL DISPONIBLES EN PRATIQUE CLINIQUE ET DE LA CRP EN FONCTION DU CONTEXTE (CARENCE MARTIALE OU INFLAMMATION)

	Ferritine	Coefficient de saturation de la transferrine	Capacité de fixation de la transferrine	Recepteur soluble de la transferrine	CRP*
Carence martiale	abaissée	diminué ++	augmentée	élevé	normale
Inflammation	élevée	normal ou augmenté	diminuée	normal	élevée

* CRP : protéine C-réactive

- Dans les cas **d'anémie mixte par carence martiale et inflammation,** la CRP est élevée et/ou les autres paramètres d'inflammation sont élevés et la ferritine est « faussement » normale ou peu élevée. Le **récepteur soluble de la transferrine,** paramètre non influencé par l'inflammation, est le plus souvent augmenté, permettant ainsi de suspecter une carence martiale sous-jacente. **L'hepcidine** et la **ferroportine** sont les principaux régulateurs du métabolisme du fer mais leur dosage n'est pour le moment pas accessible en pratique clinique (3).

À noter que dans les deux situations ci-dessus (carence martiale et inflammation), une **thrombocytose** (plaquettes > 450 G/L) peut s'observer, elle est habituellement modérée en cas de carence martiale (< 600 G/L) parfois très marquée en cas d'inflammation aiguë (jusqu'à 1 000 G/L). Cependant, de façon exceptionnelle, la carence martiale peut donner lieu à une thrombopénie.

8.2. Diagnostic clinique

- La carence martiale chronique peut être à l'origine de **certains signes cliniques non spécifiques** :
  - une perlèche (fissuration de la commissure des lèvres),
  - une glossite avec une atrophie des papilles linguales,
  - des ongles cassants et/ou mous voire striés et/ou en cupule (koilonychies),
  - une alopécie,
  - une tendance à la dysgueusie
  - et, de façon relativement exceptionnelle, une dysphagie avec anneau œsophagien (syndrome de Plummer-Vinson) ou un syndrome des jambes sans repos.
- Une fois la carence en fer authentifiée, l'étape suivante consiste à **rechercher la cause à l'origine de cette carence.** Celle-ci peut résulter en pratique de **quatre mécanismes différents et non mutuellement exclusifs** qui sont par ordre de fréquence décroissante :

1) **un saignement chronique** (occulte ou extériorisé)

2) des **besoins accrus** (grossesses rapprochées)

3) une **malabsorption** et

4) une vraie **carence d'apport**, rare en pratique clinique.

- Le **saignement occulte d'origine digestive** en est la **cause la plus fréquente.** Chez la femme non ménopausée, les pertes sanguines d'origine gynécologique constituent la première cause de carence martiale.
- Le tableau ci-après résume les principaux items/questions à préciser lors de l'interrogatoire d'un patient ayant une anémie par carence martiale sans cause évidente. La formulation des questions doit bien évidemment être transposée dans un langage non médical compréhensible pour le patient.

Tableau II. QUESTIONS (« CHECK-LIST ») À PRÉCISER À L'INTERROGATOIRE CHEZ UN(E) PATIENT(E) AYANT UNE ANÉMIE PAR CARENCE MARTIALE SANS CAUSE ÉVIDENTE
Habitudes alimentaires ?
– notion de restrictions alimentaires, végétarisme ? végétalisme ? – ingestion en quantité importante de chélateurs du fer : ➢ consommation excessive de thé ? ➢ troubles du comportement alimentaire (Pica* (pagophagie, géophagie)) ?
Arguments en faveur d'une malabsorption ?
– notion de diarrhée chronique, perte de poids avec appétit conservé ?
Besoins accrus chez la femme ?
– nombre de grossesses ? – intervalle de temps entre les grossesses si grossesses multiples ?
Saignement extériorisé ?
• **Gastro-intestinal :** – rectorragie ? – méléna ? • **Gynécologique :** – ménorragies chez la femme en âge de procréer (périodicité et durée des règles ≥ 5 jours ? abondance : nombre de serviettes hygiéniques/24 h, présence de caillots ?) – métrorragies ? • **ORL :** notion d'épistaxis récidivante ?
Arguments pour un saignement occulte d'origine gastro-intestinale
– Notion d'antécédent d'ulcère gastro-duodénal – Epigastralgies ? pyrosis ? – Prise de médicaments gastro-toxiques (même intermittente et/ou en auto-médication) : AINS*, aspirine ? – Prise d'anti-aggrégants plaquettaires et/ou d'anticoagulants ?
*Pica : trouble du comportement alimentaire caractérisé par l'ingestion durable de substances non nutritives : terre, argile, craie, sable, papier etc. AINS : anti-inflammatoires non stéroïdiens ; ORL : oto-rhino-larygologie.

- **L'examen clinique** doit rechercher, outre des signes liés au retentissement de l'anémie et/ou à la carence martiale, **des signes cliniques** permettant d'orienter vers la cause même de la carence martiale :
  - recherche d'une douleur épigastrique voire d'une masse épigastrique,
  - présence de sang et/ou d'une masse rectale au toucher rectal,
  - arguments en faveur d'une maladie hémorragique (purpura ecchymotique, télangiectasies linguales, angiomes cutanés évocateurs de maladie de Rendu Osler),
  - examen gynécologique en fonction de l'existence ou non de méno-métrorragies à l'interrogatoire (à réaliser au mieux par un gynécologue).

8.3. Examens complémentaires à la recherche de la cause de la carence martiale (Figure 5)

> En l'absence de cause évidente retrouvée à l'interrogatoire et à l'examen clinique et par conséquent de **saignement occulte**, les explorations digestives sont à réaliser en priorité

- La recherche de sang dans les selles par hemocult n'a pas sa place ici car sa négativité ne doit pas dispenser des explorations endoscopiques.
- Chez les patients vivants ou ayant séjourné en zone tropicale (Afrique centrale, Antilles…), **un examen parasitologique des selles** à la recherche d'ankylostomes est utile, notamment si l'anémie s'associe à une éosinophilie. **L'ankylostomiase** est en effet une cause fréquente de carence martiale en zone tropicale.
- Chez les autres patients, la démarche diagnostique doit tenir compte de l'âge (**Figure 5**).

Figure 5. Explorations digestives à réaliser en cas d'anémie par carence martiale sans cause évidente (saignement occulte)

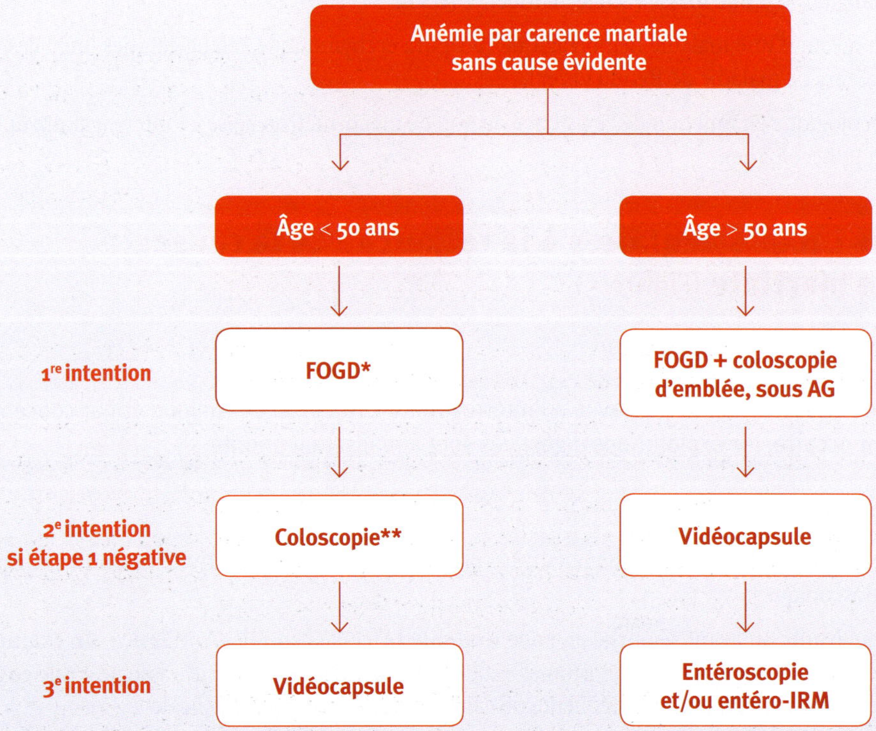

AG : anesthésie générale ; FOGD : fibroscopie oeso-gastro duodénale ; IRM : Imagerie par résonance magnétique ;

* en l'absence d'une cause évidente de saignement visualisée, elle doit comprendre systématiquement des **biopsies duodénales** à la recherche d'une **atrophie villositaire** et/ou d'une parasitose (lambliase) et la réalisation concomitante de biopsies gastriques est recommandée ;

** chez les patients < 50 ans, la coloscopie peut se discuter lorsque la FOGD est normale, notamment en cas d'antécédent de néoplasie colique chez les apparentés du 1er degré et/ou en cas d'anémie mixte, inflammatoire et par carence martiale, à la recherche d'arguments pour une **maladie inflammatoire chronique intestinale.**

- Chez la femme, en cas de ménorragies et/ou surtout de métrorragies, **l'examen gynécologique** doit être complété par une **échographie pelvienne** voir une hystéroscopie en fonction des constatations cliniques.

8.4. Traitement de l'anémie par carence martiale

- Le **traitement de la cause** doit être entrepris à chaque fois que celle-ci est identifiée et accessible à un traitement.
- En cas d'anémie profonde et/ou mal tolérée chez un patient ayant des comorbidités cardio-vasculaires, le recours à une transfusion de concentrés érythrocytaires peut s'avérer nécessaire.
- Le traitement martial substitutif est possible par voie orale dans la grande majorité des cas.
- La dose quotidienne de fer ferreux est comprise entre **150 et 300 mg/j** à prendre en 1 à 2 prises **en dehors des repas** ± associé à **l'acide ascorbique** (vitamine C) pour favoriser l'absorption. Des signes d'intolérance digestive (nausées, douleurs abdominales, troubles du transit) sont relativement fréquents et peuvent nuire à la bonne observance du traitement.

- La durée du traitement doit être au minimum de **3 à 4 mois**, le temps nécessaire pour reconstituer les stocks en fer et **jusqu'à normalisation de la ferritine.** En cas d'intolérance digestive à différentes formulations de fer ou de malabsorption avérée, une substitution par voie veineuse (carboxymaltose ferrique : Ferinject®: 1 000 à 1 500 mg en IVL sur 30 minutes) ou hydroxyde ferrique-saccharose (Venofer® 20 mg/ml) à intervalles réguliers peut se justifier.
- Lorsque la cause du saignement occulte ne peut être identifiée ou que la cause est connue mais ne peut être corrigée (maladie de Rendu Osler par exemple), un traitement martial substitutif au long cours peut se justifier de façon soit continue soit cyclique.

9. Autres anémies carentielles : causes et principes de la prise en charge

- Les autres causes principales d'anémies carentielles sont la carence en folates (vitamine B9) et la carence en vitamine B12. Dans les deux cas, l'anémie est de type **macrocytaire et arégénérative.**
- Sur la NFS, l'anémie peut s'associer à une leucopénie et/ou une thrombopénie généralement modérées, et sur le frottis sanguin la présence d'une anisocytose et surtout de **polynucléaires hypersegmentés** est évocatrice.
- En cas de carence profonde en folates et surtout en vitamine B12, des signes « d'hémolyse » (avortement intra-médullaire des progéniteurs érythroïdes) peuvent s'observer et notamment une élévation importante du taux de LDH ± associée à la présence de nombreux schizocytes (aspect de « pseudo-microangiopathie thrombotique ») sur le frottis sanguin, source potentielle d'errance diagnostique (**Figure 6** ci-après).

Figure 6. Exemple d'anomalies morphologiques des GR pouvant être observées sur un frottis sanguin au cours d'une anémie macrocytaire par carence en vitamine B12

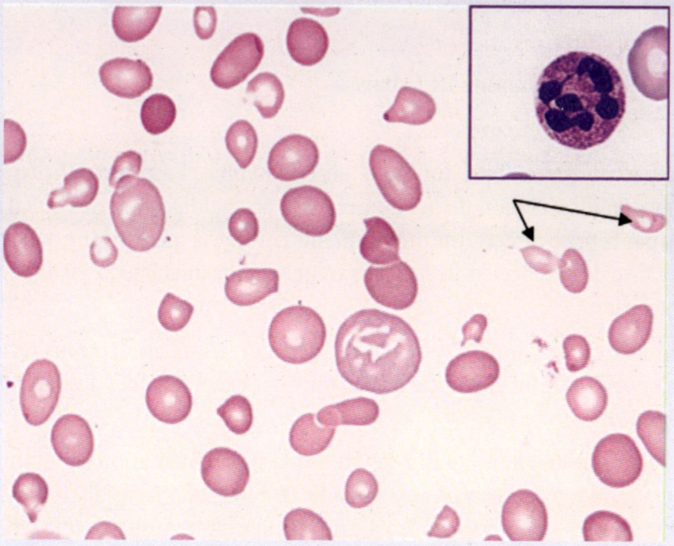

Frottis sanguin coloré au May-Grunwald Giemsa (MGG) montrant une anisocytose, une poïkilocytose, une macrocytose, des schizocytes (flèches) et des polynucléaires neutrophiles hypersegmentés (*cf.* encart)

(Image gracieusement fournie par le Dr Orianne Wagner-Ballon, Laboratoire d'Hématologie, Hôpital Henri Mondor, Créteil.)

9.1. Carence en folates

- La carence en folates est le plus souvent liée à une **carence d'apport** (dénutrition, régime alimentaire déséquilibré, alcoolisme chronique…). Elle peut être secondaire :
  - à des **besoins accrus** (grossesses répétées, hémolyse chronique)
  - ou encore, plus rarement, à une **malabsorption intestinale** (maladie intestinale, résection du grêle proximal)
  - ou à la prise de certains **médicaments** (méthotrexate, trimethoprime, pyriméthamine, certains antiépileptiques, salazopyrine…).
- Les symptômes cliniques (syndrome anémique, glossite…) ne sont pas spécifiques.
- Le diagnostic biologique est facilement confirmé par le **dosage des folates sériques** (taux < 5 ng/l).
- Si un myélogramme est réalisé (bi- ou pancytopénie), l'aspect est celui d'une **mégaloblastose** (gros érythroblastes bleutés associés à des signes d'avortement intra-médullaire ; voir **Figure** 7).
- En cas de carence d'origine nutritionnelle ou de besoins accrus, la mise en route d'un traitement substitutif par acide folique per os à la dose de 5 à 10 mg/j pendant 2 à 4 mois est en règle générale suffisante.

9.2. Carence en vitamine B12 (5)

- La **maladie de Biermer** représente environ 50 % des causes de carence en vitamine B12.
- Il s'agit d'une **maladie auto-immune** caractérisée par une **gastrite fundique atrophique** responsable d'un déficit en **facteur intrinsèque** entraînant un défaut d'absorption en vitamine B12 (également appelée cobalamine).
- Les auto-anticorps retrouvés dans la maladie de Biermer sont dirigés contre les cellules pariétales gastriques (sensibles mais peu spécifiques pour le diagnostic) et/ou le facteur intrinsèque (très spécifiques mais présents que dans 50 % des cas).
- La symptomatologie clinique est liée aux conséquences de l'anémie mais la carence en vitamine B12 peut également se manifester par une atteinte des muqueuses et/ou des signes neurologiques (voir encadré ci-dessous).
- Le **diagnostic positif repose sur :**
  1) **la constatation d'un taux de vitamine B12 abaissé**
  2) la mise en évidence des **auto-anticorps** et
  3) la présence d'une gastrite atrophique fundique en endoscopie. Le principal diagnostic différentiel est la carence en B12 par non dissociation de la vitamine B12 ou maldigestion des cobalamines alimentaires qui peut être favorisée par la prise de certains médicaments comme la metformine ou les inhibiteurs de la pompe à proton. C'est la cause de carence en B12 la plus fréquente du sujet âgé (> 70 ans), mais ce diagnostic reste un diagnostic d'exclusion.
- Les autres causes de carence en vitamine B12 sont constituées par les malabsorptions secondaires à des gastrectomies pour ulcère, cancer gastrique ou chirurgie bariatrique par exemple) ou à des lésions ou résections étendues du grêle touchant l'iléon (5).
- La prise en charge de la carence en vitamine B12 repose sur la supplémentation en vitamine B12, dont l'administration par voie orale est validée y compris pour la maladie de Biermer. En cas d'atteinte neurologique en rapport avec une carence en vitamine B12 en revanche la voie intra-musculaire reste la règle (voir encadré ci-dessous).

> - **Voie orale : 1000 µg/ jour** en doses d'attaque et d'entretien, **à vie**
> - **Voie parentérale** (IM) **: 1000 µg** par jour pendant une semaine, puis une fois/semaine pendant un mois, puis une fois par mois **à vie**

- La gastrite atrophique entraîne un **risque accru de cancer** par rapport à la population générale (adénocarcinomes ou tumeurs carcinoïdes de l'estomac) justifiant un dépistage moyennant une **surveillance endoscopique régulière** (tous les 3 ans en moyenne).

Figure 7. Frottis médullaire coloré au MGG

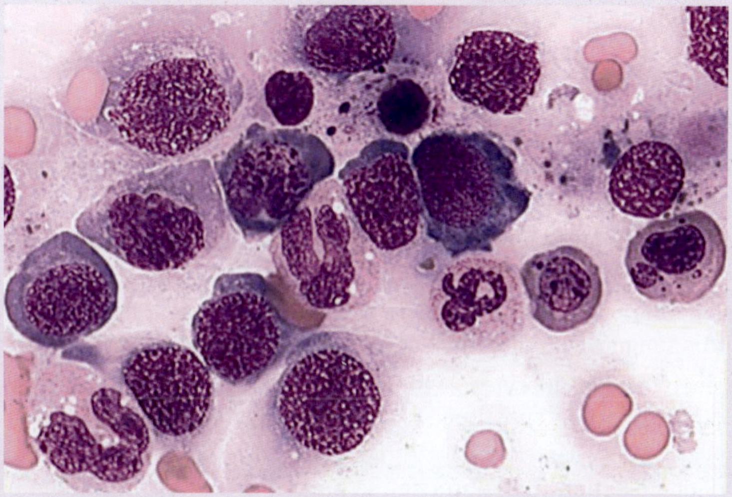

Frottis médullaire coloré au MGG montrant des métamyélocytes géants et une dysérythropoïèse avec mégaloblastes, un asynchronisme de maturation nucléo-cytoplasmique avec des noyaux dystrophiques, quelques corps de Jolly

(Image gracieusement fournie par le Dr Orianne Wagner-Ballon, Laboratoire d'Hématologie, Hôpital Henri Mondor, Créteil.)

Références

1. De Loughery TG. Microcytic anemia. N *Engl J Med.* 2014 ; 371 : 1324-31.
2. Les maladies de l'hémoglobine. Dossier didactique sous la direction du Dr P. Bartolucci. *Rev. Prat.* 2014 ; 64 : 1107-38.
3. Loustau V., Guillaud C., Garcon L., Godeau B., Michel M. Anémie hémolytique chez l'adulte : Principales causes et démarche diagnostique. *Presse Med.* 2011 ; 40 : 470-85
4. Choix des examens du métabolisme du fer en cas de suspicion de carence en fer. Rapport d'évaluation de l'HAS de mars 2011 www.has-sante.fr 2011-11-09
5. Stabler SP. Vitamin B12 deficiency. *N Engl J Med* 2013 ; 368 : 149-60.

POINTS CLÉS : ANÉMIE

1. La définition d'une anémie repose uniquement sur le **taux d'hémoglobine.**
2. La **carence martiale** est de loin la cause la plus fréquente d'anémie.
3. Le **VGM** est le paramètre à analyser en priorité pour la démarche diagnostique devant une anémie, les 2 autres paramètres utiles sont le **taux de réticulocytes** et la **CCMH.**
4. Les 3 causes principales d'anémie **microcytaire** (VGM < 80 fl) sont la **carence martiale, l'inflammation** et en cas de microcytose profonde (VGM < 65 fl), les **thalassémies.**
5. La **ferritinémie** est le paramètre qui reflète au mieux les stocks en fer disponibles de l'organisme.
6. Devant une anémie par carence martiale sans cause évidente, l'indication de la **coloscopie** en 1re intention doit prendre en compte l'âge du patient.
7. **L'inflammation** et **l'insuffisance rénale** sont les causes principales **d'anémie normocytaire normochrome arégénérative** en milieu hospitalier.
8. En cas d'anémie normocytaire ou surtout macrocytaire (VGM > 98 fl) le taux de **réticulocytes** et l'analyse du **frottis sanguin** sont des éléments essentiels à la démarche diagnostique.
9. Une anémie **régénérative** (réticulocytes > 120 G/L) reflète soit une régénération après saignement récent ou une carence martiale substituée (« crise réticulocytaire » à J 8-J 10) soit une **hémolyse** sous-jacente.
10. En l'absence d'inflammation (CRP normale), la normalité de l'**haptoglobine** permet a priori d'exclure une hémolyse sous-jacente.

+++ LE COUP DE POUCE DE L'ENSEIGNANT

« **Règle des 3** » sur la NFS : un nombre de GR équivalent à **5** millions/mm^3 équivaut à un taux d'Hb ~ **15** g/dl (soit 5 x 3) qui lui-même équivaut à un taux d'hématocrite d'environ **45 %** (soit taux d'Hb x 3).

CHAPITRE 18

Thrombopénie chez l'adulte

OBJECTIFS PÉDAGOGIQUES NATIONAUX

→ Devant une thrombopénie, argumenter les principales hypothèses diagnostiques et justifier les examens complémentaires pertinents.

MOTS CLÉS : Coagulation intravasculaire disséminée ; Ecchymoses ; Fausse thrombopénie ; Frottis sanguin ; Hémogramme ; Microangiopathie ; Médicament ; Myélogramme ; Purpura ; Purpura thrombopénique immunologique ; Score hémorragique ; Thrombopénie à l'héparine ; Thrombopénie isolée.

1. Définition d'une thrombopénie

- Une thrombopénie est définie par un taux de plaquettes sanguin **inférieur à 150 G/L** (ou 150 000/mm^3 ou 150x10^9/L selon le mode de notation utilisé), bien que beaucoup pensent qu'un seuil de 100 G/L serait plus approprié pour identifier une situation cliniquement significative.
- La définition d'une thrombopénie est donc biologique. Elle ne préjuge pas des manifestations cliniques éventuellement associées telles qu'un purpura pétéchial, des ecchymoses ou d'autres manifestations hémorragiques, ces signes hémorragiques pouvant éventuellement avoir une cause différente de la thrombopénie.

2. Diagnostic positif et circonstances de découverte

2.1. Le diagnostic positif

- Le diagnostic positif d'une thrombopénie repose sur la prescription d'un hémogramme. Cet examen inclut systématiquement la réalisation d'une numération plaquettaire. En dehors du nombre de plaquettes, les paramètres quantitatifs et qualitatifs apportés par cet examen sont essentiels au diagnostic étiologique de la thrombopénie.

2.2. Circonstances de découverte

2.2.1. Les thrombopénies sévères provoquent un purpura

- Il est **non infiltré, pétéchial** et/ou **ecchymotique**, parfois associé à des **hématomes** étendus (**Figure 1**). Dans cette situation, la numération plaquettaire est souvent < 20 G/L.

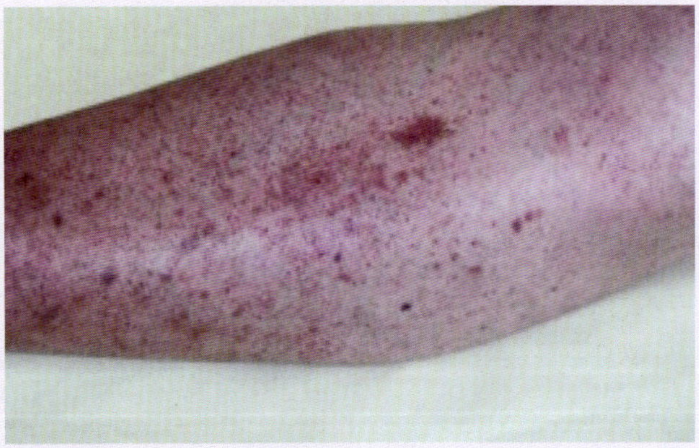

Figure 1.
Purpura pétéchial

2.2.2. *L'absence de syndrome hémorragique lors de la découverte de la thrombopénie est fréquente (30 %)*

Des thrombopénies, modérées ou non, peuvent être découvertes de manière fortuite, à l'occasion d'un bilan de santé ou pré-opératoire, ou observées dans le cadre d'une pathologie connue par ailleurs.

2.2.3. *Au cours de certaines thrombopénies, le syndrome hémorragique est quasi inexistant, et ce sont au contraire les manifestations thrombotiques qui prédominent*

C'est le cas au cours des thrombopénies induites par l'héparine (TIH) et, du lupus systémique, ou du syndrome des antiphospholipides où la **thrombopénie** peut selon les cas être associée à des phénomènes de thrombose ou plus rarement à des saignements.

3. Diagnostic de gravité

3.1. Les signes de gravité

- Les **accidents hémorragiques viscéraux** sont rares (environ 2 % des cas) mais ils font toute la gravité de cette pathologie et peuvent mettre en jeu le pronostic vital ou fonctionnel. Il peut s'agir de saignements cérébro-méningés ou d'hémorragies digestives ou génitales avec déglobulisation. Ils sont le plus souvent précédés par un syndrome hémorragique cutanéo-muqueux dont les signes de gravité doivent être connus car ils conditionnent le degré d'urgence et les indications thérapeutiques.

Les signes suivants doivent être considérés comme un signe d'alerte devant faire craindre la survenue d'une hémorragie viscérale grave :

- **bulles hémorragiques intrabuccales** (**Figure 2**) et gingivorragies importantes spontanées,
- métrorragies,
- épistaxis surtout si elle est bilatérale,
- purpura ecchymotique extensif voire disséminé, surtout s'il est associé à des hémorragies muqueuses importantes,
- des céphalées, même si elles sont isolées, sans syndrome méningé ni signe de localisation, doivent fait craindre la survenue d'un accident hémorragique cérébro-méningé et conduire à la réalisation d'une imagerie cérébrale en urgence.
- au cours du purpura thrombopénique immunologique (PTI), la résistance à un traitement de première ligne (corticoïdes et/ou immunoglobulines intraveineuses (IgIV)) avec la persistance d'un syndrome hémorragique cutanéo-muqueux sévère associé à l'absence d'augmentation du chiffre de plaquettes est également un signe de gravité.

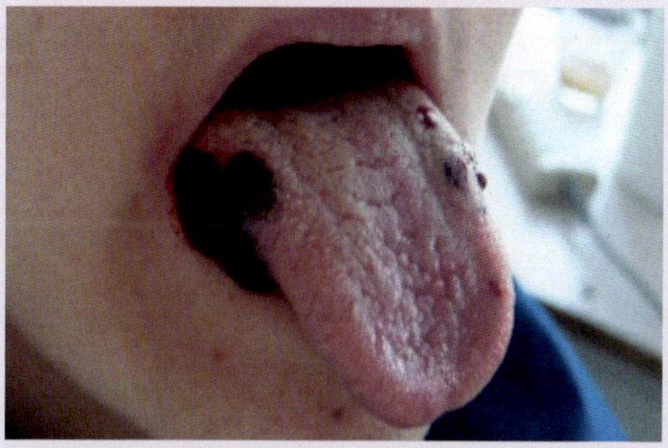

Figure 2.
Bulles hémorragiques intra-buccales

- Des hématomes **non provoqués et confluents**, autres que ceux des membres inférieurs, des hémorragies viscérales ou des hémorragies continues aux points de ponction doivent faire évoquer une anomalie de la coagulation [coagulation intravasculaire disséminée (CIVD) notamment].

3.2. Les facteurs aggravants

- **Les facteurs aggravants :**
  - âge avancé (> 65 ans)
  - lésions viscérales associées : ulcère gastroduodénal, anévrisme…
  - nécessité ou antécédent récent d'un geste chirurgical ou d'une exploration invasive
  - pathologies et traitements associés : existence de facteurs de risque vasculaires (vasculopathie, hypertension artérielle) d'une autre anomalie de l'hémostase (antiagrégants plaquettaires, thrombopathies constitutionnelles) ou de la coagulation (traitement anticoagulant, CIVD, maladie constitutionnelle de la coagulation).

- Dans le cadre de certaines pathologies, dont le PTI, des scores permettant d'évaluer le risque de saignement et d'adapter le traitement sont proposés.

  Chez l'adulte, le centre de référence des cytopénies auto-immunes a publié un score qui permet de guider les indications thérapeutiques (**Figure 3**).

  Chez l'enfant, le score de Buchanan est également utilisé par de nombreuses équipes (**Tableau I**).

Figure 3. **Exemple de score hémorragique**

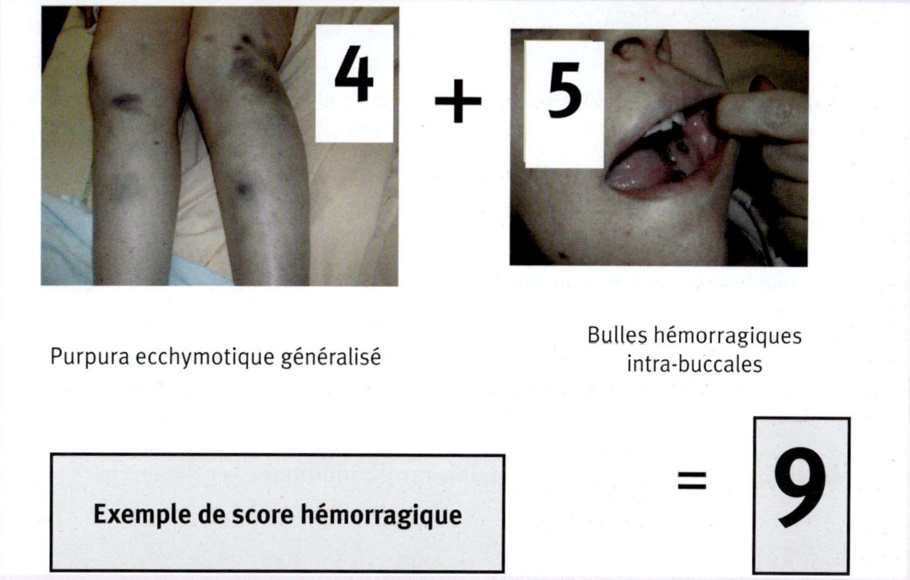

Tableau I. SCORE HÉMORRAGIQUE UTILISABLE DANS LE PURPURA THROMBOPÉNIQUE IMMUNOLOGIQUE (PTI) CHEZ L'ADULTE POUR GUIDER LA PRESCRIPTION D'IMMUNOGLOBULINES INTRAVEINEUSES. UN SCORE > 8 EST CONSIDÉRÉ COMME SÉVÈRE (FIGURE 3).	
Âge	
Âge > 65 ans	2
Âge > 75 ans	5
Saignement cutané	
Purpura pétéchial localisé (membres)	1
Purpura ecchymotique	2
Purpura pétéchial avec localisations multiples	3
Purpura pétéchial généralisé	3
Purpura ecchymotique généralisé	4
Saignement muqueux	
Épistaxis unilatérale	2
Épistaxis bilatérale	3
Bulles hémorragiques spontanées ou gingivorragies spontanées	5
Saignement gastro-intestinal	
Saignement digestif sans anémie	4
Saignement digestif avec anémie (perte de plus de 2 g d'hémoglobine) et/ou choc	15
Saignement urinaire	
Hématurie mascrocopique sans anémie	4
Hématurie mascrocopique avec anémie aiguë	10
Saignement du système nerveux central (SNC)	
Saignement du SNC ou saignement avec mise en jeu du pronostic vital	15

4. Diagnostic différentiel

- Le diagnostic différentiel unique d'une thrombopénie est une « **fausse** » **thrombopénie**. Une thrombopénie, même profonde, sans purpura, peut être un artéfact lié à l'agglutination des plaquettes en présence de l'acide éthylène diamine tétraacétique (EDTA) du tube de prélèvement. Les automates ne dénombrent en effet que les plaquettes libres et pas les agrégats. Cette situation non exceptionnelle n'est pas pathologique. Elle doit être suspectée quand une thrombopénie profonde ne s'accompagne d'aucun signe hémorragique. Dans ce cas, il faut:
  - demander au biologiste de vérifier le **frottis sanguin**. L'estimation grossière du nombre de plaquettes sur le frottis et la recherche d'**amas/agrégats plaquettaires** peuvent indiquer l'invraisemblance de la numération plaquettaire.
  - contrôler la numération plaquettaire sur **tube citraté** dépourvu d'EDTA ou par un **prélèvement de sang capillaire** « au bout du doigt ».

5. Principaux mécanismes des thrombopénies

- **Le diagnostic étiologique est une étape indispensable car il conditionne la prise en charge thérapeutique.**

Plusieurs mécanismes, parfois associés, permettent de classer les principales étiologies des thrombopénies qui peuvent être :

- **centrales**, par manque de production. Elles sont alors en rapport avec une insuffisance médullaire quantitative, qualitative, ou liées à un envahissement médullaire par des cellules anormales.
- **périphériques**, liées à une **consommation** (par coagulation intra-vasculaire disséminée ou CIVD ou par microangiopathie), ou une **séquestration** (hypersplénisme).
- **mixtes**, au cours du PTI qui associe une destruction périphérique des plaquettes recouvertes d'auto-anticorps anti-plaquettes par un mécanisme de phagocytose essentiellement au niveau de la rate, et une production médullaire inadaptée dont l'origine reste discutée.

- Bien que rares et souvent diagnostiquées chez l'enfant, les thrombopénies constitutionnelles sont parfois détectées à l'âge adulte. Chez l'adulte, ce diagnostic est souvent évoqué secondairement, lorsqu'une autre cause de thrombopénie, en particulier un PTI, ne répond pas au traitement habituel (**Encadré 1**).
- Les thrombopénies au cours de la grossesse et les thrombopénies induites par l'héparine (TIH) sont détaillées dans les **Encadrés 2 et 3**.

Encadré 1 : Quand penser à une thrombopénie constitutionnelle ?

Une thrombopénie constitutionnelle peut s'intégrer dans de nombreux syndromes. Il s'agit de pathologies exceptionnelles dont la prise en charge relève d'équipes très spécialisées. Il serait fastidieux de les décrire ici. En revanche, il est important de connaître les éléments devant conduire le clinicien à suspecter une thrombopénie constitutionnelle et à adresser le patient dans un centre de référence où des examens spécialisés faisant le cas échéant appel à des tests génétiques seront réalisés.

Les éléments devant faire suspecter une thrombopénie constitutionnelle sont :

1. Notion d'une **thrombopénie familiale** : il faut rechercher la notion de complications hémorragiques ou d'antécédents de leucémie dans la famille (certaines thrombopénies familiales sont associées à des risques accrus de leucémie). Il faut surtout récupérer les résultats des numérations de plaquettes chez les parents et les frères et sœurs.
2. **Ancienneté de la thrombopénie** : c'est un élément fondamental. Des numérations de plaquettes antérieures normales éliminent le diagnostic de thrombopénie constitutionnelle.
3. **Présence d'anomalies morphologiques du frottis sanguin.** Il faut également disposer d'une mesure du volume plaquettaire moyen (VPM). La présence de **microplaquettes** (VPM < 7fl) ou au contraire de **macroplaquettes** (VPM > 11 fl) oriente vers une thrombopénie constitutionnelle en sachant que le PTI s'accompagne souvent d'une augmentation modérée du VPM.
4. **La présence de signes cliniques extra-hématologiques** (surdité, atteinte rénale, cataracte, eczéma...), **d'anomalies morphologiques** (aplasie radiale, dysmorphie faciale...) ou d'un **déficit immunitaire** orientent vers certaines thrombopénies telles que par exemple les syndromes MYH9 pouvant associer à des degrés divers la présence de macroplaquettes, d'une cataracte, d'une atteinte rénale glomérulaire, d'une surdité, et de la présence de corps de Döhle dans les polynucléaires.
5. **Mauvaise réponse plaquettaire après un traitement de première ligne au cours du PTI** : l'absence de réponse, même très transitoire à un traitement de première ligne (corticoïdes et immunoglobulines intraveineuses) doit faire suspecter une thrombopénie constitutionnelle en soulignant que dans 10 à 20 % des cas, un véritable PTI est réfractaire à ces traitements.
6. **Discordance entre la profondeur de la thrombopénie et l'importance du syndrome hémorragique** : certaines thrombopénies constitutionnelles s'accompagnent d'une thrombopathie. La présence de signes hémorragiques alors que le chiffre de plaquettes est > 50 G/L doit alerter sur cette possibilité diagnostique.

Encadré 2 : Thrombopénies au cours de la grossesse

La survenue d'une thrombopénie au cours de la grossesse peut être en rapport ou sans rapport avec la grossesse.

1. **Thrombopénie gestationnelle :**
   - **la plus fréquente** cause de thrombopénie pendant la grossesse
   - en général **modérée (> 70 G/L)**, liée à l'hémodilution et la consommation des plaquettes
   - Apparaît habituellement au 2e trimestre, maximale au 3e, disparaît toujours en quelques semaines après l'accouchement permettant ainsi un diagnostic rétrospectif. Il est donc important de ne pas oublier de contrôler le chiffre de plaquettes à distance de l'accouchement afin d'éviter toute hésitation diagnostique en cas de récidive de la thrombopénie en cas de nouvelle grossesse.
   - **pas de risque de thrombopénie fœtale/néonatale**
   - **absence d'indication thérapeutique**
2. **PTI :**
   - **deuxième cause** la plus fréquente
   - parfois difficile à différencier de la thrombopénie gestationnelle s'il s'agit d'un PTI de novo
   - une survenue dès le 1er trimestre ou une thrombopénie marquée < 50 G/L sont très en faveur du diagnostic de PTI
3. **Pré-éclampsie et syndrome HELLP :**
   - thrombopénie apparaissant au 2e ou 3e trimestre
   - avec une hypertension et une protéinurie
   - parfois une élévation modérée des enzymes hépatiques et des LDH
   - pré-éclampsie parfois compliquée d'un syndrome « **H**emolysis, **E**levated **L**iver enzyme, **L**ow **P**latelets » (hémolyse mécanique, élévation des enzymes hépatiques et thrombopénie dans le cadre d'une microangiopathie thrombotique (HELLP)).

Encadré 3 : Thrombopénies induites par l'héparine

- Les thrombopénies induites par l'héparine (TIH) sont une **complication iatrogène grave (type 2)**, compliquées chez un patient sur deux par des **thromboses.**
- La TIH de type 1 est asymptomatique. Elle est de survenue précoce (48 h) et est modérée (plaquettes >100 G/L). Ne s'accompagnant d'aucune complication, elle ne requiert aucun traitement.
- La TIH de type 2 est une thrombopénie **immuno-allergique** liée dans 98 % des cas à des anticorps dirigés contre le **facteur 4 plaquettaire** (FP4) modifié par l'héparine.
- Le risque de TIH, 10 fois moins important avec les héparines de bas poids moléculaire (HBPM) qu'avec les héparines non fractionnées (HNF) dépend également du contexte, médical ou chirurgical, et du type de chirurgie. En pratique, aucun contrôle des plaquettes n'est recommandé chez les malades médicaux traités par HBPM. Un contrôle tous les 2 à 3 jours reste par contre recommandé, entre le 4e et le 14e jour, ou jusqu'à la fin du traitement chez tout patient traité par HNF et chez tout patient opéré d'une chirurgie cardiaque, même traité par une HBPM.
- **La TIH est un syndrome clinico-biologique :**
  - Le diagnostic repose sur la mise en évidence d'anticorps anti-FP4 activant les plaquettes en présence d'héparine, même en cas de présomption clinique forte,
  - Les tests immunologiques (détection et quantification des anticorps anti-FP4), au mieux les tests d'activation plaquettaire, peu disponibles et délicats à manier mais seuls capables de confirmer avec certitude le diagnostic, doivent être réalisés au plus tôt après la suspicion de TIH, les anticorps pathogènes diminuant rapidement après la phase aiguë.
- **Toute héparinothérapie doit être stoppée** en cas de suspicion de TIH (TIH possible ou probable) avec prescription d'un traitement anticoagulant substitutif (argatroban ou danaparoïde) à doses curatives, qu'il y ait ou non une thrombose.

6. Approche diagnostique d'un patient thrombopénique

- Un interrogatoire bien conduit incluant l'anamnèse et les antécédents familiaux, les données de l'examen clinique et la réalisation d'une numération formule sanguine avec une analyse du frottis sanguin et des tests d'hémostase limités à une mesure du taux de prothrombine (TP), du temps de céphaline activée (TCA) et du fibrinogène éventuellement complété par la réalisation d'une analyse cytologique de la moelle par le myélogramme permettent dans la majorité des cas d'avoir une orientation diagnostique qui conditionne les indications thérapeutiques.

6.1. Antécédents familiaux, anamnèse et traitements concomitants

- **L'interrogatoire apporte des informations essentielles au diagnostic étiologique.** Il faut rechercher une notion de thrombopénie familiale, y compris chez l'adulte, des antécédents récents d'infection virale ou bactérienne, de vaccination, un cancer connu, une grossesse, un voyage (exposition au paludisme, à la dengue) ou une transfusion récents faisant évoquer un purpura post-transfusionnel qui est une complication devenue exceptionnelle, quantifier une éventuelle consommation d'alcool, rechercher la possibilité d'une exposition au virus de l'hépatite C ou au virus de l'immunodéficience humaine (VIH).
- Il faut également s'acharner à **dater l'ancienneté de la thrombopénie** en récupérant les numérations anciennes. La notion d'une numération antérieure normale élimine par exemple une thrombopénie congénitale d'origine familiale (**Encadré 1**).
- **L'enquête médicamenteuse est essentielle**, à la recherche d'un traitement débuté 1 à 2 semaines avant la survenue de la thrombopénie, même si une thrombopénie peut occasionnellement être due à un traitement pris depuis une période prolongée. Deux mécanismes sont possibles avec une toxicité médullaire (ex. : traitement cytotoxique) ou une destruction des plaquettes en rapport avec un mécanisme immuno-allergique (anticorps anti-plaquettes avec la quinine, rôle d'haptène pour les pénicillines, antagonistes des récepteurs GPIIb/IIIa pour le tirofiban, anticorps dirigés contre le facteur 4 plaquettaire (FP4) pour l'héparine). Les thrombopénies à l'héparine (TIH de type 2), y compris avec les héparines de bas poids moléculaire, surviennent 4 à 14 jours après l'administration de la première dose. En cas d'exposition dans les 3 mois précédents, la TIH peut cependant survenir quelques heures après la ré-administration de l'héparine (**Encadré 3**). Les principaux médicaments responsables de thombopénie sont les antiarythmiques, les antibiotiques, les anti-inflammatoires non stéroïdiens (AINS), les anticonvulsivants, les diurétiques thiazidiques, les anti-sécrétoires. La règle devant une thrombopénie est d'arrêter dans la mesure du possible tous les médicaments et en particulier ceux nouvellement introduits.

6.2. Examen clinique

- Il apporte des éléments en faveur du diagnostic étiologique et contribue à l'appréciation de la gravité de la thrombopénie en s'aidant des scores hémorragiques (*cf.* plus haut).
- **On doit notamment rechercher :**
  - **des adénopathies périphériques** qui peuvent orienter vers un lymphome, une leucémie, des infections virales, une tuberculose, une sarcoïdose…
  - **une splénomégalie**. Il faut souligner qu'un PTI primaire ne s'accompagne jamais de splénomégalie. La présence d'une grosse rate peut se voir au cours d'une cirrhose et dans toutes les causes d'hypertension portale, d'une maladie de Gaucher et des pathologies de surcharge, au cours des hémopathies lymphoïdes (lymphome, leucémie lymphoïde chronique), d'une leucémie, d'une myélofibrose avec hématopoïèse extra-médullaire, d'unc infection virale ou parasitaire, d'un lupus…
  - **une hépatomégalie** (hépatopathie chronique, lymphome…)
  - chez l'enfant, surtout s'il existe une histoire familiale, des malformations peuvent orienter vers une exceptionnelle thrombopénie constitutionnelle : anomalies squelettiques (anémie de Fanconi), malformations multiples telles qu'une dysmorphie faciale (syndrome vélo-cardio-facial), fente palatine (syndrome de DiGeorge), cataracte ou surdité progressive dans les syndromes MYH9 (*cf.* **Encadré 1**).

- L'examen du fond d'œil (FO) n'a pas d'intérêt au cours du PTI. En effet, les hémorragies cérébrales sont le plus souvent précédées par un syndrome hémorragique cutanéo-muqueux. En l'absence de signes hémorragiques, le FO n'est donc pas nécessaire.

6.3. Hémogramme

- L'hémogramme et l'examen du frottis sanguin constituent la **pierre angulaire du diagnostic** étiologique. **Au cours du PTI, la thrombopénie est isolée** ou éventuellement associée à une anémie par saignement. Il faut donc soigneusement analyser l'hémogramme avant de retenir le diagnostic de PTI et s'assurer qu'il n'existe pas des anomalies, même discrètes, qui remettraient en cause le diagnostic, telles qu'une macrocytose (volume globulaire moyen (VGM) supérieur à 100 fl) évoquant un syndrome myélodysplasique ou une carence vitaminique, ou une anomalie de la lignée leucocytaire telle qu'une monocytose évoquant une leucémie myélomonocytaire chronique. La présence de blastes circulants doit faire éliminer en priorité une leucémie aiguë. À l'inverse la thrombopénie n'est qu'exceptionnellement isolée au cours des pathologies médullaires malignes.

6.4. Frottis sanguin

- **L'analyse du frottis sanguin par le médecin biologiste est indispensable** et il ne faut pas se contenter de l'analyse par les compteurs automatiques. Il permet d'écarter une « fausse » thrombopénie à l'EDTA par agglutination (*cf.* plus haut) **surtout de rechercher des anomalies morphologiques :**
  - **Des plaquettes**
    - Plaquettes géantes ou au contraire des microthrombocytes observées dans certaines thrombopénies familiales.
  - **Des leucocytes**
    - Granulations toxiques des neutrophiles (sepsis) et corps de Döhle (infections sévères, syndromes myélodysplasiques, thrombopénie familiale entrant dans le cadre d'un syndrome MYH9).
    - Lymphocytes atypiques (infection Epstein Barr virus (EBV)) et blastes circulants (leucémies aiguës).
  - **Des érythrocytes**
    - On recherchera surtout des schizocytes qui sont des fragments de globules rouges à bords déchiquetés et de taille variable et dont la présence oriente vers le diagnostic de microangiopathies thrombotiques ou de carence en vitamine B12, des dacryocytes ou hématies en larmes (myélofibrose primitive et syndromes myélodysplasiques).

6.5. Tests d'hémostase

- La mesure du TP du TCA et du fibrinogène est systématique. La normalité de ces tests élimine une CIVD et rend inutiles des tests d'hémostase supplémentaires.

6.6. Frottis médullaire (myélogramme)

- **En dehors d'un contexte évident** (ex. : CIVD, thrombopénie de dilution après transfusion massive, PTI typique chez un sujet de moins de 60 ans) **et lorsque la thrombopénie n'est pas isolée, le myélogramme est systématique.** Il permet de distinguer les thrombopénies d'origine centrale (mégacaryocytes absents ou dysmorphiques) et celles d'origine périphérique (moelle riche en mégacaryocytes, absence de cellules anormales) (*cf.* chapitre 4). La ponction sternale est réalisable, même en cas de thrombopénie sévère, suivie d'une compression pour éviter l'hématome au point de ponction.

  Chez un patient ayant un antécédent de sternotomie ou ayant eu une irradiation thoracique (pour un lymphome ou un cancer du sein par exemple), le myélogramme peut être réalisé par une ponction iliaque plutôt que sternale. Même si ce geste est peu douloureux, il est souhaitable de proposer au patient une anesthésie locale par un patch anesthésique à poser 30 minutes avant le geste.

- **Au cours du PTI,** le myélogramme a longtemps été considéré comme indispensable. Les nouvelles recommandations tant nationales qu'internationales remettent en cause ce dogme.

Le myélogramme est désormais considéré comme indispensable quand un ou plusieurs des critères suivants sont présents :

- **patient âgé de plus de 60 ans** (notamment pour ne pas méconnaître un syndrome myélodysplasique),
- **présence d'une anomalie d'une autre lignée sur l'hémogramme** même si cette dernière est discrète (macrocytose, leucopénie, monocytose > 1 G/L, anémie sauf si elle est expliquée par un saignement, etc.),
- **présence d'une organomégalie** (adénopathie, hépato- ou splénomégalie),
- **patient réfractaire à un traitement de première ligne** (corticoïdes et immunoglobulines intraveineuses) si un PTI a été retenu sans recourir au myélogramme,
- pour certains, **avant splénectomie ou traitement par rituximab.**

- **Au terme de cette démarche, le clinicien doit répondre aux questions suivantes :**
  - la thrombopénie est-elle isolée ou existe-t-il une anomalie des autres lignées ?
  - existe-t-il des anomalies du frottis sanguin évoquant une microangiopathie thrombotique (présence de schizocytes) ou de l'hémostase évoquant une CIVD (chute du TP et du fibrinogène) ?
  - existe-t-il une organomégalie, splénomégalie ou adénopathie(s) ?
- **Si la réponse à ces trois questions est négative, le diagnostic de PTI (Encadrés 4 et 5) est très probable** et il n'est pas nécessaire de faire un myélogramme, sauf dans les circonstances énumérées plus haut. Le **Tableau II** résume la démarche diagnostique en fonction de l'analyse de ces différents critères.

Tableau II. DIFFÉRENTS MÉCANISMES À L'ORIGINE D'UNE THROMBOPÉNIE ET MESURES THÉRAPEUTIQUES D'URGENCE (INDÉPENDAMMENT DU TRAITEMENT ÉTIOLOGIQUE)

Mécanisme	Organomégalie ?	Thrombopénie isolée ?	Anomalie du frottis sanguin ?	Hémostase	Traitement
Centrale	Possible	Non, atteinte des autres lignées	Possible (macrocytose formes jeunes, blastes, etc.)	Possiblement perturbée selon les étiologies	En dehors du Tt de la cause transfusion de plaquettes (seuil discuté)
Consommation :					
- CIVD	Possible	Possible	Possible	CIVD	Tt de la cause
- MAT	Possible	Non (hémolyse mécanique)	Oui, schizocytes	Possible CIVD	Échanges plasmatiques
Séquestration (hyperplénisme)	Splénomégalie	Non (pancytopénie)	Possible (acanthocytose)	Possible insuffisance hépato-cellulaire	Généralement inutile (thrombopénie modérée)
Thrombopénie immunologique* (PTI)	**NON**	**OUI**	**NON**	**Normale**	Corticoïdes ± IgIV Transfusion de plaquettes réservée aux formes graves

Abréviations : CIVD : coagualtion intravasculaire disséminée ; IgIV : immunoglobulines intraveineuses ; MAT : microangiopathie thrombotique ; PTI : purpura thrombopénique immunologique ; Tt : traitement.

* Au cours du purpura thrombopénique immunologique, la physiopathologie associe une destruction périphérique des plaquettes et une production médullaire inadaptée.

6.7. Autres examens

- D'autres examens biologiques sont utiles et seront réalisés de manière large, voire à titre systématique. Ils visent à étayer le diagnostic étiologique de la thrombopénie, et dans le cadre d'un PTI, son caractère primitif ou secondaire (**Tableau III**). Dans le Protocole National de Diagnostic et de Soins (PNDS) édité par la Haute Autorité de Santé (*Purpura thrombopénique immunologique de l'enfant et de l'adulte, cf.* référence 5), les examens biologiques mentionnés dans ce tableau sont considérés comme utiles au diagnostic de PTI. Tous ne doivent cependant pas être réalisés à titre systématique*.

Tableau III. EXAMENS UTILES (HORS NFS, FROTTIS ET TESTS D'HÉMOSTASE) AU DIAGNOSTIC ÉTIOLOGIQUE D'UNE THROMBOPÉNIE À RÉALISER EN FONCTION DU CONTEXTE, ET EXAMENS À PRATIQUER DE MANIÈRE SYSTÉMATIQUE

CAUSES	MALADIES À RECHERCHER	EXAMENS UTILES OU SYSTÉMATIQUES*
Maladie hépatique	Hypertension portale Hypersplénisme	Échographie abdominale Bilan hépatique*
Infections virales aiguës	EBV, CMV, Parvovirus B19, Dengue, VIH (primo-infection) uniquement si contexte clinique évocateur	Sérologies orientées en fonction du contexte
Infections virales chroniques	Infections chroniques par le VIH et le VHC, qui peuvent être responsables d'un PTI, et par le VHB qui nécessite des précautions en cas de corticothérapie ou de traitement par rituximab	Sérologies VIH*, hépatites B et C*
Contexte auto-immun	Lupus érythémateux systémique, syndrome des antiphospholipides si histoire clinique évocatrice (antécédent de thrombose ou de fausses couches), syndrome d'Evans associant un PTI et une anémie hémolytique auto-immune	Anticorps antinucléaires, anticorps anti-ECT, anticoagulant circulant, anticardiolipides, test de Coombs érythrocytaire direct
	Thyroïdite auto-immune	Anticorps anti-thyroïde et anti-récepteurs de la TSH
Infections bactériennes	Infection à *Helicobacter Pylori* chez l'adulte	*Breath-test* à l'uréase ou recherche de l'antigène bactérien dans les selles
Thrombopénies constitutionnelles ou d'origine génétique	Syndrome MYH9, syndrome de Wiscott-Aldrich et thrombopénie liée à l'X, maladie de Fanconi, maladie de Willebrand de type IIb...	Volume plaquettaire, recherche de corps de Döhle dans les polynucléaires, bilan immunitaire en milieu spécialisé, dosage du facteur Willebrand en cas de suspicion de maladie de Willebrand de type IIb
Déficits immunitaires	Formes atténuées du syndrome de Wiscott-Aldrich, déficit immunitaire commun variable, syndrome lymphoprolifératif avec auto-immunité	Électrophorèse des protéines plasmatiques*, dosage pondéral des immunoglobulines* Immunophénotypage des lymphocytes circulants si le dosage pondéral des Ig est anormal

CMV : cytomégalovirus ; EBV : Epstein Barr virus ; ECT : extrait de cellules thymiques ; Ig : immunoglobuline ; PTI : purpura thrombopénique immunologique ; TSH : thyreostimulating hormone ; VIH : virus de l'immunodéficience humaine.

- La biopsie médullaire n'est réalisée que lorsque le myélogramme n'est pas démonstratif et que le diagnostic suspecté le nécessite (aplasie médullaire, myélofibrose). Une numération plaquettaire > 50 G/l est nécessaire avant le geste biopsique. En cas de thrombopénie profonde, la biopsie ostéo-médullaire devra être faite sous transfusion de plaquettes.
- La recherche d'anticorps anti-plaquettes n'est le plus souvent pas nécessaire. En pratique, elle est surtout utile dans les rares cas où il existe des difficultés diagnostiques. En pratique, il faut retenir que l'absence d'anticorps anti-plaquettes détectés n'élimine pas le diagnostic de PTI et leur présence est insuffisante pour l'affirmer.
- Les anticorps anti-plaquettes peuvent être recherchés dans le sérum du patient (anticorps circulants ou « test indirect ») en mettant en contact le sérum du malade avec les plaquettes d'un témoin ou sur les propres plaquettes du malade (« test direct »), mais ce dernier test est souvent non réalisable lorsque la thrombopénie est profonde (< 20 G/L). Les techniques sérologiques classiques sont peu utiles car leur spécificité est très faible. Les techniques d'immunocapture dont la principale est le *Monoclonal Antibody-specific Immobilization of Platelet Antigen* (MAIPA) sont basées sur l'utilisation d'anticorps monoclonaux permettant d'identifier la cible antigénique des anticorps au cours du PTI (principalement la GPIIb/IIIa et plus rarement la GPIb/IX et GPIa/IIa). Ces tests sont beaucoup plus spécifiques mais leur sensibilité est médiocre et ils ne sont réalisés que par de rares laboratoires spécialisés.

Encadré 4 : Définition et terminologie du purpura thrombopénique immunologique

- Le purpura thrombopénique immunologique (PTI) est une pathologie **auto-immune** caractérisée par une thrombopénie **isolée** < 100 G/L.
- Le PTI est une « maladie rare » dont l'incidence (2.0-6.6/100000 dans les pays occidentaux) augmente après 60 ans. La prédominance féminine, constatée chez les adultes jeunes, s'inverse après 60 ans. Le PTI de l'adulte est considéré comme une maladie **bénigne**, mais il impacte la qualité de vie. Bien que les signes de saignement ne soient pas toujours présents, le risque principal est hémorragique, avec une fréquence des complications hémorragiques les plus graves, cérébrales et gastro-intestinales, évaluée à < 2 %.
- On distingue le PTI **primaire**, défini par l'absence de toute autre cause ou anomalie, et les PTI **secondaires,** où la thrombopénie s'intègre dans un cadre étiologique plus vaste (voir **Encadré 5**).
- **On définit également 3 phases, utiles à l'appréciation du pronostic et la décision thérapeutique :**
  - Le PTI **nouvellement diagnostiqué** (< 3 mois)
  - Le PTI **persistant** (3-12 mois)
  - Le PTI **chronique** (> 12 mois).
- Le terme PTI **sévère** désigne les patients avec des manifestations hémorragiques au diagnostic nécessitant la mise en route d'un traitement, ou ceux chez lesquels l'apparition de nouvelles manifestations hémorragiques, en cours d'évolution, impose un traitement supplémentaire ou à plus forte dose.
- Le PTI **réfractaire** est défini par l'absence de réponse ou la rechute après splénectomie **AVEC** un PTI sévère ou un risque de saignement nécessitant un traitement.

Encadré 5 : Diagnostic du purpura thrombopénique immunologique de l'adulte

- Le PTI est un diagnostic d'**élimination** qui repose sur un **faisceau d'arguments cliniques et biologiques**, avec un recours au myélogramme qui n'est plus systématique dès lors qu'une analyse rigoureuse des éléments cliniques et du frottis sanguin montre que la thrombopénie est isolée (*cf.* texte). Aucun test ne permet d'affirmer par lui-même le diagnostic de PTI.
- Poser le diagnostic de PTI nécessite d'avoir éliminé (Tableau II) :
  - une thrombopénie centrale (ex. : syndrome myélodysplasique),
  - une séquestration splénique ; la thrombopénie est alors souvent modérée, rarement < 50 G/L,
  - une consommation en rapport avec une CIVD ou une microangiopathie

  Le tableau ci-après résume les examens à demander lorsqu'on suspecte le diagnostic de PTI (d'après le protocole national de diagnostic et de soins [PNDS]) :

Tableau IV. EXAMENS COMPLÉMENTAIRES À DEMANDER LORSQU'ON SUSPECTE LE DIAGNOSTIC DE PTI

Examens Systématiques	Examens en fonction du contexte	Examens inutiles
– NFS sur tube citrate si doute sur fausse thrombopénie à l'EDTA – Frottis sanguin analysé par l'hématologiste biologiste – Électrophorèse des protéines sériques ou dosage pondéral des Ig – Sérologies VIH – Sérologies des hépatites B et C – Bilan hépatique – Anticorps antinucléaires – TSH et anticorps antithyroïde – Créatinine – TP, TCA, fibrinogène – Groupe sanguin, agglutinines irrégulières dans les formes sévères	– Myélogramme ± caryotype – Recherche d'un anticoagulant circulant – Anticorps anticardiolipides – Chez l'adulte, recherche d'une infection par *Helicobacter Pylori* (test respiratoire à l'uréase ou recherche d'antigène dans les selles) – Échographie abdominale systématique pour certains en particulier si une splénectomie est envisagée – Immunophénotypage des lymphocytes circulants – Immunoélectrophorèse des protéines sériques – Durée de vie isotopique des plaquettes – Anticorps antiplaquettes par MAIPA	– Temps de saignement – Dosage du complément – Dosage de TPO et recherche de plaquettes réticulées

MAIPA : Monoclonal Antibody-specific Immobilization of Platelet Antigen ; TCA : temps de céphaline activée ; PT : taux de prothrombine ; TPO : thrombopoïétine ; TSH : thyreostimulating hormone ; VIH : virus de l'immunodéficience humaine.

- **Le PTI** peut être **secondaire** à une autre pathologie :
  - **une infection par le virus de l'immunodéficience humaine (VIH).** Le PTI peut survenir à tous les stades de l'infection et même la révéler.
  - **une infection par le virus de l'hépatite C (VHC).** Le PTI secondaire au VHC est très rare voire exceptionnel, la thrombopénie étant liée dans la très grande majorité des cas à un hypersplénisme (fibrose évoluée ou cirrhose avec ou sans hypertension portale).
  - **Les sérologies VIH et VHC** doivent cependant être **systématiquement** demandées en cas de PTI. La sérologie VHB doit également être réalisée à titre systématique pour prévenir le risque de réactivation du virus de l'hépatite B (VHB) en cas de corticothérapie ou de traitement par rituximab. Sa réalisation est également motivée par la recommandation d'un dépistage couplé de ces trois infections (modes de transmission partiellement communs) dans un contexte d'épidémie cachée importante pour les trois virus.
  - **un lupus érythémateux systémique.** Le PTI peut révéler la maladie lupique ; il peut être associé à une anémie hémolytique auto-immune (syndrome d'Evans). Le PTI peut être secondaire à d'autres maladies auto-immunes, notamment un **syndrome des antiphospholipides** associé ou non au lupus systémique, ou un syndrome de **Gougerot-Sjögren.**
  - **une hémopathie lymphoïde,** leucémie lymphoïde chronique, lymphome non hodgkinien parfois associés à une hypogammaglobulinémie, plus rarement un syndrome lymphoprolifératif auto-immun (ou « ALPS »).
  - **une administration médicamenteuse.**
- **Les thrombopénies liées à un allo-anticorps** chez les sujets présentant un phénotype plaquettaire rare tel que le **purpura post-transfusionnel** ou **les thrombopénies fœtales par allo-immunisation fœto-maternelle** sont des pathologies exceptionnelles relevant d'une prise en charge très spécialisée et qui ne seront pas abordées ici.

7. Traitement

- Le traitement est conditionné par le mécanisme de la thrombopénie et l'évaluation du risque de survenue et/ou la gravité du syndrome hémorragique. La profondeur de la thrombopénie ne permet pas à elle seule d'apprécier le risque de saignement viscéral grave et de déterminer le degré d'urgence. D'autres facteurs doivent être pris en compte, notamment le mécanisme de la thrombopénie (risque hémorragique plus élevé en cas de thrombopénie centrale), l'importance du syndrome hémorragique cutanéo-muqueux, l'âge et le terrain, l'association à d'autres troubles de l'hémostase et de la coagulation, et le contexte clinique (nécessité d'un geste chirurgical ou prise d'anticoagulants par exemple).
- Selon le mécanisme de la thrombopénie, son étiologie, la gravité actuelle ou potentielle de la situation, une abstention thérapeutique, un arrêt du médicament responsable, la transfusion de plaquettes, le traitement d'une cause spécifique (infectieuse, tumorale…), une corticothérapie, la perfusion d'IgIV ou d'autres traitements pourront être indiqués.

Les indications des traitements en urgence sont rappelées dans le Tableau II. En résumé, devant une thrombopénie de découverte récente se présentant en urgence il est souvent nécessaire de poser l'indication thérapeutique en ne disposant que des données cliniques et des résultats de la numération sanguine et des tests simples d'hémostase. Schématiquement :

- Si la thrombopénie est profonde (< 20 G/L) symptomatique (syndrome hémorragique) et s'accompagne d'anomalie des autres lignées, on suspecte une **thrombopénie centrale** et la **transfusion de plaquettes** est indiquée.
- S'il existe des **signes de consommation** (CIVD ou microangiopathie avec hémolyse et présence de schizocytes), il s'agit d'une **urgence hématologique extrême** et le malade devra être immédiatement transféré en milieu de réanimation hématologique spécialisé pour bénéficier du traitement adapté (traitement de la cause si CIVD, échanges plasmatiques en urgence si microangiopathie thrombotique).
- En cas **d'hypersplénisme,** la thrombopénie est souvent modérée (voisine de 50 G/L) et ne nécessite habituellement **pas de traitement.**
- Si la thrombopénie est **isolée** sans anomalie des autres lignées avec un frottis sanguin normal **sans schizocytes** et **sans anomalie de l'hémostase** et **sans organomégalie,** le diagnostic de **PTI** est alors hautement probable, même si le myélogramme n'est pas réalisable dans un contexte d'urgence. Il n'y a alors **pas d'indication à la transfusion de plaquettes** (sauf exceptionnelle complication hémorragique mettant en jeu le pronostic vital) et le traitement repose sur les corticoïdes. L'utilisation des IgIV est réservée aux formes les plus sévères avec score hémorragique > 8 (**Tableau I**).

- Seul le traitement du PTI de l'adulte est abordé (**Encadré 6**). Dans tous les cas, il faut envisager la pratique d'un geste local susceptible d'interrompre le saignement (méchage d'une épistaxis, suture chirurgicale d'un ulcère gastrique…) et éviter tous gestes potentiellement traumatiques susceptibles d'aggraver la situation (pose d'un cathéter central, ponction lombaire, sondage urinaire…) et discuter l'interruption des médicaments modifiant l'hémostase ou majorant les risques hémorragiques (anticoagulants, antiagrégants plaquettaires, anti-inflammatoires non stéroïdiens) (**Encadré 6**).

Encadré 6 : Traitement du purpura thrombopénique immunologique de l'adulte

TRAITEMENT DE PREMIÈRE LIGNE

- Lorsque le nombre de plaquettes est supérieur à 30 G/l, **aucun traitement n'est généralement nécessaire**, sauf :
  - en cas de traitement antiagrégant ou anticoagulant concomitant,
  - chez le sujet âgé, en particulier s'il existe une ou plusieurs comorbidités,
  - en cas de lésion susceptible de saigner,
  - en cas de signes hémorragiques.
- Lorsque le nombre de plaquettes est < 30 G/L, la corticothérapie par voie orale (habituellement la prednisone à la dose de 1 mg/kg/jour pendant 2 à 3 semaines) est le traitement de première ligne. Lorsque le syndrome hémorragique est sévère (score hémorragique > 8), l'utilisation des immunoglobulines intraveineuses (IgIV) (0,8-1 g/kg le premier jour, pouvant être répétée une fois dans les 3 jours en fonction de la sévérité du syndrome hémorragique et de l'évolution du chiffre des plaquettes) en association avec les corticoïdes par voie orale est justifiée.
- Les transfusions de plaquettes **ne sont pas indiquées**, sauf dans des cas exceptionnels mettant en jeu le pronostic vital.

TRAITEMENT DE SECONDE LIGNE

- **En cas de PTI persistant (3 à 12 mois d'évolution) ou chronique (> 12 mois d'évolution), ET avec numération plaquettaire < 30 G/L** OU lorsqu'il existe des saignements ou un risque hémorragique, et une inefficacité de l'utilisation séquentielle des corticoïdes ou des IgIV, un traitement de seconde ligne pourra être mis en place par le médecin spécialiste.
- Le traitement de référence **des formes chroniques est la splénectomie** avec un taux de succès de 60 % à 70 %. Dans les formes chroniques, lorsque la splénectomie est contre-indiquée, le traitement peut faire appel aux agonistes du récepteur de la thrombopoïétine (TPO) ou au rituximab (protocole thérapeutique temporaire pour ce dernier).
- Compte tenu du risque de rechute élevé (50 % - 80 %) chez les patients ayant reçu un traitement pour un PTI nouvellement diagnostiqué, la question du traitement des PTI persistants est particulièrement importante. Ce traitement est cependant mal codifié. Il peut faire appel à la dapsone ou au danazol. La place du rituximab et des agonistes de la TPO est également discutée. Aucun de ces traitements ne dispose d'une autorisation de mise sur le marché dans cette indication.
- La splénectomie expose à un risque d'infection par des germes encapsulés. Une **vaccination anti-pneumococcique** par le vaccin polyosidique conjugué 13-valent (Prevenar13®) puis 2 mois après par vaccin polyosidique 23-valent (Pneumo23®). Idéalement, elle doit être réalisée au moins 14 jours avant le geste, sinon, elle sera pratiquée au moins 2 semaines après la splénectomie.
- Une vaccination contre *Haemophilus influenzae* de type b et méningocoque (vaccins conjugués C ou ACYW135) doit également être réalisée.
- Les patients doivent être vaccinés contre la grippe de façon saisonnière.
- Le rituximab entraînant une déplétion lymphocytaire B, il est donc recommandé d'effectuer les vaccinations avant.

Tableau V. RECOMMANDATION DU NOMBRE DE PLAQUETTES NÉCESSAIRES POUR LES ACTES INVASIFS ET L'UTILISATION DES TRAITEMENTS MODIFIANT L'HÉMOSTASE	
SEUIL DE PLAQUETTES	GESTES AUTORISÉS
≥ 100 G/L	– Neurochirurgie majeure – Chirurgie ophtalmologique complexe
≥ 80 G/L	– Rachianesthésie, chirurgie majeure
≥ 50 G/L	– Chirurgie mineure – Ponction et biopsie transcutanées – Ponction lombaire (ce seuil peut être abaissé en fonction du contexte et de l'urgence) : à discuter au cas par cas – Traitements antiagrégants et anticoagulants possibles – Activité sportive ou professionnelle à risque de traumatisme
≥ 30 G/L	– Anesthésie dentaire régionale – Extraction dentaire
≥ 20 G/L	– Détartrage dentaire

▸ Références

1. Godeau B. et Varet B. : Purpura thrombopénique immunologique et autres cytopénies auto-immunes. *Hématologie*, collection FMC sous l'égide de la Société Française d'Hématologie. John Libbey 2010.
2. Smock K.J., Perkins S.L. Thrombocytopenia : an update. *Int J Lab Hematol* 2014 ; 36 : 269-78.
3. Khellaf M., Loustau V., Bierling P., Godeau B. Thrombopénie et grossesse. *Rev Med Int* 2012 ; 33 : 446-52.
4. Gruel Y., Rollin J., Leroux D., Poupard C. Les thrombopénies induites par l'héparine : données récentes. *Rev Med Int* 2014 ; 35 : 174-82.
5. Purpura thrombopénique immunologique de l'enfant et de l'adulte. Protocole national de diagnostic et de soins. http://www.has-sante.fr/portail/upload/docs/application/pdf/2009-12/ald_2_pnds_pti_imune_enft_adulte_web.pdf
6. Rodeghiero F., Ruggeri. ITP and international guidelines : what do we know, what do we need ? *Presse Med* 2014 ; 43. Doi : 10.1016/j.lpm.2014.02.004.

POINTS CLÉS : THROMBOPÉNIE CHEZ L'ADULTE

1. Une thrombopénie est définie par un taux de plaquettes sanguin inférieur à 150 G/L.
2. Le seul diagnostic différentiel est la « fausse » thrombopénie, liée à l'agglutination des plaquettes en présence de l'EDTA du tube de prélèvement. Ce n'est pas une situation pathologique.
3. Les manifestations cliniques dues aux thrombopénies apparaissent généralement au-dessous de 50 G/L. Le plus souvent elles s'expriment sous forme d'un purpura.
4. Lorsque le taux de plaquettes est < 20 G/L, le risque d'hémorragies muqueuses, de ménorragies, d'hémorragies rétiniennes et viscérales est important, une hémorragie cérébro-méningée ou viscérale peut engager le pronostic vital.
5. En l'absence de diagnostic étiologique évident, l'hémogramme et l'analyse du frottis sanguin représentent la pierre angulaire du diagnostic étiologique. L'hémogramme permet de distinguer les thrombopénies isolées des pancytopénies.
6. En dehors d'un contexte évident, et lorsque la thrombopénie n'est pas isolée, le myélogramme est systématique.
7. L'enquête médicamenteuse est essentielle, à la recherche d'un traitement débuté 1 à 2 semaines avant la survenue de la thrombopénie. La thrombopénie immunoallergique à l'héparine (TIH) (de type 2) est un diagnostic clinico-biologique et repose sur la recherche précoce des anticorps anti-facteur 4 plaquettaire (FP4).
8. Le PTI est un diagnostic d'élimination qui repose sur un faisceau d'arguments cliniques et biologiques.
9. Les thrombopénies constitutionnelles peuvent être diagnostiquées à l'âge l'adulte, souvent après l'échec d'un premier traitement pour une autre maladie suspectée.
10. Le traitement de la thrombopénie dépend du diagnostic étiologique. Des précautions concernant les gestes invasifs et les traitements antiagrégants ou anticoagulants doivent être respectées en fonction du taux de plaquettes.

+++ LE COUP DE POUCE DE L'ENSEIGNANT

1. Si une personne consulte pour la découverte fortuite d'un taux de plaquettes à 2 G/L alors qu'elle n'a strictement aucun signe hémorragique, vous devez suspecter en priorité une fausse thrombopénie (agglutination des plaquettes à l'EDTA du tube de prélèvement). En revanche, s'il existe des signes hémorragiques, c'est la leucémie qu'il faut éliminer en urgence. Dans les deux cas, le frottis sanguin apporte la réponse. Le frottis est donc l'examen clé devant une thrombopénie.
2. Dans le cadre d'un PTI, et si le taux de plaquettes est bas, on peut craindre la survenue d'une hémorragie grave (digestive ou cérébrale par exemple). Néanmoins, la survenue de telles hémorragies est rarement brutale mais est quasiment toujours précédée d'hémorragies cutanéo-muqueuses qui constituent des signes d'alerte (ecchymoses, pétéchies, bulles hémorragiques dans la bouche).
3. La corticothérapie dans le PTI est toujours de courte durée. On ne doit plus traiter aujourd'hui les PTI avec des corticothérapies prolongées !
4. Il faut toujours reconsidérer le diagnostic de PTI en cas de thrombopénie résistante aux corticoïdes et/ou aux Immunoglobulines Polyvalentes (thrombopénies constitutionnelles, myélodysplasie, etc.).

CHAPITRE 19

Purpuras chez l'enfant et l'adulte

1. Établir le diagnostic de purpura
2. Rechercher une urgence
3. Rechercher l'étiologie du purpura
4. Quels examens réaliser en première intention devant un purpura ?

OBJECTIFS PÉDAGOGIQUES NATIONAUX

→ Argumenter les principales hypothèses diagnostiques et justifier les examens complémentaires pertinents.

MOTS CLÉS : Purpura ; Thrombopénique ; Vasculaire ; Purpura fulminans ; Vascularites nécrosantes ; Vascularites des cryoglobulinémies ; Vascularite à IgA ; Purpura de Bateman.

- Le purpura est une manifestation dermatologique qui peut révéler des affections systémiques mettant parfois en jeu le pronostic vital. C'est une lésion élémentaire de la peau et/ou des muqueuses due à une extravasation des hématies hors des capillaires.
- **La démarche diagnostique** devant un purpura est la suivante :
  1. Poser le diagnostic de purpura devant des lésions cutanées.
  2. Évoquer deux urgences : une thrombopénie profonde ou un purpura fulminans d'origine infectieuse.
  3. Après avoir éliminé ces deux affections graves, la recherche étiologique s'oriente en fonction de la nature thrombopénique ou vasculaire du purpura.
  4. Cette enquête étiologique se fait parallèlement à la recherche de signes de gravité :
     - En cas de purpura thrombopénique : risque hémorragique.
     - En cas de purpura vasculaire : intensité et localisation du sepsis dans les purpuras vasculaires d'étiologie infectieuse, ou atteinte viscérale grave dans les vascularites systémiques.
- Cette démarche aboutit à un traitement spécifique.

1. Établir le diagnostic de purpura

1.1. Diagnostic de purpura

- Le purpura est une lésion cutanée constituée de taches hémorragiques qui sont soit des éléments punctiformes et lenticulaires (purpura pétéchial correspondant à de petites suffusions cutanées en tête d'épingle, rouges) **(Figure 1)**, soit des traînées linéaires (vibices), soit des lésions de plus grande taille (purpura ecchymotique qui passe par toutes les couleurs de la biligénie) **(Figure 2)**. Ces taches hémorragiques sont rouges ou violacées, elles sont séparées d'un intervalle de peau saine et ne s'effacent pas à la vitro-pression. Elles traduisent l'extravasation de sang hors des vaisseaux **(Figure 3)**. À distance, persiste le pigment ferrique au niveau du derme, qui se traduit par une dermite ocre séquellaire **(Figure 4)**.

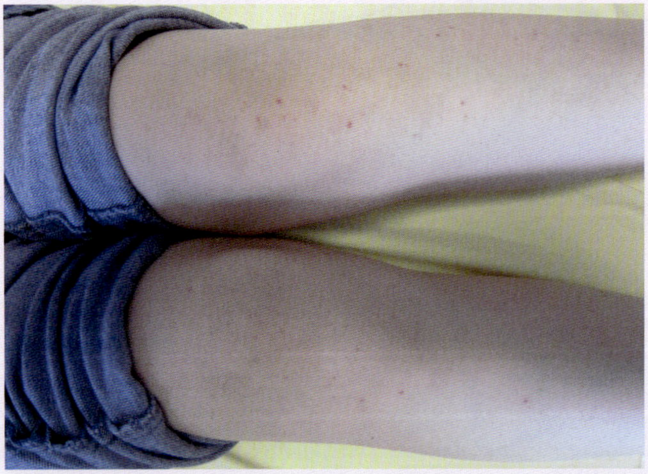

Figure 1.
Femme de 19 ans. Purpura pétéchial des membres inférieurs

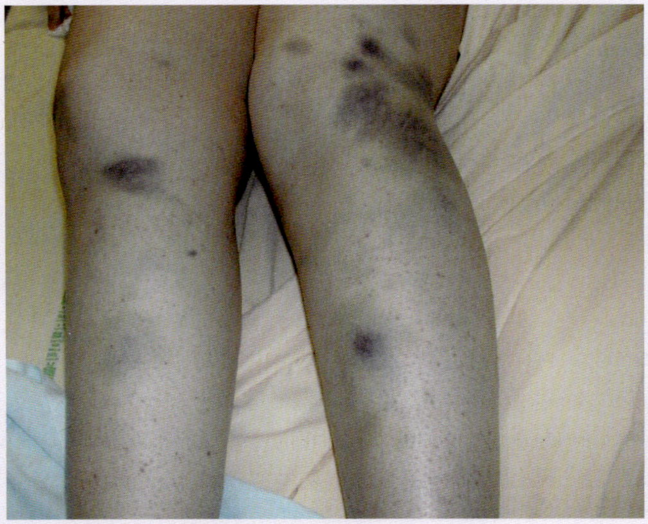

Figure 2.
Purpura ecchymotique des membres inférieurs chez une patiente affectée d'une thrombopénie auto-immune
(Image gracieusement fournie par le Pr Bertrand Godeau, Service de Médecine Interne, Hôpital Henri Mondor, Créteil).

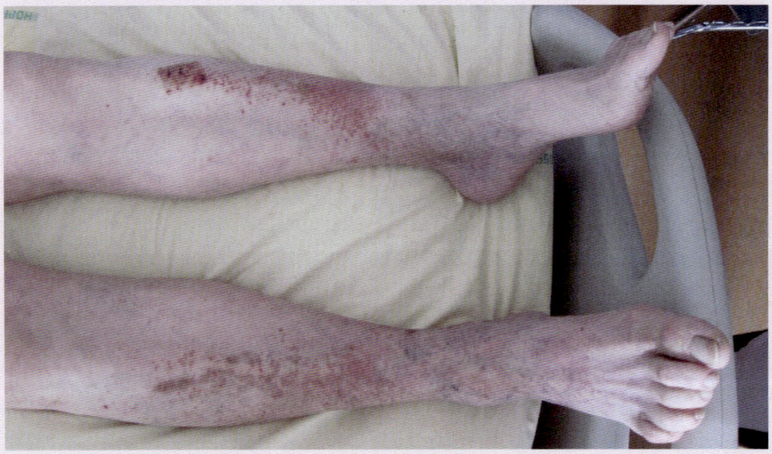

Figure 3.
Purpura des membres inférieurs

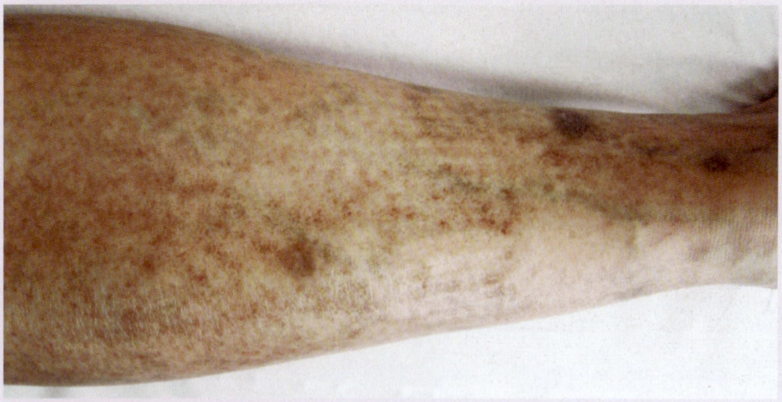

Figure 4.
Jambe droite. Aspect de dermite ocre séquellaire de poussées multiples de purpura vasculaire (patiente souffrant d'une vascularite de cryoglobulinémie)

1.2. Différencier purpura vasculaire et purpura thrombopénique

- **Le purpura résulte de deux principaux mécanismes :** soit une pathologie de la paroi vasculaire dans le cas du purpura vasculaire, soit un trouble de l'hémostase primaire (le plus souvent une thrombopénie, parfois une thrombopathie) dans le cas du purpura thrombopénique.
- L'aspect clinique peut permettre de différencier un purpura vasculaire (**Figures 5, 6)** d'un purpura thrombopénique (**Tableau I**) (**Figure** 7). Un purpura thrombopénique n'est pas en relief et en général n'est pas confluent. Un purpura nécrotique est plutôt l'apanage des purpuras vasculaires.

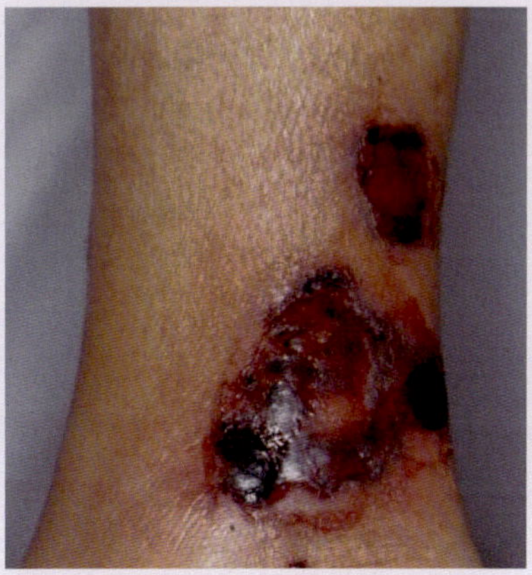

Figure 5.
Jambe droite. Purpura vasculaire
Des bulles peuvent survenir sur les éléments purpuriques et comporter une composante hémorragique et/ou évoluer vers des lésions nécrotiques puis ulcérées.

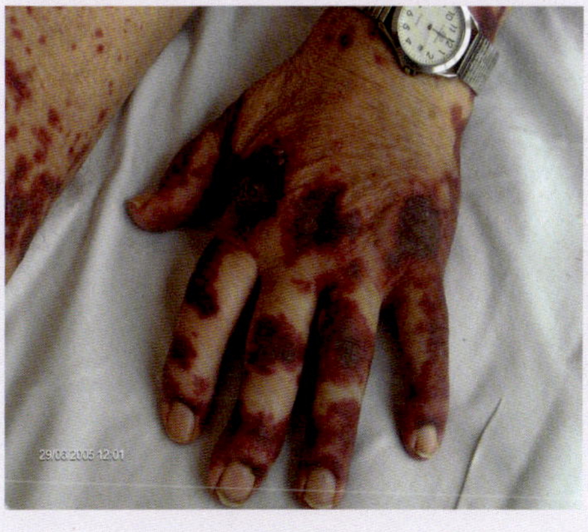

Figure 6.
Main gauche. Vascularite ANCA-positive
Purpura vasculaire étendu, nécrotique, confluent.

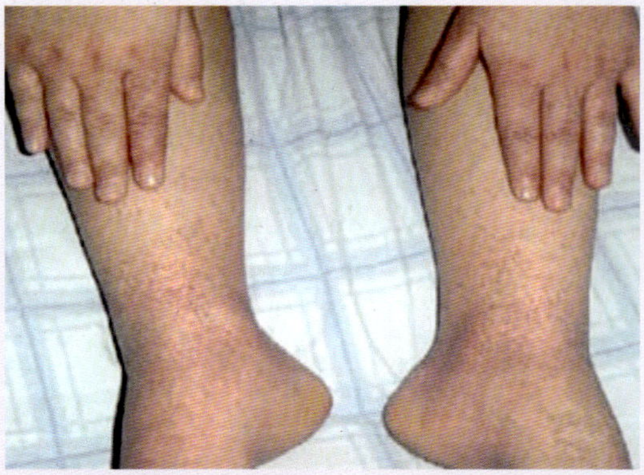

Figure 7.
Purpura pétéchial des membres inférieurs chez une patiente affectée d'une thrombopénie auto-immune
(Image gracieusement fournie par le Pr Bertrand Godeau, Service de Médecine Interne, Hôpital Henri Mondor, Créteil).

Tableau I. CARACTÉRISTIQUES DES PURPURAS THROMBOPÉNIQUES ET VASCULAIRES

	Purpura vasculaire	Purpura thrombopénique
Mécanisme	fragilisation de la paroi vasculaire	Trouble de l'hémostase primaire
Aspect clinique habituel	Infiltré, nécrotique	– Pétéchial et/ou ecchymotique – Non infiltré
Distribution	– Prédomine aux membres inférieurs – Déclive – Aggravé par l'orthostatisme	– Sans prédominance particulière, diffus, même s'il prédomine aux zones déclives – Atteinte muqueuse assez fréquente
Autres sites hémorragiques	Non	– Oui (hématomes, ecchymoses, épistaxis, gingivorragies, bulles hémorragiques intra-buccales ou hémorragies viscérales)
Autres lésions cutanées	Urticaire, bulles ou zones nécrotiques	Non

1.3. Les diagnostics différentiels du purpura

- **Les télangiectasies** sont des dilatations des vaisseaux dermiques superficiels qui s'effacent à la vitropression (autrefois les médecins utilisaient le verre de leur montre à cette fin). On peut les observer dans de nombreuses affections notamment dans la rosacée, la sclérodermie systémique (**Figure 8**), la maladie de Rendu-Osler.

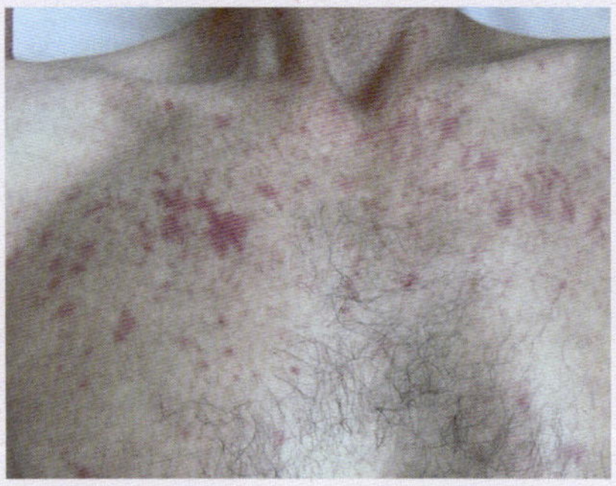

Figure 8.
Homme de 58 ans. Sclérodermie systémique
Télangiectasies multiples du tronc.

- **Les angiomes stellaires** sont des lésions vasculaires dont l'aspect est étoilé, dont le centre est rouge avec des arborisations. La pression du centre de l'étoile vide les arborisations. Lorsque cesse la pression au centre, la coloration réapparaît du centre vers la périphérie. Cette lésion élémentaire peut se voir en dehors de toute pathologie, par exemple au cours de la grossesse, mais est très évocatrice, lorsque les angiomes stellaires sont nombreux, d'une insuffisance hépatocellulaire (**Figure 9**).

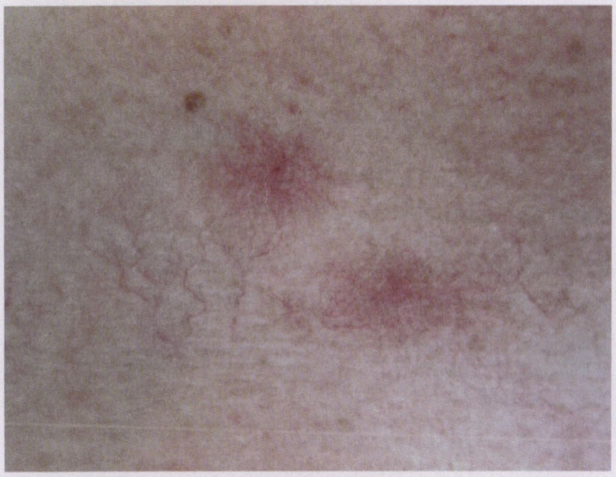

Figure 9.
Angiomes stellaires

- **Les taches rubis** sont des papules rouges ou violacées correspondant à des angiomes et n'ayant aucune signification pathologique (**Figure 10**).

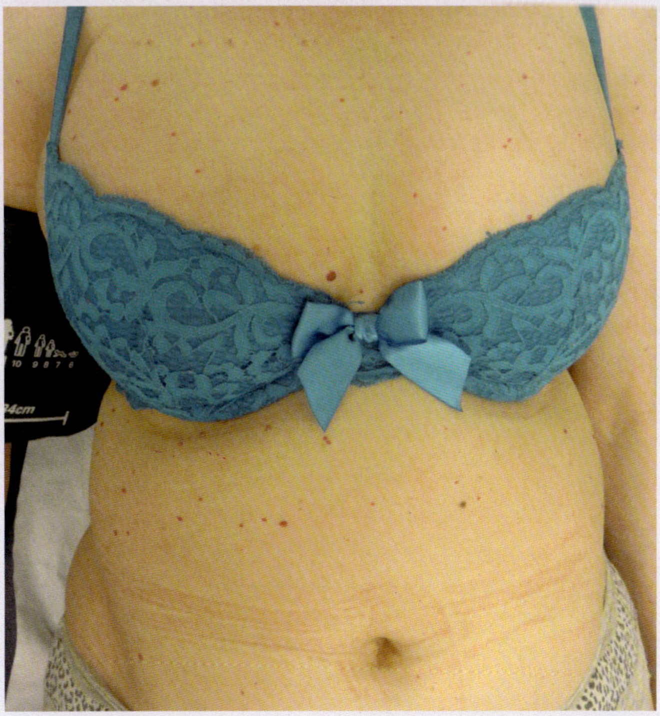

Figure 10.
Taches rubis multiples

- **Les angiokératomes** sont des lésions violacées infiltrées correspondant à des dilatations vasculaires (papules télangiectasiques à surface hyperkératosique). Ils peuvent se voir dans la maladie de Fabry.

2. Rechercher une urgence

- **Le diagnostic de purpura étant établi, il faut en premier lieu éliminer une urgence :**
  - **Deux situations cliniques sont à rechercher systématiquement :**
    - **Une urgence infectieuse, le plus souvent un purpura fulminans** au cours d'une infection à méningocoque, voire à pneumocoque. Les signes à rechercher sont :
      - Fièvre.
      - Signes neurologiques (obnubilation, coma, syndrome méningé).
      - Signes de choc (marbrures, polypnée, collapsus, oligoanurie…).
      - Purpura nécrotique et/ou ecchymotique et/ou extensif (examen clinique complet).
    - **Une urgence hémorragique** liée à une thrombopénie inférieure à 20 000 plaquettes/mm^3. Les signes à rechercher sont :
      - Purpura des muqueuses : bulles hémorragiques des muqueuses (endo-buccales).
      - Epistaxis, gingivorragies, hématurie macroscopique.
      - Ménométrorragies.
      - Hémorragie digestive (méléna, rectorragie, hématémèse).
      - Signes d'hémorragie cérébrale (confusion, coma, déficit focal, crise convulsive).

3. Rechercher l'étiologie du purpura

- La recherche de la cause dépend de la nature du purpura : purpura vasculaire ou purpura thrombopénique. Le contexte clinique et les manifestations associées sont des éléments d'orientation diagnostiques importants (**Tableau II**).

Tableau II. PURPURA VASCULAIRE : ORIENTATION DIAGNOSTIQUE EN FONCTION DU CONTEXTE ET DES MANIFESTATIONS ASSOCIÉES
Purpura et dénutrition
– Scorbut
Purpura et souffle auscultatoire cardiaque
– Endocardite infectieuse
Purpura et fièvre
– Méningococcémies, pneumocoques – Rickettsioses – Endocardite infectieuse – Vascularites systémiques
Purpura et douleurs abdominales
– Purpura rhumatoïde – Périartérite noueuse
Purpura et neuropathie périphérique
– Périartérite noueuse, vascularites ANCA-positives, vascularite des cryoglobulinémies, amylose
Purpura, asthme et hyperéosinophilie
– Granulomatose avec éosinophilie et polyangéite (syndrome de Churg et Strauss)

Purpura et sinusite traînante
– Granulomatose avec polyangéite (granulomatose de Wegener)
Purpura et insuffisance rénale (ou protéinurie)
– Vascularites ANCA-positives, vascularite à IgA (purpura rhumatoïde), vascularite des cryoglobulinémies, lupus érythémateux systémique, amylose
Purpura et cytolyse hépatique
– Hépatites C et vascularite de cryoglobulinémie, périartérite noueuse associée à une infection par le virus de l'hépatite B, hépatite E.
Purpura et anomalies de l'électrophorèse des protéines
– Hypergammaglobulinémie polyclonale: syndrome de Sjögren – Gammapathie monoclonale : vascularite des cryoglobulinémies, amylose – Augmentation des IgA : vascularite à IgA (purpura rhumatoïde)

3.1. Étiologies des purpuras vasculaires

3.1.1. *Les purpuras infectieux*

- **Le purpura fulminans** est défini par l'extension rapide en taille et en nombre des éléments purpuriques, avec au moins un élément nécrotique ou ecchymotique de plus de 3 mm de diamètre, associé à un syndrome infectieux sévère. Le syndrome méningé n'est pas toujours présent. Les méningococcémies, mais également les infections à pneumocoques, sont en cause ; elles peuvent s'accompagner de signes de coagulation intra-vasculaire disséminée (CIVD). Une antibiothérapie par céphalosporines de troisième génération (ceftriaxone 100 mg/kg) doit être débutée dans les plus brefs délais (dès la constatation d'un purpura fébrile) sans attendre la réalisation de la ponction lombaire et encore moins ses résultats.
- **Les endocardites infectieuses** peuvent se révéler par un purpura vasculaire (voir question Endocardites). Dans ce contexte, il faut aussi rechercher un érythème palmo-plantaire, des nodules cutanés d'Osler à la face palmaire des doigts également appelés « faux panaris » et des hémorragies en flammèches sous-unguéales. La mise en évidence d'un souffle à l'auscultation cardiaque et d'une fièvre fait réaliser rapidement des hémocultures et une échographie-doppler cardiaque trans-thoracique puis trans-œsophagienne en cas de négativité de celle-ci.
- **Les rickettsioses** (fièvre boutonneuse méditerranéenne) sont à l'origine de purpura fébrile le plus souvent au retour d'une zone d'endémie.
- D'autres infections virales peuvent être à l'origine de lésions de purpura vasculaire (parvovirus B19, hépatites virales B, C ou E, virus de l'immunodéficience humaine (VIH), Epstein-Barr virus (EBV)). Chez l'enfant, une éruption purpurique en gants et en chaussettes, souvent associée à un œdème des pieds et des mains, est évocatrice d'infection à Parvovirus B19.

3.1.2. *Les purpuras des vascularites ou « angéites »*

- Les vascularites primitives sont divisées en vascularites intéressant les vaisseaux de gros, moyen et petit calibre, selon la nomenclature de Chapel Hill (**Figure 11**). Par définition, les vascularites intéressant les vaisseaux de gros calibre ne donnent pas de vascularite. En revanche, toutes les vascularites des vaisseaux de petit et de moyen calibre peuvent être à l'origine d'un purpura vasculaire (*cf.* chapitre Vascularites systémiques).

Figure 11. Classification des vascularites : nomenclature de Chapel Hill révisée en 2012

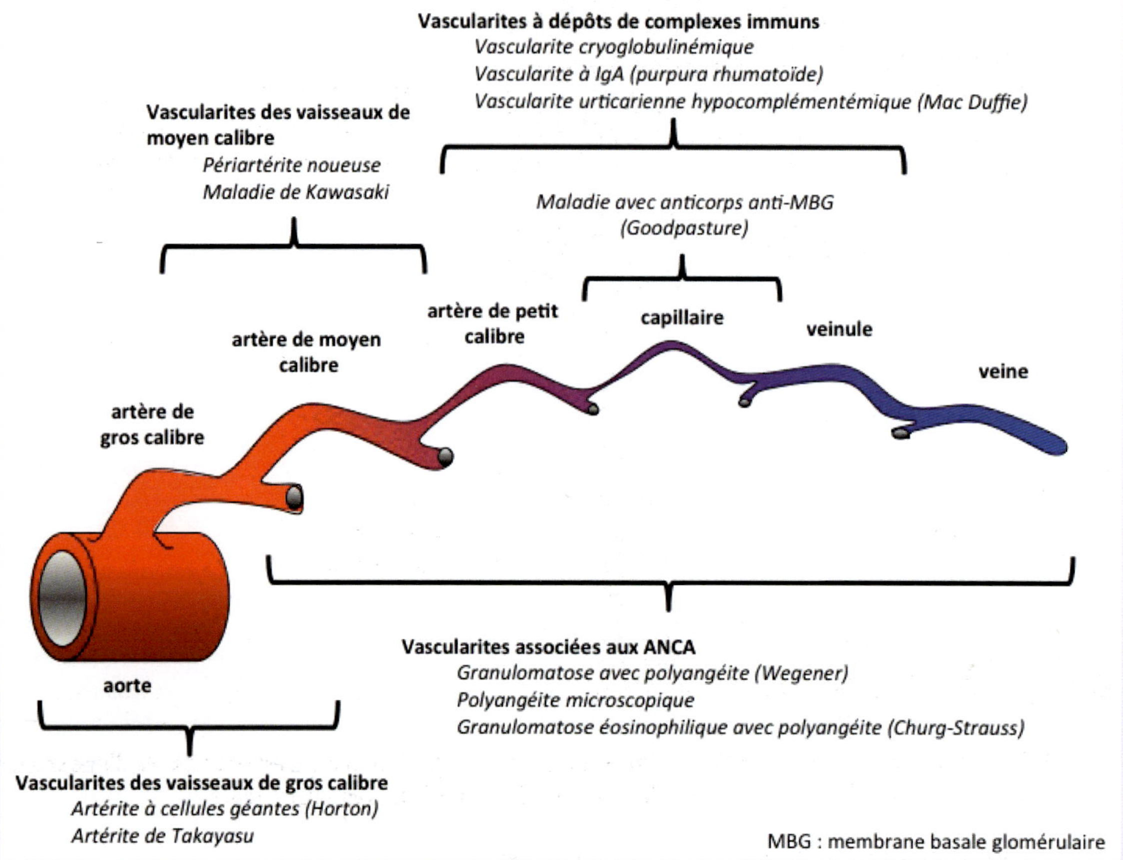

Adapté d'après Jennette et al. Arthritis Rheum, 2013

3.1.2.1. Vascularites des moyens vaisseaux

- **La périartérite noueuse** touche préférentiellement les vaisseaux de moyen calibre. Elle est à l'origine d'un purpura associé à des nodules **(Figure 12)**, à un livedo **(Figures 13, 14),** voire à des ulcérations cutanées. Par ailleurs les signes généraux sont souvent marqués avec amaigrissement, fièvre, altération de l'état général et fréquemment une atteinte neurologique périphérique à type de mono- ou multinévrite. L'atteinte rénale est d'origine vasculaire (elle touche les artères arquées, et épargne les glomérules). Elle est volontiers responsable d'une hypertension artérielle et d'une insuffisance rénale. La recherche d'anticorps anti-cytoplasme de polynucléaires neutrophiles (ANCA) est négative.

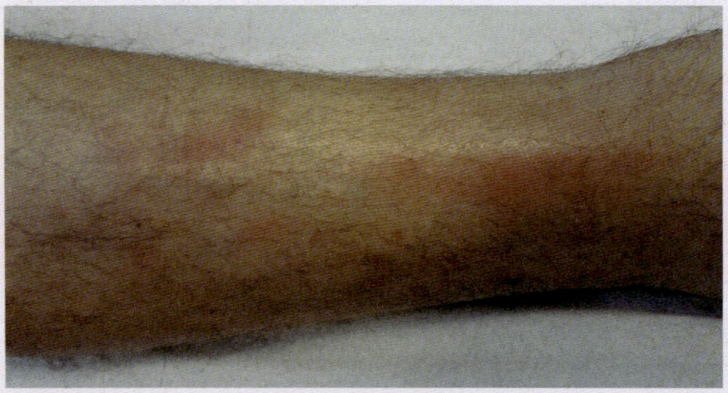

Figure 12.
Périartérite noueuse
Nodules dermiques inflammatoires.
Ici, on ne voit pas encore de purpura.

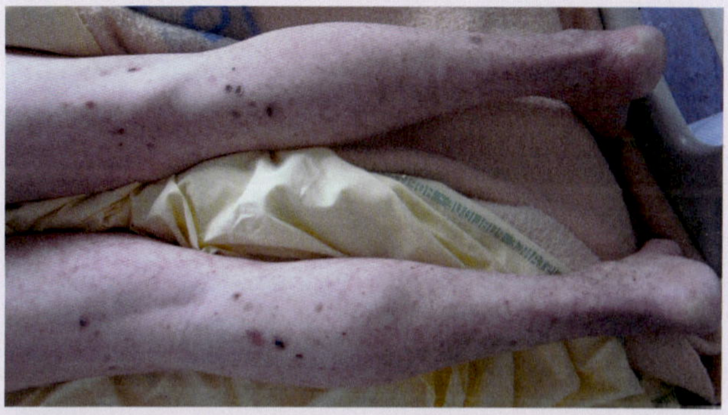

Figure 13.
Périartérite noueuse
Coexistence de lésions de purpura nécrotique et d'un livedo des membres inférieurs.

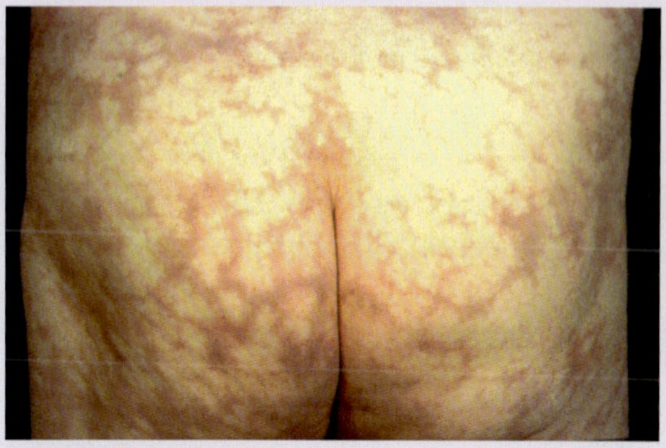

Figure 14.
Périartérite noueuse
Livedo étendu des fesses.

- La maladie de Kawasaki est une maladie quasiment exclusivement pédiatrique qui est responsable d'une vascularite coronaire chez les enfants de 1 à 5 ans. Elle n'est pas à l'origine de lésions purpuriques.

3.1.2.2. Vascularites intéressant les vaisseaux de petit calibre

- **Les vascularites associées aux ANCA :**
  - ***La granulomatose avec polyangéite*** (anciennement granulomatose de Wegener) se caractérise par un purpura associé à une atteinte ORL : rhinorrhée, rhinite croûteuse, sinusite et/ou otite ; une atteinte pulmonaire : nodules et/ou hémorragie intra-alvéolaire ; une atteinte rénale : glomérulonéphrite extracapillaire et dans 85 % des cas des ANCA de fluorescence cytoplasmique en immuno-fluorescence indirecte et de spécificité anti-protéinase 3 en ELISA.
  - ***La granulomatose avec éosinophilie et polyangéite*** (anciennement Churg et Strauss) survient fréquemment sur un terrain atopique. Elle associe un asthme à début tardif, difficile à contrôler qui précède en règle la vascularite systémique, des infiltrats pulmonaires, une hyperéosinophilie et dans 30-40 % des cas des ANCA de fluorescence périnucléaire en immuno-fluorescence indirecte et de spécificité anti-myélopéroxydase en ELISA.
  - ***La polyangéite microscopique***, qui s'accompagne moins souvent que les précédentes de manifestations ORL et en dehors des lésions cutanées de purpura est volontiers responsable d'une glomérulonéphrite extra-capillaire pauci-immune et parfois d'hémorragies intra-alvéolaires. Des ANCA de fluorescence périnucléaire et de spécificité anti-myéloperoxydase sont identifiés dans 60 % des cas.
- **Les vascularites des petits vaisseaux à complexes immuns :**
  - ***Les vascularites associées aux cryoglobulines*** sont des immunoglobulines sériques précipitant au froid et qui se dissolvent lors du réchauffement.

    Trois types sont décrits :

    - **Type 1** : monoclonale plus souvent IgM et associée à une lymphoprolifération de type Macroglobulinémie de Waldenström, IgG dans le cadre d'un myélome multiple ou d'une gammapathie monoclonale de signification indéterminée (MGUS).

- **Type 2** : mixte composée d'immunoglobulines polyclonales de différentes classes dont l'une est monoclonale de type IgM et reconnaît le fragment constant des IgG. Elles sont associées à une infection chronique par le virus de l'hépatite C dans 80 % des cas et en dehors de cette situation à une lymphoprolifération.
- **Type 3** : composée d'immunoglobulines polyclonales de différentes classes (IgG, IgA et IgM). Elle s'observe au cours des maladies auto-immunes mais également dans certaines maladies infectieuses et d'hémopathies.

  Les cryoglobulines sont à l'origine d'un purpura vasculaire, d'un syndrome de Raynaud, de manifestations articulaires inflammatoires, d'une polynévrite et/ou d'une atteinte rénale en rapport avec une glomérulonéphrite membrano-proliférative.

– ***Les vascularites leucocytoclasiques*** sont alors essentiellement responsables de manifestations cutanées à type de purpura mais pas d'atteinte systémique. Il s'agit le plus souvent de vascularites médicamenteuses, mais il peut s'agir de vascularites d'une autre étiologie. Le purpura survient habituellement 7 à 10 jours après l'introduction du médicament. Le tableau clinique peut être préocupant et associer fièvre et hyperéosinophilie. Les médicaments le plus souvent en cause sont les sulfamides antibactériens et les sulfamides hypoglycémiants, les bétalactamines, les tétracyclines, les diurétiques thiazidiques, l'allopurinol, les anti-inflammatoires non stéroïdiens.

– ***Les vascularites à IgA (purpura rhumatoïde, Henoch-Schonlein)***

Cette vascularite est probablement la plus fréquente parmi les purpuras vasculaires. Elle résulte d'un dépôt d'immunoglobulines A (IgA). Le purpura rhumatoïde est plus fréquent chez l'enfant entre 3 et 15 ans. L'incidence annuelle est estimée entre 1/6 660 et 1/4 880 chez l'enfant. La triade caractéristique associe des douleurs abdominales, des douleurs articulaires (grosses articulations des membres inférieurs) et un purpura déclive parfois très étendu (**Figure 15**). Généralement il n'y a pas de fièvre associée.

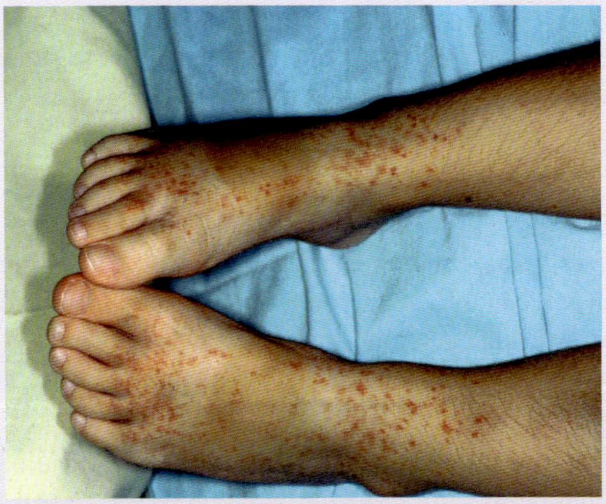

Figure 15.
Vascularite à IgA
Purpura vasculaire des membres inférieurs chez une enfant de 11 ans.

- Les lésions régressent spontanément en quelques jours et, dans 80 % des cas sans récidive. Les douleurs abdominales sont communes. L'atteinte digestive peut se compliquer d'hémorragie gastro-intestinale engageant le pronostic vital. Une augmentation des IgA sériques est notée dans 50 % des cas. L'atteinte rénale conditionne le pronostic de la maladie et impose une surveillance de la protéinurie dans les mois qui suivent le diagnostic.
- La biopsie cutanée met en évidence des lésions de vascularite sans nécrose fibrinoïde. L'examen en immunofluorescence met en évidence des dépôts d'IgA.

3.1.2.3. Connectivites

- Un purpura vasculaire peut se voir au cours de la plupart des connectivites, telles que le syndrome de Sjögren, le plus souvent en association à une cryoglobulinémie, le lupus érythémateux systémique, les connectivites mixtes, le syndrome des anti-phospholipides.

3.1.3. Les purpuras par fragilité vasculaire

- Chez les sujets âgés, le purpura sénile de Bateman est associé à une atrophie cutanée importante (**Figure 16**). Un aspect superposable s'observe au cours des corticothérapies prolongées à fortes doses (**Figure 17**).

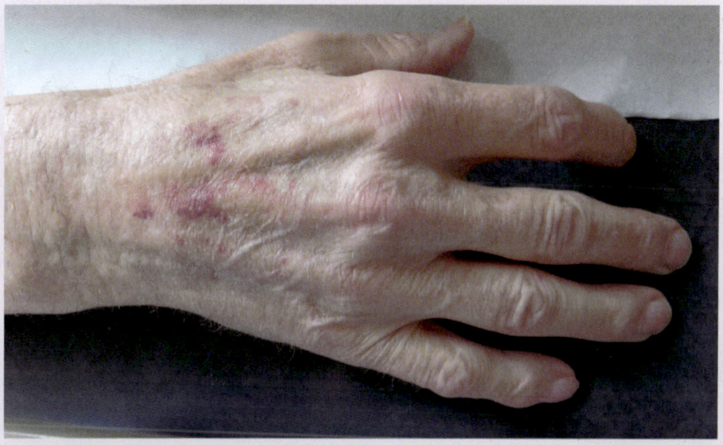

Figure 16.
Purpura sénile de Bateman
Homme de 76 ans. Corticothérapie inhalée.

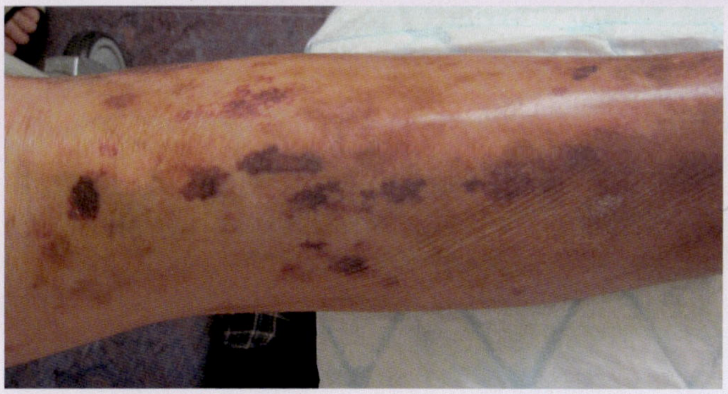

Figure 17.
Purpura sénile de Bateman
Homme de 78 ans, corticothérapie générale à forte dose prolongée. Jambe gauche.

- La fragilité vasculaire peut être secondaire à une anomalie du collagène chez les patients dénutris au cours du **scorbut** (carence en vitamine C). Le purpura est périfolliculaire et s'associe à d'autres signes hémorragiques et à une atteinte gingivale.
- La paroi vasculaire peut être altérée par des dépôts au cours de **l'amylose.** La localisation la plus caractéristique est périorbitaire. D'autres manifestations sont alors présentes : atteinte rénale glomérulaire, insuffisance cardiaque, neuropathie périphérique.

3.1.4. Les purpuras thrombotiques et emboliques

- La sémiologie clinique permet parfois de différencier les purpuras des vascularites des purpuras thrombotiques. Le purpura thrombotique réalise des lésions nécrotiques souvent de grande taille, entourées d'un liseré purpurique qui fait évoquer une thrombose. Il n'y a pas, comme dans les vascularites, d'association à des lésions morphologiquement différentes. Néanmoins, c'est souvent la biopsie cutanée qui fait la différence entre les deux tableaux. Les causes sont multiples :
  - La coagulation intravasculaire disséminée (CIVD) : elle s'installe en quelques heures, réalisant un purpura extensif, ecchymotique et nécrotique. Les causes sont multiples : infectieuses, néoplasiques, post-transfusionnelles, etc.

- Les nécroses cutanées induites par l'héparine : elles apparaissent entre 5 et 25 jours après le début du traitement. Le purpura est souvent localisé aux points d'injection. Le diagnostic repose sur la mise en évidence des anticorps anti-héparine (anti-PF4).
- Les déficits hétérozygotes en protéine C ou S peuvent entraîner des lésions purpuriques ou nécrotiques, après prise d'anticoagulants oraux (anti-vitaminiques K (AVK)) dans les 10 jours suivant le début du traitement.
- Le syndrome des antiphospholipides peut donner des thromboses mimant une vascularite (un livedo est alors souvent observé) **(Figure 18).**

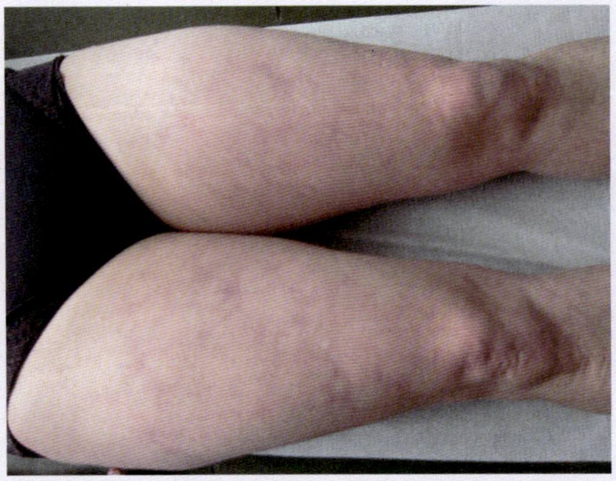

Figure 18.
Femme de 45 ans. Syndrome des antiphospholipides. Livedo des cuisses.

- Chez un patient athéromateux, peuvent apparaître des emboles distaux de cholestérol au décours d'un geste endovasculaire (coronarographie par exemple) ou de la mise sous AVK. Les lésions purpuriques des membres inférieurs s'associent à d'autres lésions comme les orteils bleus et/ou un livedo. Les pouls distaux sont conservés.

3.2. Étiologies des purpuras thrombopéniques

- Les étiologies sont celles des thrombopénies, mais le purpura ne s'observe habituellement que si le taux de plaquettes est inférieur à 30 000/mm^3.
- Les étiologies des thrombopénies sont centrales ou périphériques. Le myélogramme s'il est riche en mégacaryocytes oriente vers une origine périphérique. Si les mégacaryocytes sont absents, il s'agit d'une thrombopénie centrale.
- La prise en charge varie suivant l'étiologie.

3.2.1. Purpura thrombopénique immunologique (PTI) *(cf. item 120 thrombopénies de l'adulte)*

- Le PTI est un diagnostic d'élimination qui repose sur un faisceau d'arguments cliniques et biologiques, avec un recours au myélogramme qui n'est plus systématique dès lors qu'une analyse rigoureuse des éléments cliniques et du frottis sanguin montre que la thrombopénie est isolée (*cf.* item 120 thrombopénies de l'adulte). Aucun test ne permet d'affirmer par lui-même le diagnostic de PTI. Poser le diagnostic de PTI nécessite d'avoir éliminé :
  - une thrombopénie centrale (ex : syndrome myélodysplasique)
  - une séquestration splénique ; la thrombopénie est alors souvent modérée, rarement < 50 G/L
  - une consommation en rapport avec une CIVD ou une microangiopathie.
- Le purpura thrombopénique immunologique représente la première maladie auto-immune de l'enfant, caractérisée par la survenue rapide d'un purpura ou d'ecchymoses et d'une thrombopénie profonde. L'état général est conservé et l'examen clinique est toujours normal en dehors des signes hémorragiques. L'hémogramme ne montre pas d'anomalies des autres lignées et le frottis sanguin est normal. Dans ces conditions il n'y a pas lieu de pratiquer un myélogramme. Un traitement (corticothérapie à forte dose et de courte durée associée ou non aux immunoglobulines IV selon le risque hémorragique) est envisagé en cas de thrombopénie inférieure à 30 000 mm^3 et/ou de saignement actif. La réponse thérapeutique rapide renforce le diagnostic.

- Chez l'adulte, le myélogramme est recommandé au-delà de 60 ans, en cas de non-réponse au traitement, en présence d'une splénomégalie et/ou adénopathies, et en cas d'anomalie sur les autres lignées hématopoïétiques (macrocytose par exemple). L'évolution est le plus souvent chronique chez l'adulte à la différence de l'enfant.

3.2.2. Purpura thrombopénique par consommation

- En cas de purpura avec thrombopénie, la recherche d'un trouble de l'hémostase associé (CIVD) ou d'arguments en faveur d'une microangiopathie thrombotique (syndrome hémolytique et urémique, purpura thrombotique thrombocytopénique) sera systématique. Une exploration simple de l'hémostase (temps de prothrombine [TP], temps de céphaline activée [TCA], fibrinogène) est habituellement suffisante pour dépister une CIVD.
- La recherche de schizocytes est systématique devant une thrombopénie et leur présence en grand nombre oriente vers une microangiopathie thrombotique. Chez l'enfant, un contexte de diarrhée fébrile, une anémie hémolytique associée, une insuffisance rénale, la présence de schizocytes au frottis sont des éléments évocateurs du diagnostic de syndrome hémolytique et urémique. Chez l'adulte, il s'agira plus souvent d'un purpura thrombotique thrombocytopénique en rapport avec un déficit de la métalloprotéase ADAMTS 13. Il sera révélé cliniquement par des troubles neurologiques, l'insuffisance rénale étant plus rare.

3.2.3. Purpura thrombopénique par anomalie de répartition

- La principale cause est la cirrhose avec hypersplénisme. Cependant, les plaquettes sont peu souvent à moins de 30 000/mm^3 et les syndromes hémorragiques sont rarement observés, favorisés par l'existence de troubles de l'hémostase secondaire associés.

3.2.4. Purpuras en rapport avec une thrombopénie par insuffisance de production (centrale)

- La nécessité de confirmer une thrombopénie centrale et d'orienter le diagnostic impose parfois la réalisation d'un myélogramme. Celui-ci objective une moelle pauvre en mégacaryocytes et peut révéler la présence de cellules anormales (cellules leucémiques ou blastes, envahissement médullaire dans le cadre d'une hémopathie lymphoïde ou myéloïde, syndromes myélodysplasiques fréquents chez le sujet âgé, cellules extra-hématopoïétiques en cas de métastase médullaire d'un carcinome) ou la présence d'une moelle pauvre avec atteinte des trois lignées (aplasie médullaire constitutionnelle ou acquise, radiothérapie, toxicité d'une chimiothérapie).
- Une thrombopénie centrale peut également s'observer lors des carences vitaminiques en folates ou en vitamine B12. Il existe alors souvent une anomalie des autres lignées et le myélogramme révèle une mégaloblastose.
- L'alcool a une toxicité directe sur la mégacaryopoïèse, responsable parfois d'une thrombopénie très importante, surtout chez un patient également carencé en folates.
- **Chez l'enfant**, le myélogramme doit être effectué devant des symptômes pouvant évoquer une leucémie aiguë : altération de l'état général, douleurs osseuses, anomalies des autres lignées, et avant de débuter une corticothérapie pour un PTI. Cependant une leucémie aiguë est exceptionnellement découverte devant une thrombopénie isolée. En revanche d'autres pathologies médullaires peuvent être à l'origine d'une thrombopénie centrale (amégacaryocytose, aplasies médullaires constitutionnelles ou acquises).
- Une thrombopénie constitutionnelle peut être révélée par des signes hémorragiques si une thrombopathie est associée. Les antécédents familiaux de thrombopénie permettent en général d'orienter le diagnostic.

3.2.5. Purpuras sans thrombopénie mais avec dysfonctionnement plaquettaire (thrombopathie)

- Il s'agit d'affections héréditaires ou acquises, liées à un trouble de la qualité des plaquettes, le chiffre plaquettaire étant sensiblement normal.
- Les thrombopathies acquises sont les plus fréquentes mais habituellement peu hémorragiques. Le plus souvent elles sont d'origine médicamenteuse (prise d'acide acétylsalicylique, d'anti-inflammatoires non-stéroïdiens (AINS) par exemple) ou sont observées dans les syndromes myéloprolifératifs lorsque le taux de plaquettes est très élevé.

- Les thrombopathies constitutionnelles sont au contraire rares, mais ont une expression clinique avec accidents hémorragiques prédominants (muqueuses, ménométrorragies), le purpura étant rare. On citera par exemple la thrombasthénie de Glanzmann, pathologie liée à l'absence de récepteur plaquettaire au fibrinogène indispensable à l'agrégation des plaquettes.

4. Quels examens réaliser en première intention devant un purpura ?

4.1. Éliminer un purpura fulminans

- Hémocultures et ponction lombaire en urgence en cas de contexte fébrile. Dans le doute, en cas d'état général altéré une antibiothérapie par céphalosporine de troisième génération sera débutée sans attendre les résultats. Si la ponction lombaire ne peut être réalisée immédiatement (camion du SAMU) l'antibiothérapie sera débutée avant même de faire la ponction lombaire, qui sera faite à l'arrivée aux urgences.

4.2. Orienter le diagnostic étiologique, en prescrivant des examens complémentaires toujours orientés par les données cliniques

- **Purpura thrombopénique**
  - ***Thrombopénie centrale :*** dosages de folates et de vitamine B12, myélogramme, caryotype, biopsie ostéo-médullaire.
  - ***Thrombopénie périphérique :***
    - Consommation : hémostase, fibrinogène, d-dimères (dans l'hypothèse d'une CIVD) ; recherche de schizocytes et d'une anémie hémolytique (dans l'hypothèse d'une microangiopathie thrombotique) ; dosage d'anti-PF4/héparine (dans l'hypothèse d'une thrombopénie induite par l'héparine).
    - PTI : NFS sur tube citraté, frottis sanguin, créatinine, TP, TCA, fibrinogène, bilan hépatique, électrophorèse des protides sériques, dosage pondéral des immunoglobulines, sérologies VIH, VHB, VHC, Ac anti-nucléaires, TSH et Ac anti-thyroïdiens, groupe sanguin, agglutinines irrégulières (d'après le protocole national de diagnostic et de soins (PNDS) (*cf.* item 120 Thrombopénies de l'adulte).
- **Purpura vasculaire**
  - Biopsie cutanée avec étude en IF directe
  - NFS, Plaquettes, TP-TCA
  - Créatininémie
  - ASAT, ALAT, GGT, PAL
  - Électrophorèse des protéines sériques
  - Dosage des IgA
  - ANCA, AAN, anti-ECT, anti-DNA, cryoglobulinémie
  - CH50, C4, C3
  - Anticoagulant circulant lupique, anticorps anticardiolipines, anti-β2GP1
  - Sérologies VHC, VHB, VHE, VIH1-2
  - Protéinurie (rapport sur créatininurie et/ou des 24 heures)
  - Hématurie microscopique
  - Radiographie thoracique
  - Si fièvre : hémocultures multiples et échographie cardiaque

Références

1. Purpura vasculaire. Hervé Levesque. Maladies Rares en Médecine d'Urgence. Yann-Erick Claessens et Luc Mouthon. Springer. 2013 ; 173-188.
2. Sémiologie Médicale. Loïc Guillevin. Lavoisier. 2004.

POINTS CLÉS : PURPURAS CHEZ L'ENFANT ET L'ADULTE

1. Tout purpura aigu peut inaugurer une maladie grave et doit de ce fait faire l'objet d'un diagnostic urgent : thrombopénie avec recherche de signes hémorragiques (épistaxis, ménométrorragies) et infection (méningococcémie, endocardite bactérienne).
2. Devant tout purpura aigu faire une numération plaquettaire afin d'éliminer un purpura thrombopénique.
3. Chez un enfant, devant un purpura vasculaire, il faut éliminer un purpura fulminans (méningococcémie) avant d'évoquer le diagnostic de purpura rhumatoïde.
4. Le purpura fulminans impose un traitement antibiotique immédiat, avant même la réalisation de la ponction lombaire si celle-ci n'est pas possible immédiatement et un transfert en extrême urgence dans un service de réanimation médicale.
5. Un purpura vasculaire (infiltré, nécrotique) doit faire l'objet d'une biopsie cutanée permettant d'identifier les lésions de vascularite avec étude en immunofluorescence.
6. Un purpura vasculaire doit faire rechercher une atteinte viscérale (rénale, digestive, neurologique) qui grève le pronostic.

+++ LE COUP DE POUCE DE L'ENSEIGNANT

1. Un purpura thrombopénique périphérique aigu est le plus souvent d'origine infectieuse ou médicamenteuse.
2. Devant un purpura vasculaire, la clé du diagnostic est dans les symptômes extra-cutanés.
3. Devant un purpura vasculaire, d'autant plus qu'il n'y a pas d'atteinte viscérale et que la biopsie met en évidence une vascularite leucocycoclasique, toujours penser à réinterroger le patient sur la prise de médicament, les vascularites médicamenteuses étant souvent responsables de lésions cutanées isolées.
4. La biopsie cutanée est un élément clé du diagnostic de vascularite. Idéalement elle sera effectuée à partir d'une lésion récente et infiltrée. Une deuxième biopsie permet un examen en immunofluorescence (dépôts d'IgA dans une vascularite à IgA, immunofluorescence négative dans les vascularites associées aux ANCA).
5. Dans un contexte de fièvre, devant un purpura vasculaire, après avoir évoqué un purpura fulminans (méningococcémie), penser aux endocardites infectieuses et aux gonococcémies.

Syndrome mononucléosique

Chapitre 20

1. Définition du syndrome mononucléosique
2. Épidémiologie (sujet jeune, hors immunosuppression)
3. Physiopathologie, histoire naturelle
4. Diagnostic positif
5. Diagnostic étiologique
6. Diagnostic différentiel du syndrome mononucléosique

OBJECTIFS PÉDAGOGIQUES NATIONAUX

→ Argumenter les principales hypothèses diagnostiques devant un syndrome mononucléosique et justifier les premiers examens complémentaires les plus pertinents.

MOTS CLÉS : Syndrome mononucléosique ; Mononucléose infectieuse ; Epstein Barr virus ; Cytomégalovirus ; VIH ; Toxoplasmose.

Introduction

- La définition du syndrome mononucléosique est hématologique et cytologique. Ce syndrome regroupe des causes infectieuses aiguës, dont l'évolution est le plus souvent spontanément favorable, et de rares causes médicamenteuses.
- Le diagnostic étiologique est important, car la présentation clinique, polymorphe, est peu spécifique et doit être distinguée de pathologies hématologiques malignes.
- Ne seront traités dans ce chapitre que les syndromes mononucléosiques survenant chez l'adulte immunocompétent.

1. Définition du syndrome mononucléosique

Il s'agit d'un **syndrome biologique** caractérisé par la présence dans le sang de **cellules mononuclées *activées (de grande taille)***, en réponse à une stimulation immunitaire de l'hôte par un agent infectieux. Le diagnostic repose sur la **formule leucocytaire**, qui retrouve **> 50 % de lymphocytes et ≥ 10 % de lymphocytes activés.**

- La **présentation clinique** du syndrome mononucléosique associe :

1. des signes généraux : **fièvre** et **asthénie**,
2. une **polyadénopathie** et plus rarement une splénomégalie,
3. généralement une **pharyngite** dont la présence et le siège varient en fonction de l'étiologie virale. D'autres symptômes sont observés en fonction de l'étiologie : éruption cutanée, ulcérations buccales et/ou génitales, troubles digestifs.

2. Épidémiologie (sujet jeune, *hors immunosuppression*)

- Les syndromes mononucléosiques surviennent chez l'enfant et le jeune adulte.
- La majorité des syndromes mononucléosiques sont secondaires à une **primo-infection** par le virus Epstein-Barr (**EBV**), le cytomégalovirus (**CMV**), le virus de l'immunodéficience humaine (**VIH**) et ***Toxoplasma gondii***. Ils peuvent également être observés avec d'autres virus (adénovirus, virus des hépatites, *human herpès virus-6* (HHV-6), *human T lymphotropic virus* (HTLV-1), fièvres éruptives...), au cours d'infections bactériennes (bartonellose, rickettsiose, tuberculose, brucellose, syphilis...) et de réactions d'hypersensibilité médicamenteuse.

3. Physiopathologie, histoire naturelle

- Le syndrome mononucléosique correspond à la réaction immune en réponse à des antigènes étrangers, caractérisée par la présence de **cellules immunitaires activées**, essentielles pour contrôler l'infection aiguë *via la synthèse d'interféron gamma et d'interleukine-2*. Ces cellules apparaissent dans les premières semaines de l'infection. Elles comportent des **lymphocytes T cytotoxiques activés** (T $CD3^+$ $CD8^+$ $HLA\text{-}DR^+$) et des **cellules natural killer** (NK $CD3^-$ $CD16^+$). La stimulation lymphocytaire entraîne une hyperplasie ganglionnaire voire splénique. Elle persiste **plusieurs semaines à plusieurs mois** selon l'agent inducteur.

4. Diagnostic positif

- Il repose sur la **numération formule sanguine** (NFS) **et frottis sanguin : hyperlymphocytose** (> 4 000/mm^3 (x 10^9/L) chez l'enfant > 12 ans et l'adulte) constituée de > **50 % de lymphocytes et ≥ 10 % de cellules polymorphes d'aspect atypique.**
- **Sur le frottis, les cellules lymphoïdes sont de taille variable, associant des lymphocytes normaux et des lymphocytes activés de plus grande taille avec une chromatine dense et un cytoplasme augmenté de volume** et hyperbasophile. Le polymorphisme des cellules sur le frottis est caractéristique du syndrome mononucléosique. Il n'existe pas de cellules blastiques. Les autres lignées cellulaires sont normales, en dehors d'une possible thrombopénie. Il ne faut donc pas confondre syndrome mononucléosique et monocytose !

5. Diagnostic étiologique

- **Le diagnostic étiologique repose sur la caractérisation de l'agent infectieux.**

5.1. EBV

- La primo-infection à EBV représente environ 80 % des syndromes mononucléosiques même si elle reste le plus souvent asymptomatique. La séroprévalence de l'EBV est de 100 % dans les pays à faibles ressources économiques, et d'environ 50 % dans les autres pays.
- Elle réalise le tableau de **mononucléose infectieuse**, rencontrée chez l'enfant et l'adulte jeune. L'EBV infecte les cellules via le récepteur CD21 présent sur les lymphocytes B et sur les cellules endothéliales de l'oro-pharynx. Les cellules infectées dans la cavité buccale produisent de l'EBV, expliquant sa **transmission salivaire**. La période d'incubation virale est de 4 à 6 semaines. Une excrétion virale asymptomatique persiste pendant 12 à 18 mois après la primo-infection. Le virus persiste ensuite à l'état latent pendant toute la vie.

5.1.1. *Présentation clinique*

- **Elle est le plus souvent asymptomatique. Dans les formes symptomatiques, elle associe :**
  - **fièvre élevée persistante ;**
  - **angine** : pharyngite érythémateuse (**Figure 1**) ou érythémato-pultacée, pseudo-membraneuse avec amygdalite ;
  - **polyadénopathie** : atteinte symétrique des **chaînes cervicales postérieures** prédominantes sur les chaînes antérieures, avec atteinte possible d'autres sites ganglionnaires périphériques ;
  - **autres signes** : asthénie constante ; splénomégalie fréquente (60 % des cas) ; céphalées ; éruption maculo-papuleuse (survenant le plus souvent après l'administration d'antibiotiques) ; myalgies ; troubles digestifs.

5.1.2. *Diagnostic biologique*

- Il repose sur :
  - **NFS** : syndrome mononucléosique avec habituellement > 10 000 lymphocytes/mm^3 ; thrombopénie modérée (100-150 000 G/L) et neutropénie possibles ;

- **Bilan hépatique** : cytolyse fréquente modérée et cholestase rare ;
- **Autres tests biologiques** : normaux (syndrome inflammatoire absent ou modéré) ;
- **Sérologie EBV** :
  - **MNI test :** test rapide de détection des IgM anti-EBV dont la sensibilité est imparfaite (50-85 %) ; les tests spécifiques de détection des anticorps anti-EBV doivent être réalisés en cas de syndrome mononucléosique avec MNI test négatif ;
  - **Anticorps anti-viral capsid antigen** (VCA) : présence d'**IgM** et d'**IgG anti-VCA** pendant la phase symptomatique, avec négativation des IgM à distance de la primo-infection et persistance des IgG ;
  - **Anticorps anti-early antigen** (EA) : présence d'**IgG anti-EA** pendant la phase symptomatique, avec négativation à distance ; ces anticorps peuvent être absents au cours de la mononucléose infectieuse et font privilégier la recherche d'anti-VCA ;
  - **Anticorps anti-EBV nuclear antigen** (EBNA) : apparition des IgG anti-EBNA plus tardive au cours de l'infection latente ; leur présence exclut une primo-infection en cours.

- Le **diagnostic sérologique** d'une mononucléose infectieuse repose sur la positivité du **MNI test**, ou, en cas de négativité de celui-ci devant un tableau clinico-biologique compatible, sur la présence constante des **IgM et IgG anti-VCA**.
- La recherche d'IgG anti-EBNA est négative en primo-infection et leur présence, qui témoigne d'une immunité ancienne, élimine le diagnostic de primo-infection EBV (voir **Figure 1**).

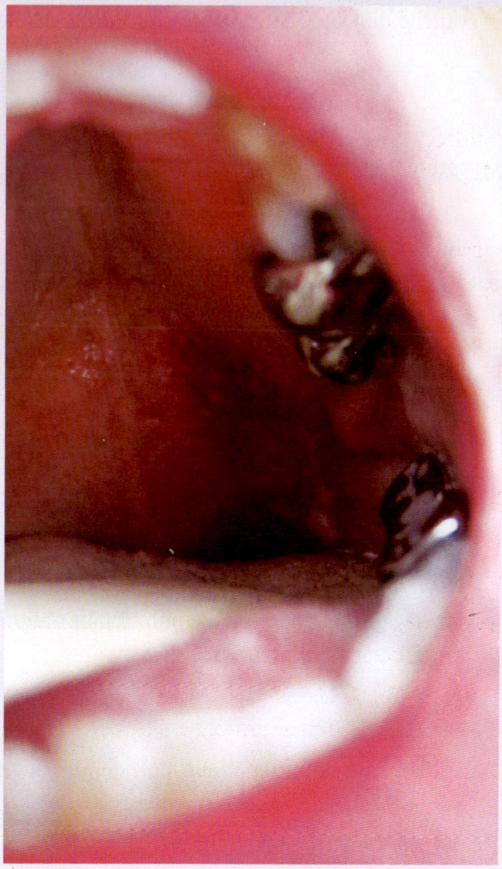

Figure 1. **Pharyngite érythémato-pultacée contemporaine d'une primo-infection EBV chez une femme de 23 ans.**

– **Virémie EBV** : la détection du virus par amplification (*polymerase chain reaction*, PCR) ADN dans le sang n'est pas réalisée dans la mononucléose infectieuse de présentation typique chez un enfant ou un adulte immunocompétent. Elle peut être utile en cas de difficulté d'interprétation des tests sérologiques, pour confirmer précocement le diagnostic de mononucléose infectieuse et éliminer un syndrome lymphoprolifératif avec une présentation rapidement évolutive.

- Au total, **la mononucléose infectieuse est la cause la plus fréquente des syndromes mononucléosiques**. Les symptômes et anomalies biologiques régressent en quelques semaines chez le sujet immunocompétent, en dehors de l'asthénie qui peut persister plusieurs mois. Le traitement est symptomatique et il n'existe pas de traitement antiviral susceptible de raccourcir l'évolution clinique. Les complications cliniques sont exceptionnelles dans la phase aiguë : rupture splénique, atteinte cardiaque et/ou neurologique, syndrome d'activation macrophagique.

  L'EBV persiste à l'état latent dans l'organisme et est associé au risque de survenue de **syndromes lymphoprolifératifs** (lymphomes hodgkinien et non hodgkinien) et de **cancers du nasopharynx** EBV-induits, qui est augmenté chez les patients immunodéprimés (transplantation, infection VIH, déficits immunitaires primitifs ou secondaires à un traitement immunosuppresseur).

5.2. CMV

- La primo-infection à **CMV** représente environ 50 % des syndromes mononucléosiques non liés à l'EBV. Elle survient chez l'enfant et l'adulte jeune. La séroprévalence du CMV est de 100 % dans les pays à faibles ressources économiques, et d'environ 50 % dans les autres pays. Elle augmente avec l'âge chez l'adulte.
- Le CMV infecte les cellules immunitaires (monocytes, cellules dendritiques) et les cellules souches hématopoïétiques. Il est retrouvé dans la plupart des liquides biologiques de l'organisme (sang, urines, sécrétions génitales, salive, larmes, lait maternel...), avec pour corollaire de **multiples voies de transmission**. La période d'incubation virale est de 3 à 8 semaines. Le virus persiste ensuite à l'état de latence toute la vie.
- La primo-infection à CMV est bénigne chez l'adulte. En revanche, le CMV entraîne des infections néonatales graves après contamination en période périnatale.

5.2.1. *Présentation clinique*

- Elle est le plus souvent asymptomatique. Dans les formes symptomatiques, elle constitue un **syndrome viral aigu** avec :
  – **fièvre élevée persistante** accompagnée de **frissons, arthralgies, myalgies, céphalées, asthénie ;**
  – **autres signes** : **splénomégalie** fréquente (40 % des cas) ; **colite** avec diarrhée et douleurs abdominales ; polyadénopathie, hépatomégalie et angine rares, qui différencient la primo-infection à CMV de la mononucléose infectieuse.

5.2.2. *Diagnostic biologique*

- Il repose sur :
  – **NFS** : syndrome mononucléosique avec > 5 000 lymphocytes/mm^3 ; **thrombopénie** et neutropénie modérées ; anémie absente ou modérée (11-12 g/dL) ;
  – **Bilan hépatique** : cytolyse fréquente (prédominant sur les ALAT) et cholestase en règle modérées ;
  – **Autres anomalies** : syndrome inflammatoire modéré et hyper-gamma-globulinémie polyclonale ; anomalies auto-immunes transitoires possibles avec Coombs érythrocytaire positif, présence d'anticorps anti-nucléaires, de facteur rhumatoïde et d'agglutinines froides ;
  – **Sérologie CMV** :
    ▶ présence d'IgM anti-CMV puis d'IgG anti-CMV pendant la phase symptomatique, dont le titre augmente à 2 semaines d'intervalle ;
    ▶ à distance de la primo-infection, négativation des IgM et persistance des IgG ;

Le **diagnostic sérologique** d'une primo-infection à CMV repose sur la positivité des **IgM anti-CMV.** **Attention,** une ascension des IgM peut également accompagner une réactivation et/ou une réinfection, en présence d'IgG persistantes, y compris chez le sujet immunocompétent. Le diagnostic de primo-infection à CMV repose alors sur l'association au syndrome viral aigu.

- **Virémie CMV** : la détection du virus par PCR ADN dans le sang et/ou les sécrétions et/ou la recherche de l'antigène pp65 du CMV ne sont pas réalisées dans la présentation typique de primo-infection chez l'adulte immunocompétent.

- Au total, la primo-infection à CMV se différencie de la mononucléose infectieuse par sa présentation clinique (fièvre élevée souvent isolée) et sur le plan biologique par un syndrome mononucléosique généralement moins important. Les symptômes et anomalies biologiques régressent rapidement chez l'adulte immunocompétent. Le traitement est symptomatique et aucun traitement antiviral n'est indiqué. Les complications cliniques sont exceptionnelles dans la phase aiguë : atteinte cardiaque et/ou neurologique, syndrome d'activation macrophagique.
- La gravité de l'infection à CMV réside dans son risque de **réactivation chez les patients immunodéprimés** (transplantation, infection VIH, déficits immunitaires primitifs ou secondaires à un traitement immunosuppresseur) à distance de la primo-infection, qui doivent bénéficier d'un diagnostic virologique précoce et d'un traitement antiviral (voir aussi Items 169 et 173, UE 6).

5.3. Toxoplasmose (voir aussi Item 169, UE 6)

- La primo-infection à *Toxoplasma gondii* est le plus souvent asymptomatique. Chez les patients symptomatiques, elle peut se présenter comme un syndrome mononucléosique fébrile, survenant 1 à 2 semaines après le contage. Elle survient chez l'enfant et l'adulte jeune, avec une séroprévalence très variable en fonction des pays, des conditions de vie et de la fréquence de contact avec les animaux (de 10 à 80 % à l'âge adulte dans le monde).
- Le toxoplasme infecte les cellules épithéliales intestinales et dissémine dans l'organisme. Les modes de **transmission** sont **la voie digestive** (ingestion de parasites de l'environnement ou *via* la viande), la **voie materno-fœtale** et la transfusion ou la greffe d'organe d'un donneur infecté. La période d'incubation varie entre 1 et 3 semaines selon le mode de contamination. Le parasite persiste ensuite à l'état de latence toute la vie.
- La primo-infection à *Toxoplasma gondii* est bénigne chez l'adulte. En revanche, elle entraîne des infections congénitales et postnatales graves en cas de contamination pendant la grossesse, d'où l'importance du dépistage systématique d'une séroconversion chez la femme enceinte.

5.3.1. Présentation clinique

- Dans les formes symptomatiques, elle repose sur :
  - **polyadénopathie généralisée persistante** (20-30 % des patients symptomatiques) ;
  - **signes généraux : fièvre** généralement modérée, asthénie ;
  - autres signes : myalgies, céphalées, hépato-splénomégalie rares, ce qui différencie la toxoplasmose des primo-infections à EBV, CMV et VIH.

5.3.2. Diagnostic biologique

- Il repose sur :
  - **NFS** : syndrome mononucléosique modéré avec **hyperéosinophilie** (cependant inconstante et souvent modérée) ;
  - **Bilan hépatique** : cytolyse peu fréquente ;
  - **Autres tests biologiques** : normaux (absence de syndrome inflammatoire) ;
  - **Sérologie toxoplasmose** :

- ➢ présence d'IgM anti-toxoplasme dès la 1re semaine d'infection, puis d'IgG anti-toxoplasme de faible avidité dans les 2 semaines suivantes, avec ascension du titre des IgG anti-toxoplasme à 2 semaines d'intervalle ;
- ➢ à distance de la primo-infection, négativation des IgM et persistance des IgG de forte avidité ;

> - Le **diagnostic sérologique** d'une primo-infection toxoplasmique repose sur la positivité des **IgM anti-toxoplasme** en l'absence d'IgG ou en présence d'IgG dont le titre augmente sur 2 prélèvements à 2 semaines d'intervalle.
> - **Attention**, la présence d'IgM peut également accompagner une réactivation, en présence d'IgG persistantes, y compris chez le sujet immunocompétent. Le diagnostic de primo-infection repose alors sur les tests d'avidité pendant la grossesse, ou en dehors de celle-ci, sur le suivi sérologique à distance.

- **Recherche directe de *Toxoplasma gondii* :** la détection du parasite par PCR n'est pas réalisée dans la présentation typique de primo-infection chez l'adulte immunocompétent.

- Au total, la primo-infection toxoplasmique est évoquée devant une polyadénopathie généralisée avec des signes généraux peu marqués associée à un syndrome mononucléosique peu important, régressant rapidement chez l'adulte immunocompétent. Les diagnostics différentiels sont la primo-infection à EBV, CMV et VIH et le lymphome. Le traitement est symptomatique et aucun traitement antiparasitaire n'est indiqué en dehors de la **grossesse**, qui nécessite une prise en charge spécialisée en raison du risque élevé d'**infection congénitale**.

  La gravité de l'infection à toxoplasme réside dans son risque de **réactivation chez les patients immunodéprimés** (transplantation d'organe, infection par le VIH, déficits immunitaires primitifs ou secondaires à un traitement immunosuppresseur) à distance de la primo-infection, qui doivent bénéficier d'un diagnostic précoce et d'un traitement antiparasitaire rapide (voir aussi Items 165 et 169, UE 6).

5.4. VIH (voir aussi Item 165, UE 6)

- La primo-infection à VIH est le plus souvent asymptomatique. Chez les patients symptomatiques, elle peut se présenter comme un syndrome mononucléosique fébrile, survenant 1 à 4 semaines après le contage.
- Le VIH infecte les cellules immunitaires présentant à leur surface le récepteur CD4 (lymphocytes T, monocytes et autres cellules tissulaires) et dissémine dans l'organisme avec la constitution progressive d'un déficit immunitaire cellulaire T $CD4^+$. Les modes de **transmission** sont **la voie sexuelle**, la **voie sanguine** (toxicomanie intra-veineuse et transfusion, risque professionnel) et la **voie materno-fœtale**. La période d'incubation virale est d'environ une semaine. La réplication virale persiste toute la vie en l'absence de traitement.

5.4.1. *Présentation clinique*

- Dans les formes symptomatiques, elle associe, dans un contexte de syndrome viral aigu :
  - **fièvre élevée** avec **asthénie**, céphalées, arthralgies et myalgies ;
  - **polyadénopathie généralisée** ;
  - **angine et/ou ulcérations muqueuses** buccales et génitales ;
  - éruption **maculo-papuleuse** ;
  - symptômes **neurologiques** : méningite lymphocytaire, encéphalite, mononévrite ;
  - **autres signes** ; splénomégalie fréquente (50 % des cas), troubles digestifs.

5.4.2. *Diagnostic biologique*

- Il repose sur :
  - **NFS** : syndrome mononucléosique ; **thrombopénie modérée** (50 000-150 000 G/L) ; anémie normocytaire modérée ;
  - **Bilan hépatique** : cytolyse modérée ;

- **Autres anomalies** : hypergammaglobulinémie polyclonale ; méningite lymphocytaire (ponction lombaire) ;
- **Diagnostic virologique VIH** :
  - **Charge virale VIH plasmatique** : détection du virus par PCR dans le sang (virémie plasmatique) réalisée en 1re intention lorsqu'une primo-infection est évoquée, positive dès **7 jours** après l'infection ;
  - **Dépistage de l'antigène p24** : par **sérologie VIH** (tests ELISA ou EIA combinés dépistant les anticorps anti VIH et l'antigène p24) ou par dosage direct de l'**antigène p24**, positifs dès **14 jours** après l'infection ;
  - **Western blot VIH** : test de confirmation dépistant les anticorps spécifiques anti-VIH et réalisé au vu d'une sérologie VIH positive, positif à partir de **4 semaines** après l'infection ; à répéter dans un délai de 2 semaines en présence d'une sérologie positive avec western blot négatif, avec apparition progressive des anticorps spécifiques entre 4 et 12 semaines d'infection ;
- **Typage lymphocytaire T CD4/CD8 : diminution du nombre absolu de lymphocytes T $CD4^+$** avec augmentation du nombre de lymphocytes T $CD8^+$. Ces résultats sont différents de ceux observés au cours des autres syndromes mononucléosiques, où le nombre absolu de T $CD4^+$ est conservé.

> Le **diagnostic virologique** d'une primo-infection à VIH repose sur la positivité de la **charge virale VIH** et/ou de l'**antigène p24**, avec, sur le western blot, absence d'anticorps spécifiques anti-VIH ou présence d'un profil d'anticorps incomplet.

- Au total, la primo-infection à VIH est évoquée devant un **syndrome viral aigu** accompagné à une polyadénopathie généralisée, une atteinte cutanéo-muqueuse et moins souvent des troubles neurologiques, avec syndrome mononucléosique associant une hyperlymphocytose $CD8^+$ et une lymphopénie $CD4^+$. La recherche d'une **exposition sexuelle** ou sanguine permet d'orienter la recherche étiologique. Les diagnostics différentiels sont essentiellement la primo-infection à EBV et le lymphome. Le **traitement antirétroviral** est indiqué dès cette phase précoce d'infection et raccourcit la durée symptomatique.
- La gravité de l'infection à VIH, en l'absence de diagnostic précoce, réside dans la **progression du déficit immunitaire** en l'absence de traitement, avec un risque de survenue de symptômes et d'affections directement liées à la réplication du VIH et un risque majoré d'affections opportunistes, et à titre collectif un risque de **transmission virale** entretenant l'épidémie VIH (voir aussi Item 165, UE 6).

5.5. Autres agents infectieux

- D'autres agents infectieux peuvent s'accompagner d'un syndrome mononucléosique :

5.5.1. Autres viroses

- Dengue (arbovirus) ; virose saisonnière (grippe, adénovirus) ; maladie éruptive (rubéole, HHV-6) ; hépatite virale A, B et C ; oreillons ; coqueluche ; virus HTLV-1…
- La présentation clinique, aidée si besoin de tests sérologiques ou virologiques, permet d'en faire le diagnostic.

5.5.2. Infections bactériennes ou parasitaires

- Brucellose, fièvre typhoïde, listériose, rickettsiose ; paludisme en phase aiguë, syphilis…
- Le diagnostic repose sur les recherches bactériologiques et parasitologiques dans un contexte de fièvre aiguë ou persistante.

5.6. Causes médicamenteuses

- Une **réaction allergique médicamenteuse**, dont principalement le **Syndrome de réaction médicamenteuse avec éosinophilie et signes systémiques (DRESS)**, peuvent entraîner un syndrome mononucléosique. La recherche de prise médicamenteuse antérieure à l'apparition d'un syndrome mononucléosique, dans un **délai de 2 à 6 semaines**, dans un contexte fébrile ou non, est systématique. Il existe dans ce cas sur la NFS une hyperéosinophilie importante associée. D'autres anomalies biologiques sont possibles : cytolyse hépatique, altération de la fonction rénale.

- Les médicaments incriminés sont essentiellement les antibiotiques, **sulfamides** et **béta-lactamines**, et les anticonvulsivants, d'autres médicaments étant concernés avec une fréquence exceptionnelle.

5.7. Maladies auto-immunes

- Les maladies auto-immunes sont parfois associées à un syndrome mononucléosique. Il s'agit habituellement d'une lymphocytose réactionnelle moins marquée que ce que l'on observe au cours des syndromes mononucléosiques classiques. La présence d'un syndrome mononucléosique au cours d'une maladie auto-immune doit faire rechercher et éliminer une infection intercurrente (réactivation d'un virus du groupe herpès...) surtout en cas de traitement immunosuppresseur.

6. Diagnostic différentiel du syndrome mononucléosique

- Dans les situations cliniques typiques où le **frottis sanguin** permet de caractériser les cellules, la réalisation d'un **myélogramme** et/ou d'un **typage lymphocytaire** n'est pas justifiée.
- En cas d'anomalies cytologiques atypiques, le **typage lymphocytaire** permet de caractériser l'hyperlymphocytose et de confirmer sa nature réactionnelle : augmentation du nombre et du % des **lymphocytes T $CD8^+$ activés** (T $CD3^+$ $CD8^+$ HLA-DR^+) et des **cellules natural killer** (NK $CD3^-$ $CD16^+$); lymphocytes B normaux en nombre sauf au cours de la primo-infection à VIH ; rapport lymphocytes T $CD4^+/CD8^+ < 1$.
- Les principaux diagnostics différentiels cytologiques du syndrome mononucléosique sont :
  - les **hyperlymphocytoses B : leucémie aiguë lymphoblastique (avec lymphoblastes monomorphes), leucémie lymphoïde chronique**, leucémie à tricholeucocytes...
  - les **hyperlymphocytoses T** (**leucémie aiguë**, mycosis fongoïde),
  - d'autres types exceptionnels d'hyperlymphocytose (leucémie à grands lymphocytes granuleux).

Conclusion

- Le diagnostic d'un syndrome mononucléosique repose sur l'**examen du frottis sanguin**. Sa prise en charge doit être adaptée au diagnostic étiologique. Son évolution est spontanément favorable, en particulier dans les primo-infections à EBV et CMV qui sont les plus fréquentes. Il faut savoir distinguer cette primo-infection à herpès virus chez un sujet immunocompétent de tableaux de réactivation des virus du groupe herpès chez des patients immunodéprimés (transplantation, SIDA), dont le pronostic et la prise en charge sont très différents. Un traitement antiviral est proposé dans la primo-infection par le VIH, ou dans des situations particulières à risque pendant la grossesse ou chez l'adulte immunodéprimé. Dans de rares cas, les syndromes mononucléosiques sont associés à la prise de certains médicaments et dans le cadre de maladies dysimmunitaires.

Figure 2. Frottis sanguin d'un syndrome mononucléosique
Présence de lymphocytes stimulés (lymphocytes atypiques ou hyperbasophiles). Il s'agit de cellules plus grandes que les lymphocytes non stimulés, avec un noyau de forme variable et un cytoplasme plus ou moins nettement bleu (basophile)
(photographie gracieusement fournie par le Dr Anna Raimbault, Service d'Hématologie Biologique, Hôpital Cochin, Paris).

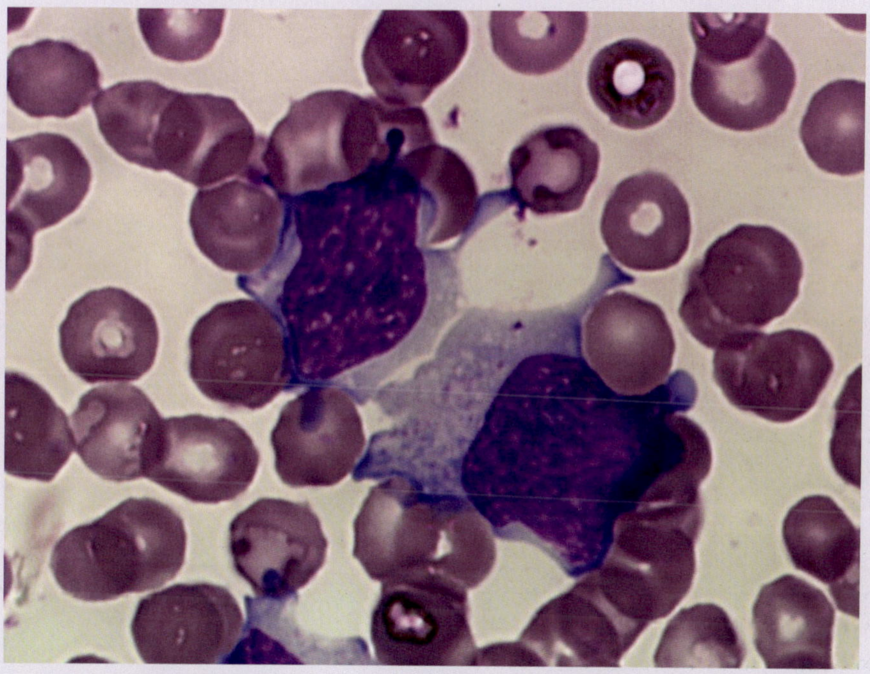

Références

1. CMIT. Infections à virus d'Epstein-Barr (EBV). *In E. PILLY.* Paris, ALINEA Plus Ed, 2014.
2. CMIT. Infections à CMV. *In E. PILLY.* Paris, ALINEA Plus Ed, 2014.
3. CMIT. Infection à VIH et sida. *In E. PILLY.* Paris, ALINEA Plus Ed, 2014.
4. Chéret A, Lascoux-Combe C, Le Palec A, Morand-Joubert L, Pacanowski J, Rouzioux C, Goujard C. Primo-infection à VIH. *Prise en charge médicale des personnes vivant avec le VIH. Recommandations du groupe d'experts, Rapport 2013*. Paris, La Documentation Française, 2013.

POINTS CLÉS : SYNDROME MONONUCLÉOSIQUE

1. Le syndrome mononucléosique est l'expression, le plus souvent fébrile, d'une **primo-infection,** avec quatre causes infectieuses principales (**EBV, CMV, VIH, toxoplasmose**), largement dominées par la mononucléose infectieuse (**EBV**) (**Figure 2**).
2. Son diagnostic est évoqué sur l'existence d'une hyperlymphocytose constituée de cellules activées sur la **numération formule sanguine avec examen du frottis sanguin.**
3. C'est un syndrome **bénin,** de régression spontanée, ne nécessitant aucun traitement spécifique sauf dans le cas du VIH ou de situations particulières (grossesse, immuno-dépression sous-jacente).

+++ LE COUP DE POUCE DE L'ENSEIGNANT

ORIENTATIONS DIAGNOSTIQUES DEVANT UN SYNDROME MONONUCLÉOSIQUE DE L'ADULTE IMMUNOCOMPÉTENT

Étiologie	EBV	CMV	VIH	Toxoplasmose	Médicament
Âge	Enfant, adulte jeune	Enfant, adulte	Adulte	Enfant, adulte	Adulte
Mode de transmission	Contact salivaire	Multiples modes de transmission	Contact sexuel ou sanguin	Hygiène, contact alimentaire	Introduction nouveau médicament
Délai d'incubation	4-6 semaines	4-8 semaines	1-4 semaines	1-3 semaines	2-6 semaines
Présentation clinique	Fièvre élevée Polyadénopathie cervicale Angine Asthénie Éruption cutanée post-AB	Fièvre élevée Arthralgies, Myalgies Asthénie	Fièvre Polyadénopathie diffuse Ulcérations Cutanéo-muqueuses Éruption cutanée Asthénie	Fièvre modérée Polyadénopathie cervicale Asthénie	Fièvre élevée Polyadéno-pathie diffuse Éruption cutanée Asthénie
Lymphocytose	+++	++	++	+	++
Anomalies biologiques associées	Cytolyse hépatique importante	Thrombopénie, neutropénie Cytolyse hépatique modérée	Thrombopénie Cytolyse hépatique modérée	Hyper-éosinophilie modérée inconstante	Hyper-éosinophilie Cytolyse hépatique Insuffisance rénale
Diagnostic positif	MNI test IgM et IgG anti-VCA	IgM et IgG anti-CMV	Charge virale VIH Antigène p24	IgM et IgG anti-toxoplasmose	
Prise en charge thérapeutique	Néant	Néant sauf grossesse	Traitement antirétroviral	Néant sauf grossesse	Arrêt médicament

AB : antibiotiques ; CMV : cytomégalovirus ; EBV : Epstein-Barr virus ; MNI : mononucléose infectieuse ; VCA : viral capsid antigen ; VIH : virus de l'immunodéficience humaine.

Éosinophilie

CHAPITRE 21

OBJECTIFS PÉDAGOGIQUES NATIONAUX

→ Argumenter les principales hypothèses diagnostiques devant une hyperéosinophilie et demander les premiers examens complémentaires les plus pertinents.

MOTS CLÉS : Hyperéosinophilie ; Helminthoses ; Cancer ; Hémopathie ; Syndromes d'hypersensibilité ; Vascularites ; Syndrome hyperéosinophilique.

1. Introduction

1.1. Physiologie et physiopathologie

- Le polynucléaire éosinophile (PNE) est une cellule myéloïde qui se caractérise par l'affinité tinctoriale particulière de ses granules cytoplasmiques, à l'origine d'une couleur rouge-orangée spécifique après exposition à un colorant comme l'éosine. Issue de la moelle hématopoïétique, les PNE gagnent le sang puis les tissus et particulièrement les sites de surface en contact avec l'environnement (muqueuses digestive, respiratoire…).
- Des facteurs de croissance et des cytokines comme l'interleukine-5 (IL-5), produite principalement par les lymphocytes T helper de type 2 (Th2), contrôlent la production des PNE. Des facteurs chimiotactiques comme l'éotaxine ainsi que l'expression de molécules d'adhérence sur l'endothélium contrôlent la migration et la domiciliation tissulaire des PNE.
- Tout dérèglement de ces facteurs (production en excès de facteurs de croissance, de facteurs chimiotactiques, expression inappropriée de molécules d'adhérence…) peut être à l'origine d'une hyperéosinophilie sanguine et/ou tissulaire. Ces dérèglements peuvent témoigner d'un processus réactionnel, le plus fréquemment en cause, où l'hyperéosinophilie est secondaire à une production accrue d'IL-5 par des lymphocytes Th2 (réaction inflammatoire secondaire à une parasitose, réaction d'hypersensibilité, atopie par exemple) ou plus rarement d'une anomalie clonale affectant directement la lignée éosinophile (correspondant alors à une leucémie chronique à éosinophiles).
- Longtemps considérés comme des cellules « témoins » d'affections parasitaires ou allergiques, les PNE ont acquis au cours des dernières années un statut unanimement reconnu d'« acteurs » de la réponse immunitaire : fonctions cytotoxiques et pro-inflammatoire dans les infections helmintiques, modulation des fonctions lymphocytaires T et mastocytaires dès les stades précoces de la réponse allergique, rôle dans la réponse immunitaire innée anti-tumorale ou anti-mycobactérienne.
- Le rôle délétère que les PNE sont susceptibles de jouer dans de nombreux états pathologiques est lié à leur capacité à libérer, au sein de différents tissus, plusieurs types de médiateurs inflammatoires : protéines cationiques du PNE mais aussi cytokines, médiateurs lipidiques et radicaux oxygénés. Ces médiateurs peuvent altérer ou détruire de nombreuses cibles dont les larves de parasites, des virus mais aussi des cellules tumorales. Toutefois, ces médiateurs sont plus largement cytotoxiques, prothrombotiques, et sont aussi capables, dans d'autres situations, de léser la plupart des tissus infiltrés par les PNE, causant alors des dégâts tissulaires potentiellement graves (atteinte cardiaque lors de la granulomatose éosinophilique avec polyangéite [anciennement appelé syndrome de Churg et Strauss], d'helminthiases chroniques, du syndrome hyperéosinophilique ; ou thromboses vasculaires artérielles ou veineuses par exemple).

1.2. Définitions

- L'hyperéosinophilie sanguine est définie par un chiffre de PNE circulants > 500/mm³ et constatée sur plusieurs hémogrammes successifs. Entre 500/mm³ et 1 500/mm³, on parle d'éosinophilie « modérée », et d'hyperéosinophilie « majeure » au-delà de 1 500/mm³. Le pourcentage de PNE, souvent mentionné dans les formules leucocytaires, n'est d'aucune utilité dans le diagnostic ou le suivi d'une hyperéosinophilie.
- La présence d'une hyperéosinophilie tissulaire prédominante, parfois sans hyperéosinophilie sanguine, est aussi d'une grande valeur diagnostique, comme dans l'oesophagite à éosinophiles.

2. Démarche diagnostique

- Une hyperéosinophilie peut être un signe révélateur et un guide précieux pour l'enquête diagnostique, lorsque les symptômes associés sont pauvres ou peu évocateurs. **Une hyperéosinophilie ne doit donc jamais être négligée, même lorsqu'elle est modérée et/ou asymptomatique.**
- Il faut souligner ici **l'absence de corrélation entre l'importance de l'hyperéosinophilie circulante et la présence de manifestations viscérales** : des hyperéosinophilies > 100 000/mm³ peuvent être asymptomatiques, tandis que des hyperéosinophilies < 5 000/mm³ peuvent menacer le pronostic vital en étant à l'origine d'une atteinte cardiaque.
- **L'autre notion importante à considérer est la possibilité de lésions viscérales liées aux PNE quels que soient les mécanismes sous-jacents et la maladie causale.** Pour preuve, on rappellera que la description initiale de la fibrose endomyocardique (complication cardiaque grave des hyperéosinophilies chroniques) peut compliquer l'hyperéosinophilie des helminthiases, des hémopathies lymphoïdes ou les hyperéosinophilies médicamenteuses. **En pratique, toute hyperéosinophilie persistante, quel qu'en soit le chiffre, doit faire l'objet d'une prise en charge dont l'objectif sera double : déterminer l'étiologie et rechercher un éventuel retentissement viscéral.**
- Une hyperéosinophilie peut être découverte soit fortuitement (hémogramme systématique lors d'un bilan de santé, en médecine du travail), soit à la suite de manifestations cliniques variables mais parfois très évocatrices (urticaire, rhinite, asthme...). **Devant toute hyperéosinophilie, un interrogatoire minutieux et l'examen clinique doivent s'attacher à recueillir des informations sur :**
  - l'ancienneté de l'hyperéosinophilie (certaines hyperéosinophilies très anciennes permettent d'exclure une étiologie néoplasique) ;
  - les antécédents personnels et familiaux (atopie, cancers) ;
  - le mode et l'hygiène de vie (exposition éventuelle à des toxiques ou des allergènes en milieu professionnel, habitudes alimentaires, contact avec des animaux...) ;
  - le contexte ethno-géographique et la notion de séjour en zone d'endémie parasitaire (même ancienne) ;
  - la notion de prises médicamenteuses et leurs antériorités par rapport à l'apparition de l'hyperéosinophilie ;
  - les signes cliniques associés même fugaces, et l'examen clinique sera complet (état général, signes cutanés, manifestations viscérales).
- L'hyperéosinophilie se rencontre dans de très nombreuses affections **(Figure 1)**. Schématiquement, on évoquera prioritairement, par argument de fréquence et/ou de gravité :
  - un syndrome d'hypersensibilité médicamenteux ;
  - une origine parasitaire ;
  - une pathologie néoplasique ou une hémopathie maligne.

Figure 1. Principales causes d'hyperéosinophilie

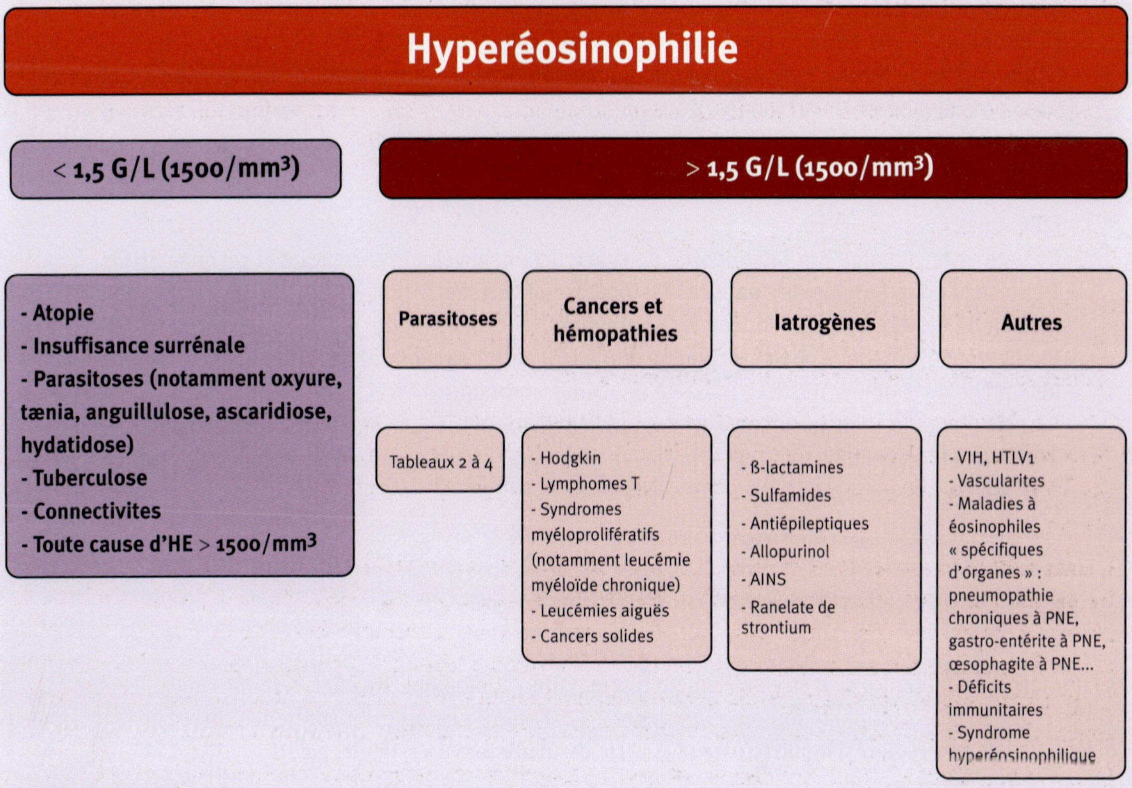

AINS : anti-inflammatoires non stéroïdiens ; HE : hyperéosinophilie ; HTLV1 : human T leukemia virus 1 ; PNE : polynucléaires éosinophiles ; VIH : virus de l'immunodéficience humaine.

- La diversité des manifestations cliniques associées à une hyperéosinophilie et des étiologies rend impossible un arbre diagnostic décisionnel unique. Nous proposons toutefois une liste d'examens complémentaires susceptible d'aider au diagnostic étiologique (**Tableau I**). Parmi les mauvaises pratiques à éviter, il faut proscrire les sérologies parasitaires tropicales multiples (bilharziose, filarioses notamment), coûteuses, et surtout inutiles chez des patients n'ayant jamais quitté la métropole.

Tableau I. PRINCIPAUX EXAMENS UTILES À L'EXPLORATION D'UNE HYPERÉOSINOPHILIE
En première intention
– NFS avec frottis sanguin (blastes, myélémie, cellules de Sézary) – Ionogramme sanguin – Créatinine – Bilan hépatique – Sérologie VIH – Examens parasitologiques des selles (3 espacés de quelques jours) ; examen parasitologique des urines si séjour en Afrique sub-saharienne – Sérologies parasitaires orientées par la clinique et les voyages – Sérologie Toxocarose

Après traitement anti-parasitaire d'épreuve
– Sérologie HTLV1 selon l'origine géographique – Anticorps Anti-Nucléaires (connectivites) – ANCA (vascularites) – Électrophorèse des protides sériques (lymphomes, connectivites) – Radiographie de thorax, Echographie abdominale ou Scanner thoraco-abdomino-pelvien (atteinte pulmonaire, adénopathies profondes, néoplasie) – Échographie cardiaque et ECG (retentissement de l'hyperéosinophilie)
À réaliser lors d'un avis spécialisé
– IgE totales – Dosage de la vitamine B12 (augmentée dans la leucémie myéloïde chronique et certains SHE) – Tryptase sérique (augmentée dans la mastocytose et certains SHE) – Myélogramme et caryotype (leucémies chroniques, leucémies aiguës) – Phénotypage lymphocytaire et recherche d'une clonalité T circulante (lymphomes, SHE lymphoïdes) – Recherche de la délétion FIP1L1-PDGFRA (leucémie chronique à PNE) – Biopsie d'organe selon la symptomatologie (digestive, cutanée, lavage broncho-alvéolaire) : prouver l'infiltrat à PNE, cellules tumorales, prélèvements parasitologiques (anisakis, bilharzies), recherche de vascularite
AINS : anti-inflammatoires non stéroïdiens ; ANCA : anticorps anti-cytoplasme de polynucléaires neutrophiles ; ECG : électrocardiogramme ; HE : hyperéosinophilie ; HTLV-1 : Human T Leukemia Virus 1 ; NFS : numération formule sanguine ; PNE : polynucléaires éosinophiles ; SHE : syndrome hyperéosinophilique ; IVH : virus de l'immunodéficience humaine.

- Le nombre d'éosinophiles peut être un élément d'orientation étiologique. En effet, certaines maladies sont responsables d'une hyperéosinophilie toujours inférieure à 1 500/mm^3 : l'atopie, l'insuffisance surrénale lente (maladie d'Addison), la tuberculose, les parasitoses sans cycle tissulaire (oxyures, tænia, gale).
- **Les diagnostics à ne pas manquer :** toute hyperéosinophilie doit faire éliminer un cancer solide ou une hémopathie **(maladie de Hodgkin et lymphomes épidermotropes type Sézary)**, d'autant plus qu'elle s'associe à une franche altération de l'état général. On insistera sur la maladie de Hodgkin, qui peut se présenter, chez le sujet jeune, par un simple prurit avec hyperéosinophilie. La recherche d'adénopathies périphériques à l'examen clinique, éventuellement complétée par un scanner, sera alors systématique. Enfin une origine virale est envisagée systématiquement avec une recherche d'une infection par le virus de l'immunodéficience humaine **(VIH)** et éventuellement d'une infection à Human T Leukemia Virus 1 **(HTLV-1)** pour les patients ayant vécu en zone d'endémie (Caraïbes notamment).

3. Principales étiologies des hyperéosinophilies

3.1. Atopie

- L'hyperéosinophilie satellite des états atopiques est souvent modérée (< 1 000/mm^3) et peut être associée à une élévation du taux sérique des IgE totales. Ce sont surtout les données de l'anamnèse (antécédents d'atopie) et le contexte clinique (asthme, rhinite spasmodique, dermatite atopique, urticaire) qui orientent le diagnostic vers une allergie. Le bilan allergologique confirme le diagnostic et oriente la conduite à tenir. L'interrogatoire guide les choix pour la réalisation des tests cutanés vis-à-vis des différents allergènes (pollens, acariens, moisissures, phanères d'animaux…). Ces tests cutanés (pricktests) demeurent l'examen clé de l'enquête étiologique. Le dosage des IgE totales n'est d'aucune utilité pour orienter vers une cause allergique, car les IgE totales peuvent être élevées dans la plupart des causes d'hyperéosinophilie (parasitoses, granulomatose éosinophilique avec polyangéite, aspergillose broncho-pulmonaire allergique…).
- En pratique, **il ne faut pas retenir trop facilement le diagnostic d'atopie devant une hyperéosinophilie > 1 500/ mm^3, au risque de retarder le diagnostic de pathologies potentiellement graves** (granulomatose éosinophilique avec polyangéite, aspergillose broncho-pulmonaire allergique devant un asthme, lymphomes cutanés épidermotropes, pemphigoïde bulleuse ou parasitoses devant un prurit associé ou non à des lésions cutanées).

3.2. Helminthoses

- Les helminthoses sont les seules parasitoses à s'accompagner d'une hyperéosinophilie. On rappellera que c'est surtout la phase tissulaire du parasite qui est responsable d'une hyperéosinophilie, par opposition aux parasites purement intra-luminaux, comme l'oxyure, qui ne franchissent jamais les barrières muqueuses et ne déclenche qu'une réaction inflammatoire Th2 modérée ou nulle.
- Outre le niveau et l'évolution de l'hyperéosinophilie, les principaux éléments d'orientation sont fournis par l'anamnèse et surtout la notion ou non de séjour à l'étranger :
  - Si le sujet n'a pas quitté la France métropolitaine et si l'hyperéosinophilie est élevée (phase invasive), on doit rechercher une **distomatose hépatique**, une **toxocarose**, une **trichinose** (ou **trichinellose**) **(Tableau II)**. La toxocarose (ou **larva migrans** viscérale), peut être responsable d'une hyperéosinophilie > 1 500/mm³ totalement asymptomatique, alors que la distomatose et la trichinose sont habituellement cliniquement parlantes (respectivement angiocholite et œdèmes et myalgie). À l'inverse la toxocarose lorsqu'elle est symptomatique peut toucher tous les organes (impasse parasitaire), les localisations oculaires pouvant être sévères.

Tableau II. PRINCIPALES HELMINTHOSES PRÉSENTES EN FRANCE MÉTROPOLITAINE ET RESPONSABLES D'HYPERÉOSINOPHILIE > 1 500/mm³

Parasitose	Parasite	Mode de contamination	Signes cliniques évocateurs	Examen(s) nécessaire(s) au diagnostic
Toxocarose	*Toxacara canis ou cati*	Ingestion d'aliments souillés par des déjections canines (légumes), mains sales, bac à sable	Asymptomatique parfois Prurit Signes digestifs et/ou respiratoire Syndrome de *larva migrans* viscérale	Sérologie
Distomatose hépatique	*Fasciola hepatica*	Ingestion de cresson	Signes hépato-digestifs avec fièvre	Sérologie
Trichinellose	*Trichinella spiralis*	Ingestion de viande de porc, sanglier ou cheval crue ou mal cuite	Myalgies et œdèmes, notion d'épidémie	Sérologie, biopsie musculaire

  - En France métropolitaine, lorsque l'hyperéosinophilie est plus modérée, on recherche un **tæniasis**, une **oxyurose**, une anisakiase (anisakidose), une hydatidose, une échinococcose alvéolaire (Est de la France), une strongyloïdose (anguillulose), **(Tableau III)**. L'hypodermose floride et la rupture/fissuration d'un kyste hydatique peuvent aussi s'accompagner d'une hyperéosinophilie importante > 1 500/mm³. L'ascaridiose est devenue exceptionnelle en région tempérée.
  - Si le sujet a séjourné en pays tropical (**Tableau IV**), cinq parasitoses principales doivent être évoquées : les **bilharzioses (schistosomoses)**, les **filarioses,** l'**ankylostomose** (hyperéosinophilie avec courbe de Lavier dite « en coup d'archer » atteignant son maximum à la fin de la migration larvaire (15 à 60 % d'éosinophiles, au maximum 3 000/mm³), pour décroître doucement et se stabiliser à 5 à 10 % en période adulte), la strongyloïdose **(anguillulose)** (hyperéosinophilie oscillante, cyclique) et la **distomatose** (association d'un tableau d'angiocholite et hyperéosinophilie très évocatrice). Une hyperéosinophilie plus modérée se retrouve à la phase d'état de l'ascaridiose, de la trichocéphalose (concerne toutes les régions tropicales ; notion d'ingestion d'aliments ou d'eau souillés ; intérêt de l'examen des selles pour le diagnostic) et des distomatoses exotiques (Sud-Est asiatique) dont le diagnostic est porté par l'examen des selles. La sérologie parasitaire peut seule apporter le diagnostic à la phase précoce de l'invasion tissulaire (réponse éosinophile et réponse anticorps) (ponte d'œufs/larves pas encore débutée).

Tableau III. PRINCIPALES HELMINTHOSES PRÉSENTES EN FRANCE MÉTROPOLITAINE ET RESPONSABLES D'HYPERÉOSINOPHILIE < 1 500/mm³				
Parasitose	**Parasite**	**Mode de contamination**	**Signes cliniques évocateurs**	**Examen(s) nécessaire(s) au diagnostic**
Oxyurose	*Enterobius vermicularis*	féco-orale	Prurit anal	Scotch-test
Hydatidose	*Echinococcus multilocularis*	Ingestions d'aliments ou d'eau souillés par des déjections canines	Kystes hydatiques hépatiques ou autres organes	Sérologie
Taeniasis	*Taenia saginata*	Ingestion de viande de bœuf crue ou mal cuite	dyspepsie	Recherche d'anneaux dans les selles
Hypodermose ou myiase	*Hypoderma bovis*	Ingestion d'œufs fixés sur le pelage d'un bovidé ou d'un ovidé	Fièvre, asthénie, prurit, apparition d'une larve au niveau cutané (myase rampante ou furonculose)	Sérologie + mise en évidence de la larve dans un furoncle
Anisakiase	*Anisakis*	Ingestion de poissons crus (hareng, merlan, maquereau)	Signes digestifs, granulome éosinophile intestinal	Sérologie, endoscopie avec examen anatomo-pathologique
Anguillulose	*Stongyloides stercoralis*	Cutanée, auto-réinfestation	*Larva currens* cutanée, signes digestifs Anguillulose disséminée sous corticoïdes	Examen des selles

Tableau IV. PRINCIPALES HELMINTHOSES TROPICALES RESPONSABLES D'HYPERÉOSINOPHILIES (LISTE NON EXHAUSTIVE)			
Parasitose	**Répartition géographique**	**Signes cliniques évocateurs**	**Examen(s) nécessaire(s) au diagnostic**
Bilharziose digestive *(Schistosoma mansoni)*	Antilles, Afrique noire, Brésil...	Diarrhée, Hépatosplénomégalie	Sérologie Examen des selles Biopsie rectale
Bilharziose urinaire *(Schistosoma hæmatobium)*	Afrique, Madagascar...	Hématurie, et atteinte de l'arbre urinaire	Sérologie Examen des urines Biopsie rectale
Filarioses	Afrique, Asie du Sud-Est, Amérique du Sud	Œdèmes fugaces de Calabar : Loase Éléphantiasis : filariose lymphatique Nodules sous-cutanés et cécité : onchocercose	Sérologie Recherche sanguine/ dermique de microfilaires
Ankylostomose	Toutes les régions tropicales	Signes respiratoires, digestifs (duodénite), anémie ferriprive	Examen des selles
Anguillulose	Toutes les régions tropicales	*Larva currens* cutanée, signes digestifs Anguillulose disséminée sous corticoïdes	Examen des selles
Ascaridiose	Pays tropicaux avec hygiène insuffisante, rare mais possible en Europe et en France	Syndrome de Löffler, signes digestifs	Examen des selles

- Si l'enquête parasitologique demeure infructueuse, un traitement antihelminthique d'épreuve, réalisé sous surveillance (suivi de l'hyperéosinophilie) peut être proposé. À titre d'exemple, l'albendazole, médicament antihelminthique polyvalent peut être prescrit chez l'adulte, en l'absence de contre-indications (grossesse, allaitement, allergie...) surtout si la symptomatologie intestinale domine le tableau clinique.

3.3. Syndromes d'hypersensibilité

- **Une cause médicamenteuse doit être recherchée, de principe, devant toute hyperéosinophilie sanguine**. L'ancienneté de l'hyperéosinophilie et le lien temporel entre son apparition et l'introduction d'un médicament sont des éléments essentiels du diagnostic. Une grande variété des produits peut être incriminée, parmi lesquels on retiendra : antiépileptiques, sulfamides, allopurinol, minocycline, antirétroviraux, bêta-lactamines, anti-inflammatoires non stéroïdiens (AINS), héparine, produits de contrastes iodés, neuroleptiques.
- Les hyperéosinophilies médicamenteuses, parfois massive jusqu'à 200 000/mm^3, peuvent être de découverte fortuite et asymptomatiques.
- Dans d'autres situations, elles s'accompagnent d'un simple rash cutané sans gravité, mais parfois **de manifestations cliniques sévères, comme dans le Syndrome de réaction médicamenteuse avec éosinophilie et signes systémiques (DRESS)**, définit par l'association d'une éruption cutanée, d'une hyperéosinophilie > 1 500/mm^3, et d'une atteinte viscérale.
- **Le pronostic vital peut être engagé** par une **hépatite fulminante ou une insuffisance rénale aiguë** liée à une néphropathie interstitielle immuno-allergique. Le délai d'apparition après introduction du médicament en cause est classiquement de 2 à 8 semaines. Dans de rares cas, les manifestions cliniques et hématologiques peuvent durer plusieurs mois (parfois au-delà de 6 mois) après l'arrêt du médicament incriminé. Toute hyperéosinophilie médicamenteuse nécessite la surveillance biologique (au moins hebdomadaire) de la créatininémie et du bilan hépatique (transaminases et taux de prothrombine (TP)) jusqu'à disparition de l'hyperéosinophilie, même si la présentation clinique est parfois faussement rassurante (simple éruption cutanée).
- Le mécanisme en cause est parfois rapidement identifié (prise récente de β-lactamines ou d'anti-épileptiques comme la carbamazepine). Dans d'autres cas, l'imputabilité d'un médicament dans l'apparition de l'hyperéosinophilie est difficile à établir, et la preuve n'est parfois apportée que par la disparition progressive et parfois lente de l'hyperéosinophilie après éviction du produit incriminé.

3.4. Hémopathies et cancers

- Toute hyperéosinophilie doit faire éliminer un **cancer solide** ou une **hémopathie**, ce d'autant qu'elle s'associe à une franche altération de l'état général.
- **L'hyperéosinophilie peut être consécutive à :**
  - une prolifération leucémique d'un progéniteur éosinophile clonal,
  - une production en excès de facteurs de croissance, de cytokines (IL-5 notamment) par d'autres cellules tumorales et/ou par le processus inflammatoire réactionnel péri-tumoral. C'est le cas dans **la maladie de Hodgkin, les lymphomes T cutanés ou systémiques**, mais aussi dans les **hyperéosinophilies satellites de cancers solides** (digestifs et pulmonaires notamment, mais aussi rénal, thyroïdien...).
- Le diagnostic de néoplasie est rapidement évoqué si l'hyperéosinophilie s'associe à une profonde altération de l'état général, un syndrome inflammatoire et des signes d'appel clinico-biologiques focalisés (douleurs, anomalies fonctionnelles, adénopathies...). On insistera sur la **maladie de Hodgkin**, qui peut survenir chez le **sujet jeune** par un simple **prurit** avec **hyperéosinophilie**. La recherche **d'adénopathies** périphériques à l'examen clinique, éventuellement complétée par un scanner thoraco-abdomino-pelvien, sera alors systématique.
- **Une hyperéosinophilie est fréquemment rencontrée dans d'autres hémopathies malignes :**
  - la leucémie myéloïde chronique (LMC) qui s'accompagne d'une myélémie.
  - les leucémies chroniques à éosinophiles. L'identification récurrente d'anomalies moléculaires au cours d'hyperéosinophilies chroniques inexpliquées a permis ces dernières années d'asseoir le concept de leucémies chroniques à éosinophiles. Ces anomalies justifient la réalisation, au cours du bilan d'une hyperéosinophilie majeure, d'un myélogramme et d'un caryotype.

- les mastocytoses systémiques.
- certains syndromes myéloprolifératifs, notamment la myélofibrose (anciennement nommée splénomégalie myéloïde) ; l'éosinophilie s'accompagne alors d'une myélémie et d'érythroblastes circulants.
- certaines leucémies aiguës myéloblastiques et lymphoblastiques.
- les lymphomes T, notamment syndrome de Sezary, Mycosis Fungoïde, lymphome T angioimmunoblastique.

- **En pratique :**
  - un myélogramme, une biopsie ostéo-médullaire, voire le recours aux techniques de cytogénétique conventionnelle ou de biologie moléculaire peuvent contribuer à identifier une hémopathie maligne sous-jacente.
  - un examen clinique rigoureux, la recherche d'une hypercalcémie, une radiographie de thorax et une échographie abdomino-pelvienne, éventuellement complétée par un scanner thoraco-abdomino-pelvien peuvent permettre de dépister une tumeur solide.

3.5. Maladies systémiques

- L'hyperéosinophilie s'intègre parfois dans le cadre d'une maladie systémique. Différentes manifestations clinico-biologiques apparaissent alors souvent au premier plan (syndrome inflammatoire, signes d'atteinte viscérale). Trois situations peuvent être plus volontiers évoquées dans un tel contexte : les vascularites, les connectivites et les déficits immunitaires.

3.5.1. Vascularites

- Une hyperéosinophilie, souvent importante (> 1 500/mm^3) est observée au cours de la **granulomatose éosinophilique avec polyangéite (anciennement angéite de Churg-Strauss).**
- **Elle accompagne un tableau clinique évocateur :**
  - altération de l'état général,
  - apparition à un âge tardif d'un asthme, d'une sinusite ou d'une polypose naso-sinusienne,
  - atteinte neurologique périphérique à type de mononeuropathie unique ou multiple,
  - atteinte cardiaque,
  - syndrome inflammatoire, hyper-IgE sérique,
  - présence dans 30 à 40 % des cas d'anticorps anti-cytoplasme des polynucléaires neutrophiles [ANCA] de spécificité anti-myéloperoxydase (MPO)
  - identification d'infiltrats pulmonaires sur la tomodensitométrie thoracique (**Figure 2**).

- **Les autres vascularites associées à une hyperéosinophilie sont :**
  - la périartérite noueuse **(Figure 3)**.
  - les vascularites compliquant la polyarthrite rhumatoïde.
  - la granulomatose avec polyangéite (anciennement granulomatose de Wegener), évoquée devant la positivité d'ANCA de spécificité anti-protéinase 3 (PR3).
  - enfin, à part, une pathologie qui n'est pas une vascularite mais y ressemble beaucoup, la maladie des embols de cholestérol responsable d'un tableau de « pseudo-vascularite » **(Figure 4)** avec notamment un livedo et une insuffisance rénale chez un sujet âgé et athéromateux, surtout si ces manifestations surviennent au décours d'une artériographie ou après introduction d'un traitement anticoagulant.

Figure 2.
Granulomatose éosinophilique avec polyangéite
Radiographie thoracique de face :
infiltrat pulmonaire.

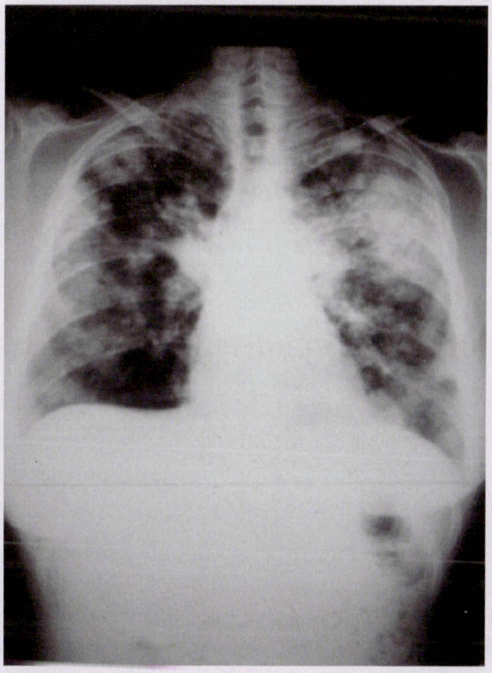

Figure 3.
Livedo au cours d'une vascularite de type périartérite noueuse

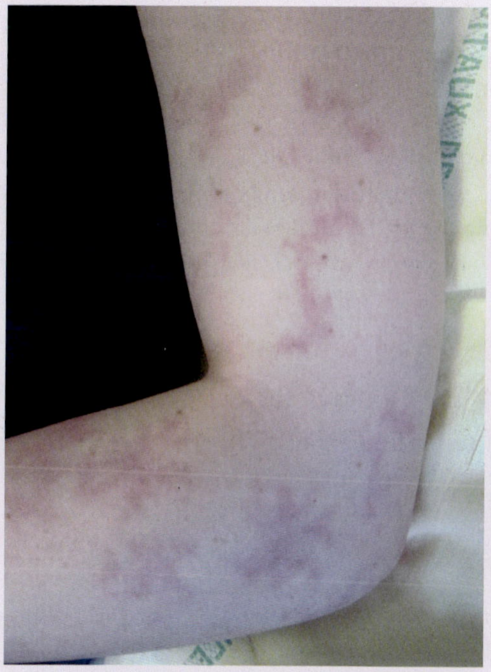

Figure 4. **Maladie des embols de cholestérol**
A : lésions cutanées
B : biopsie musculaire montrant des fantômes de cristaux de cholestérol au sein d'une lésion vasculaire

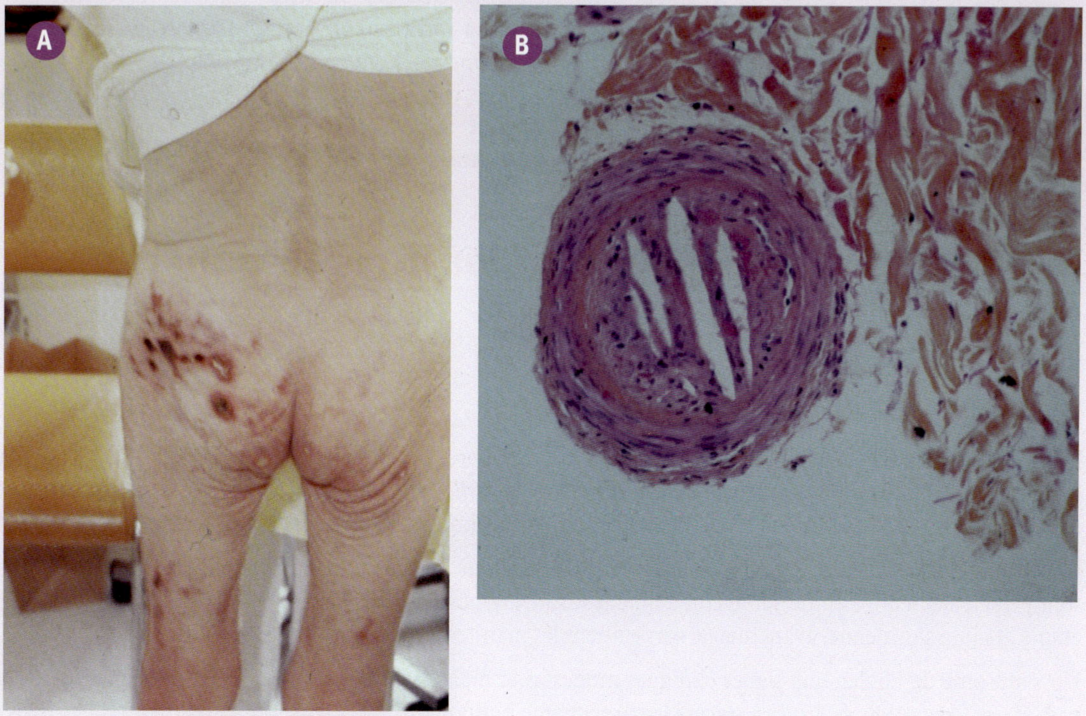

3.5.2. Connectivites

- Dans le cadre des maladies auto-immunes, il est rare d'observer une hyperéosinophilie élevée, hormis dans le cas des dermatoses bulleuses (pemphigoïde bulleuse surtout).
- Certaines connectivites (lupus systémique, polyarthrite rhumatoïde, syndrome de Gougerot-Sjögren) peuvent s'accompagner dans de rares cas d'une hyperéosinophilie modérée (< 2000/mm^3).

3.5.3. Déficits immunitaires

- Les cas de déficit immunitaire avec hyperéosinophilie sont exceptionnels. On peut citer le syndrome de Wiskott-Aldrich, le syndrome d'hyper-IgE, ou maladie de Job-Buckley et enfin le syndrome d'Omenn. Ce dernier est un déficit immunitaire combiné, sévère, à transmission autosomique récessive, identifié dès les premiers mois de la vie. Il se traduit par une érythrodermie exsudative, des polyadénopathies et une hépatosplénomégalie. L'hyperéosinophilie très élevée est souvent associée à une hyper-IgE sérique.

3.6. Hyperéosinophilie chronique inexpliquée : le syndrome hyperéosinophilique

- Il s'agit d'un diagnostic d'exclusion qui ne peut être évoqué qu'après avoir écarté toutes les causes d'hyperéosinophilie après une enquête étiologique rigoureuse et répétée, demeurée négative. Il se caractérise par une hyperéosinophilie massive (> 1 500/mm^3) d'origine inconnue, évoluant depuis au moins 6 mois.
- Certaines formes pauci-symptomatiques se résument à l'expression d'une hyperéosinophilie sanguine isolée tandis que d'autres sont associées à des lésions viscérales variées (cardiaque, neurologique centrale ou périphérique, pulmonaire, digestive, cutanée) dont certaines peuvent engager le pronostic vital, en particulier la cardiopathie (fibrose endomyocardique). Contrairement à une notion ancienne où une prédominance masculine était rapportée, le SHE touche autant l'homme que la femme, habituellement entre 20 et 50 ans.
- Des données récentes ont permis d'identifier 2 formes de SHE, mais 50 à 60 % restent inexpliquées :
  - Les SHE myéloprolifératifs liés à une anomalie clonale affectant directement la lignée éosinophile. Il s'agit le plus souvent d'une délétion clonale sur le chromosome 4 aboutissant à un gène de fusion FIP1L1-PDGFRA, où l'activité tyrosine kinase du récepteur α au *platelet derived growth factor* (PDGF) (PDGFRA) devient constitutivement activée (comme la protéine de fusion à forte activité tyrosine kinase BCR-ABL dans la leucémie myéloïde chronique). L'imatinib (Glyvec®) entraîné alors une rémission complète.
  - Les SHE lymphoïdes, où un contingent de lymphocytes T circulants (sans lymphome avéré) est à l'origine de la production de facteurs stimulant la lignée éosinophile (IL-5 surtout). Les corticoïdes sont alors le traitement de choix.

4. Orientation diagnostique en fonction des points d'appels cliniques

4.1. Signes ORL et broncho-pulmonaires

- Devant des signes ORL (rhinite, sinusite) associés à une hyperéosinophilie, on distinguera les causes allergiques fréquentes, des causes non allergiques (*Non Allergic Rhinitis with Eosinophilia* (NARES)) et on recherchera un syndrome de Fernand Widal (polypose naso-sinusienne avec asthme en relation avec la prise d'aspirine ou d'AINS).
- Il faut de nouveau évoquer ici la granulomatose éosinophilique avec polyangéite, dont les manifestations initiales sont principalement l'asthme survenant à un âge tardif, l'hyperéosinophilie, la présence d'infiltrats pulmonaires et une atteinte sinusienne, avant que ne surviennent les manifestations systémiques.
- Un syndrome de Löffler, aux signes cliniques modestes et fugaces (toux, dyspnée, fébricule) peut être d'origine parasitaire (migration de larves à travers le parenchyme pulmonaire, à l'origine d'images d'infiltrats labiles souvent périphériques, parfois multiples et bilatérales), d'origine médicamenteuse ou rester idiopathique.

- L'aspergillose broncho-pulmonaire allergique (ABPA, maladie de Hinson Pepys) survient dans un contexte d'asthme ancien avec la notion de toux et d'expectoration de « moules bronchiques » (émission de bouchons mycéliens). On retrouve souvent une élévation très marquée des IgE sériques avec hyperéosinophilie massive. Les images radiologiques sont variées : épaississement des parois bronchiques, impactions mucoïdes, atélectasies, infiltrats et surtout bronchectasies proximales. La présence d'IgE spécifiques anti-Aspergillus constitue un critère majeur du diagnostic.
- La maladie de Carrington, ou pneumopathie chronique à éosinophiles idiopathique est évoquée en l'absence d'étiologie retrouvée devant un « poumon éosinophile ». Les manifestations cliniques sont variées (dyspnée, toux sèche, hyperéosinophilie sanguine inconstante). Les images radiologiques (infiltration périphérique dense, sans systématisation topographique réalisant un aspect de « négatif photographique de l'œdème pulmonaire ») sont très évocatrices et l'efficacité de la corticothérapie est spectaculaire. Aucune étiologie n'est retrouvée au cours de cette pneumopathie chronique à PNE.

4.1.1. *Signes cutanés*

- Des signes variés (érythème, prurit, **angioedème**…) se rencontrent dans un grand nombre d'affections avec hyperéosinophilie. Ils s'inscrivent souvent dans un contexte évocateur dans le cas de réactions d'hypersensibilité (dermatite atopique, urticaire, dermatites parasitaires, réaction médicamenteuse), de vascularites (granulomatose éosinophilique avec polyangéite), dans les lymphomes (lymphomes T, mycosis fungoïde, syndrome de Sézary), dans les dermatoses bulleuses (pemphigoïde bulleuse), dans les mastocytoses ou dans les hyperéosinophilies associées à des proliférations tumorales bénignes (le granulome éosinophile des tissus mous ou maladie de Kimura, l'hyperplasie angiolymphoïde avec hyperéosinophilie).
- Certaines dermatoses éosinophiliques plus rares ont été individualisées (folliculite d'Ofuji, cellulite de Wells).
- **Devant un prurit isolé avec hyperéosinophilie chez un sujet jeune, il ne faut pas oublier le diagnostic de maladie de Hodgkin, alors qu'une pemphigoïde bulleuse (au stade pré-bulleux) sera évoquée chez le sujet âgé.**

4.1.2. *Signes musculaires*

- En dehors des parasitoses (notamment la trichinose), un tableau de myalgies avec hyperéosinophilie se rencontre dans la fasciite de Shulman. Cette affection touche l'adulte et plus volontiers l'homme que la femme. La symptomatologie domine aux membres supérieurs (douleur, contracture, raideur articulaire, sensation d'être enserré dans une gangue), réalisant un tableau « sclérodermiforme » **(Figure 5)** authentifié par une atteinte des fascias profonds sur une biopsie musculaire profonde.
- Les vascularites systémiques mentionnées plus haut peuvent aussi se présenter par un tableau musculaire inflammatoire.

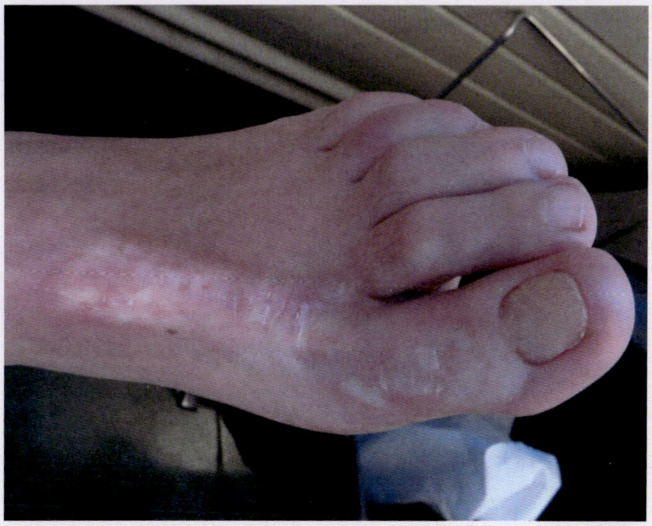

Figure 5.
Fasciite de Shulman : lésions scléreuses du dos du pied droit avec rétraction de la peau vers la profondeur

4.1.3. *Signes digestifs*

- Outre les parasitoses, il existe de nombreuses affections du tube digestif qui s'accompagne d'une hyperéosinophilie sanguine :
  - Rectocolite hémorragique,
  - Maladie de Crohn,
  - La gastroentérite à éosinophiles est une affection idiopathique, chronique ou aiguë, liée à une infiltration massive du tube digestif par les PNE (tableau de pseudo-péritonite avec ascite riche en éosinophiles, ou de douleurs avec diarrhées).

5. Conclusion

- Toute hyperéosinophilie doit faire l'objet d'une enquête diagnostique approfondie mais une cause médicamenteuse ou parasitaire devra être systématiquement évoquée. Le retentissement de cette hyperéosinophilie doit également être dépisté notamment au niveau cardiaque. Lorsque le bilan de première intention ne permet pas de conclure ou en cas de syndrome hyperéosinophilique, la prise en charge se fera dans un service spécialisé.

▸ Références

1. Kahn JE, Legrand F, Capron M, et Prin L. Hyperéosinophilies et Syndromes Hyperéosinophiliques. EMC (Elsevier SAS Masson, Paris), *Hématologie*, 13-009-A-10, 2011.
2. Bourée P. Hyperéosinophilie parasitaire. *Presse Med.* 2006; 35: 153-66.

POINTS CLÉS : ÉOSINOPHILIE

1. Toute hyperéosinophilie doit faire l'objet d'une enquête étiologique minutieuse.
2. Une atopie simple doit être évoquée devant une hyperéosinophilie modérée associée à un asthme ou un eczéma ; elle n'explique pas une hyperéosinophilie > 1 500 mm^3 et des explorations plus poussées doivent alors être menées.
3. Les causes les plus fréquentes d'hyperéosinophilie > 1 500 mm^3 en France métropolitaine sont iatrogènes et parasitaires.
4. Il faut éviter les recherches de parasitoses tropicales si le patient n'a pas quitté la France métropolitaine (notamment les sérologies).
5. Une hyperéosinophilie peut révéler des pathologies graves qu'il ne faut pas méconnaître : infections virales chroniques (VIH, HTLV1), cancers et hémopathies, vascularites systémiques.
6. Une hyperéosinophilie persistante, malgré des explorations de première intention négatives, doit être prise en charge en milieu spécialisé pour rechercher des causes rares et réaliser un bilan du retentissement viscéral.

+++ LE COUP DE POUCE DE L'ENSEIGNANT

1. Les diagnostics à ne pas manquer : maladie de Hodgkin chez le sujet jeune avec hyperéosinophilie, prurit et/ou adénopathie ; granulomatose éosinophilique avec polyangéite devant un asthme tardif et rebelle, avec hyperéosinophilie et signes systémiques ; cancer devant une hyperéosinophilie avec altération majeure de l'état général.
2. Une hyperéosinophilie apparue en cours d'hospitalisation est iatrogène jusqu'à preuve du contraire : produits de contraste, héparine de bas poids moléculaire, anti-vitamine K, antibiotiques...
3. Le dosage systématique des IgE totales a peu d'intérêt en 1re ligne.
4. Le traitement antiparasitaire d'épreuve est souvent proposé, même en l'absence de parasitose identifiable.
5. Les PNE peuvent être directement responsables de thrombose artérielle ou veineuse.
6. Les organes les plus fréquemment infiltrés par les PNE, quelle que soit la maladie causale, sont le cœur, la peau, les poumons, le tube digestif et le système nerveux.

CHAPITRE 22

Pathologie du fer chez l'adulte

OBJECTIFS PÉDAGOGIQUES NATIONAUX

➔ Diagnostiquer une carence ou une surcharge en fer.

➔ Argumenter l'attitude thérapeutique et planifier le suivi du patient.

MOTS CLÉS : Carence martiale ; Surcharge martiale ; Fer, Ferritine ; Saturation de la transferrine ; Anémie.

1. Introduction

1.1. Rôles du fer

- Transport de l'oxygène par l'hémoglobine ;
- Réaction d'oxydo-réduction de la chaîne respiratoire mitochondriale ;
- Protection contre le stress oxydatif.

1.2. Le stockage et le transport du fer

- Le fer physiologique existe sous forme d'ions $Fe2+$ (fer ferreux) ou $Fe3+$ (fer ferrique). Les ions $Fe2+$ catalysent la formation d'espèces réactives de l'oxygène et participent au stress oxydatif en endommageant les constituants cellulaires. Pour éviter cette toxicité, le fer libre doit être pris en charge par les protéines qui assurent son transport et son stockage.

Trois protéines jouent un rôle central dans le transport et le stockage du fer dans l'organisme :

- La **Transferrine** transporte le fer dans le plasma et les liquides extracellulaires. Elle peut fixer 2 atomes de fer par molécule.
- Le **Récepteur de la Transferrine** est présent sur la membrane des cellules dont le métabolisme nécessite du fer. Il fixe la transferrine circulante et l'internalise dans la cellule.
- La **Ferritine** est la protéine de stockage du fer dans les tissus sous une forme disponible pour la cellule. Le taux de ferritine est donc le meilleur indicateur des réserves de fer de l'organisme car il est le reflet des réserves tissulaires de fer.

- L'absorption intestinale (duodénale) du fer joue un rôle clef dans la régulation du métabolisme du fer. Il existe deux mécanismes de pénétration du fer au niveau du pôle apical de la cellule duodénale. Le fer contenu dans une molécule d'hème (fer héminique), issu des viandes et des poissons, est incorporé par un mécanisme non complètement élucidé avec une biodisponibilité de 25 %. Le fer non héminique (issu des végétaux, du lait, des œufs et la partie non héminique de la viande) est absorbé par la cellule duodénale par l'intermédiaire d'une protéine non spécifique appelée Divalent Metal Transporter 1 (DMT1) avec une biodisponibilité de 1 à 5 %. Les apports de fer non héminique sont quantitativement plus importants et représentent la majorité du fer absorbé (environ 60 %).
- Une fois dans la cellule duodénale, le fer traverse le cytoplasme pour être exporté dans la circulation par une protéine spécifique la ferroportine, régulée par l'hepcidine. L'hepcidine est un peptide hormonal synthétisé par le foie et les cellules inflammatoires comme les macrophages et les polynucléaires neutrophiles, qui internalise et dégrade la ferroportine (**Figure 1**). La ferroportine permet la sortie du fer de la cellule duodénale et du macrophage. L'hepcidine joue un rôle central dans l'homéostasie du fer. Son rôle essentiel est sa fixation à la ferroportine et son blocage de l'exportation du fer des cellules intestinales ou des macrophages vers la circulation. Les taux circulants d'hepcidine sont régulés par les stocks de fer de l'organisme et varient selon la demande en fer. La carence martiale ou l'hypoxie s'accompagnent de taux bas d'hepcidine tandis que la surcharge en fer s'accompagne de taux élevés.

Figure 1. Rôle central de l'hepcidine dans le contrôle du métabolisme du fer, via l'action sur la ferroportine.

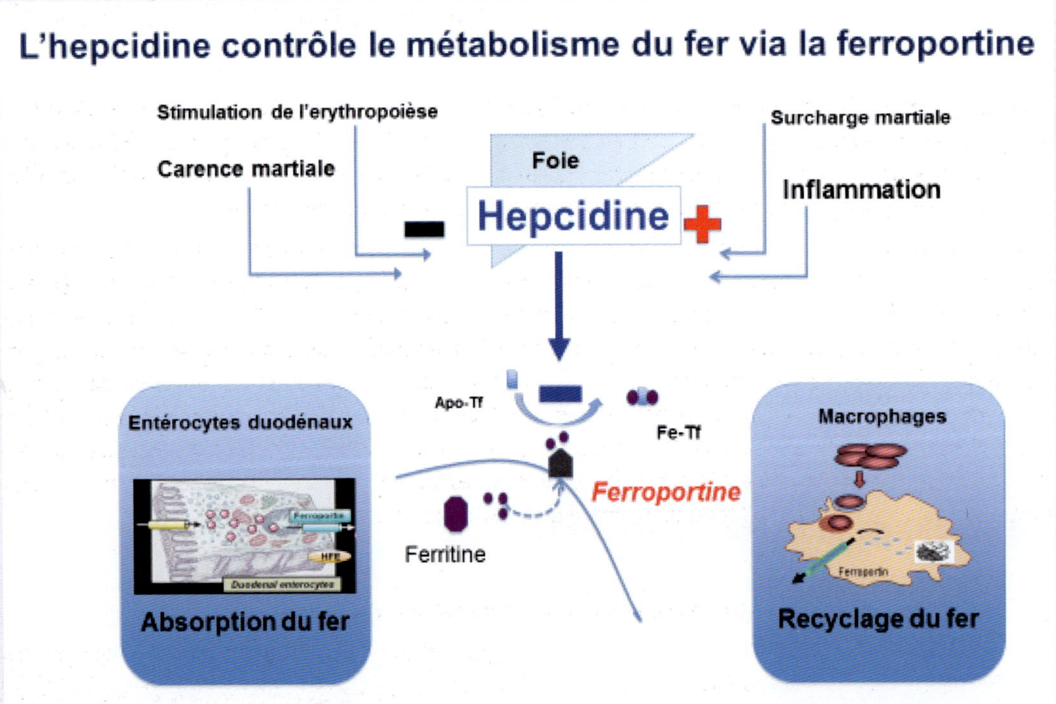

2. Carence martiale

- La carence en fer est la principale cause d'anémie dans le monde (**Figure 2**) (*cf.* Item 109 : Anémie chez l'adulte). Il faut distinguer carence martiale absolue et fonctionnelle :

Figure 2. Principales causes de carence martiale (plusieurs causes peuvent s'associer)

Pertes sanguines
- Menstruations abondantes ou prolongées
- Saignements utérins abondants
- Post-partum
- Maladies Inflammatoires Chroniques Intestinales (MICI)
- Saignements gastro-intestinaux
- Chirurgie
- Dons du sang
- Hémodialyse

Diminution des apports
- Mauvaise alimentation
- Régime végétarien
- Anorexie
- Troubles du Comportement Alimentaire (PICA)

Augmentation des besoins
- Enfants
- Adolescents
- Grossesse
- Sport d'endurance

Diminution de l'absorption et/ou du recyclage
- Maladies Inflammatoires Chroniques Intestinales
- Maladie inflammatoire ou maligne
- Interaction avec les aliments
- Interaction avec certains médicaments
- Malabsorption

- Une carence martiale est **absolue** lorsque les stocks en fer tissulaire sont insuffisants. Le dosage de la ferritine sérique est le marqueur de référence. Un taux de ferritine abaissé (< 15-20 ng/ml) permet à lui seul d'affirmer la carence martiale absolue. La carence martiale absolue peut être la conséquence d'une insuffisance d'apport en fer, d'une augmentation de l'utilisation du fer ou de pertes sanguines anormales.
- La carence **fonctionnelle** est observée lorsque les réserves en fer sont suffisantes (taux de ferritine normal) mais que la mobilisation du fer depuis les réserves tissulaires vers le pool circulant est défaillante (**Figure 3**). L'apport de fer aux cellules de la lignée érythropoïétique est insuffisant (CST < 20 %). Les états inflammatoires chroniques sont responsables d'une carence martiale fonctionnelle. Cette carence se caractérise par une diminution du fer circulant, une rétention du fer dans les macrophages et une diminution de l'absorption intestinale du fer. Les patients présentant une anémie inflammatoire ont des taux d'hepcidine excrétés dans les urines élevés. Ce mécanisme permet de comprendre pourquoi le fer intraveineux contrairement au fer oral est efficace dans la carence martiale fonctionnelle. En effet, il permet de court-circuiter la barrière intestinale et de surmonter la séquestration du fer en délivrant le fer directement à la transferrine circulante.

Figure 3. Causes de carence martiale selon leurs mécanismes

Carence martiale absolue
- Pertes sanguines chroniques
- Diminution de l'absorption
- Augmentation des besoins

→ **TSAT basse**
→ **Ferritine basse**
→ **STfR hauts**

Carence martiale fonctionnelle
- Recyclage inadapté
- Augmentation des besoins (e.g. EPO)

→ **TSAT basse**
→ **Ferritine normale ou haute**
→ **STfR normaux**

EPO : érythropoïétine ; STfR : récepteur soluble de la transferrine plasmatique ; TSAT (%) : Contenu (moyen) en hémoglobine des réticulocytes.

2.1. Carence martiale sans anémie

- Définie par une ferritine basse et un taux d'hémoglobine normal, il s'agit d'une situation très fréquente, en particulier chez les femmes jeunes. La fatigue est l'un des signes les plus classiques de la carence martiale. Il existe des corrélations significatives entre certains paramètres de qualité de vie et les valeurs de la ferritine sérique. Des signes cliniques variés sont imputés à la carence martiale, tels que la diminution des performances intellectuelles ou une fatigabilité musculaire. Des études contrôlées ont prouvé l'efficacité de la supplémentation martiale en l'absence d'anémie concernant ces symptômes.

2.2. Anémie par carence martiale

- Les signes cliniques classiques de l'anémie sont retrouvés : pâleur, asthénie, mauvaise tolérance à l'exercice physique, dyspnée d'effort. L'anémie ferriprive est classiquement microcytaire (volume globulaire moyen (VGM) < 80 fL), hypochrome (concentration corpusculaire en hémoglobine (CCMH) < 32 g/dL) et arégénérative (réticulocytes < 120 G/L). La microcytose est en fait tardive et inconstante et il existe d'autres causes de microcytose telles que les thalassémies hétérozygotes, l'anémie inflammatoire ou rarement le saturnisme. La recherche de l'hypochromie n'est pas pertinente en pratique clinique et sa sensibilité et spécificité sont faibles. La thrombocytose est souvent observée en cas de carence martiale alors que le nombre de leucocytes et la formule leucocytaire sont normaux.

2.3. Signes cliniques rattachés à la carence martiale

- L'alopécie en particulier non cicatricielle (sans perte du follicule pileux) pourrait être une conséquence de la carence martiale. Il existe de nombreuses enzymes dans les cellules du follicule pileux dont l'activité est dépendante du fer. Toutefois la relation entre alopécie et carence en fer n'est pas établie.
- Un lien entre la carence en fer et le syndrome des jambes sans repos est suggéré. Certains auteurs suggèrent que la supplémentation en fer aurait un effet bénéfique chez certains patients atteints de ce syndrome.
- Des anomalies unguéales de type koïlonychie avec des ongles fins et striés peuvent exister en cas de carence martiale très ancienne. Des rhagades (fissurations des commissures labiales) peuvent également être rencontrées dans ces situations, de même que des glossites ou des dysphagies.

2.4. Diagnostic différentiel des anémies par carence martiale

- Anémie inflammatoire (diagnostic différentiel principal) ;
- Thalassémie hétérozygote ;
- Très rarement le saturnisme.

2.5. Étiologies des carences martiales (*cf.* Item 209 : Anémie)

- Le bilan étiologique doit avant tout tenir compte du contexte clinique : femme en période d'activité génitale (ménométrorragies), homme âgé avec troubles digestifs (hémorragie digestive)…
- L'interrogatoire doit être très précis car les carences martiales peuvent résulter de causes méconnues et être multifactorielles (**Tableau I**). Le plus souvent, elles sont dues à des pertes de sang de petits volumes répétées qui peuvent ne pas être objectivées par les patients. Il faut également rechercher par l'interrogatoire les facteurs favorisants la carence martiale : dons de sang répétés, troubles de l'hémostase (maladie de Willebrand), consommation de thé lors de repas et en excès, végétarien, prise de substances altérant l'absorption du fer, notamment la pica. Il s'agit d'un véritable trouble du comportement alimentaire caractérisé par l'ingestion durable de substances telles que terre, craie, sable, papier, glaçons… (pica, en latin, signifie « pie », ici en référence à la voracité de cet oiseau).
- Chez la femme, l'étiologie est le plus souvent gynécologique, alors que chez l'homme, l'étiologie digestive est la plus fréquente.

Tableau I. ÉTIOLOGIES DES CARENCES MARTIALES
1. Causes gynécologiques de carence martiale
– métrorragies – fibrome utérin – cancer vaginal ou utérin – dispositif intra-utérin
2. Causes digestives non tumorales de carence martiale
– ulcère gastro-duodénal – polypes – angiodysplasies – hémorroïdes – maladies inflammatoires chroniques de l'intestin (maladie de Crohn et rectocolite hémorragique) – œsophagite peptique – gastrite alcoolique – gastrite médicamenteuse – diverticule de Meckel
3. Causes digestives tumorales de carence martiale
– cancer colo-rectal – lymphome digestif – ampullome vatérien
4. Causes rares de carence martiale
– hémodialyse – maladie cœliaque – sclérodermie systémique avec atteinte digestive sévère – parasitose (ankylostome) – maladie de Rendu-Osler (épistaxis itératifs) – épistaxis récidivants – hémoglobinurie paroxystique nocturne (poussées répétées d'hémolyse) – atteinte psychiatrique (syndrome de Lasthénie de Ferjol : trouble factice ou pathomimie, fréquent chez des individus proches du corps médical, et consistant à provoquer une anémie par scarifications, dons de sang répétés ou injection intraveineuse d'eau du robinet, etc.) – pica

2.6. Prise en charge thérapeutique de la carence martiale

- **Le traitement de la cause est bien entendu essentiel.**
- Le traitement de première intention de la carence martiale repose sur une supplémentation par voie orale sous forme de sulfate de fer, à une posologie entre 100 et 200 mg par jour. Ce traitement pratique et économique est souvent limité par deux phénomènes : l'absorption intestinale du fer et la tolérance gastro-intestinale. Seulement 10 % du fer ingéré est absorbé, ce qui impose des durées très prolongées de traitement (trois mois) pour aboutir à une correction complète de la carence. Par ailleurs la tolérance digestive du fer oral est médiocre, induisant nausées, épigastralgies, vomissements, constipation, diarrhée ou douleurs abdominales chez 25 % des patients, ce qui conduit souvent à une interruption prématurée du traitement. Les « compléments alimentaires » riches en fer n'apportent que des quantités infimes par rapport aux besoins.
- La supplémentation par voie intraveineuse ou intramusculaire présente des avantages non négligeables en cas d'intolérance digestive ou d'inefficacité du traitement oral, ou en cas de carence martiale profonde. Il existe en France trois formes de fer injectables.

- L'efficacité du traitement est évaluée sur la régression des signes cliniques et sur la normalisation des paramètres biologiques. Il faudra contrôler l'hémogramme après un mois de traitement et à la fin de la supplémentation et contrôler le bilan martial en fin de traitement.
- La transfusion sanguine ne doit être envisagée qu'en cas d'anémie sévère sur un terrain cardio-vasculaire ou pulmonaire avec une mauvaise tolérance.
- Un traitement préventif doit être envisagé en cas de situation à risque : grossesse, prématurité…

3. Surcharge en fer

- Lorsque la régulation du fer est perturbée, le fer s'accumule dans différents organes, en particulier au niveau hépatique. Il existe plusieurs types de surcharges en fer.

3.1. Signes cliniques de la surcharge en fer

- **La fatigue** : à l'emporte-pièce au début de la maladie ou permanente à un stade plus tardif. Elle peut être intense, conduisant le patient à interrompre son activité professionnelle.
- **La mélanodermie** est une hyperpigmentation gris-verdâtre qui est présente chez 90 % des patients ayant une surcharge en fer. Des déformations unguéales et une diminution de la pilosité peuvent également être observées.
- **Des douleurs articulaires** : surtout des 2e et 3e rayons (signe de la « poignée de main douloureuse »). Il peut exister des lésions ostéo-articulaires graves chez 2/3 des patients : douleurs intenses mimant une polyarthrite rhumatoïde avec des accès de synovites ou de pseudo-goutte. Les radiographies articulaires peuvent mettre en évidence des signes d'arthropathie sous-chondrale, de chondrocalcinose, ou de déminéralisation osseuse.
- **L'atteinte hépatique** est très fréquente (95 % des malades). La cirrhose est une complication de la surcharge hépatique. Elle doit être évoquée devant une ferritinémie > 1000 ng/ml, une thrombopénie inférieure à 1500 000 mm^{3} et une cytolyse supérieure à deux fois la normale. Environ 10 % des cirrhoses secondaires à l'hémochromatose se compliquent d'hépatocarcinome.
- **Des signes liés au diabète**, qui survient chez 40 à 60 % des patients atteints d'hémochromatose. Il est souvent insulino-requérant.
- **Des troubles sexuels** : aménorrhée, ménopause précoce, baisse de la libido, troubles de l'érection, atrophie testiculaire. Ils sont secondaires aux désordres endocriniens par accumulation de fer dans l'anté-hypophyse, responsable d'hypogonadisme.
- **L'atteinte cardiaque** est plus rare. L'importance des dépôts de fer dans le myocarde conditionne les manifestations cliniques qui peuvent aller de troubles du rythme à une cardiomyopathie dilatée.

3.2. L'hémochromatose héréditaire

- L'hémochromatose héréditaire est la plus représentée des maladies de surcharge en fer d'origine génétique. Il s'agit d'une maladie génétique due à une absorption duodénale excessive du fer conduisant à une accumulation progressive de fer dans l'organisme. Non traitée cette affection évolue insidieusement et risque de provoquer des atteintes organiques sévères, dont la cirrhose hépatique.
- Il s'agit de la plus fréquente des maladies génétiques en France (prévalence 1/300). De transmission autosomique récessive, cette pathologie est liée principalement à la mutation du gène HFE (de l'anglais High et du symbole de l'élément fer Fe, situé sur le chromosome 6) en C282Y. D'autres mutations ont été identifiées (H63D, S65C). Les mutations génétiques sont responsables de la disparition de l'hepcidine qui régule l'absorption du fer au niveau du tube digestif. La pénétrance de l'hémochromatose est incomplète (entre 10 et 50 %) et son expression est variable, expliquant la diversité du tableau clinique. Certains facteurs environnementaux joueraient un rôle dans cette variabilité clinique : facteurs intervenant dans l'absorption du fer (vitamine C), facteurs intercurrents (virus à tropisme hépatique, alcool) et autres facteurs génétiques.

Devant une suspicion d'hémochromatose héréditaire il faut demander trois tests biologiques :

- **Coefficient de saturation de la transferrine**
  - En général, son taux est supérieur à 60 % et peut même atteindre 100 %. On recommande la recherche de la mutation C282Y si le CST atteint 50 % chez la femme et 60 % chez l'homme.
- **Ferritinémie**
  - En général elle est très élevée, sauf chez la femme en période d'activité génitale ou chez les donneurs de sang réguliers.
- **Recherche de la mutation du gène.**

- D'autres manifestations biologiques sont en rapport avec la surcharge en fer des différents organes : cytolyse hépatique ou hyperglycémie.
- L'évaluation de la surcharge en fer au niveau hépatique et cardiaque (localisations les plus fréquentes et qui grèvent le pronostic) repose sur l'IRM hépatique et cardiaque. L'IRM est le meilleur examen d'imagerie pour appréhender la surcharge en fer. Elle a supplanté la biopsie hépatique qui n'a quasiment plus d'indications actuellement.
- Le traitement de référence de la surcharge en fer est les saignées. Les indications de traitement de l'hémochromatose héréditaire sont : ferritinémie supérieure à 300 ng/ml chez l'homme ou 200 ng/ml chez la femme. Le traitement se déroule en deux phases : une phase d'attaque des saignées hebdomadaires de 400 à 500 ml en moyenne, pendant un à deux ans en fonction de la surcharge en fer ; puis un traitement d'entretien qui est poursuivi à vie au rythme d'une saignée tous les 2 à 4 mois afin d'éviter la ré-accumulation du fer. L'efficacité du traitement déplétif est évaluée sur le taux de ferritine, avec un taux cible de moins de 50 ng/ml. La tolérance des saignées est évaluée sur le taux d'hémoglobine qui doit rester supérieur à 11 g/dl. Les douleurs articulaires et le diabète disparaissent difficilement lorsqu'ils sont installés.
- Les chélateurs du fer ne sont utilisés qu'en cas de contre-indication aux saignées, par exemple en cas d'anémie associée ou de non-faisabilité de la soustraction veineuse. Ce traitement est contraignant, lourd et son coût n'est pas négligeable en plus des effets secondaires notables.
- L'érythro-aphérèse consiste à prélever uniquement les globules rouges pour éliminer leur contenu en fer. Ce traitement est efficace mais nécessite un appareillage complexe et n'est pas pris en charge par la sécurité sociale.
- Au stade ultime de cirrhose décompensée, la transplantation hépatique est le seul traitement efficace de l'hémochromatose héréditaire.
- Les thérapeutiques ciblant spécifiquement l'hepcidine constituent un espoir thérapeutique.
- L'éviction des toxiques hépatiques (virus de l'hépatite B et vaccination par exemple) et de l'alcool sont fondamentaux pour limiter la toxicité hépatique.

3.3. Autres surcharges en fer héréditaires

- Il s'agit de pathologies très rares non liées à la mutation du gène HFE (hémochromatose de type 2, 3 ou 4 et acéruloplasminémie).

3.4. Surcharges en fer acquises

3.4.1. Maladies hépatiques chroniques

- **Maladie alcoolique du foie**
  - L'abus chronique d'alcool est responsable d'une surcharge en fer dont le mécanisme est pluriel. Les boissons alcoolisées, surtout le vin, contiennent du fer ; l'alcool est responsable d'une toxicité médullaire et la destruction excessive des hématies liée à la toxicité de l'alcool entraîne une libération de fer. L'alcool est hépatotoxique et interfère avec la production de la transferrine produite au niveau hépatique. Il existe donc une toxicité

cumulée de l'alcool à laquelle s'ajoute l'action toxique du fer. Le diagnostic différentiel avec l'hémochromatose héréditaire est souvent difficile car la ferritinémie peut être très élevée, mais la recherche génétique des mutations de l'hémochromatose est toujours négative.

– Le seul traitement est le sevrage alcoolique définitif. Les saignées sont contre-indiquées en raison de l'anémie et de la thrombopénie. La survenue d'une cirrhose est plus fréquente chez les patients consommant de façon chronique de l'alcool.

- **Cirrhose hépatique**

Toutes les causes de cirrhose hépatique peuvent être responsables de surcharge en fer. La gravité de ces pathologies est liée à l'atteinte hépatique. Il est rare que la déplétion en fer améliore la pathologie ; il faut traiter la cause de l'hépatopathie (virus C par exemple).

3.4.2. Surcharges en fer d'origine hématologique

- Pour les hémopathies, la surcharge est liée à une hyper-absorption intestinale du fer et à un apport excessif par les transfusions itératives effectuées dans le cadre d'anémie sévère. Le blocage de la production de l'hepcidine (induite par l'érythropoïèse inadaptée ou anormale) est responsable de l'hyper-absorption intestinale du fer. Les transfusions itératives en concentrés globulaires aggravent le phénomène de surcharge. Les principales pathologies hématologiques avec surcharge en fer sont la thalassémie majeure, l'érythroblastopénie, la dysérythropoïèse congénitale, le déficit en glucose 6 phosphate déshydrogénase (G6PD), les syndromes myélodysplasiques ou les aplasies médullaires…
- Le dosage sérique de la ferritine reste l'examen le plus fréquemment utilisé pour évaluer de manière indirecte la surcharge en fer. Toutefois, il faut tenir compte des conditions pouvant faussement élever le niveau de ferritine (hépatite, hémolyse, inflammation…). Le dosage du coefficient de saturation de la transferrine peut être également utilisé. Le foie est le principal lieu de stockage du fer de l'organisme (70 à 80 %). La mesure de la concentration intrahépatique en fer par l'imagerie par résonnance magnétique (IRM) hépatique est un bon reflet de la surcharge en fer.
- L'atteinte cardiaque liée à la surcharge ferrique domine le pronostic vital, causant 2/3 des décès par insuffisance cardiaque congestive, trouble du rythme, cardiomyopathie avec altération de la fraction d'éjection et dilatation ventriculaire, ou mort subite. La surcharge est corrélée au nombre de concentrés érythrocytaires reçus.
- Les saignées ne peuvent être utilisées dans les maladies hématologiques en raison de l'anémie.
- Le traitement chélateur a pour but de prévenir les complications cardiaques, hépatiques et endocriniennes. L'objectif est l'obtention d'un taux de ferritine < 1000 ng/ml.

3.4.3. Syndrome métabolique

- C'est le principal diagnostic différentiel de l'hémochromatose génétique. La ferritinémie peut atteindre 800 à 1500 ng/ml mais habituellement le CST est normal. Le traitement consiste à corriger les troubles métaboliques (hypercholestérolémie, diabète…). La perte de poids améliore ces perturbations et en particulier diminue l'hyperferritinémie, les saignées de faible volume peuvent être une alternative thérapeutique (leur indication reste discutée dans ce contexte).

Références

1. Beaumont C. Mécanismes moléculaires de l'homéostasie du fer. *Med Sci* (Paris) 2004 ;20 : 68-72.
2. Weiss G, Goodnough LT. Anemia of chronic disease. *N Engl J Med* 2005 ;352 : 1011-1023.
3. Lopez A, Cacoub P, Macdougall IC, Peyrin-Biroulet L. Iron deficiency anaemia. *Lancet*. 2015 Aug 24. [Epub ahead of print]
4. Geisser P, Burckhardt S. The pharmacokinetics and pharmacodynamics of iron preparations. *Pharmaceutics* 2011 ;3 : 12-33.
5. Anker SD, Comin Colet J, Filippatos G, Willenheimer R, Dickstein K, Drexler H et al. Ferric carboxymaltose in patients with heart failure and iron deficiency. *N Engl J Med* 2009 ;361 : 2436-2448.
6. Salgia RJ, Brown K. Diagnosis and management of hereditary hemochromatosis. *Clin Liver Dis*. 2015 Feb ;19(1) : 187-98.

7. Bardou-Jacquet E, Brissot P. Diagnostic evaluation of hereditary hemochromatosis (HFE and non-HFE). *Hematol Oncol Clin North Am.* 2014 Aug ;28(4) : 625-35,
8. Ruchala P, Nemeth E. The pathophysiology and pharmacology of hepcidin. *Trends Pharmacol Sci.* 2014 Mar;35(3):155-61.
9. Barton JC. Hemochromatosis and iron overload: from bench to clinic. *Am J Med Sci.* 2013 Nov;346(5):403-12.
10. Siddique A, Kowdley KV. Review article: the iron overload syndromes. *Aliment Pharmacol Ther.* 2012 Apr;35(8):876-93.

POINTS CLÉS : PATHOLOGIE DU FER CHEZ L'ADULTE

1. La carence martiale peut être :
   - absolue (stock martial bas : la ferritinémie est basse),
   - fonctionnelle (stock martial normal voire élévé : la ferritinémie n'est pas abaissée), mais l'utilisation du fer est impossible.
2. La moitié des anémies sont liées à une carence martiale.
3. Les maladies chroniques, telles que l'insuffisance rénale, l'insuffisance cardiaque, les cancers et les maladies inflammatoires chroniques, sont fréquemment à l'origine d'une carence martiale fonctionnelle.
4. Les marqueurs de la carence martiale les plus performants sont la ferritinémie et le coefficient de saturation de la transferrine.
5. Devant une carence martiale, une supplémentation orale est recommandée en première ligne ; une supplémentation intra-veineuse s'impose en cas d'échec de la voie ou en cas de carence fonctionnelle.
6. L'hémochromatose héréditaire est la plus représentée des maladies de surcharge en fer d'origine génétique.
7. L'IRM est le meilleur examen d'imagerie pour appréhender la surcharge en fer.
8. Le traitement de référence de la surcharge en fer est représenté par les saignées.

+++ LE COUP DE POUCE DE L'ENSEIGNANT

1. La ferritine est une protéine « positive » de la réaction inflammatoire, elle augmente en cas de syndrome inflammatoire. La transferrine est une protéine « négative » de la réaction inflammatoire, elle est abaissée en cas de syndrome inflammatoire (comme l'albumine).
2. Devant une anémie microcytaire, avant de conclure immédiatement à une carence martiale (même si le plus souvent cela sera le cas), assurez-vous qu'il ne s'agit pas d'une béta-thalassémie hétérozygote (ferritinémie non abaissée, caractère régénératif de l'anémie).
3. Devant une anémie microcytaire, avant de demander une électrophorèse de l'hémoglobine pour recherche de béta-thalassémie, vérifiez la ferritinémie. Une carence martiale peut s'accompagner d'une élévation de la proportion d'hémoglobine A2 (comme la béta-thalassémie), il faut la corriger avant de réaliser l'électrophorèse.
4. Devant une carence martiale isolée inexpliquée, n'oubliez pas d'interroger le patient à la recherche d'une pica, et sachez évoquer une maladie cœliaque (dont la carence martiale peut être l'unique manifestation).
5. Ne pas oublier de prévenir le patient à qui on prescrit un traitement martial des conséquences digestives de ce traitement, en particulier des selles noires.

Chapitre 23 Adénopathie superficielle de l'adulte

1. Quelle est la cause de l'adénopathie ?
2. Est-il nécessaire de faire pratiquer une biopsie ?

OBJECTIFS PÉDAGOGIQUES NATIONAUX

→ Devant une ou des adénopathies superficielles, argumenter les principales hypothèses diagnostiques et justifier les examens complémentaires pertinents.

MOTS CLÉS : **Adénopathie superficielle ; Lymphome ; Cancer ; Cytoponction ; Biopsie.**

- Le diagnostic d'adénopathie superficielle est fait par la mise en évidence, à la palpation, de ganglions lymphatiques hypertrophiés.
- Si le diagnostic positif est le plus souvent simple et repose dans l'immense majorité des cas sur le seul examen physique (pour les diagnostics différentiels voir rubrique « coup de pouce »), le clinicien va avoir à répondre rapidement à 2 questions : Quelle est la cause de l'adénopathie ? Est-il nécessaire de faire pratiquer une biopsie ?

1. Quelle est la cause de l'adénopathie ?

- Une adénopathie superficielle peut être la conséquence d'une atteinte localisée ou généralisée, primitive (syndrome lymphoprolifératif) ou secondaire (infection, maladie inflammatoire, cancer), de nature bénigne ou maligne du système lymphatique.

1.1. Quelles sont les caractéristiques des adénopathies ?

1.1.1. *Quelle est la taille ?*

- Un diamètre supérieur à 1 centimètre est pathologique.
- Il s'agit toutefois d'une estimation arbitraire qu'il faut savoir adapter.
- En effet, une adénopathie inguinale non indurée non douloureuse de 2 cm peut être non pathologique, et cela à tout âge de la vie.
- À l'inverse, un ganglion infra-centimétrique sus-claviculaire gauche, en territoire de drainage des viscères sous-diaphragmatiques, est alarmant.

1.1.2. *Quelle est la localisation ?*

- Devant toute adénopathie superficielle isolée le clinicien doit rechercher une lésion primitive dans le territoire de drainage des ganglions concernés (**Tableau I**).

Tableau I. Y A-T-IL UNE LÉSION DANS LE TERRITOIRE DE DRAINAGE GANGLIONNAIRE ?	
ADENOPATHIES	**TERRITOIRE DE DRAINAGE**
Cervicales	– Peau de la face et du cuir chevelu – Sphère ORL – Thyroïde
Sus-claviculaires	– Médiastin
Sus-claviculaire gauche	– Canal thoracique – Territoire sous-diaphragmatique
Axillaires	– Membres supérieurs – Paroi thoracique – Glandes mammaires
Inguinales et rétro-crurales	– Membres inférieurs – Organes génitaux externes (hors testicule) – Marge anale

- **Il faut par ailleurs retenir quelques principes généraux :**
  - Une adénopathie en territoire cervical est d'autant plus suspecte que bas située (sus-claviculaire).
  - Les adénopathies épitrochléennes sont classiquement évocatrices de la sarcoïdose et de la syphilis, mais se rencontrent aussi dans la mononucléose infectieuse, les syndromes lymphoprolifératifs et plus rarement dans la maladie des griffes du chat.
  - Une adénopathie occipitale, en dehors des pathologies infectieuses touchant le cuir chevelu, se rencontre préférentiellement dans la mononucléose infectieuse, la syphilis, la toxoplasmose ou la rubéole, mais également dans la maladie de Kikuchi (lymphadénite nécrosante subaiguë).
  - Une adénopathie inguinale doit faire rechercher une maladie sexuellement transmissible (Syphilis, Chancre mou, Nicolas Favre).
- **Il est toujours préférable de représenter la localisation et la taille des ganglions objectivés à l'examen physique sur un schéma daté (Figure 1).**

Figure 1. Aires ganglionnaires cervicales

(d'après Mouthon L., Guillevin L., Sémiologie hématologique, 2004, 343-361, *Sémiologie Médicale*, Flammarion Médecine Sciences)

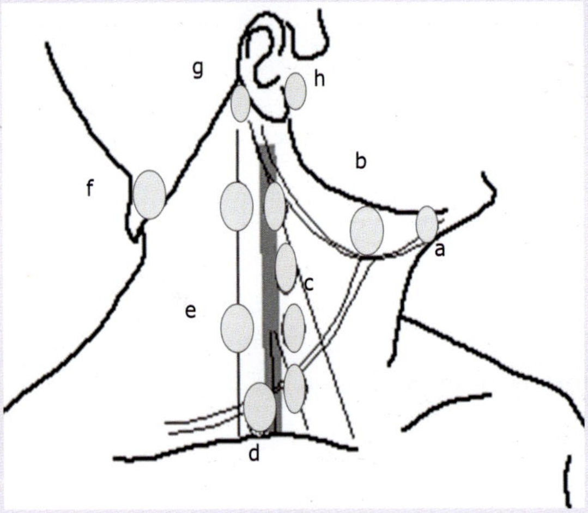

a. sous mentales
b. sous maxillaires
c. jugulo-carotidiennes
d. sus-claviculaires
e. spinales
f. occipitales
g. mastoïdienne
h. prétragienne

1.1.3. Quelle est la consistance ?

- **La consistance :**
  - Est fondamentale car, même de taille normale, une adénopathie très dure est suspecte de malignité.
  - Oriente vers une cause tumorale maligne si le ganglion est dur, immobile par rapport aux plans adjacents, et comprime les structures voisines (veines et nerfs). Il peut alors s'agir d'un syndrome lymphoprolifératif ou d'un cancer.
- **Le caractère inflammatoire (rougeur, douleur, chaleur) :**
  - Oriente vers une cause infectieuse.
  - La recherche d'une porte d'entrée est alors indispensable.
  - Elle est parfois évidente (morsure, plaie).
  - Le point de départ est parfois plus ancien, passé inaperçu et va justifier les questions d'interrogatoire systématiques (nature des activités professionnelles ou de loisirs ; contact avec des animaux ; séjours en zone d'endémie parasitaire).

1.2. Est-ce qu'il s'agit d'une polyadénopathie ?

- La polyadénopathie indique le caractère généralisé de l'atteinte du système lymphatique.
- Les polyadénopathies malignes secondaires sont surtout représentées par les métastases de carcinome, et beaucoup plus rarement par les localisations ganglionnaires des leucémies myéloïdes (chronique ou aiguë) et de l'hématopoïèse extra-médullaire de la splénomégalie myéloïde.

1.2.1. Y a-t-il de la fièvre ?

- **En cas de fièvre, il faut évoquer une cause infectieuse (Tableau II).**

Tableau II. ADÉNOPATHIES D'ÉTIOLOGIE INFECTIEUSE

	AGENT INFECTIEUX	ADENOPATHIES	
		LOCALISÉES	GÉNÉRALISÉES
Maladies bactériennes			
Adénite	*Streptocoque A, Staphylococcus aureus*	+	
	Mycobacterium tuberculosis (ou apparentée)	+	+
Pharyngite	*Streptocoque A, Anaérobies*	+	
Brucellose	*Brucella mellitensis*		+
Leptospirose	*Leptospires*		+
Syphilis	*Treponema pallidum*	+	+
Chancre mou	*Hemophilus ducreyi*	+	
Peste	*Yersinia pestis*	+	
Tularémie	*Francisella tularensis*	+	
Pasteurellose	*Pasteurella multocida*	+	
Sodoku	*Spirillum minus*	+	
Charbon	*Bacillus anthracis*	+	
Morve	*Pseudomonas mallei*	+	+
Mélioïdose	*Pseudomonas pseudomallei*	+	+
Maladie de Lyme	*Borrelia burgdorferi*	+	
Mycobactériose atypique	*Mycobacterium marinum*	+	

Granulome vénérien	*Chlamydia trachomatis*	+	+
Fièvre boutonneuse méditerranéenne	*Rickettsia conorii*	+	
Fièvre fluviale japonaise	*Rickettsia tsutsugamushi*	+	
Rickettsiose vésiculeuse	*Rickettsia akari*	+	
Maladie des griffes du chat	*Bartonella henselae*	+	
Maladie de Whipple	*Tropheryma whipplei*		+
Mycoses			
Histoplasmose américaine	*Histoplasma capsulatum*		+
Histoplasmose africaine	*Histoplasma duboisii*	+	
Coccidioïdomycose sud-américaine	*Paracoccidioides brasiliensis*	+	
Sporotrichose	*Sporotrichum schenkii*	+	
Viroses			
Rougeole	*Paramyxovirus*		+
Rubéole	*Paramyxovirus*	+	+
Mononucléose infectieuse	*Virus Epstein-Barr*	+	+
Infection à cytomégalovirus	*Cytomégalovirus*		+
Dengue	*Arbovirus*		+
Fièvres hémorragiques virales africaines	*Arénavirus*		+
Fièvre hémorragique avec Syndrome rénal	*Virus de Hantaan*		+
Herpès génital	*Herpès simplex 2*	+	+
Pharyngites	*Rhinovirus*	+	
	Adénovirus		+
	Herpès simplex 1	+	
Infection VIH	*Virus de l'immunodéficience humaine*	+	+
Parasitoses			
Kala-azar	*Leishmania donovani*	+	+
Trypanosomiase africaine	*Trypanosoma brucei*	+	+
Maladie de Chagas	*Trypanosoma cruzi*		+
Toxoplasmose	*Toxoplasma gondii*	+	+
Filarioses lymphatiques	*Wucheria bancrofti, Brugia malayi*		+

- **En l'absence de fièvre,** une infection reste possible et l'infection par le VIH doit être systématiquement suspectée (syndrome lymphadénopathique). Une maladie systémique (lupus systémique, polyarthrite rhumatoïde, sarcoïdose) est plus rarement en cause. Le syndrome de Gougerot-Sjögren doit être individualisé pour son risque particulier d'évolution vers la malignité (lymphome B de la zone marginale). Il faut également savoir que toute dermatose prurigineuse généralisée peut être responsable d'une polyadénopathie.
- Les syndromes lymphoprolifératifs, le plus souvent malins, sont responsables de polyadénopathies, en contexte fébrile ou non.
- Il faut noter la possibilité d'atteintes mixtes; ainsi dans la pathologie liée au VIH, l'adénopathie peut être le siège de l'infection virale mais aussi d'une infection opportuniste, d'un sarcome de Kaposi, d'une maladie de Castleman, voire d'un lymphome.

1.2.2. Est-ce qu'il y a une atteinte lymphoïde extra-ganglionnaire ?

- Plus spécifiquement l'examen physique recherche une hépatomégalie, une splénomégalie, une hypertrophie amygdalienne et une hypoesthésie de la houppe du menton (la neuropathie mentonnière est très évocatrice d'hémopathie maligne).
- La splénomégalie indique là encore le caractère généralisé de l'atteinte du système lymphatique. Elle est en réalité relativement rare et objectivée dans moins de 10 % des cas de polyadénopathie.

1.3. Qu'apprend-on de l'interrogatoire ?

1.3.1. L'âge

- Une polyadénopathie cervicale haute persistante de petite taille est relativement banale chez l'adolescent ou l'adulte jeune.

1.3.2. Le contact avec les animaux

- Une adénopathie épitrochléenne doit motiver la recherche d'un contact (morsure, griffure) même ancien avec un chat (maladie des griffes du chat, infection à *Bartonella henselae*).

1.3.3. Les séjours en zone d'endémie parasitaire

- Une polyadénopathie fébrile au retour d'un voyage outre-mer doit faire évoquer le diagnostic de leishmaniose viscérale.

1.3.4. Les activités professionnelles ou de loisirs

- Une adénopathie cervicale chez un chasseur ou un taxidermiste doit faire suspecter une tularémie.

1.3.5. Les traitements médicamenteux

- Le syndrome d'hypersensibilité médicamenteuse (anticonvulsivants, sulfamides...) peut aussi être responsable d'une polyadénopathie fébrile.

1.3.6. Les signes généraux

- Outre la fièvre, l'interrogatoire recherche une asthénie, une perte de poids, des sueurs nocturnes, un prurit généralisé. Ces symptômes indiquent le plus souvent le caractère généralisé de l'atteinte lymphatique.

2. Est-il nécessaire de faire pratiquer une biopsie ?

- Avant d'engager une enquête paraclinique, il faut savoir proposer une simple surveillance de 3 semaines à un sujet jeune qui présente une polyadénopathie récente d›allure bénigne susceptible de régresser spontanément.
- En l'absence de cause locale évidente, et avant de pratiquer une biopsie ganglionnaire, un certain nombre d'examens complémentaires sont indispensables (**Tableau III**).

Tableau III. EXAMENS COMPLÉMENTAIRES INDISPENSABLES AU BILAN ÉTIOLOGIQUE D'ADÉNOPATHIE(S) SANS CAUSE LOCALE ÉVIDENTE
– Numération Formule Sanguine – Plaquettes avec frottis – Protéine C-Réactive – Electrophorèse des protides sériques – LDH – Tests hépatiques – Sérologies VIH, EBV, CMV, toxoplasmose – TDM thoraco-abdomino-pelvienne • Aucun consensus n'existe sur l'exhaustivité de ce premier bilan complémentaire. • Les anomalies de la NFS et du frottis sanguin (blastes, hyperlymphocytose, syndrome mononucléosique, polynucléose neutrophile, hyperéosinophilie...) sont inconstantes, souvent non spécifiques mais peuvent fournir des pistes immédiates (leucémie aiguë par exemple).
CMV : cytomégalovirus ; EBV : Epstein Barr virus ; LDH : lacticodehydrogénases ; TDM : tomodensitométrie ; VIH : virus de l'immunodéficience humaine.

2.1. Quelle est la place de la cytoponction ?

- **Les avantages de la cytoponction :**
  - sa faisabilité,
  - sa rapidité d'interprétation,
  - sa capacité d'orientation rapide (en affirmant par exemple la nature lymphatique de la masse),
  - sa rentabilité haute en cas de métastase de cancer épithélial (car le constat de cellules d'origine non lymphoïde est facile) et de collection purulente (mise en culture).
- **Les limites de la cytoponction :**
  - l'absence d'étude du tissu ganglionnaire (histologie),
  - la difficulté de l'analyse cytologique en microscopie optique,
  - la fréquente négativité même en cas de pathologie maligne.

Malgré l'aide de l'immunomarquage, de l'hybridation *in situ* ou de la PCR pour optimiser la rentabilité diagnostique de la cytoponction, cette dernière, même positive, doit souvent être complétée par une biopsie chirurgicale.

2.2. Quelle est la règle ?

- Toute adénopathie inexpliquée et persistant pendant plus d'un mois doit faire l'objet d'une **biopsie chirurgicale** à visée diagnostique.
- En cas de forte suspicion d'un processus tumoral sans explication dans le territoire de drainage, cette biopsie peut être plus précoce.

2.3. Quels sont les principes ?

- Le chirurgien et le médecin doivent décider de l'exérèse complète du ganglion le plus volumineux dans le contexte d'une polyadénopathie, en général effectuée sous anesthésie locale.
- On évitera si possible la biopsie d'un ganglion inguinal, en raison de la rentabilité faible de la biopsie dans cette zone et du risque de lymphœdème définitif du membre.
- En cas de ganglions de taille égale, la biopsie s'effectue par ordre de préférence décroissante en situation sus-claviculaire, cervicale, axillaire, épitrochléenne et inguinale.

- Le ganglion doit être coupé dans son plus grand axe pour donner lieu à une apposition sur lame de la tranche de section (empreinte), lisible en quelques minutes ou heures.
- Le ganglion est alors destiné, selon une demande explicite du médecin, aux laboratoires d'anatomie pathologique accompagné des empreintes, et de bactériologie, principalement pour mise en culture.
- En ce qui concerne l'étude en anatomie pathologique, il est indispensable de mentionner au chirurgien que le prélèvement doit être acheminé rapidement dans une compresse stérile imbibée de sérum physiologique au laboratoire d'anatomie pathologique.
- Une partie du ganglion donne lieu à une congélation systématique et l'autre partie est mise dans un fixateur classique et incluse en paraffine en vue d'une lecture en microscopie optique.
- La rentabilité de la biopsie ganglionnaire, classiquement de l'ordre de 50-60 %, n'a pas été étudiée depuis l'avènement des nouvelles techniques d'immunohistochimie, de cytogénétique et de biologie moléculaire.
- Une partie du ganglion (incluse en paraffine et/ou congelée) est conservée pour la possibilité d'études complémentaires.
- Une alternative récente à l'exérèse chirurgicale est la **micro-biopsie** échoguidée sous anesthésie locale minime, faisable en radiologie. Moins invasive et de bonne rentabilité, en particulier pour le diagnostic et la classification des lymphomes, elle peut être couplée à la cytoponction en un seul temps.

Références

1. Chau I, et al. Rapid access mutlidisciplinary lymph node diagnostic clinic: analysis of 550 patients. *Br J Cancer* 2003; 88:354-61.
2. Habermann TM, et al. Lymphadenopathy. *Mayo Clin Proc* 2000;75:523-732.
3. Sacré K, et al. Adénopathies superficielles. In *Diagnostics difficiles en Médecine Interne*. Rousset H, Vital-Durand D, Dupond JL, Pavic M Eds. Maloine 2008 : 33-43.
4. Mouthon L, Guillevin L. Sémiologie hématologique, 2004, 343-361, *Sémiologie médicale*, Flammarion Médecine Sciences.

POINTS CLÉS : ADÉNOPATHIE SUPERFICIELLE

1. Les adénopathies superficielles peuvent être :
   - Uniques ou multiples,
   - Transitoires chez un sujet jeune,
   - Localisées dans le territoire de drainage d'une lésion évidente,
   - Le mode d'entrée d'une affection généralisée, bénigne ou maligne, du système lymphatique.
2. La hantise du clinicien est l'adénopathie révélatrice d'un cancer ou d'un lymphome.
3. Une approche clinique structurée et un panel simple d'examens complémentaires permettent de décider (ou non) du moment de la biopsie à visée histologique.
4. La rentabilité diagnostique maximale de l'exérèse du ganglion est conditionnée par la bonne interaction du médecin, du chirurgien, du microbiologiste et de l'anatomopathologiste.

+++ LE COUP DE POUCE DE L'ENSEIGNANT

1. Adénopathies superficielles : diagnostics différentiels*

DIAGNOSTIC DIFFÉRENTIEL	TERRITOIRE
– Neurinome, lipome, fibrome	Tous
– Glande salivaire (parotide, sous-maxillaire, sublinguale) – Lymphangiome kystique sus-claviculaire – Kyste du tractus thyréoglosse – Branchial, dermoïde – Anévrysme ou glomus carotidien** – Laryngocèle – Tumeur thyroïdienne – Tumeur musculaire – Abcès des parties molles – Côte cervicale	Cervical
– Hidrosadénite	Axillaire
– Hidrosadénite – Abcès, hernie – Kyste du cordon – Anévrysme artériel ou ectasie veineuse**	Inguinal
*En s'aidant éventuellement d'une échographie / **Ne pas biopsier	

2. Adénopathies superficielles : diagnostics rares

- Lymphome T angio-immunoblastique
- Maladie de Castleman (hyperplasie angiofolliculaire, infiltrat plasmocytaire polyclonal)
- Maladie de Rosai-Dorfman (histiocytose sinusale massive)
- Maladie de Kikuchi (lymphadénite nécrosante subaiguë)
- Maladie de Kimura (hyperplasie folliculaire et veinulaire, hyperéosinophilie)
- Pseudotumeur inflammatoire (maladie liée aux IgG4)

Chapitre 24

Amyloses

1. Diagnostiquer une amylose AL
2. Diagnostiquer une amylose AA
3. Conclusion

OBJECTIFS PÉDAGOGIQUES NATIONAUX

→ Diagnostiquer une amylose de type AA ou AL.

→ Citer les principaux organes pouvant être impliqués dans le développement d'une amylose.

MOTS CLÉS : Cardiopathie restrictive ; Glomérulopathie amyloïde ; Hypertrophie du septum interventriculaire ; Immunohistochimie ; Macroglossie ; Neuropathie avec dysautonomie ; Neuropathie axonale ; Protéomique ; Pseudo-infarctus ; Purpura ; Rouge Congo.

- L'amylose est une maladie rare, classée maladie orpheline par l'INSERM.
- Elle appartient au groupe des maladies de surcharge et au sous-groupe des maladies du repliement protéique (telle que la maladie de Creutzfeld-Jakob).
- Le précurseur de l'amylose est une protéine.
- Plus de 20 précurseurs sont à l'origine de plus de 20 types d'amylose différents.
- L'amylose peut être localisée ou généralisée suivant la répartition de la déposition du précurseur dans l'organisme.
- Les différents types d'amylose sont dénommés en fonction de leur précurseur précédé de la lettre A pour « amyloid », il s'agit d'une nomenclature anglaise.
- Les types d'amylose les plus fréquemment diagnostiqués sont l'amylose AL (amylose à chaînes légères d'immunoglobulines (light chains)), l'amylose AA (amyloidosis associated devenu par usage amylose réactionnelle) et l'amylose ATTR (amylose à transthyrétine) qui existe sous deux formes, héréditaire ou non (ancienne amylose « sénile ») et constitue un diagnostic différentiel des 2 types précédemment cités. La recherche d'une ATTR devra être organisée lorsque la démarche diagnostique ne permet pas de conclure à une amylose AL ou à une amylose AA.

1. Diagnostiquer une amylose AL (Tableau I)

- L'amylose AL (ou amylose immunoglobulinique) a pour précurseur protéique une chaîne légère d'immunoglobuline : lambda ou kappa. Elle est donc associée systématiquement à la présence d'une gammapathie monoclonale dans le sang et/ou les urines du patient. C'est le type d'amylose qui présente la plus grande variété de symptômes cliniques. Soixante-dix pour cent des amyloses sont des amyloses AL.

1.1. Diagnostic clinique

- Les principaux organes impliqués dans le développement d'une amylose AL sont le cœur, le nerf périphérique, le rein et le foie. Les symptômes cliniques sont donc en lien avec le dysfonctionnement de ces organes. Cependant, comme l'amylose AL est une maladie systémique (généralisée), d'autres signes cliniques en lien avec des atteintes d'organe moins fréquentes ou moins symptomatiques sont également observés. Les seuls organes épargnés par l'amylose AL sont le corps vitré et le système nerveux central.

1.1.1. *La cardiomyopathie amyloïde AL*

- C'est une **cardiomyopathie restrictive**. L'atteinte de la fonction diastolique précède la dégradation de la fonction systolique myocardique. L'atteinte myocardique est la principale cause de décès des patients atteints d'amylose AL. En cas d'atteinte cardiaque clinique symptomatique, la médiane de survie est de moins de 6 mois **en l'absence de traitement.**
- **Un des premiers signes cliniques est la fatigue**. L'atteinte myocardique se manifeste également par des syncopes, une arythmie par fibrillation auriculaire, des troubles de la conduction. Des cas de mort subite ont été décrits.
- **Signes ECG**: il existe un microvoltage et un aspect de **pseudo-infarctus** avec complexes QS de V1 à V3 liés à l'épaississement du myocarde siège des dépôts amyloïdes (**Figure 1**).

Figure 1. Électrocardiogramme d'un patient atteint de cardiopathie amyloïde AL : ondes QS en V3 et AVF : aspect de pseudo-infarctus

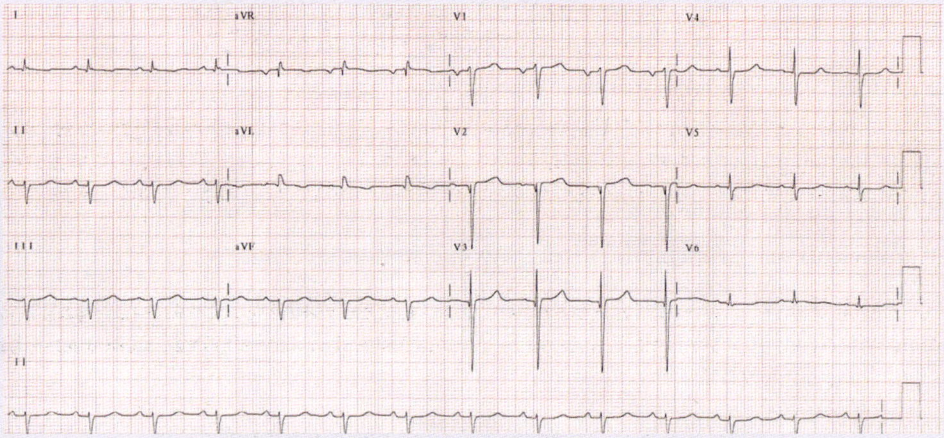

- La radiographie de thorax ne montre pas de cardiomégalie.
- **Signes échocardiographiques** (**Figure 2**):
  - Aspect hyperbrillant du myocarde
  - Épaississement de la paroi du ventricule droit
  - **Épaississement du septum interventriculaire (>12 mm)**
  - Réduction de la taille de la chambre ventriculaire gauche

Figure 2. Échocardiographie d'une patiente atteinte de cardiomyopathie amyloïde AL : hyperbrillance du myocarde, hypertrophie du septum interventriculaire, hypertrophie du ventricule gauche

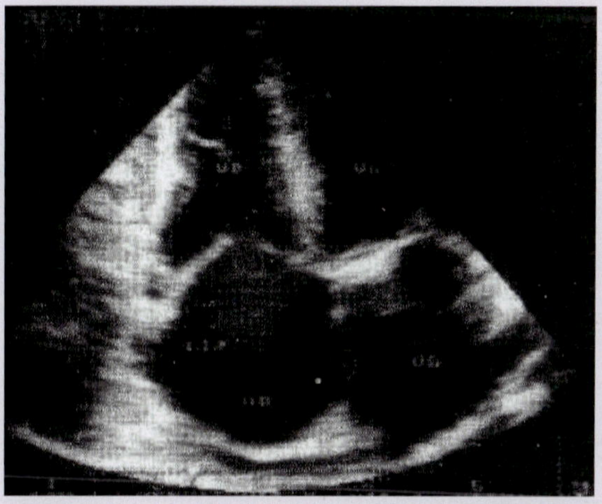

- **Imagerie par résonance magnétique (IRM) cardiaque** (**Figure 3**) : modification du T1 qui se raccourcit en raison de la séquestration du gadolinium dans les dépôts amyloïdes myocardiques. L'IRM cardiaque met également en évidence l'épaississement du septum interventriculaire et l'hypertrophie de la paroi ventriculaire.

Figure 3. IRM cardiaque (séquence T1) d'un patient atteint de cardiopathie amyloïde AL : hypertrophie du ventricule gauche et du septum intraventriculaire. Épanchement pleural bilatéral prédominant à droite

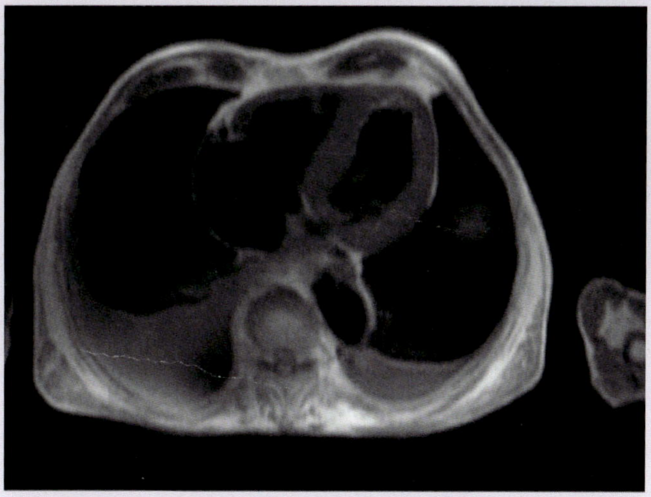

- **Biomarqueurs pronostiques :**
  - NT-proBNP : Une réduction de 30 % de la valeur initiale du NT-proBNP ou une valeur de NT-proBNP inférieure à 300 ng/L sont considérées comme les témoins d'une bonne réponse cardiaque au traitement d'une amylose AL. Au cours de l'amylose cardiaque AL, il existe une bonne corrélation entre la survie et les valeurs du NT-proBNP.

– Troponine I et T : Une augmentation de la troponine I ou de la troponine T de 33 % est associée à une réduction significative de la survie des patients.

1.1.2. La néphropathie amyloïde AL

- Il s'agit d'une **néphropathie glomérulaire**. L'atteinte rénale est présente chez 30 à 50 % des patients avec amylose AL. La clinique n'est pas spécifique. Le patient présente des œdèmes mous blancs indolores avec une prise du godet modérée en rapport avec une hypoprotidémie.
- **Protéinurie des 24 heures :** elle est classiquement supérieure à 3 g mais peut atteindre des valeurs de 9 à 12 g. Contraitement à ce qu'on observe dans les autres pathologies, la protéinurie ne diminue pas lorsque l'insuffisance rénale augmente au cours de l'amylose. Elle n'est pas corrélée directement à la taille des dépôts amyloïdes. Des dépôts rénaux de petite taille peuvent être associés à une protéinurie importante.
- **Créatininémie :** elle augmente progressivement au cours de l'évolution vers l'insuffisance rénale terminale. Plus la créatininémie de départ est élevée plus la médiane de survie est faible.
- **Échographie rénale :** la taille des reins est le plus souvent normale et ne diminue pas alors que l'insuffisance rénale progresse.

1.1.3. La neuropathie amyloïde AL

- Il s'agit d'une **neuropathie périphérique axonale**. Elle permet le diagnostic de l'amylose AL dans 1 cas sur 6. Elle débute par des paresthésies symétriques des extrémités des membres inférieurs. Le tableau clinique est ascendant. Les paresthésies gagnent la partie proximale des membres inférieurs et les membres supérieurs.
- La neuropathie s'associe à une faiblesse musculaire dans 65 % cas. Il s'agit d'une neuropathie sensitivo-motrice. Elle s'associe à une **neuropathie végétative** dans 65 % des cas.
- La neuropathie végétative se manifeste par une hypotension orthostatique à pouls constant, une diarrhée motrice, un trouble de la vidange gastrique, une diminution de la sudation.
- Un syndrome du canal carpien est présent chez 50 % des patients atteints d'amylose AL. Il se manifeste par des dysesthésies des mains initialement nocturnes puis permanentes.
- **Électromyogramme :** il identifie une neuropathie axonale pure comme dans la neuropathie diabétique. Il permet également le diagnostic d'un syndrome du canal carpien uni- ou bilatéral.

1.1.4. L'hépatopathie amyloïde AL

- **Elle concerne 1 patient sur 4**. Elle est le plus souvent asymptomatique et se manifeste sur le plan biologique par une cholestase anictérique. On constate souvent que l'élévation des phosphatases alcalines est supérieure à celle des gammaGT.

Quatre éléments clés permettent de suspecter la nature amyloïde de l'hépatopathie avec cholestase anictérique :

– Protéinurie glomérulaire concomitante
– Présence d'une gammapathie monoclonale sérique et/ou urinaire
– Corps de Jolly circulants (traduisent l'hyposplénisme lié à l'infiltration de la rate par les dépôts amyloïdes AL)
– Hépatomégalie disproportionnée par rapport aux faibles modifications enzymatiques.

1.1.5. *Autres atteintes cliniques de l'amylose AL*

1.1.5.1. L'entéropathie amyloïde AL

- **Quatre patients sur 5 ont des dépôts amyloïdes AL digestifs.** Une faible proportion de ces patients présente des signes cliniques rapportés à la sphère digestive.
- Une réelle malabsorption digestive n'est observée que chez 5 % des patients.
- L'amylose peut être une cause de pseudo-obstruction digestive sans indication chirurgicale.
- Les troubles du transit observés chez les patients atteints d'amylose AL sont plus souvent liés à la neuropathie végétative qu'à l'atteinte digestive de la maladie.
- Les dépôts digestifs amyloïdes fragilisent les parois digestives. Il existe donc un risque avéré de saignements digestifs hauts et/ou bas liés à des érosions muqueuses.

1.1.5.2. Les manifestations musculaires et articulaires de l'amylose AL

- **La macroglossie** (**Figure 4**) ou épaississement de la langue est quasi-pathognomonique de l'amylose AL. Elle n'est identifiée que dans 10 % des cas. On note la présence de l'empreinte des dents sur les bords latéraux de la langue. La langue est parfois tellement épaisse qu'elle empêche la nutrition satisfaisante du patient et indique la mise en place d'une nutrition entérale par sonde naso-gastrique.

Figure 4. Macroglossie chez une patiente atteinte d'amylose AL

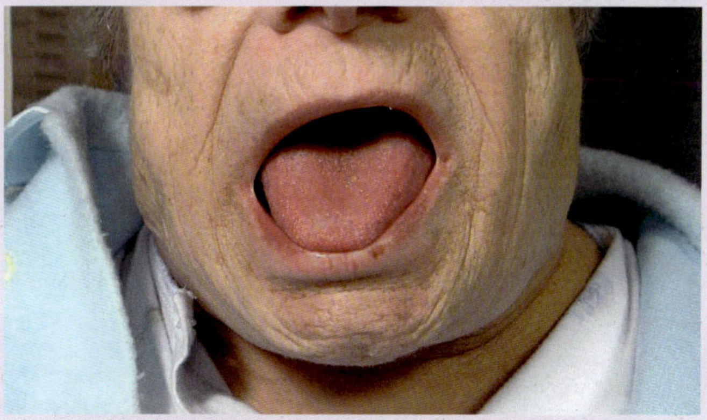

- D'autres muscles de l'organisme peuvent être infiltrés par les dépôts amyloïdes AL. On évoque alors une myopathie amyloïde avec syndrome myogène à l'électromyogramme (EMG) et parfois rhabdomyolyse.
- L'infiltration articulaire par dépôts amyloïdes AL peut entraîner la déformation des articulations. L'infiltration la plus classique est celle des structures ligamentaires de l'épaule entraînant une déformation de l'épaule en épaulette ou pad-shoulder (**Figure 5**).

Figure 5. **Signe de l'épaulette (épaule droite) chez un patient atteint d'amylose AL**

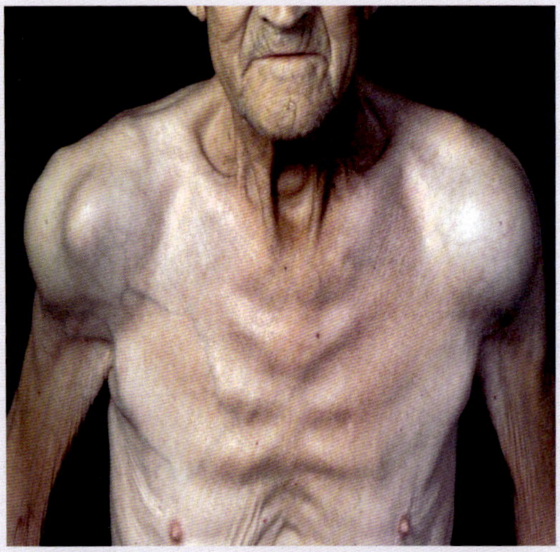

1.1.5.3. Anomalies de la coagulation induites par l'amylose AL

- Les saignements sont une complication sérieuse de l'amylose AL. La forme la plus commune en est le **purpura** lié à la fragilité des vaisseaux infiltrés par la substance amyloïde (localisation fréquente du purpura = zone péri-orbitaire « signe de l'endoscopiste » [**Figure 6**]).
- Le déficit en facteur X classiquement associé à l'amylose AL et rendu responsable des saignements n'est observé que chez 5 % des patients.
- L'anomalie hématologique la plus fréquemment observée au cours de l'amylose AL est l'allongement du temps de thrombine.

Figure 6. **Purpura péri-orbitaire chez une patiente atteinte d'amylose AL : signe de l'endoscopiste**

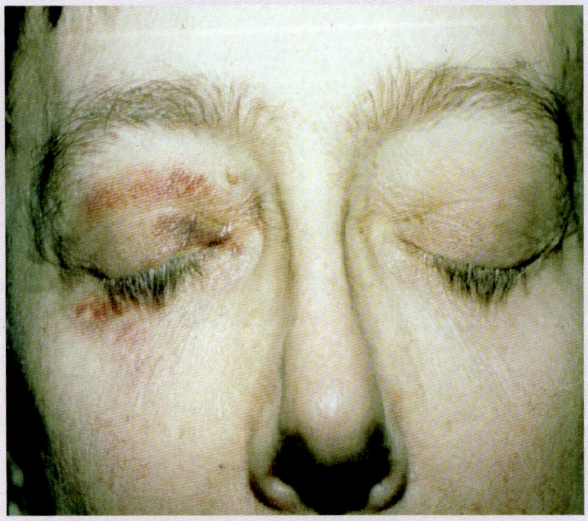

1.2. Diagnostic de confirmation de l'amylose AL

En présence d'une suspicion clinique d'amylose AL établie sur les symptômes exposés dans le précédent chapitre, la démarche diagnostique doit passer par 3 étapes : identifier un dépôt d'amylose tissulaire, confirmer le typage AL du dépôt et identifier une gammapathie monoclonale.

1.2.1. *Identifier un dépôt d'amylose AL*

1.2.1.1. Par l'analyse histologique avec colorations spécifiques

- **L'amylose est une maladie dont le diagnostic de confirmation est histologique.** Il est posé par l'identification de dépôts protéiques **Rouge Congo** positifs. L'idéal serait de pouvoir prélever le tissu pathologique soit le rein, le cœur, le nerf.
- Cependant, en raison du caractère hémorragique des biopsies de tissu amyloïde, de la réalisation difficile de certains prélèvements (biopsie myocardique) et du caractère multisystémique de la pathologie amyloïde, des sites de référence pour les biopsies ont été proposés. Il s'agit de la biopsie de sous-muqueuse rectale, de l'aspiration de graisse sous-cutanée et de la biopsie de glandes salivaires accessoires.
- **Les dépôts sont initialement détectés en coloration standard hématoxyline-éosine-safran (HES).** Dans un second temps, la coloration **Rouge Congo** identifie des dépôts rouges ayant la particularité de présenter une biréfringence vert-pomme en lumière polarisée, pathognomonique du dépôt amyloïde (**Figure** 7). D'autres colorants peuvent mettre en évidence la substance amyloïde, tels que la Thioflavine T ou le Bleu Alcian.
- La technique d'identification des dépôts amyloïdes par le **Rouge Congo** est valable quel que soit le type de dépôt amyloïde (AL, AA, transthyrétine ou autre).

Figure 7. Coloration Rouge Congo (A) d'un dépôt d'amylose avec aspect jaune-vert en lumière polarisée (B) (culture de fibroblastes avec synthèse d'amylose AA in vitro)

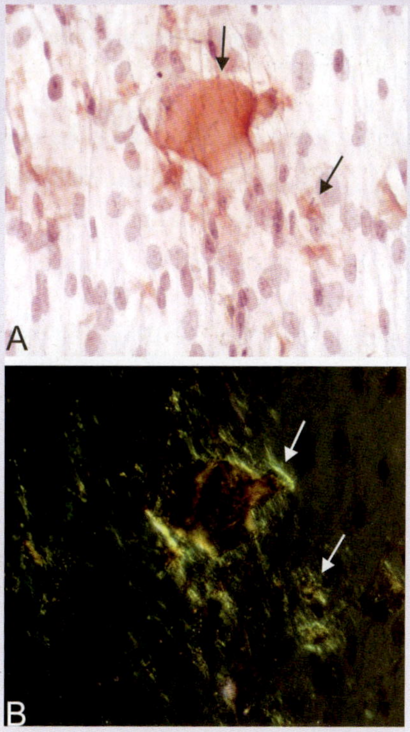

1.2.1.2. Par immuno-histochimie

- La nature amyloïde du dépôt identifié en HES et en **Rouge Congo** peut être également confirmée par immuno-histochimie en utilisant des anticorps anti-composant P. Le composant est présent dans tous les dépôts amyloïdes et l'immuno-histochimie anti-composant P est une deuxième méthode de confirmation de la nature amyloïde du dépôt.

1.2.2. *Identifier la nature AL du dépôt*

1.2.2.1. Par immuno-histochimie

- Lorsque le dépôt amyloïde a été identifié, il est nécessaire de le typer. On utilise des anticorps anti-chaînes légères d'immunoglobuline donc anti-kappa et anti-lambda dans le cadre d'une technique d'immunofluorescence sur prélèvement congelé. Cette technique est délicate et comporte des faux positifs quand les chaînes légères détectées sont celles du sang qui contaminent le prélèvement au lieu d'être celles formant le dépôt amyloïde, et des faux négatifs en raison de la variabilité intrinsèque des chaînes légères.

1.2.2.2. Par spectrométrie de masse

- L'analyse protéomique par spectrométrie de masse peut contribuer à l'identification des protéines formant le dépôt amyloïde. C'est une technique en développement qui peut nécessiter une phase de microdissection du dépôt au laser et sa place en diagnostic de routine n'est pas établie.

1.2.3. *Identifier une gammapathie monoclonale*

- La recherche de la gammapathie peut être sérique et/ou urinaire.

1.2.3.1. Diagnostic d'une gammapathie monoclonale sérique

- **Dépistage de la gammapathie par l'électrophorèse des protéines sériques:** cet examen permet de dépister un pic dans la zone de migration des gammaglobulines.
- **Immunofixation des protéines sériques:** cet examen permet d'identifier la nature du pic révélé par l'électrophorèse des protéines sériques. Il type la chaîne lourde et la chaîne légère de l'immunoglobuline monoclonale, exemple: IgG lambda ou IgM kappa (qui peut être isolée et non décelée par l'électrophorèse).
- **Dosage des chaînes légères libres sériques (dosage sérique immuno-néphélémétrique):** cet examen quantifie le taux des chaînes légères libres kappa et le taux des chaînes légères libres lambda dans le sérum. Un ratio kappa/lambda est ensuite établi. Si le ratio est inférieur ou supérieur à la norme établie par le laboratoire, il met en évidence la sécrétion excessive d'une chaîne légère par rapport à l'autre. Ce ratio permet donc de dépister la chaîne légère précurseur de l'amylose AL. Le suivi du ratio permet d'évaluer la réponse au traitement de l'amylose AL.

1.2.3.2. Diagnostic d'une gammapathie monoclonale urinaire

- **La protéinurie de Bence-Jones.** La protéinurie de Bence-Jones correspond à l'identification de chaînes légères d'immunoglobulines dans les urines. Cette protéinurie ne positive pas la bandelette urinaire et doit donc être recherchée spécifiquement. La protéinurie de Bence-Jones peut être positive isolément en l'absence de pic à l'électrophorèse des protides sériques, en particulier dans les myélomes multiples à chaînes légères. De façon notable, dans cette situation, il existe un composant clonal sanguin (une chaîne légère) qui n'est pas vu à l'électrophorèse, associé à une hypogammaglobulinémie profonde à l'électrophorèse des protides.

2. Diagnostiquer une amylose AA (Tableau I)

- L'amylose AA est également dénommée amylose secondaire ou amylose réactionnelle ou inflammatoire.
- Son apparition est liée à un contexte particulier qui est celui d'une maladie inflammatoire chronique préexistante.
- À l'opposé de l'amylose AL, elle est pauci-symptomatique sur le plan clinique et sa découverte est souvent fortuite.
- Elle se manifeste essentiellement via la néphropathie amyloïde.

- Elle concerne 4,5 personnes par million par an.
- Lorsqu'une amylose est diagnostiquée, dans 1 à 2 cas sur 10 il s'agit d'une amylose AA. Ces chiffres peuvent varier suivant les pays car dans certains pays où les maladies à l'origine de l'amylose AA sont très représentées la détection d'une amylose AA peut être au moins aussi fréquente voire plus que celle d'une amylose AL.

2.1. Diagnostic clinique

2.1.1. *La néphropathie amyloïde AA*

- **Elle se dépiste** par le suivi régulier des populations à risque d'amylose AA (cf. ci-dessous). Le suivi comprend une évaluation régulière de la protéinurie des 24 h et de la clairance de la créatininémie. La fonction rénale décroît régulièrement aboutissant à l'insuffisance rénale terminale et à la dialyse.
- **Elle se complique** d'hypertension artérielle dans 20 à 35 % des cas. La glomérulopathie amyloïde AA peut s'associer à un diabète insipide néphrogénique ou à une acidose tubulaire.
- **Le diagnostic de confirmation** est établi par l'analyse anatomo-pathologique d'une biopsie rénale.

2.1.2. *Autres manifestations cliniques*

- **Entéropathie amyloïde AA** : elle peut se manifester par des nausées, de la diarrhée, de la constipation ou une malabsorption et constitue un facteur de gravité. Elle s'associe souvent à une hépatomégalie voire à une splénomégalie, habituellement sans complication.
- **Cardiopathie amyloïde AA** : rare, 10 % des cas, survient après plusieurs années d'insuffisance rénale. Possède les caractéristiques de la cardiopathie amyloïde AL.
- **La thyroïdopathie amyloïde AA** : elle est le plus souvent asymptomatique et quelquefois de découverte fortuite mais peut se manifester par un goitre à croissance rapide (apparition du goitre en quelques mois).

Tableau I. COMPARAISON DE LA DÉMARCHE CLINIQUE ENTRE L'AMYLOSE AL ET L'AMYLOSE AA

	AMYLOSE AL	AMYLOSE AA
Organes impliqués	Cœur Rein Nerf périphérique Et tous les autres organes sauf le corps vitré et le système nerveux central	Rein +++ Tube digestif Thyroïde (goitre) Cœur (rare)
Diagnostic histologique de dépistage	Coloration Rouge Congo avec biréfringence jaune vert en lumière polarisée	Coloration Rouge Congo avec biréfringence jaune vert en lumière polarisée
Diagnostic de confirmation	Immunofluorescence avec anticorps anti-lambda et anti-kappa	Immunohistochimie avec anti-SAA
Difficultés de typage de l'amylose	Protéomique Microscopie électronique	Protéomique
Bilan complémentaire	Recherche d'une gammapathie monoclonale sérique et urinaire Dosage des chaînes libres kappa et lambda	Diagnostic étiologique d'un syndrome inflammatoire prolongé

2.2. Les patients à risque d'amylose AA

- Il s'agit de tous les patients qui présentent un syndrome inflammatoire prolongé avec une élévation prolongée (le plus souvent sur plusieurs années) des marqueurs de l'inflammation : C réactive protéine (CRP) et sérum amyloïde A (SAA).
- L'excès de SAA n'est pas métabolisé de manière satisfaisante par l'organisme ce qui entraîne le dépôt de SAA dans les tissus et notamment dans le glomérule rénal. La SAA est une protéine qui possède des propriétés amyloïdogènes intrinsèques et favorise donc la formation des dépôts.
- Le profil des patients à risque, dans les pays occidentaux, a évolué au cours des années. Initialement, il s'agissait de patients atteints d'infections bactériennes avant l'ère des antibiotiques (tuberculose par exemple). Puis, il s'agissait de patients atteints de rhumatismes inflammatoires chroniques comme la polyarthrite rhumatoïde. Ces patients sont actuellement bien contrôlés par les biothérapies et le nombre d'entre eux qui présentent une amylose AA est en régression.
- Actuellement, dans les pays occidentaux, les patients les plus à risque sont essentiellement ceux qui présentent un syndrome auto-inflammatoire comme la fièvre méditerranéenne familiale, le TNF-α receptor associated periodic syndrome (TRAPS) et le syndrome hyper-IgD. Certains syndromes inflammatoires dont la cause n'est pas identifiée peuvent également se compliquer d'amylose AA.

2.3. Diagnostic de confirmation de l'amylose AA

2.3.1. Par l'analyse histologique avec colorations spécifiques (*cf.* 1.2.2.1.)

2.3.2. Par immunohistochimie

- Lorsque le dépôt amyloïde a été identifié, il est nécessaire de le typer. On utilise des anticorps anti-SAA dans le cadre d'une technique d'immuno-histochimie. La technique d'immunohistochimie avec anti-SAA est fiable et permet de correctement typer le dépôt dans la plupart des cas.

2.3.3. Par spectrométrie de masse (*cf.* 1.2.2.2.)

3. Conclusion

- Diagnostiquer une amylose c'est tout d'abord la suspecter sur des arguments cliniques, en second la confirmer sur le plan histologique grâce à des colorations spécifiques et la typer avec l'aide de l'immunohistochimie. Le typage de l'amylose est extrêmement important car le type d'amylose détermine le traitement du patient.

▸ Références

1. G. Grateau, M.D. Benson, M. Delpech. Les amyloses. 2000, Flammarion éditeur.
2. N. Magy-Bertrand. Les nouveaux outils diagnostiques et pronostiques de l'amylose systémique. Médecine et thérapeutique 2013 ; 19, 229-36.

POINTS CLÉS : AMYLOSES

1. L'amylose est une maladie rare dont les 2 principaux types sont l'**amylose AL** (ou amylose immunoglobulinique) et l'**amylose AA** (ou amylose réactionnelle).
2. L'amylose est une maladie de diagnostic histologique. Les dépôts de substance amyloïde quel que soit leur type dans les tissus sont colorés en rouge par le **Rouge Congo** et ont une **coloration jaune-verte en lumière polarisée.** Le typage de l'amylose s'effectue par immunohistochimie avec des anticorps spécifiques : anti-chaînes légères d'immunoglobulines pour l'amylose AL et anti-SAA pour l'amylose AA. Le typage peut être dans les cas difficiles affiné par l'utilisation de la spectrométrie de masse.
3. L'amylose AL est le type d'amylose le plus fréquent. Il est associé à la présence dans le sang et/ou les urines du patient d'une **gammapathie monoclonale.**
4. Le précurseur du dépôt amyloïde est une chaîne légère d'immunoglobulines le plus souvent lambda et parfois kappa.
5. Les signes cliniques de l'amylose AL sont très variés. Les seuls organes qui ne sont pas concernés par les dépôts sont le vitré et le système nerveux central.
6. Les dépôts sont principalement localisés dans le **cœur**, le **rein** et le **système nerveux périphérique**. Parmi les autres atteintes cliniques de l'amylose AL on retient :
   – La **macroglossie** quasi-pathognomonique de ce type d'amylose
   – Le **signe de l'épaulette** caractéristique d'une infiltration des structures ligamentaires de l'épaule
   – Le **purpura péri-orbitaire** ou « signe de l'endoscopiste ».
7. L'amylose AA survient dans le sillage d'un **syndrome inflammatoire prolongé** insuffisamment contrôlé. La **protéine SAA** secrétée en même temps que les protéines de l'inflammation se dépose principalement dans le rein et entraîne un syndrome néphrotique avec évolution spontanée vers l'**insuffisance rénale terminale.**
8. Les maladies à l'origine de l'amylose AA sont les **maladies infectieuses** non traitées, les **rhumatismes inflammatoires,** les **maladies auto-inflammatoires** comme la fièvre méditerranéenne familiale.
9. L'amylose AA est systémique, hormis le rein et le tube digestif les dépôts sont peu symptomatiques. La cardiomyopathie est rare et tardive.

+++ LE COUP DE POUCE DE L'ENSEIGNANT

1. L'amylose AL est nettement plus fréquente que l'amylose AA.
2. Le diagnostic d'amylose AA peut difficilement être évoqué en l'absence de syndrome inflammatoire biologique prolongé ou d'antécédents évocateurs : rhumatisme inflammatoire par exemple.
3. Le diagnostic d'amylose AL ne peut pas être évoqué en l'absence de gammapathie monoclonale.
4. La cardiomyopathie amyloïde AL est une cardiomyopathie dans laquelle la fonction ventriculaire gauche est longtemps conservée. Il s'agit initialement d'une dysfonction diastolique pure. L'augmentation de l'épaisseur du septum est argument très évocateur de l'étiologie amyloïde de la cardiomyopathie.

UE 8

Circulation – Métabolismes

- **Item 221.** Hypertension artérielle de l'adulte.
- **Item 237.** Acrosyndromes (phénomène de Raynaud, érythermalgie, acrocyanose, engelures, ischémie digitale).
- **Item 249.** Amaigrissement à tous les âges.
- **Item 254.** Œdèmes des membres inférieurs localisés ou généralisés.
- **Item 272.** Splénomégalie.

Chapitre 25

Hypertension artérielle de l'adulte

1. Expliquer l'épidémiologie, les principales causes et l'histoire naturelle de l'HTA de l'adulte
2. Prise en charge initiale d'une hypertension de l'adulte
3. Argumenter l'attitude thérapeutique et planifier le suivi du patient
4. Suivi d'un patient hypertendu

OBJECTIFS PÉDAGOGIQUES NATIONAUX

- Expliquer l'épidémiologie, les principales causes et l'histoire naturelle de l'hypertension artérielle de l'adulte.
- Réaliser le bilan initial d'une hypertension artérielle de l'adulte.
- Argumenter l'attitude thérapeutique et planifier le suivi du patient.
- Décrire les principes de la prise en charge au long cours.

MOTS CLÉS : Automesure ; Hyperaldostéronisme ; Hypercortisolisme ; Hypertension artérielle ; Maladies cardio-vasculaires ; Phéochromocytome ; Sténose artère rénale ; Syndrome d'apnées du sommeil ; Traitement.

1. Expliquer l'épidémiologie, les principales causes et l'histoire naturelle de l'HTA de l'adulte

- L'hypertension artérielle (HTA) est la première maladie chronique dans le monde. Elle augmente le risque d'accident vasculaire cérébral, de maladie coronarienne, d'insuffisance cardiaque, d'insuffisance rénale et de troubles cognitifs, et a été à l'origine de 7 à 8 millions de décès dans le monde en 2011. Le traitement antihypertenseur réduit les complications cardiovasculaires. En France on estime à douze millions le nombre de patients traités pour une HTA.

1.1. Définition

- La définition de l'HTA a été évolutive car il s'agit d'une définition arbitraire, basée sur les études d'observation. En effet, la pression artérielle (PA) a une distribution unimodale dans la population et une relation continue avec le risque cardiovasculaire. L'usage de valeurs seuil a été privilégié afin de simplifier l'approche diagnostique et thérapeutique dans la pratique quotidienne.
- Ainsi, la définition de la HTA est classiquement :

  – une élévation de la PA systolique (PAS) à 140 millimètres de mercure (mmHg) ou plus ;

  et/ou

  – une élévation de la PA diastolique (PAD) à 90 mmHg ou plus ;

  mesurées dans des conditions strictes de repos physique et psychique c'est-à-dire un patient en position de relâchement musculaire, assis ou couché, silencieux, avec un appareil de mesure validé et vérifié et un brassard adapté à la circonférence du bras du patient.
- Ces mesures doivent être constatées à plusieurs reprises lors de trois consultations successives sur une période plus ou moins longue en fonction de la sévérité des chiffres constatés et du contexte clinique.

- La méthode la plus classique pour mesurer la PA est la mesure clinique ou de consultation. La variabilité de la PA d'une part, et l'existence d'autre part de réactions d'alarme justifient de plus en plus l'utilisation de techniques de mesure ambulatoire de la PA (automesure tensionnelle, holter tensionnel des 24 h ou MAPA) pour évaluer la réalité du niveau tensionnel, tant à la phase diagnostique initiale qu'au cours du suivi. Avec ces méthodes, le seuil pour le diagnostic d'HTA est de 135/85 mmHg pour la moyenne des valeurs diurnes de MAPA et de l'automesure à domicile. En effet, de nombreuses études ont pu établir que ces seuils correspondaient aux valeurs de normalité définies classiquement au cabinet médical.

1.2. Physiopathologie de l'hypertension artérielle essentielle

- Dans la grande majorité des cas, l'HTA est dite essentielle, résultant d'un cumul de facteurs génétiques et environnementaux.
- Plusieurs gènes sont impliqués dans la régulation de la PA via différents systèmes neuro-hormonaux (système rénine-angiotensine-aldostérone, système nerveux sympathique…) et la susceptibilité génétique se traduit par une incidence plus élevée de l'HTA chez les enfants de parents hypertendus, ainsi que par une prévalence plus élevée de l'HTA dans certaines populations (Afro-Américains par exemple).
- **Les facteurs environnementaux qui vont favoriser la survenue d'une HTA sont :**
  - Un excès de poids ;
  - Une alimentation riche en sel, et pauvre en fruits et légumes ;
  - Une consommation trop importante d'alcool ;
  - La consommation excessive de réglisse ;
  - Une activité physique insuffisante ;
  - Le tabac ;
  - La contrainte psychologique (stress) ;
  - L'âge : le risque d'hypertension artérielle augmente avec l'âge.

1.2.1. *Un facteur majeur du risque cardiovasculaire*

- L'élévation chronique de la PA va entraîner des modifications de la structure et de la fonction du système artériel qui vont favoriser la survenue de complications cardiovasculaires. Celles-ci sont multiples et incluent :
  - **au niveau cérébral,** les accidents vasculaires cérébraux ischémiques et hémorragiques et les démences (vasculaires et Alzheimer),
  - **au niveau cardiaque,** l'insuffisance coronaire, l'infarctus du myocarde et l'insuffisance cardiaque. L'HTA favorise également la survenue de fibrillation atriale,
  - **au niveau rénal,** l'insuffisance rénale chronique,
  - **au niveau aortique,** la dissection aortique et l'anévrysme de l'aorte,
  - **au niveau artériel périphérique,** un risque d'athérosclérose.
- Il existe une relation positive et continue entre le niveau habituel de la PA et le risque ultérieur de complications cardiovasculaires. Ainsi, une augmentation de 20 mmHg de la PA systolique ou de 10 mmHg de la PA diastolique est associée à un risque doublé de mortalité par accident vasculaire cérébral (AVC) et par accident coronaire ou par d'autres complications cardiovasculaires (insuffisance cardiaque, anévrysmes, etc.). Avant 55 ans, PAS et PAD contribuent de façon comparable au risque cardiovasculaire. Au-delà de 55 ans, la PA systolique est plus étroitement liée au risque cardiovasculaire que la PA diastolique car la PAD atteint un plateau voire diminue avec l'âge.
- La PA est un des facteurs du risque cardiovasculaire les plus aisément modifiables. De nombreux essais contrôlés ont démontré que le surrisque lié à l'HTA était en grande partie corrigé grâce à la baisse tensionnelle induite par le traitement.

1.3. Prévalence de l'HTA et facteurs de risque associés

- En France, selon une enquête récente (Etude Nationale de Nutrition Santé 2007), la prévalence de l'HTA était de 31,0 % dans la tranche d'âge 18-74 ans. Elle augmentait avec l'âge et était plus élevée chez les hommes (34,1 %) que chez les femmes (27,8 %). Cette prévalence est encore plus importante dans la population plus âgée où elle atteint plus de 60 %. La moitié des adultes hypertendus (52,2 %) étaient au courant de leur HTA. Parmi les hypertendus traités, la moitié était contrôlée.
- Les principaux facteurs de risque (FDR) qui peuvent être associés à l'HTA sont l'hypercholestérolémie, le diabète de type 2, le surpoids, le tabagisme et la sédentarité. Il conviendra de rechercher systématiquement ces facteurs chez un hypertendu récemment diagnostiqué car leur prise en charge spécifique participera à la correction du surrisque cardiovasculaire de l'individu. Les dernières recommandations de la Société Française d'HTA ne préconisent plus de calculer le risque cardiovasculaire car ce calcul ne modifie ni le seuil d'intervention ni l'objectif tensionnel. En revanche, la détection de l'ensemble des facteurs modifiables du risque reste indispensable chez les hypertendus afin qu'ils puissent bénéficier d'une prise en charge spécifique le cas échéant.

2. Prise en charge initiale d'une hypertension de l'adulte

- Le bilan initial d'un hypertendu va consister à déterminer d'une part la sévérité initiale des chiffres tensionnels et d'autre part sa tolérance et son retentissement clinique et paraclinique. Ce bilan a pour but également de détecter des signes évocateurs d'HTA secondaire.

2.1. Classification de l'HTA et retentissement clinique

Lors du diagnostic d'une HTA et avant la mise en place d'un traitement, il est utile de mesurer la PA aux deux bras puis en position couchée et debout pour rechercher une anisotension et une hypotension orthostatique.

	PAS	PAD (mmHg)
HTA Grade 1 (légère)	140-159	90-99
HTA Grade 2 (modérée)	160-179	100-109
HTA Grade 3 (sévère)	≥ 180	≥ 110
HTA systolique isolée	≥ 140	< 90

- L'interrogatoire et l'examen clinique s'attacheront à rechercher des signes fonctionnels traduisant le retentissement de l'HTA sur le cerveau (accident ischémique transitoire (AIT), AVC), les yeux (phosphènes, troubles de la vision), le cœur (angor, dyspnée d'effort, œdèmes des membres inférieurs) et le système vasculaire en général (claudication intermittente, palpation des pouls, recherche de souffles vasculaires).

2.2. Recommandations à la phase initiale en cas de suspicion d'HTA permanente

- Les dernières recommandations de la Société Française d'Hypertension Artérielle (SFHTA) ont simplifié les examens indispensables à la phase initiale de la prise en charge. Il est ainsi recommandé :
  1. **de mesurer la PA en dehors du cabinet médical pour confirmer l'HTA**, avant le début du traitement antihypertenseur médicamenteux (automesure ou MAPA), sauf en cas d'HTA sévère (PA supérieure ou égale à 180/110 mmHg).
  2. **de mettre en place les mesures hygiéno-diététiques (et leur suivi) :**
     - réduire une consommation excessive de sel,
     - pratiquer une activité physique régulière,
     - réduire le poids en cas de surcharge pondérale,
     - réduire une consommation excessive d'alcool,
     - privilégier la consommation de fruits et de légumes,
     - interrompre une intoxication tabagique.
  3. **de réaliser un bilan paraclinique initial comportant systématiquement :**
     - un bilan biologique comportant ionogramme sanguin, créatininémie avec débit de filtration glomérulaire estimé, glycémie à jeun, bilan lipidique et protéinurie, la recherche de la microalbuminurie n'est recommandée que chez le diabétique,
     - un électrocardiogramme de repos

     Une hypokaliémie, une insuffisance rénale, une protéinurie doivent faire suspecter une HTA secondaire.

     À ce stade, et en l'absence de signes cliniques ou paracliniques d'orientation, il n'y a pas lieu de pratiquer systématiquement d'échographie cardiaque ou d'examens d'imagerie rénale ou artérielle.

     Le fond d'œil (FO) ne sera prescrit qu'en cas d'HTA sévère à la recherche d'arguments pour une HTA accélérée ou maligne (FO stade III-IV) ou en cas de diabète associé.
  4. **d'organiser une consultation d'information et d'annonce de l'HTA :**

     Cette consultation nécessite un temps éducatif et une écoute dédiée pour :
     - informer sur les risques liés à l'HTA,
     - expliquer les bénéfices démontrés du traitement antihypertenseur,
     - fixer les objectifs du traitement,
     - établir un plan de soin à court et à long terme,
     - échanger sur les raisons personnelles (avantages et inconvénients) de suivre ou de ne pas suivre le plan de soin personnalisé (balance décisionnelle).

2.3. Seuils décisionnels et délais pour la décision de traiter

- Il n'existe pas de consensus réel concernant la durée raisonnable avant l'instauration d'un traitement pharmacologique chez un hypertendu léger à modéré. En revanche, en cas d'HTA sévère, le traitement pharmacologique doit suivre immédiatement la confirmation diagnostique. Certaines recommandations proposent d'attendre plusieurs semaines à plusieurs mois avant d'introduire un traitement antihypertenseur chez des hypertendus légers à modérés sans FDR associés. Les recommandations Françaises, plus pragmatiques, reconnaissent les limites et la latence d'efficacité de la mise en place des règles hygiéno-diététiques (cf. plus bas) et préconisent d'associer immédiatement un traitement médicamenteux à celles-ci chez tous les patients hypertendus confirmés.

Tableau I. BÉNÉFICES TENSIONNELS ATTENDUS DES TRAITEMENTS NON MÉDICAMENTEUX DE L'HTA		
Cible	**Intervention**	**Effet attendu sur la PAS**
Maintenir un IMC normal (18,5-25 kg/m²)	Perte de poids de 10 kg	5-20 mmHg
Réduire la consommation de sel	Cibler des apports inférieurs à 6 g/j de chlorure de sodium	2-8 mmHg
Lutter contre la sédentarité	Pratiquer une activité aérobie régulière d'au minimum 20 min, 3 fois/semaine	4-9 mmHg
Lutter contre la consommation excessive d'alcool	Limiter la consommation à 2 verres/j (30 ml d'éthanol) chez les hommes et 1 verre/j chez les femmes et les personnes de faible poids	2-4 mmHg

IMC : indice de masse corporelle ; PAS : pression artérielle systolique.

3. Argumenter l'attitude thérapeutique et planifier le suivi du patient

- Il y a en France plus de 120 spécialités pharmaceutiques, réparties en 8 classes principales, destinées au traitement de l'HTA. Dans l'ordre d'apparition sur le marché, ce sont les diurétiques, les antihypertenseurs centraux, les bêtabloquants, les alpha-bloquants, les inhibiteurs des canaux calciques et les antagonistes du système rénine-angiotensine (SRA), eux-mêmes répartis en inhibiteurs de l'enzyme de conversion (IEC), antagonistes des récepteurs de l'angiotensine 2 (ARA2) et plus récemment inhibiteurs de la rénine. Ces produits sont mis sur le marché à des doses choisies pour entraîner une baisse similaire de la PA. Ils sont donc équipotents sur le plan tensionnel dans la population générale des hypertendus. Il est actuellement démontré que la réduction du risque cardiovasculaire est avant tout dépendante de la baisse de la PA, quelle que soit la classe d'antihypertenseurs utilisée parmi les 5 classes principales que sont les diurétiques, les bétabloquants, les inhibiteurs des canaux calciques, les IEC et les ARA2. Dans l'HTA essentielle non compliquée, les essais cliniques avec ces 5 classes d'antihypertenseurs ont montré un bénéfice sur la morbi-mortalité cardiovasculaire ; elles doivent être privilégiées au cours des phases initiales de la titration.
- **Le traitement médicamenteux initial, selon les dernières recommandations de la Société Française d'Hypertension Artérielle (SFHTA), s'intègre plus globalement dans le plan de soins des 6 premiers mois qui se définit ainsi :**
  1. **Obtenir un contrôle de la pression artérielle dans les 6 premiers mois :**
     - Les visites au cabinet médical doivent être mensuelles, jusqu'à l'obtention de l'objectif tensionnel.
     - L'objectif tensionnel, y compris chez les diabétiques et les patients avec maladies rénales, est d'obtenir une pression artérielle systolique comprise entre 130 et 139 mmHg et une pression artérielle diastolique inférieure à 90 mmHg, confirmées par une mesure de la PA en dehors du cabinet médical.
     - Des objectifs plus ambitieux peuvent être proposés chez certains patients, après avis spécialisé.
     - Après 80 ans, il est recommandé :
       - de fixer un objectif de pression artérielle systolique < 150 mmHg, sans hypotension orthostatique,
       - de ne pas dépasser la prescription de plus de trois antihypertenseurs,
       - d'évaluer les fonctions cognitives (au moyen du test Mini-Mental State Examination (MMSE)).
  2. **Privilégier les cinq classes d'antihypertenseurs qui ont démontré une prévention des complications cardiovasculaires chez les hypertendus :**
     - Par ordre d'ancienneté, il s'agit des diurétiques thiazidiques, des bétabloquants, des antagonistes calciques, des IEC et des ARA2.

- Les bétabloquants apparaissent moins efficaces que les autres classes pour la prévention des accidents vasculaires cérébraux.

3. **Individualiser le choix du premier traitement antihypertenseur :**
   - L'initiation du traitement antihypertenseur par un ARA2 ou un IEC est associée à une persistance plus élevée que l'initiation du traitement par un diurétique ou par un bêtabloquant, pour des raisons à la fois d'efficacité et de tolérance (le terme de « persistance » intègre les notions d'efficacité et de tolérance au traitement, qui font qu'un traitement « persiste » sur l'ordonnance) ; les antagonistes calciques étant en position intermédiaire.
   - Chez le patient diabétique à partir du stade de micro-albuminurie et l'hypertendu avec protéinurie, débuter au choix par un IEC ou un ARA2.
   - Au sein d'une même classe, il existe des différences pharmacologiques entre les médicaments qui ont des conséquences sur l'efficacité et la tolérance (par exemple, les molécules les plus anciennes sont souvent moins puissantes et vont peiner à couvrir le nychtémère, ou encore les œdèmes des membres inférieurs provoqués par les inhibiteurs calciques auront une incidence variable selon la molécule choisie dans cette classe thérapeutique).
   - Privilégier les médicaments dont la durée d'action permet une prise par jour.
4. **Associer deux principes actifs :**
   - Préférentiellement en un seul comprimé (bithérapie fixe), si la monothérapie ne permet pas le contrôle de la pression artérielle après un mois de traitement.
   - En cas d'objectif tensionnel non atteint, plusieurs combinaisons (en termes de dose et de composition) peuvent être essayées avant le passage à une trithérapie antihypertensive.
   - En cas de nécessité d'une trithérapie, en prévention primaire et en l'absence de contre-indications ou d'intolérance, celle-ci doit être basée sur une association d'un antagoniste du SRA (IEC ou ARA2), d'un diurétique thiazidique et d'un inhibiteur calcique.
   - L'association des antagonistes du SRA (IEC, ARA2, inhibiteur de la rénine) n'est pas recommandée.
   - L'association bétabloquant - diurétique augmente le risque de diabète.
5. **S'assurer de la bonne tolérance :**
   - Les médicaments antihypertenseurs peuvent parfois s'accompagner d'effets indésirables. Ces effets indésirables sont réversibles à l'arrêt du traitement, et un autre antihypertenseur doit être prescrit.

- **Les effets indésirables** surviennent relativement fréquemment avec les traitements antihypertenseurs. Certains sont communs à l'ensemble des classes, et s'expliquent par la baisse rapide et/ou trop importante de la PA (asthénie, malaise, vertige, voire dysfonction érectile), d'autres sont spécifiques de chaque classe. **Les plus classiques sont :**
  - Bétabloquants : bradycardie, troubles de la conduction, bronchospasme, acrosyndrome
  - Diurétiques thiazidiques : hypokaliémie, déshydratation, hyperuricémie ± goutte
  - Inhibiteurs calciques (dihydropyridines) : flushs, tachycardies, œdèmes des membres inférieurs
  - IEC : hyperkaliémie, dégradation initiale de la fonction rénale, toux. Les angioœdèmes sont exceptionnels mais peuvent menacer le pronostic vital.
  - ARA2 : hyperkaliémie, dégradation initiale de la fonction rénale.
- **Certaines associations diminuent l'incidence de survenue d'effets indésirables :**
  - L'association d'un antagoniste du SRA et d'un diurétique thiazidique diminue le risque de dyskaliémie.
  - L'association d'un bétabloquant et d'un inhibiteur des canaux calciques de type dihydropyridine va diminuer le risque de tachycardie.
  - L'association d'un antagoniste du SRA et d'un inhibiteur calcique va diminuer le risque d'œdème des membres inférieurs.

- S'assurer de l'absence d'hypotension orthostatique, en particulier chez le sujet âgé, le patient insuffisant rénal ou le patient diabétique.
- Après chaque introduction ou adaptation posologique des antagonistes du SRA et/ou des diurétiques, ou après un événement intercurrent, il est recommandé de réaliser un ionogramme sanguin avec créatininémie et débit de filtration glomérulaire estimé.
- Les diurétiques, IEC, ARA2 et inhibiteurs de la rénine doivent être arrêtés transitoirement en cas de situation de déshydratation.

- Au terme de ces 6 mois, la PA doit être équilibrée avec un traitement toléré chez une grande majorité de patients. Le rythme des visites pourra alors s'espacer ainsi que celui de la surveillance biologique. Chez les patients non contrôlés sous trithérapie, un bilan à la recherche d'une cause de résistance devra être effectué.
- Après une complication cardiovasculaire, essentiellement coronaire, les traitements de la prévention secondaire prennent le pas sur les traitements antérieurs de l'hypertendu. Pour autant, le contrôle tensionnel restera une priorité chez cet individu. Ainsi, chez ces patients, il sera fréquemment prescrit une association bêtabloquant – antagoniste du SRA (indication en post-infarctus du myocarde, ou pour l'insuffisance cardiaque) qu'il conviendra si nécessaire de titrer, en cas de PA non contrôlée, par l'adjonction d'un inhibiteur calcique ou d'un diurétique selon les cas. Le recours aux autres classes thérapeutiques sera parfois nécessaire en cas de résistance ou d'intolérance aux classes thérapeutiques précédemment prescrites.

4. Suivi d'un patient hypertendu

- Il est principalement clinique, sur une base trimestrielle puis semestrielle, voire plus espacée sous couvert d'une autosurveillance au domicile une fois la phase de titration passée et la PA contrôlée. Le suivi pourra être assuré conjointement par un spécialiste d'organe (cardiologue, néphrologue, neurologue, médecin vasculaire…) en cas de complications associées ou ponctuellement en cas d'HTA résistante. La fréquence des bilans paracliniques avait été proposée dans les recommandations de la Haute Autorité de Santé (HAS) 2005 (officiellement suspendues mais restant pertinentes).

Tableau II. FRÉQUENCE DES BILANS PARACLINIQUES (HAS, 2005)

Tests	HTA contrôlée sans complication : périodicité de la surveillance	Surveillance dans des situations particulières
PA	3-6 mois	Plus souvent si l'objectif tensionnel (< 140 et < 90 mmHg) n'est pas atteint
Interrogatoire et examen cardiovasculaires	12 mois	Plus souvent s'il y a des symptômes cardiovasculaires
Recherche de protéinurie	12 mois	–
Créatininémie	1-2 ans	Avant et juste après la mise en place d'un traitement diurétique ou inhibiteur du système rénine-angiotensine, avec une mesure de kaliémie
Glycémie	3 ans, si initialement normale	Plus souvent en cas d'intolérance au glucose, de diabète, ou de modification importante du poids et du mode de vie
Cholestérol total et HDL, triglycérides (LDL calculé)	3 ans, si intialement normaux	Plus souvent si les valeurs initiales sont anormales, en cas de traitement hypolipidémiant ou de modification importante du poids ou du mode de vie
ECG 12 dérivations	3 ans si initialement normal	Si l'interrogatoire ou l'examen le justifient

ECG : électrocardiogramme ; HDL : high density lipoproteins ; LDL : low density lipoproteins ; PA : pression artérielle.

4.1. HTA résistante – HTA secondaire

- La grande majorité des patients hypertendus ont une HTA essentielle. Une cause, essentiellement hormonale, sera retrouvée chez seulement 5 à 10 % des patients présentant une HTA. Ces causes étant le plus souvent curables, il conviendra de les évoquer d'emblée, dès le diagnostic, en cas de contexte évocateur (sujet jeune, HTA sévère d'emblée, anomalies évocatrices cliniques ou biologiques, existence de pathologies associées à certaines formes endocriniennes d'HTA...), soit plus systématiquement en cas de résistance de l'HTA au traitement antihypertenseur.
- Une HTA résistante se définit comme une HTA non contrôlée lors des mesures effectuées en consultation (PA ≥ 140/90 mmHg chez un sujet de moins de 80 ans, ou PAS ≥ 150 mmHg chez un sujet de plus de 80 ans) et confirmée par une mesure en dehors du cabinet médical (automesure ou mesure ambulatoire de la pression artérielle), malgré une stratégie thérapeutique comprenant des règles hygiénodiététiques adaptées et une trithérapie anti-hypertensive, depuis au moins 4 semaines, à dose optimale, incluant un diurétique. La trithérapie anti-hypertensive doit comporter, outre un diurétique thiazidique (le furosémide n'intervient dans le traitement qu'en cas de clearance de la créatinine inférieure à 30 ml/min, seuil en deçà duquel les thiazidiques ne sont plus efficaces), un antagoniste du SRA (ARA2 ou IEC) et un inhibiteur calcique, ou d'autres classes pharmacologiques en cas d'intolérance ou d'indications préférentielles.
- **En cas de suspicion d'HTA résistante au cabinet, la première étape consiste à :**
  1. Confirmer la réalité de la résistance par une mesure ambulatoire de la PA (MAPA ou automesure).

     La résistance sera confirmée si les valeurs de la PA ambulatoire dépassent les seuils suivants :
     - Automesure tensionnelle : PA ≥ 135 / 85 mmHg,
     - et/ou MAPA ≥ 130 / 80 mmHg sur 24 h,
     - et/ou MAPA ≥ 135 / 85 mmHg en période diurne,
     - et/ou MAPA ≥ 120 / 70 mmHg en période nocturne.
  2. Dépister activement l'inobservance thérapeutique, par un interrogatoire orienté. Il existe des questionnaires validés (Morisky) qui peuvent aider le clinicien à dépister des sujets à risque d'inobservance. La réalisation de dosages urinaires et plasmatiques des molécules prescrites est exceptionnelle mais techniquement réalisable.
  3. Rechercher un facteur favorisant l'inefficacité des traitements pharmacologiques comme l'excès de sel, l'alcool, les anti-inflammatoires non-stéroïdiens ou certains inducteurs enzymatiques (carbamazépine...).
  4. Rechercher l'existence d'une coprescription de médicaments ou de substances vasopressives :
     - Anti-angiogéniques
     - Ciclosporine, tacrolimus
     - Corticostéroïdes
     - Érythropoïétine
     - Estrogènes de synthèse (contraception orale)
     - Sympathomimétiques
     - Inhibiteurs mixtes de la recapture de la sérotonine et de la noradrénaline
     - Cocaïne, amphétamines
     - Herbes (ephedra ou ma huang)
     - Réglisse (acide glycyrrhizinique)
  5. Si l'HTA résistante est confirmée, il est recommandé de demander l'avis d'un spécialiste en HTA pour :
     - Rechercher une atteinte d'organe cible
     - Rechercher une HTA secondaire
     - Établir la stratégie thérapeutique ultérieure

6. Les examens suggérés pour la recherche d'une atteinte d'organe cible sont :
   - Créatininémie, microalbuminurie et protéinurie
   - ECG de repos et échocardiographie cardiaque
   - Un bilan non invasif vasculaire sera réalisé en fonction du contexte clinique.

Les causes les plus fréquentes d'HTA secondaires sont :

- Les causes réno-vasculaires (sténoses ou occlusions des artères rénales).
- Les hyperaldostéronismes primaires (adénome de Conn ou hyperplasie des surrénales).
- Le syndrome des apnées du sommeil est très fréquemment retrouvé au sein d'une population d'HTA résistante. Il est plutôt considéré comme une cause d'HTA résistante qu'une authentique HTA secondaire.
- Les hypercortisolismes (syndrome de Cushing).
- Le phéochromocytome isolé, ou s'intégrant dans une polyendocrinopathie multiple est beaucoup plus rare.

7. Les examens suggérés pour la recherche d'une HTA secondaire s'opèrent en fonction du contexte clinique mais comprendront le plus souvent :
   - Ionogramme sanguin, créatininémie, protéinurie et natriurèse des 24 h : à la recherche d'une cause ou d'une conséquence rénale à l'HTA, d'une hypokaliémie évocatrice d'un hyperaldostéronisme ou d'un hypercorticisme et d'une consommation excessive de sel.
   - Angioscanner des artères rénales et des glandes surrénales : à la recherche d'une anomalie morphologique des artères rénales (sténoses, occlusions) ou des glandes surrénales (nodule, masse). Cet examen permet de dépister une éventuelle anomalie morphologique des reins (atrophie, séquelles de pyélonéphrites…) et de l'aorte abdominale (anévrysme).
   - Échographie Doppler des artères rénales, à la recherche d'une sténose artérielle et de son retentissement fonctionnel. Une mesure de la taille des reins doit être systématiquement associée afin de dépister une asymétrie.
   - Dosage de la rénine et de l'aldostérone plasmatiques pour calcul du rapport aldostérone/rénine. Ce dosage permet de dépister un hyperaldostéronisme primaire.
   - Dosage des méta- et normétanéphrines urinaires des 24 h. Ce dosage, impérativement rapporté à la créatininurie des 24 h, est élevé en cas de phéochromocytome.
   - Dosage du cortisol libre urinaire des 24 h, test de freinage rapide par la déxaméthasone 1 mg, à la recherche d'un hypercorticisme.
   - Oxymétrie nocturne, polygraphie de ventilation ou enregistrement polysomnographique pour dépister un syndrome d'apnées du sommeil.

- Si, au terme du bilan, aucune étiologie n'est retrouvée, il est recommandé, chez le sujet de moins de 80 ans, de mettre en place une quadrithérapie comportant en première intention la spironolactone (12,5 à 25 mg/j) en l'absence de contre-indication. Une surveillance attentive de la kaliémie et de la créatinémie est nécessaire car le risque d'aggravation franche de l'insuffisance rénale et de survenue d'hyperkaliémie augmente significativement en cas de co-prescription d'un bloqueur du système rénine-angiotensine (IEC ou ARA2) et de spironolactone. Le choix d'un bêtabloquant peut être préféré en fonction de la situation clinique. En cas de contre-indication ou de non-réponse à la spironolactone, ou en présence d'effets indésirables, il est suggéré de prescrire un bêtabloquant, ou un alpha-bloquant, ou un antihypertenseur central.

4.1.2. Les hypertensions réno-vasculaires

- Un défaut de perfusion chronique des reins va entraîner des mécanismes de contre-régulation ayant pour objectif de préserver la fonction de filtration glomérulaire. Ces mécanismes consistent en un hyperaldostéronisme secondaire ayant pour finalité une élévation systémique de la pression artérielle afin d'assurer au rein hypoperfusé une meilleure pression de perfusion au niveau glomérulaire.

- Hémodynamiquement, une sténose ne peut être éventuellement incriminée dans la genèse d'une HTA si elle réduit le diamètre luminal d'au moins 50 % (sténose de l'artère rénale bilatérale) ou 60 (sténose de l'artère rénale unilatérale). De plus, toutes les sténoses anatomiques significatives n'entraînent pas nécessairement une HTA, et a fortiori pas d'HTA rénovasculaire. Pour cette raison, un bilan en milieu spécialisé sera nécessaire afin de valider a priori la pertinence d'une solution de revascularisation de l'artère sténosée. En effet, plusieurs études récentes ont suggéré l'absence de supériorité de la revascularisation des artères rénales par rapport à un traitement médicamenteux bien conduit en termes de contrôle tensionnel et de préservation néphronique.

4.1.2.1. Étiologie

- Il existe plusieurs causes de sténoses artérielles rénales, dominées largement par l'athérosclérose et la dysplasie fibromusculaire (on peut néanmoins citer les dissections artérielles, les sténoses radiques ou les sténoses au cours de maladies systémiques inflammatoires (Takayasu) ou infiltratives comme la maladie d'Erdheim-Chester…).
- Les sténoses de l'artère rénale athéroscléreuses sont habituellement proximales, associées à des plaques aortiques ou à des sténoses sur d'autres sites artériels. Elles sont dépistées chez les individus ayant des FDR d'athérosclérose. Les sténoses par dysplasie fibromusculaire sont généralement du type multifocal, réalisant des sténoses tronculaires multiples en diaphragme avec un aspect en perles enfilées (chapelet) (**Figure 1**); elles atteignent avec prédilection des femmes âgées de 30 à 50 ans.

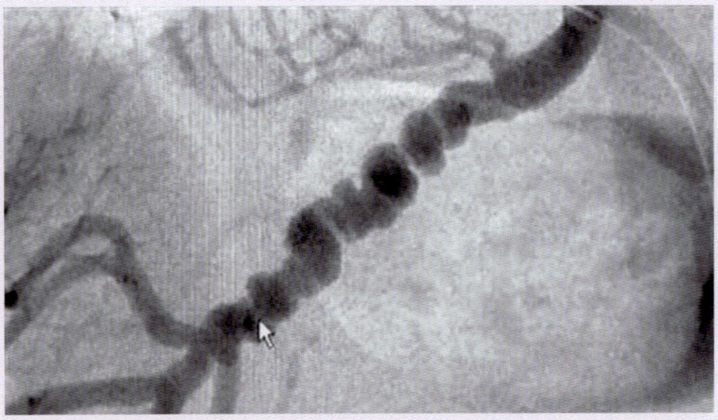

Figure 1. Aspect de fibrodysplasie artérielle rénale droite

4.1.2.2. Diagnostic, évaluation et décision thérapeutique

Il existe des situations cliniques où l'hypothèse d'une hypertension rénovasculaire doit être suspectée :

- HTA accélérée, maligne ou résistante
- Présence d'une autre localisation athéromateuse
- Sujet âgé présentant des OAP récidivants
- Aggravation brutale de l'HTA et de la fonction rénale
- Élévation de plus de 20 % de la créatininémie ou « trop belle » réponse tensionnelle sous IEC ou sartans
- Asymétrie rénale
- Souffle abdominal
- Hypokaliémie, kaliurèse inadaptée
- Notion de traumatisme lombaire (dissection)
- ATCD de radiothérapie abdominale

- La mise en évidence d'anomalies morphologiques des artères rénales peut faire appel à différentes techniques selon les cas dont les principales sont le doppler des artères rénales, l'angioscanner et l'angio-IRM. La difficulté principale de l'hypertension réno-vasculaire réside dans l'absence de test parfaitement fiable pour prédire l'imputabilité de la sténose objectivée dans la genèse de l'HTA et donc l'efficacité de la revascularisation en termes de contrôle tensionnel.

- Quand elles sont nécessaires, les techniques endoluminales de revascularisation (angioplastie + stent) ont aujourd'hui pris le pas sur la revascularisation chirurgicale. Celles-ci seront impérativement posées en RCP par des équipes expertes.
- Les indications de revascularisation largement consensuelles sont aujourd'hui les sténoses fibrodysplasiques, les sténoses bilatérales avec aggravation spontanée de la fonction rénale ou induite par les antagonistes du SRA, et en cas d'HTA compliquée d'œdème aigu du poumon (les OAP flashs). Les autres cas de figure doivent relever d'une décision au cas par cas.

4.1.3. *L'hyperaldostéronisme primaire*

- Cette pathologie consiste en une hypersécrétion plus ou moins autonomisée et inappropriée d'aldostérone avec répression de la sécrétion de rénine. L'aldostérone agit au niveau du tubule distal en retenant du sodium (avec perte de potassium et de proton hydrogène), augmentant ainsi la volémie et induisant une hypertension artérielle. L'hyperaldostéronisme primaire est responsable de 5-10 % de toutes les hypertensions artérielles. C'est la cause la plus fréquente d'hypertension artérielle secondaire endocrinienne.
- La présentation biologique classique associe une hypokaliémie avec kaliurèse inadaptée, traduisant l'origine rénale de la fuite de potassium, une tendance hypernatrémique et une alcalose métabolique. Les formes modérées peuvent néanmoins avoir une kaliémie dans les valeurs basses de la normale.
- Les manifestations cliniques sont rarement évocatrices sauf en cas de manifestations liées à l'hypokaliémie (fatigue neuro-musculaire, constipation, troubles du rythme cardiaque parfois graves). Une réponse tensionnelle élective aux traitements anti-aldostérone (spironolactone, amiloride) doit être évocatrice. Les autres situations évocatrices sont résumées dans le tableau.
- Les causes d'hyperaldostéronisme primaire sont le syndrome de Conn (adénome de la surrénale produisant de l'aldostérone) dans environ 50 % des cas et l'hyperplasie bilatérale des surrénales dans environ 50 % des cas. Il s'agit le plus souvent de formes sporadiques mais il existe des formes familiales dont certaines avec une mutation génétique identifiée.

Les situations évocatrices d'hyperaldostéronisme primaire :

- Hypokaliémie spontanée ou induite par la prise de diurétiques
- Hypertension résistante, parfois sévère
- Réponse élective aux antialdostérones (spironolactone essentiellement)
- HTA de survenue précoce
- AVC précoce
- Trouble du rythme (Fibrillation atriale+++) inexpliqué par une cardiopathie
- Histoire familiale d'hyperaldostéronisme
- Masse surrénalienne découverte fortuitement chez un hypertendu

- Devant un ou plusieurs de ces éléments, il faut alors réaliser un dosage de l'aldostérone et de la rénine plasmatique (ou activité rénine plasmatique) et calculer le rapport aldostérone/rénine. À noter que les valeurs de référence varient selon les laboratoires et les techniques utilisées. Ces mesures sont fiables si elles sont réalisées dans des conditions optimales, car de nombreux médicaments et situations modifient les résultats. Il est recommandé :
  - de corriger la kaliémie, car l'hypokaliémie inhibe la sécrétion d'aldostérone,
  - d'avoir des apports sodiques suffisants, car un régime pauvre en sel peut stimuler la sécrétion de rénine et d'aldostérone,
  - d'interrompre au moins deux semaines avant les médicaments antihypertenseurs (six semaines pour la spironolactone). Les traitements antihypertenseurs qui interfèrent le moins avec ces dosages sont les alpha-bloquants et les inhibiteurs calciques.
- Si le rapport aldostérone/rénine est élevé, on réalise ensuite un test de confirmation qui permet d'éliminer les faux positifs liés à une rénine basse. Plusieurs tests de freination sont proposés dans la littérature ; le plus pratiqué est le test de charge saline, qui consiste à injecter deux litres de NaCl 0,9 % en quatre heures et qui devrait freiner la sécrétion d'aldostérone. Si le taux d'aldostérone reste élevé, l'hyparaldostéronisme primaire (autonome) est confirmé.

- Dans la suite des investigations, l'exploration morphologique des surrénales sera essentielle car elle guidera la stratégie thérapeutique. L'imagerie de choix est le scanner en coupes fines sans et avec injection. L'imagerie par résonnance magnétique (IRM) ne sera proposée qu'en cas de contre-indication au scanner. Les adénomes surrénaliens sont caractérisés par leur composition riche en graisse, ils ont une densité inférieure à dix Unités Hounsfield sur une séquence réalisée avant injection de produit de contraste au scanner. L'autre caractéristique des adénomes est leur rapidité d'élimination du produit de contraste (wash out) : après injection de contraste, le produit est éliminé à plus de 50 % à dix minutes, tandis que pour une métastase ou un phéochromocytome il le sera moins. Un nodule de taille > 2,5 cm est potentiellement malin. L'imagerie ne différencie en aucun cas un adénome d'une hyperplasie des surrénales, qui peut avoir un aspect nodulaire également. La découverte fortuite d'incidentalomes surrénaliens est fréquente, et la visualisation d'un nodule ne signe pas forcément une sécrétion unilatérale. C'est pourquoi, il est recommandé de poursuivre la démarche diagnostique par un cathétérisme des veines surrénaliennes afin de confirmer l'unilatéralité de la sécrétion d'aldostérone chez les patients pour qui la chirurgie est envisageable.

Traitement

Si l'adénome de Conn est confirmé, l'ablation chirurgicale par cœlioscopie sera proposée en l'absence de contre-indication. Elle permettra quasi constamment la normalisation de la kaliémie et la guérison de l'HTA dans 40 % des cas environ mais une amélioration du contrôle tensionnel chez les autres. En cas de refus du patient, ou de contre-indications à la chirurgie, le traitement médicamenteux, basé sur les anti-aldostérone (spironolactone ou amiloride) seuls ou le plus souvent associés à des antihypertenseurs non spécifiques sera proposé. Ce traitement sera également indiqué en cas d'hyperplasie des surrénales.

4.1.4. *L'hypercortisolisme*

- Le syndrome de Cushing se définit comme un ensemble de signes et symptômes résultant d'une exposition prolongée de l'organisme à des taux élevés de glucocorticoïdes. Si la cause la plus commune est la prise exogène de corticostéroïdes, l'hypercortisolisme endogène est peu fréquent (incidence de 1-3 cas/million/an), bien que la prévalence soit probablement plus élevée (2-5 %) dans des sous-groupes tels que des sujets obèses et diabétiques de type 2. Le problème du dépistage de cette pathologie tient au fait que la maladie est rare, que ses signes et symptômes les plus fréquents sont peu spécifiques.

Trois tests de dépistage sont disponibles :

1. Cortisolurie de 24 heures (reflet du cortisol libre). À noter qu'il est souhaitable de mesurer en parallèle la créatininurie pour vérifier la qualité du recueil d'urines.
2. Freinage faible à la dexaméthasone (prise de 1 mg de dexaméthasone à 23 h 00), avec une mesure du cortisol plasmatique le lendemain matin à 8 h 00. Le principe de ce test est que les sujets normaux freinent leur axe corticotrope après la prise de 1 mg de dexaméthasone alors que les patients souffrant d'un syndrome de Cushing ne le font pas.
3. Cortisol salivaire entre 23 h 00 et minuit (reflet du cortisol libre). La mesure à cette heure se base sur le fait que les sujets normaux ont une sécrétion de cortisol supprimée durant la nuit (rythme circadien) alors que les patients avec un syndrome de Cushing ont une sécrétion à peu près constante au cours du nycthémère.

- À noter que la mesure du cortisol plasmatique basal (le matin à 8 h 00) n'est pas recommandée en raison de l'important chevauchement entre les valeurs des sujets normaux et celles des patients avec un syndrome de Cushing.
- En pratique, il est donc recommandé de dépister un syndrome de Cushing soit par la cortisolurie de 24 heures à deux reprises, soit par le dosage du cortisol salivaire entre 23 h 00 et minuit (deux mesures), soit par un freinage faible à la dexaméthasone. Un résultat négatif écarte raisonnablement le diagnostic alors qu'un test anormal mérite d'être confirmé par un, voire les deux autres tests. En cas de résultats discordants, un nouveau bilan est à

envisager après un certain temps de surveillance clinique afin d'éviter de se lancer, sans certitude du diagnostic, dans les lourdes investigations de l'étiologie du Cushing. Des résultats concordants, sans argument en faveur d'un pseudo-Cushing, confirment le diagnostic de syndrome de Cushing endogène. Il reste alors à pratiquer le bilan étiologique qui débute par un dosage de l'ACTH.

- Les mécanismes de l'HTA sont multiples et les signes et la prise en charge du syndrome de Cushing seront traités ailleurs.

4.1.5. Le phéochromocytome et paragangliome

- Les phéochromocytomes et paragangliomes sont des tumeurs rares de tissus chromaffines. Le phéochromocytome correspond à la localisation surrénale et les paragangliomes aux autres localisations (abdominopelviennes, thoraciques, cervico-céphaliques). Il s'agit de tumeurs rares (prévalence de 0,1-0,6 % chez les sujets hypertendus) de la médulla des glandes surrénales, qui se manifestent par une sécrétion excessive de catécholamines pouvant entraîner divers symptômes dont la triade classique associant céphalées, palpitations et sudations, ainsi qu'une HTA (constante ou paroxystique, mais parfois absente), des malaises, voire des décès.
- Le diagnostic repose sur la mise en évidence de l'excès de catécholamines. Plusieurs dosages sont disponibles : catécholamines ou métanéphrines/normétanéphrines (métabolites des catécholamines) dans le sang ou l'urine, acide vanillylmandélique ou chromogranine A (cofacteur sécrété par les tumeurs endocrines) plasmatiques. La principale difficulté du dépistage tient au fait qu'en choisissant un examen avec une excellente sensibilité (afin de ne pas manquer un phéochromocytome), la spécificité diminue. Or, compte tenu du fait que la maladie est très rare, ceci implique que les résultats positifs sont plus fréquemment des faux positifs que des vrais positifs, entraînant des examens complémentaires inutiles.
- Il semble toutefois que les dosages offrant le meilleur rapport sensibilité/spécificité soient les méta- et normétanéphrines dans les urines de 24 heures et les méta- et normétanéphrines plasmatiques. Le dosage de l'acide vanillylmandélique n'est par contre plus recommandé du fait d'une mauvaise sensibilité.
- À noter que ces dosages nécessitent des conditions particulières (éviction de certains traitements ou de café…) afin d'éviter des faux positifs. Une fois la suspicion de phéochromocytome confirmée par la biologie, la localisation de la tumeur s'effectue par l'imagerie (tomodensitométrie ou IRM des surrénales ± scintigraphie au « myocardial Iodine-123-Metaiodobenzylguanidine » (^{123}I-MIBG) ou tomoscintigraphie par émission de positons à la F-Dopa, voire au fluorodésoxyglucose (FDG) dans les situations à fort potentiel de malignité).
- Les phéochromocytomes et paragangliomes peuvent se présenter sous une forme sporadique ou s'intégrer dans une forme familiale génétique comme la neurofibromatose de type 1 [NF1], la maladie de von Hippel Lindau, la néoplasie endocrinienne multiple de type 2 [NEM2], et les syndromes paragangliomes familiaux, de connaissance récente. L'une de ces quatre maladies est présente dans 30 % de l'ensemble des phéochromocytomes, et dans 15 % environ des cas de phéochromocytomes apparemment sporadiques.

4.1.5.1. Localisation

- Les phéochromocytomes tumeurs de l'adulte sont uniques et surrénaliennes dans la majorité des cas et le diamètre moyen de la tumeur est de 5 cm. Ils sont donc faciles à détecter par le scanner abdominal. L'IRM reste toutefois un examen utile, car elle fournit une image assez spécifique de la tumeur en T1 et permet de localiser des phéochromocytomes ectopiques et/ou des métastases. La difficulté diagnostique réside en effet dans le potentiel malin de ces tumeurs, dont l'histologie ne résout qu'imparfaitement l'hypothèse de la malignité. Les paragangliomes (ectopiques) ont un risque supérieur d'évolution maligne que les phéochromocytome (surrénaliens).

4.1.5.2. Enquête génétique

- Même en l'absence d'antécédent familial, il faut dépister une maladie génétique associée : recherche de taches café au lait ou de neurofibromes (NF1), examen ophtalmologique à la recherche de nodules de Lisch (NF1) ou d'hémangioblastomes (VHL). Le diagnostic de NF1 reste fondé sur la clinique car le phénotype de cette maladie est caractéristique chez l'adulte. On recommande désormais un dépistage des autres maladies par un test génétique : recherche de mutation des gènes RET ou VHL pour détecter une NEM2 ou un VHL, et des gènes de la famille SDH pour détecter les paragangliomes familiaux. Ce dépistage a une portée diagnostique pour le patient et sa famille et a une valeur pronostique : les récidives sont 16 fois plus fréquentes dans les cas familiaux que dans les cas sporadiques.

4.1.5.3. Traitement et suivi à long terme

- Le traitement chirurgical est toujours indiqué du fait du risque évolutif, même si la réversion de l'HTA est inconstante, notamment quand l'âge augmente. La chirurgie demande une préparation spécifique et une équipe d'anesthésistes et de chirurgiens expérimentés.
- Le risque de récidive et la nécessité d'une surveillance à long terme doivent être expliqués au patient. Cette surveillance est annuelle, clinique (symptômes, PA) et biologique (mesure de la glycémie et des métanéphrines, chromogranine A et hormones élevées au diagnostic), l'imagerie intervenant si les hormones augmentent de nouveau.

▸ Références

1. Blacher J., Halimi J. M., Hanon O., Mourad JJ., Pathak A., Schnebert B., Girerd X., Prise en charge de l'hypertension artérielle de l'adulte. Recommandations 2013 de la Société Française d'Hypertension artérielle. *Ann Cardiol Angeiol* (Paris). 2013; 62(3):132-8.
2. Amar J.,Benetos A., Blacher J. et al. Mesures de la pression artérielle pour le diagnostic et le suivi du patient hypertendu. http://www.sfhta.eu/recommandations/les-recommandations-de-la-sfhta/mesures-de-la-pression-arterielle-pour-le-diagnostic-et-le-suivi-du-patient-hypertendu-novembre-2011/
3. Denolle T, Chamontin B, Doll G. Prise en charge de l'HTA résistante. Recommandations de la société Française d'HTA. http://www.sfhta.eu/wpcontent/uploads/2012/07/Recommandation_HTA_re_sistante1-1.pdf

POINTS CLÉS : HYPERTENSION ARTÉRIELLE DE L'ADULTE

1. Pour le diagnostic de l'HTA : une attention particulière sera portée, hors rare contexte d'urgence, à la confirmation de la réalité du caractère permanent de l'élévation de la PA, par la réalisation de mesures ambulatoires de la pression artérielle (automesure, MAPA).
2. L'objectif thérapeutique est commun à la quasi-totalité des patients, sauf les octogénaires : une PAS entre 130-139 mmHg et une PAD < 90 mmHg en mesure clinique.
3. Si le contrôle tensionnel n'est pas obtenu au bout de 6 mois malgré une trithérapie composée d'un bloqueur du système-rénine-angiotensine (IEC ou sartan), d'un diurétique thiazidique et d'un inhibiteur calcique, une HTA résistante est suspectée. Sa confirmation repose sur le dépistage de l'inobservance et la confirmation du niveau de pression artérielle par des mesures ambulatoires. Les grosses erreurs diététiques (sel, alcool) et les médicaments doivent être évoqués. Un avis spécialisé avec recherche d'une cause d'HTA secondaire seront nécessaires si la résistance au traitement est confirmée.
4. En pratique, si HTA résistante en consultation :
   - Dépistage de l'inobservance
   - Mesure ambulatoire
   - Recherche d'une étiologie si l'observance est bonne et que les mesures ambulatoires confirment le non contrôle.

+++ LE COUP DE POUCE DE L'ENSEIGNANT

Bien connaître l'hyperaldostéronisme primaire dont la prise en charge est actuellement plus consensuelle que la sténose de l'artère rénale.

CHAPITRE 26

Acrosyndromes

Phénomène de Raynaud, érythermalgie, acrocyanose, engelures, ischémie digitale

OBJECTIFS PÉDAGOGIQUES NATIONAUX

→ Argumenter les principales hypothèses diagnostiques et justifier les examens complémentaires pertinents.

MOTS CLÉS : Anticorps anti-nucléaires ; Capillaroscopie / mégacapillaires ; Erythromélalgie / syndrome myélo-prolifératif ; Raynaud essentiel / secondaire ; Sclérodermie systémique ; Ulcérations digitales.

Les acrosyndromes vasculaires sont des troubles vasomoteurs des extrémités touchant les petits vaisseaux (artères, artérioles, capillaires, veinules post-capillaires). On distingue les troubles paroxystiques tels le phénomène de Raynaud (acrosyndrome de loin le plus le plus fréquent) ou l'érythermalgie, des acrosyndromes permanents tel l'acrocyanose. Il faut ajouter les acrosyndromes trophiques tels les engelures, les hématomes spontanés des doigts, le syndrome de l'orteil pourpre, l'ischémie digitale permanente et son stade ultime la nécrose digitale.

1. Phénomène de Raynaud

1.1. Diagnostic clinique

- Trouble vasomoteur le plus fréquent (10 à 15 % de la population), le phénomène de Raynaud (ou syndrome de Raynaud) est un acrosyndrome **paroxystique** touchant plus volontiers une ou plusieurs phalanges d'un ou plusieurs doigts (l'atteinte des orteils est possible), principalement les quatre derniers, et associant classiquement **trois phases successives** :
  - Une **phase blanche ou syncopale** : les doigts ont un aspect blanc, exsangues, avec des limites très nettes (**Figure 1**). Cette phase s'accompagne d'une abolition de la sensibilité (**anesthésie au froid**).
  - Une phase cyanique inconstante avec un aspect cyanosé, bleuté ou violacé.
  - Une phase érythémateuse, souvent **douloureuse** (phase pseudo-érythermalgique).
- Seule la première phase « blanche » est indispensable pour retenir le phénomène de Raynaud.
- Le diagnostic est en règle générale un diagnostic d'interrogatoire, mais il peut être conforté par la documentation de la crise par une photographie ou la confrontation avec un cliché photographique.
- Le phénomène est souvent **déclenché par le froid** (sortie en extérieur, refroidissement général, contact avec de l'eau ou une surface froide), un changement de température (passage l'été dans un lieu climatisé) ou encore une émotion ou un stress.
- La durée totale du phénomène de Raynaud est très variable, de quelques minutes à plusieurs dizaines de minutes (**en moyenne 20 minutes**).
- Si le **diagnostic positif est uniquement clinique**, la démarche sémiologique est centrée par la recherche d'éléments orientant vers un phénomène de Raynaud essentiel (maladie de Raynaud), situation de loin la plus fréquente ou vers un phénomène de Raynaud secondaire, rare sur l'ensemble d'une population présentant un phénomène de Raynaud.

Figure 1. **Phase syncopale ou « blanche » d'un phénomène de Raynaud**
Remarquer les limites assez nettes. **A** : sclérodermie systémique de forme limitée
B : sclérodermie systémique de forme diffuse.

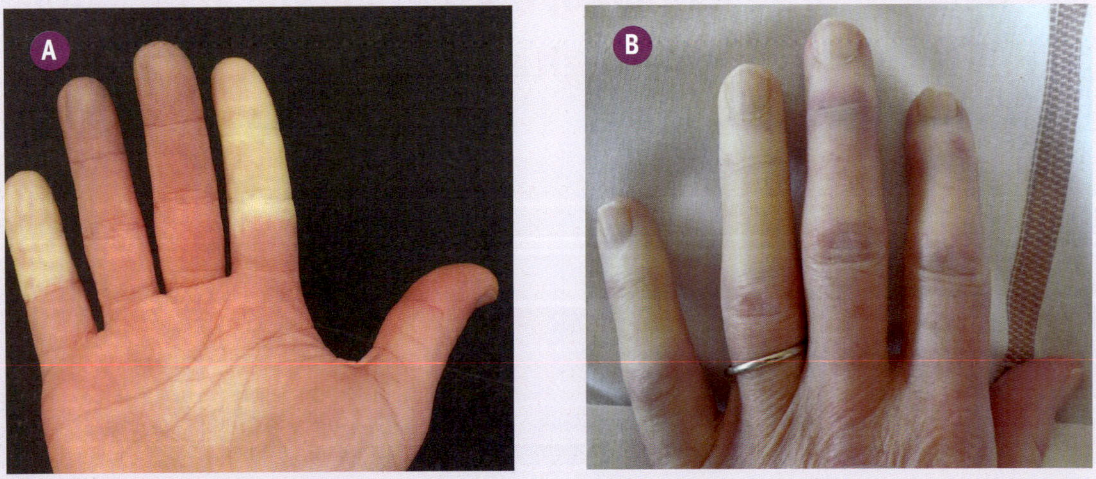

1.2. Recherche d'un phénomène de Raynaud secondaire (Tableaux I et II)

Tableau I. PRINCIPALES ÉTIOLOGIES DES PHÉNOMÈNES DE RAYNAUD
1. PHÉNOMÈNE DE RAYNAUD ESSENTIEL (80 À 90 % DES CAS)
2. PHÉNOMÈNES DE RAYNAUD SECONDAIRES
Médicamenteux
– **ß-bloquant** (par voie générale ou en collyre), dérivés de l'ergot de seigle, bromocriptine, cyclosporine, interférons, inhibiteur de tyrosine kinase, agent cytotototoxique (bléomycine, sels de platine)
Toxique
– Cannabis, cocaïne, amphétamines
Connectivites
– **Sclérodermie systémique** (95 % des cas) – Connectivite mixte (70 % des cas) – Lupus systémique (20-30 % des cas) – Syndrome de Gougerot-Sjögren (30-40 % des cas) – Myopathies inflammatoires primitives (30 % des cas)
Syndromes myéloprolifératifs
– Maladie de Vaquez, thrombocytémie essentielle
Vascularites (rares)
– Artérite à cellules géantes (Maladie de Horton) – Maladie de Takayasu – Cryoprotéines (cryoglobulinémie, cryofibrinogène
Artériopathies professionnelles (ou de loisirs)
– Syndrome du marteau hypothénar (unilatéral) – Maladies des vibrations – Intoxications professionnelles (silice, arsenic, chlorure de polyvinyle)
Artérite digitale
Thromboangéite oblitérante de Buerger

Maladie athéromateuse
Syndrome du défilé thoraco-brachial
Syndrome du canal carpien (étiologie ou facteur aggravant)
Causes rares
– Embolie distale – Maladie des agglutinines froides – Immunoglobuline monoclonale

Tableau II. CARACTÉRISTIQUES DES PHÉNOMÈNES DE RAYNAUD (PR) ESSENTIELS VERSUS SECONDAIRES.

	PR ESSENTIEL (MALADIE DE RAYNAUD)	PR SECONDAIRE
Ratio femme/homme	– 4 / 1	– 1 / 1
Age de début	– Avant 35-40 ans	– Tout âge
Distribution des symptômes	– Bilatéral et symétrique – Epargnant les pouces – Recrudescence hivernale	– Asymétrique ou unilatérale – Pouces parfois touchés – Recrudescence hivernale inconstante
Anomalie artérielle	– Absente	– Parfois présente
Examen clinique	– Normal	– Parfois anormal
Troubles trophiques	– Aucun	– Possibles
Antécédent familial de phénomène de Raynaud	– Fréquent	– Non
Biologie	– Normale	– Parfois anormale
Capillaroscopie	– Normale si effectuée	– Possible microangiopathie organique
Explorations vasculaires	– Inutiles	– À discuter si unilatéral ou anomalie vasculaire clinique
Pronostic	– Excellent	– Fonction de l'étiologie
NB : « PR essentiel », « PR primitif », « PR primaire », « maladie de Raynaud » sont synonymes		

- La très grande majorité des phénomènes de Raynaud sont essentiels (*cf.* 1.4.1.) mais une enquête étiologique minutieuse est nécessaire pour éliminer un phénomène de Raynaud secondaire, en particulier à une connectivite. Le phénomène de Raynaud secondaire est globalement plus sévère, sans recrudescence hivernale nette. Les crises sont plus fréquentes et plus longues.

Les éléments cliniques devant faire suspecter un phénomène de Raynaud secondaire sont :

- La survenue chez un **homme**
- La survenue tardive **après 40 ans**
- Le caractère **unilatéral**
- L'atteinte des pouces
- L'absence de phase syncopale
- Des **anomalies vasculaires** telle l'abolition d'un pouls
- La constatation de **mégacapillaires** visibles à l'œil nu à la racine de l'ongle (**Figure 2**)
- La présence de **troubles trophiques** actuels ou passés : ulcération distale (**Figure 3**), cicatrices rétractiles pulpaires (**Figure 4**)
- La constatation de doigts boudinés (**Figure 5**), d'une **sclérodactylie** ou de télangiectasies (**Figure 6**)
- L'existence de **signes cliniques orientant vers une connectivite ou une maladie systémique** s'accompagnant d'un phénomène de Raynaud

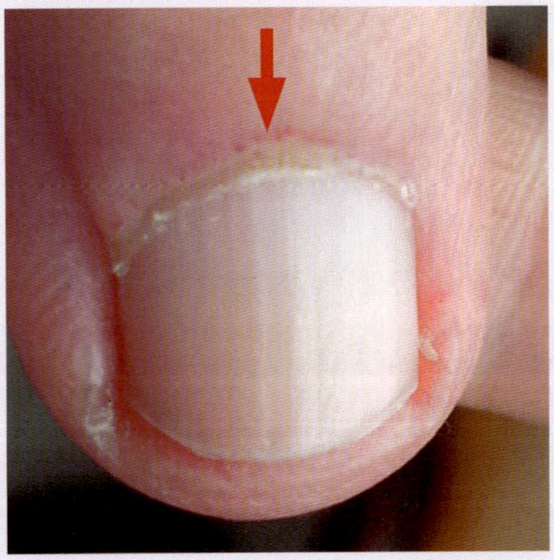

Figure 2. Mégacapillaires visibles à l'œil nu
(sclérodermie systémique)

Figure 3. Ulcérations distales nécrotiques
A : sclérodermie systémique / **B** : thromboangéite de Buerger

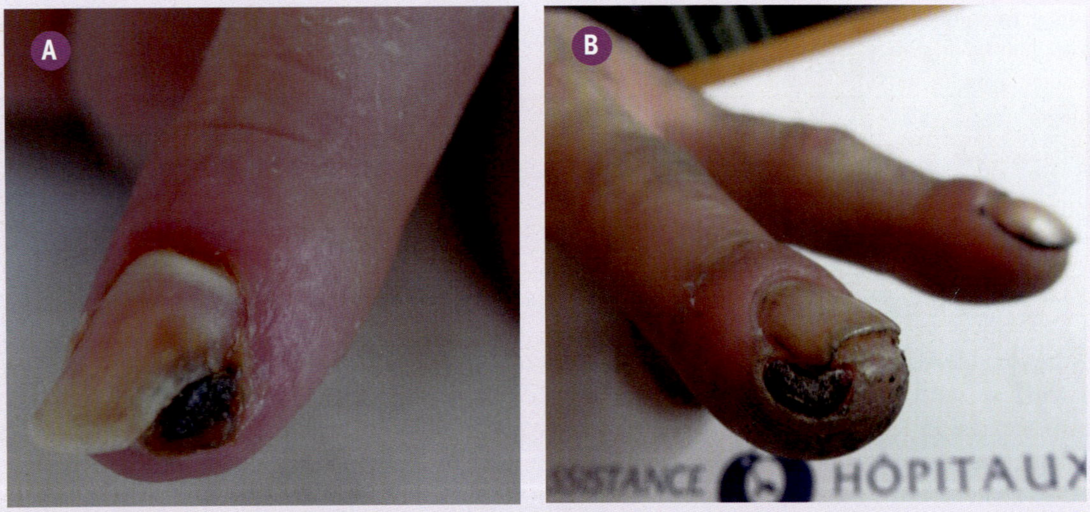

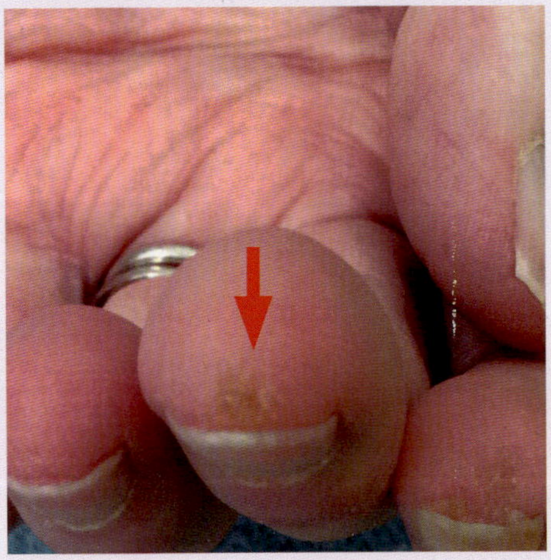

Figure 4. Cicatrice pulpaire rétractile
(sclérodermie systémique)

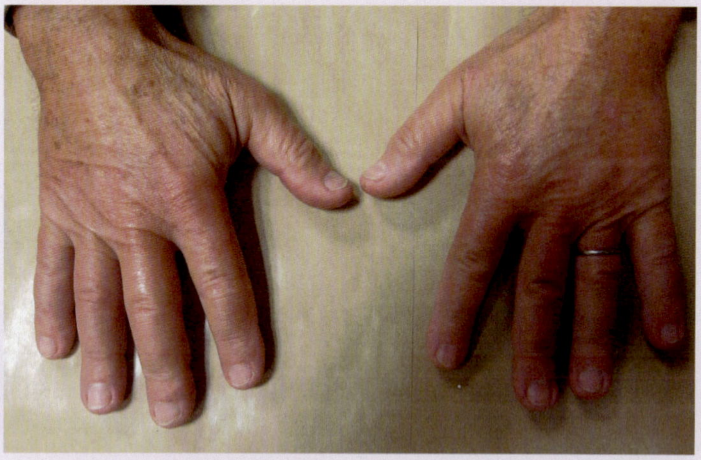

Figure 5. **Doigts boudinés**

Figure 6. **Télangiectasies**
A : lèvres / **B** : tronc

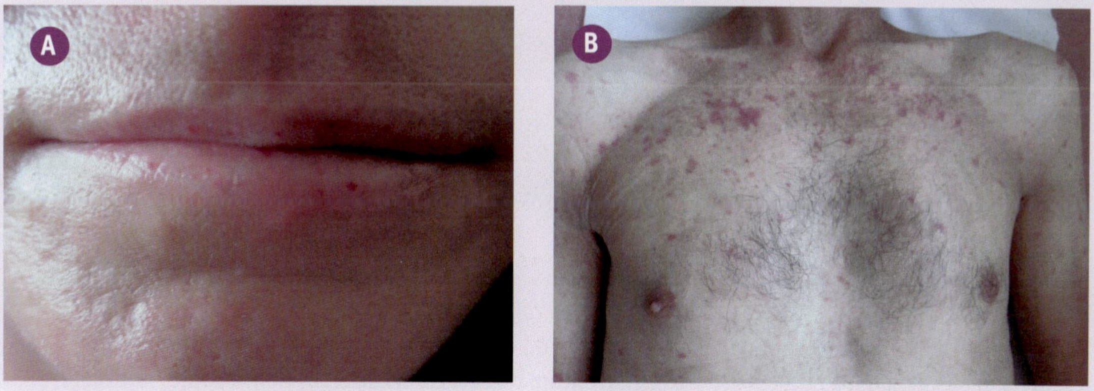

- L'examen physique comprend la recherche des pouls périphériques (aux quatre membres) mais aussi classiquement la **manœuvre d'Allen** qui en créant une ischémie de la main par compression des artères ulnaire et radiale permet d'apprécier la fonctionnalité de la circulation digitale, de l'arcade palmaire et d'identifier une occlusion ulnaire ou radiale (**Figure** 7). Outre des éléments en faveur d'une maladie systémique ou générale, il recherchera des arguments en faveur d'une étiologie ou d'un facteur favorisant ou locorégional (signe de Tinel, manœuvre de Phallen pour le canal carpien, palpation d'une côte cervicale dans l'hypothèse d'un syndrome du défilé thoraco-brachial).

On s'attachera enfin à rechercher une **prise médicamenteuse ou de toxiques** pouvant créer ou aggraver un phénomène de Raynaud : **β-bloquants** (par voie générale ou en collyre), dérivés de l'ergot de seigle, bromocriptine, cyclosporine, interférons, inhibiteur de tyrosine kinase, agent cytotototoxique (bléomycine, sels de platine), cannabis, cocaïne, amphétamines, tabac, décongestionants nasaux (pseudoéphédrine, phényléphrine, phénylpropanolamine). Il existe également des risques liés à certaines activités ou expositions professionnelles (agents vibrants, traumatismes répétés sur l'éminence hypothénar).

Figure 7. Manœuvre d'Allen
La figure correspond à une thrombose de l'artère radiale.

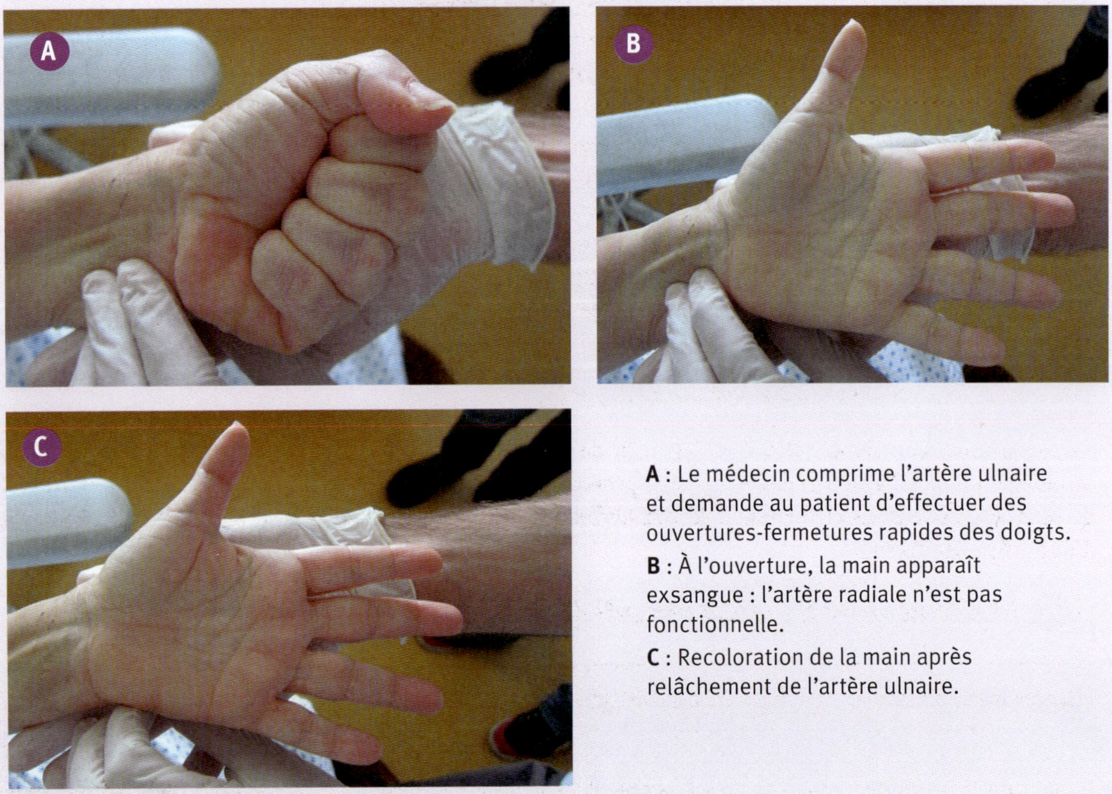

A : Le médecin comprime l'artère ulnaire et demande au patient d'effectuer des ouvertures-fermetures rapides des doigts.

B : À l'ouverture, la main apparaît exsangue : l'artère radiale n'est pas fonctionnelle.

C : Recoloration de la main après relâchement de l'artère ulnaire.

1.3. Examens complémentaires

- **En l'absence de tout signe évoquant un phénomène de Raynaud secondaire à l'interrogatoire ou à l'examen clinique, aucun examen complémentaire (à l'exception pour certains de la capillaroscopie) ne doit être réalisé et on conclura à un phénomène de Raynaud essentiel.**

1.3.1. Examens de première intention

- Dans certains cas, au terme d'un interrogatoire et d'un examen clinique orientés des explorations complémentaires peuvent être nécessaires afin de confirmer le diagnostic de phénomène de Raynaud essentiel ou d'orienter vers un phénomène de Raynaud secondaire ou suspect d'être secondaire, en sachant que la consultation initiale avec un interrogatoire et un examen clinique minutieux permet de répondre à la question d'une étiologie associée dans près de 80 % des cas.
- **En présence d'un élément atypique mais sans orientation clinique, le bilan doit se limiter à une recherche d'anticorps anti-nucléaires (le phénomène de Raynaud peut précéder de plusieurs mois les premiers signes cliniques) et à une capillaroscopie.** La capillaroscopie recherchera des éléments orientant vers une microangiopathie organique (mégacapillaires, raréfaction capillaire).

1.3.2. Examens complémentaires de seconde intention

- En seconde intention et en fonction du contexte clinique pourront être proposés :
  - la caractérisation des anticorps : anti-centromère, anti-topoisomérase 1 (anti-Scl70) dans la sclérodermie systémique ; anticorps anti-RNP dans les connectivites mixtes ;
  - l'évaluation des facteurs de risque cardiovasculaires (glycémie à jeun, exploration d'une anomalie lipidique (cholestérol total, triglycérides, HDL) ;

– la recherche d'un syndrome myéloprolifératif (hémogramme), d'une immunoglobuline monoclonale (électrophorèse des protéines et éventuellement immunofixation), d'un syndrome inflammatoire (VS ou CRP) ou d'éléments en faveur d'une vascularite, d'une hypothyroïdie (TSH) ;
– la recherche de cryoprotéines (cryoglobulinémie, agglutinines froides, très rarement cryofibrinogène) ne doit s'envisager qu'en cas de nécrose digitale ou de contexte particulier (syndrome sec, purpura vasculaire, hémolyse pour les agglutinines froides, etc.).

- L'échographie couplée au Doppler **(écho-Doppler) des artères des membres supérieurs** ne doit être réalisée qu'en cas d'anomalie vasculaire à l'examen clinique ou en cas de phénomène de Raynaud unilatéral. Si la clinique oriente vers un syndrome du défilé thoraco-brachial, seront demandées une radiographie du rachis de face centrée sur la septième vertèbre cervicale (C7) à la recherche d'une apophysomégalie et une radiographie thoracique dans l'hypothèse d'une côte cervicale. Si ces particularités anatomiques peuvent expliquer parfois le phénomène de Raynaud, il faut cependant, dans la majorité des cas, se garder d'une correction chirurgicale.

1.4. Les différents phénomènes de Raynaud

- Au terme de ce bilan, seront retenus le diagnostic de phénomène de Raynaud essentiel, de phénomène de Raynaud secondaire ou de phénomène de Raynaud suspect d'être secondaire. **Dans cette dernière situation, il importera de revoir le patient annuellement à la recherche de l'apparition de signes de sclérodermie systémique ou d'une autre connectivite.**

1.4.1. *Phénomène de Raynaud essentiel*

Synonymes : phénomène de Raynaud primitif ; phénomène de Raynaud primaire ; **maladie de Raynaud.**

- Il s'agit du trouble vasomoteur le plus fréquent dont la prévalence est très élevée dans la **population générale** (10 % à 15 %). Les principales caractéristiques en faveur de cette hypothèse sont résumées sur le **Tableau II**.

1.4.2. *Phénomènes de Raynaud secondaires à une connectivite*

1.4.2.1. Sclérodermie systémique

Question centrale devant un patient consultant pour un phénomène de Raynaud : ne s'agit-il pas d'une sclérodermie systémique débutante ? Le phénomène de Raynaud se rencontre dans plus de **90 % des sclérodermies systémiques et est le plus souvent le premier signe clinique de la maladie.**

- La sclérodermie systémique est une maladie auto-immune systémique rare caractérisée par une dysfonction micro-circulatoire et une **fibrose** cutanée progressive. Cette fibrose peut atteindre des organes profonds. L'étiologie n'est pas connue mais l'exposition à des solvants organiques, au chlorure de vinyl (forme monomérique), à des dérivés du pétrole, à la silice, peut favoriser la survenue d'une sclérodermie systémique. Il existe probablement des facteurs génétiques. Les **anticorps anti-nucléaires** sont présents dans 95 % des sclérodermies systémiques.
- **Deux formes de sclérodermie systémique sont décrites :**
  – la **sclérodermie systémique diffuse, caractérisée par des lésions de sclérose cutanée remontant au-dessus des coudes et/ou des genoux,** est la plus grave, avec une atteinte possible d'organes profonds pouvant conduire au décès : **fibrose pulmonaire, atteinte myocardique**. La fibrose cutanée est extensive et peut atteindre le tronc. L'atteinte digestive peut être sévère avec une malabsorption et une dénutrition majeure. Cette forme diffuse est souvent caractérisée par des anticorps **anti-topoisomérase I** (aussi appelés **anti-Scl70**).

  La présence d'anticorps anti ARN-polymérase III est associée à une atteinte cutanée diffuse, au risque de survenue d'une « crise rénale sclérodermique » (pouvant être déclenchée par une corticothérapie intempestive), et à un risque accru de cancer.

- la **sclérodermie systémique cutanée limitée**. La fibrose cutanée est souvent limitée aux mains, et ne dépasse pas les coudes. Elle correspond à une forme qu'on appelait le syndrome « **CREST** » : calcifications sous-cutanées (calcinoses), Raynaud, atteinte œsophagienne, sclérodactylie et télangiectasies. Cependant chacune de ces manifestations se rencontrant dans les formes diffuses comme dans les formes limitées de sclérodermie systémique, cette dénomination n'est plus utilisée. Les **anticorps anti-centromères** sont souvent présents. La qualité de vie peut être très altérée, principalement par le phénomène de Raynaud et les ulcérations digitales, mais le pronostic vital n'est en général pas engagé, sauf si survient, dans environ 10 % des cas, une **hypertension artérielle pulmonaire (HTAP)**.

> L'HTAP doit être recherchée annuellement par une échographie-Doppler cardiaque au cours de toute sclérodermie systémique, car elle fait l'objet d'un traitement spécifique, identique à celui des HTAP primitives.

1.4.2.2. Autres connectivites pouvant s'accompagner d'un syndrome de Raynaud

- Si la prévalence du phénomène de Raynaud est plus fréquente au cours du lupus systémique (20-30 %) (*cf.* chapitre correspondant, item 190), du syndrome de Gougerot-Sjögren (30-40 %), des myopathies inflammatoires primitives (30 % des cas), il en est rarement un des signes principaux ou amenant à porter le diagnostic. En revanche il est aussi très fréquent (70 % des cas) et volontiers inaugural au cours des **connectivites mixtes (syndrome de Sharp)** caractérisées sur le plan biologique par la présence d'anticorps anti-RNP.

1.4.3. *Cryoglobulinémies*

- Le phénomène de Raynaud est fréquent au cours des cryoglobulinémies, et peut s'accompagner de nécrose digitale. Les cryoglobulinémies sont traitées au chapitre « Vascularite systémique », item 189.

1.4.4. *Phénomène de Raynaud professionnel dû aux vibrations ou aux traumatismes répétés*

- Il peut se rencontrer chez des travailleurs manuels utilisant des engins vibrants (marteaux-piqueurs, tronçonneuses, scies, etc.) ou recevant des traumatismes répétés au niveau de l'éminence hypothénar avec un risque de survenue d'un anévrysme de l'artère ulnaire du fait de lésions itératives au contact du crochet de l'os crochu (Hamatum) : dysesthésie cubitale, phénomène de Raynaud asymétrique prédominant aux derniers doigts de la main dominante, risque d'ischémie digitale. Il s'agit d'un phénomène de Raynaud qui peut être reconnu comme maladie professionnelle (N° 39) imposant cependant 5 ans d'exposition, une enquête démontrant la relation entre les traumatismes ou vibrations et les lésions vasculaires avec le problème des phénomènes intriqués ou aggravants (tabac).

1.4.5. *Artérite digitale et artériopathie des membres supérieurs*

1.4.5.1. Athérosclérose

- Si une localisation de l'athérosclérose est possible au membre supérieur elle est en règle générale peu ou pas symptomatique et rarement à l'origine d'un phénomène de Raynaud sauf à un stade évolué.

> Cependant tout patient présentant un phénomène de Raynaud **unilatéral ou asymétrique** ou avec une anomalie vasculaire clinique ou avec des facteurs de risque d'athérosclérose, en particulier un phénomène de Raynaud chez un homme de plus de 50 ans ou fumeur doit avoir un **écho-Doppler artériel** des membres supérieurs.

1.4.5.2. Thromboangéite de Buerger

- C'est la première cause d'artériopathie des membres supérieurs chez le sujet jeune. Elle se caractérise chez un homme (> 90 % des cas), jeune (moins de 40 ans), fumeur, par des signes d'artériopathie distale des quatre membres (phénomène de Raynaud ou ischémie digitale aux membres supérieurs, claudication du pied ou du mollet, abolition d'un pouls, troubles trophiques aux membres inférieurs).
- Elle justifie la recherche d'une artériopathie distale des membres inférieurs chez tout patient fumeur consultant pour un phénomène de Raynaud.
- La consommation, souvent très importante, de **tabac** est constante. On ne retrouve pas de syndrome inflammatoire. L'association à des **phlébites superficielles** est évocatrice. La manœuvre d'Allen est en général pathologique. Des explorations vasculaires sont souvent indispensables au diagnostic objectivant l'absence d'athérome et une atteinte distale.
- Il existe également des **artérites dues au cannabis**, amphétamines ou cocaïne proches de la thromboangéite de Buerger.

1.4.5.3. Artérite inflammatoire des gros troncs

- Exceptionnellement, l'artérite à cellules géantes (maladie de Horton) peut donner une atteinte segmentaire d'une artère des membres supérieurs pouvant se manifester par un phénomène de Raynaud. On doit l'évoquer devant une artériopathie unilatérale isolée et segmentaire d'un gros tronc artériel (asymétrie tensionnelle) chez un sujet de plus de 60 ans avec un syndrome inflammatoire biologique (*cf.* item correspondant).
- De même l'artérite de Takayasu, maladie rare, peut s'accompagner parfois d'une atteinte de membres supérieurs (*cf.* item correspondant). Il s'agit d'une **vascularite des gros troncs artériels** souvent à leur naissance de l'aorte, pouvant se compliquer d'accidents vasculaires cérébraux.

1.4.5.4. Artérite digitale

- Dans un certain nombre de cas, le contexte évoque une maladie artérielle en rapport avec des facteurs de risque vasculaire, mais sans élément suffisant pour porter le diagnostic de thromboangéite oblitérante ou de maladie athéromateuse symptomatique. Chez ces patients en règle fumeurs et ou diabétiques avec une manœuvre d'Allen volontiers pathologique on pourra être amené à rattacher le phénomène de Raynaud à une artérite digitale.

1.4.5.5. Conflit anatomique (cause locorégionale)

- Devant un phénomène de Raynaud unilatéral qui est parfois la première manifestation d'une maladie de Raynaud, d'une atteinte artérielle du membre supérieur, d'une forme secondaire à une connectivite (recherche d'anticorps anti-nucléaires, capillaroscopie), il importe de systématiquement rechercher une étiologie locorégionale, et notamment un syndrome du canal carpien ou un syndrome du défilé thoraco-brachial. Le syndrome du canal carpien n'est souvent qu'un facteur aggravant (*cf.* item correspondant) mais il peut être révélé par un syndrome de Raynaud. Le syndrome du défilé thoraco-brachial s'exprime rarement par une symptomatologie artérielle et notamment un phénomène de Raynaud. En l'absence d'anomalies osseuses (côte cervicale, apophysomégalie de C7), aucun élément clinique ou paraclinique n'est suffisant pour affirmer le diagnostic.

2. Acrocyanose

- L'acrocyanose est une anomalie vasculaire périphérique de **prévalence élevée**, en rapport avec une microangiopathie fonctionnelle, bénigne, favorisée par un **index de masse corporelle bas**.
- Il s'agit d'un trouble vasomoteur permanent avec cyanose des extrémités qui sont froides parfois œdématiées, siège d'une **coloration érythrosique ou bleutée voire violacée** s'effaçant à la vitro-pression. L'acrocyanose se majore au cours des saisons froides et fait place l'été à une érythrose ou une érythrocyanose.
- Il s'y associe fréquemment un livedo de stase déclive prédominant aux membres inférieurs et ou une **hyperhydrose des mains et des pieds**.

- L'acrocyanose ne s'accompagne **pas de douleur**.
- Elle se distingue du syndrome de Raynaud par son caractère permanent (non paroxystique) et surtout par l'absence de phase blanche, syncopale. Elle est très fréquente au cours de l'anorexie mentale ou chez le sujet âgé dénutri, l'amaigrissement et/ou un index de masse corporelle bas étant un facteur favorisant ou aggravant indiscutable.
- Le diagnostic est clinique et aucune exploration complémentaire n'est nécessaire. Si une capillaroscopie est réalisée, sera objectivée une stase veinulo-capillaire avec des anses capillaires apparaissant dilatées notamment sur leur partie efférente (absence de mégacapillaire).
- Cet acrosyndrome, banal et bénin est souvent mal supporté socialement ; les seules complications étant le retard de cicatrisation, la survenue d'engelures, de fissures cutanées ou le développement de mycoses péri-unguéales.
- Une autre entité, également fréquente, se manifeste par une sensation de froid des extrémités, il s'agit de l'**acrorhigose**, qui se voit souvent chez la femme jeune. Au contraire de l'acrocyanose, il n'y a pas de signe clinique visible.

3. Érythromélalgie et/ou érythermalgie

- Bien que les termes « érythromélalgie » et « érythermalgie » soient souvent employés comme synonymes, le terme érythermalgie est utilisé lorsque les plaquettes sont normales et le terme d'érythromélalgie comme secondaire aux syndromes myéloprolifératifs.
- Cet **acrosyndrome paroxystique rare** (incidence de 0.2 à 1/100.000) déclenché par le chaud est secondaire à une vasodilatation microcirculatoire des extrémités.
- Son **diagnostic est clinique** et repose sur une association de critères majeurs obligatoires (évolution par crises, rougeur pendant les crises, douleurs très intenses) et mineurs (déclenchement au chaud ou par l'exercice, crises calmées par le froid et ou le repos, augmentation de la chaleur locale pendant les crises, sensibilité à l'aspirine).
- **Les formes primitives** familiales (avec parfois des anomalies génétiques documentées) ou non (par neuropathie des petites fibres) débutent précocement et sont volontiers bilatérales, symétriques et souvent très intenses.
- **Les formes secondaires** sont liées soit à un syndrome myéloprolifératif (érythromélalgie) ou secondaire à un médicament vasodilatateur (inhibiteur calcique, bromocriptine) ou à un lupus systémique ou à une hyperthyroïdie (érythermalgies secondaires).
- L'**érythromélalgie** est une complication microthrombotique, parfois révélatrice, fréquemment rencontrée dans deux **syndromes myéloprolifératifs** : la polyglobulie primitive (maladie de Vaquez) et la thrombocytémie essentielle (plus de 50% des cas en cas de recherche systématique). Elle est due à une activation des plaquettes par l'intermédiaire du thromboxane et se rencontre quand les plaquettes sont élevées (**thrombocytose > 400 10^9/l**). Les pouls périphériques sont bien perçus. Il n'est pas utile d'effectuer des examens complémentaires autres que ceux nécessaires au diagnostic de la maladie de Vaquez ou de la thombocytémie essentielle. L'érythromélalgie répond bien à l'**aspirine** à faible dose et/ou à la diminution du chiffre des plaquettes par le traitement de fond du syndrome myéloprolifératif.

4. Engelures

4.1. Engelures idiopathiques (Tableau III et Figure 8)

- Les engelures font partie des acrosyndromes vasculaires à composante trophique, car elles s'accompagnent de lésions histologiques. Elles sont fréquentes (2 % des hommes, 6 % des femmes) et touchent plus volontiers les adolescents et adultes jeunes. Outre le froid et les professions exposées au froid l'insuffisance pondérale est un facteur favorisant net.
- Il s'agit de lésions cutanées **induites par le froid**, siégeant préférentiellement sur les doigts ou les orteils, mais possibles sur toute zone cutanée exposée au froid. De couleur **rouge à violacée**, elles débutent 12 à 24 heures après l'exposition au froid et vont se résorber en quelques semaines. Certains patients ont cependant des lésions

pendant toute la période hivernale et ont des engelures récidivantes sous forme d'une maladie chronique.

- L'aspect est très variable : unique ou multiples (souvent alors symétriques), elles peuvent prendre l'aspect de **macules, papules, plaques, ou nodules**. Les engelures sont souvent accompagnées de prurit, de douleur, de brûlures.
- Bien qu'il s'agisse de lésions bénignes, les engelures peuvent parfois se compliquer d'ulcérations et d'infections.
- Le **diagnostic est clinique**, les biopsies ne sont que très rarement pratiquées, seulement si un doute persiste avec d'autres lésions cutanées (vascularites, thromboses dans le cadre d'un syndrome des anti-phospholipides…).
- Le traitement consiste avant tout à la protection contre le froid.

Tableau III et Figure 8. ENGELURES

- Terrain : femme jeune
- Zone exposée au froid : doigts, orteils
- Aspect variable, couleur rouge à violacée
- Diagnostic clinique
- Prurigineuse, douloureuse
- Guérison en quelques semaines, complications locales possibles
- Diagnostic différentiel : « lupus engelure »

Figure 8. **Engelures**

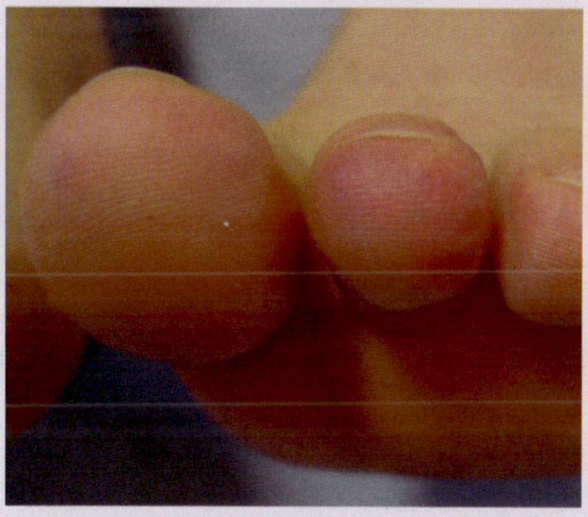

4.2. Lupus engelure

- Rare. Cliniquement, il s'agit bien d'engelures mais le patient présente des caractéristiques cliniques ou biologiques (anticorps antinucléaires) de lupus systémique. C'est une lésion de **lupus chronique**. Le « lupus engelure » est retenu comme critère parmi les lésions cutanées du lupus systémique dans la classification de 2012.

5. Autres ischémies digitales

- Les **nécroses digitales** stade ultime des **ischémies digitales**, sont beaucoup **plus rares que les nécroses d'orteils** (essentiellement d'origine athéromateuse) avec des étiologies totalement différentes. L'étape essentielle est de fait l'enquête étiologique qui repose sur un interrogatoire et une analyse sémiologique méthodique permettant souvent dès la première consultation une orientation qui va conditionner les explorations complémentaires.
- Le diagnostic est clinique avec d'abord une ischémie digitale permanente se manifestant par un « acrosyndrome » atypique par sa sévérité, sa durée prolongée touchant un ou plusieurs doigts avec secondairement la survenue de douleurs nocturnes, d'un aspect livédoïde. La présence de stries hémorragiques sous-unguéales (**Figure 9**) ou hémorragie sous-unguéales en flammèche est quasi pathognomonique d'une ischémie digitale. À un stade ultime vont survenir des troubles trophiques avec ulcération, infarctus péri-unguéal, gangrène pulpaire plus au moins étendue avec un aspect parfois trompeur de pseudo-panaris.
- Les principaux mécanismes en cause sont : une origine embolique (cardiaque ou artérielle) et thrombose vasculaire avec un tableau brutal initial volontiers non précédé par un phénomène de Raynaud ou une vascularite ou vasculopathie, l'anamnèse permettant de retrouver souvent un phénomène de Raynaud pré-existant à l'ischémie digitale.

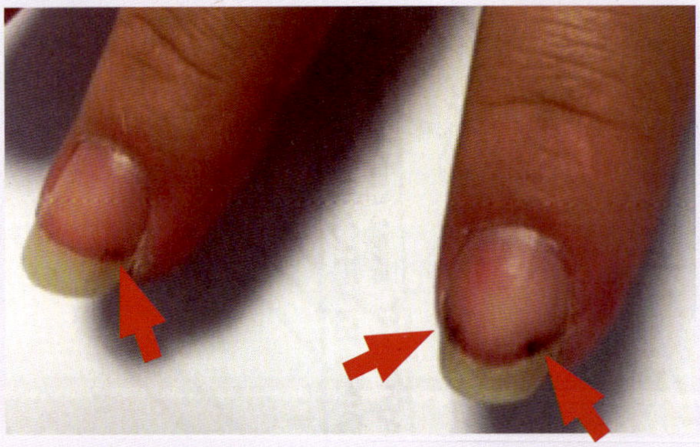

Figure 9. Hémorragies sous-unguéales en flammèche
(syndrome des anti-phospholipides)

- Les principales étiologies sont résumées sur le **Tableau IV**.

Tableau IV. PRINCIPALES ÉTIOLOGIES DES ISCHÉMIES ET NÉCROSES DIGITALES
Connectivites
– Sclérodermie systémique +++ > 50 % des patients (forme limitée > forme diffuse) – Syndrome des anti-phospholipides ++ 3 à 8 % des cas – Gougerot-Sjögren rare sauf si cryoglobulinémie associée – Lupus systémique, myopathies inflammatoires primitives – Syndrome des anti-synthétases possible
Causes traumatiques
– Syndrome du marteau hypothénar – Maladie des vibrations
Thromboangéïte oblitérante (Buerger) 30 à 50 % des cas
Étiologies hématologiques
– Maladie de Vaquez (avant tout) – Thrombocytémie essentielle – Cryoglobulinémies – Maladie des agglutinines froides (anémie hémolytique + immunoglobuline monoclonale IgM) – Syndrome d'hyperviscosité (macroglobulinémie de Waldenström)
Vascularites systémiques
– Vascularites ANCA-positives (granulomatose avec polyangéite surtout) – Périartérite noueuse
Causes emboliques
– Plaque d'athérome artérielle ulcérée +++ – Anévrysme par défilé thoraco-brachial – Embolie d'origine cardiaque – Embols de cholestérol
Cancers
– Avant tout digestifs, pulmonaires ou ovariens
Causes iatrogènes
– Dérivés de l'ergot de seigle, chimiothérapie (bléomycine ou gencitabine)
Étiologie indéterminée (5 % des cas)

En dehors d'une étiologie évidente, le bilan biologique initial à demander devant une ischémie digitale est le suivant :

- Hémogramme (avec recherche d'une mutation JAK2 si arguments en faveur d'un syndrome myéloprolifératif)
- Glycémie, bilan lipidique
- CRP, fibrinogène
- Électrophorèse des protéines
- Cryoglobulinémie*
- Anticorps antinucléaires
- Recherche d'un syndrome des anti-phospholipides (anticoagulant circulant, anticorps anti-cardiolipines, anticorps anti-béta2 glycoprotéines 1)

* On peut aussi demander des facteurs rhumatoïdes et la fraction C4 du complément dont respectivement la positivité ou la baisse sont des arguments indirects pour une cryoglobulinémie.

Références

1. Pistorius MA, Carpentier PH; le groupe de travail « Microcirculation » de la Société française de médecine vasculaire. Bilan étiologique minimal du phénomène de Raynaud : un consensus d'experts. *J Mal Vasc* 2012; 37: 207-12.
2. Prete M, Fatone MC, Favoino E, Perosa F. Raynaud's phenomenon: from molecular pathogenesis to therapy. *Autoimmune Rev* 2014; 13:655-67.

POINTS CLÉS : ACROSYNDROMES

1. **Phénomène de Raynaud**
   - Diagnostic clinique : **paroxystique** ; phase blanche (ou syncopale)
   - Rechercher les éléments en faveur d'un phénomène de Raynaud **secondaire** :
     - début > 40 ans, sexe masculin
     - unilatéral (suspicion artériopathie sous-jacente)
     - cicatrices pulpaires, **ulcérations digitales** (anamnèse)
     - sclérodactylie, télangiectasies
   - Facteurs favorisants : **β-bloquant**, inhibiteur de tyrosine kinase, tabac, cannabis...
   - Pathologie sous-jacente : connectivites dont surtout **sclérodermie systémique**.
   - Examens complémentaires clefs : anticorps **antinucléaires** et **capillaroscopie** unguéale (recherche de **mégacapillaires**, parfois visibles à l'œil nu).
   - Phénomène de Raynaud **essentiel** : femme jeune, fréquence +++ (5 à 20 % de la population générale), absence de complication.
2. **Acrocyanose**
   - Diagnostic clinique : coloration bleue ou violacée des quatre extrémités
   - Phénomène permanent, non paroxystique (≠ Raynaud)
   - Prévalence élevée (femmes jeunes)
   - Rôle dénutrition (anorexie mentale)
   - Pas de complication
3. **Érythromélalgie**
   - Diagnostic clinique : crises paroxystiques, extrémités rouges, chaudes et douloureuses
   - Plaquettes > 400 Giga/l
   - **Syndromes myéloprolifératifs** (thrombocytémie essentielle, polyglobulie = Vaquez)
4. **Érythermalgie**
   - Idem érythromélalgie mais plaquettes normales
   - Très rarement génétique et forme non familiale par neuropathie des petites fibres (érythermalgie primaire)
   - Erythermalgies secondaires : médicaments avant tout
5. **Engelures**
   - Aspect variable : plaque, papules rouges à violacées
   - Déclenchées par le froid, apparition en 24 h sur les zones exposées
   - Guérison en quelques semaines
   - Idiopathiques majoritairement mais penser au « lupus engelure »
6. **Ischémies digitales permanentes**
   - Artériopathie gros troncs : athérosclérose ou Thromboangéite de Buerger si jeune
   - Syndrome des anti-phospholipides

+++ LE COUP DE POUCE DE L'ENSEIGNANT

1. Apprenez bien les arguments évocateurs d'un « phénomène de Raynaud secondaire » : en l'absence de tout signe évoquant un phénomène de Raynaud secondaire à l'interrogatoire ou à l'examen clinique, aucun examen complémentaire n'est nécessaire, il s'agit d'un phénomène de Raynaud essentiel.
2. Un phénomène de Raynaud à début tardif intéressant les pouces est un phénomène de Raynaud secondaire jusqu'à preuve du contraire !
3. Parmi les traitements médicamenteux qui peuvent aggraver un phénomène de Raynaud, bien penser à rechercher la prise d'anti-migraineux et/ou de collutoires nasaux contenant de l'éphédrine, phenylephrine, norepinéphrine.
4. Devant un phénomène de Raynaud survenant devant un contexte d'œdèmes des mains, penser à évoquer une sclérodermie diffuse, même en l'absence de sclérose cutanée.
5. Devant un phénomène de Raynaud à début tardif ou survenant chez un patient au décours de la réanimation, penser à faire la manœuvre d'Allen à la recherche d'une occlusion radiale ou cubitale.
6. Un acrosyndrome est banal chez une femme jeune dénutrie dans un contexte de trouble du comportement alimentaire.

Chapitre 27

Amaigrissement

OBJECTIFS PÉDAGOGIQUES NATIONAUX

→ Argumenter les principales hypothèses diagnostiques et justifier les examens complémentaires pertinents.

MOTS CLÉS : Amaigrissement involontaire ; Examen clinique ; Perte de poids ; Indice de masse corporel (IMC) ; Dénutrition ; Enquête alimentaire.

- L'amaigrissement (= perte de poids corporel) involontaire est un motif fréquent de consultation médicale.
- La perte de poids est très souvent liée à une diminution de l'appétit et donc des apports alimentaires.
- De nombreuses pathologies, qu'elles soient organiques ou psychiatriques, peuvent être responsables d'un amaigrissement.
- Devant un amaigrissement isolé, la crainte du clinicien est de passer à côté d'une cause nécessitant un traitement spécifique. La problématique est donc double, il s'agit de réaliser une enquête policière pour rechercher une organicité, tout en sachant se limiter dans les examens qui peuvent rapidement devenir coûteux et invasifs.

1. Définition, nosologie

- L'amaigrissement involontaire se définit par une perte de poids non contrôlée > 5 %.
- La dénutrition se définit par une perte de poids > à 10 % (qui est sévère si la perte est supérieure 20 %), quel que soit le poids de départ. Elle se définit également par un indice de masse corporelle (IMC) < 18,5 kg/m^2.
- La sévérité de la dénutrition peut également être définie par des classes d'IMC (**Tableau I**). Néanmoins, un IMC inférieur à cette valeur mais stable dans le temps peut simplement traduire une maigreur constitutionnelle, qui ne nécessite pas d'exploration. En pratique, la sévérité d'une dénutrition est évaluée par l'IMC mais surtout par le pourcentage de perte de poids (une personne obèse peut donc être dénutrie !).

% de perte de poids = (poids habituel - poids actuel)/poids habituel x 100

Indice de masse corporelle (IMC) = poids (kg)/taille^2 (m^2)

Tableau I. STADES DE LA DÉNUTRITION (VALEUR PRONOSTIQUE)

IMC (kg/m^2)	Stades de sévérité
18,5 - 16	Dénutrition modérée
16 - 13	Dénutrition sévère
< 13	Dénutrition grave

2. Physiopathologie

- L'amaigrissement traduit un **déséquilibre négatif de la balance énergétique** qui résulte d'apports énergétiques insuffisants et/ou de dépenses énergétiques augmentées.
- Les dépenses énergétiques peuvent être augmentées en cas d'hyperactivité physique ou d'hypercatabolisme (« hypermétabolisme »), notamment dans l'hyperthyroïdie, les pathologies inflammatoires chroniques ou les cancers.

3. Les étiologies

- Les étiologies des amaigrissements involontaires sont nombreuses. **On peut les classer en grandes catégories incluant les étiologies organiques, psychiatriques et socio-environnementales.**

3.1. Étiologies organiques

- Les **endocrinopathies** sont dominées par deux pathologies : l'hyperthyroïdie et le diabète (syndrome polyuro-polydipsique). Les autres pathologies endocriniennes, comme l'hyperparathyroïdie ou l'insuffisance surrénale (décompensation subaiguë) peuvent s'accompagner plus rarement d'un amaigrissement.
- Les **affections digestives** dont les maladies inflammatoires chroniques de l'intestin, les pancréatites, les ulcères de l'estomac, l'ischémie mésentérique et la maladie cœliaque seront évoquées sur les données de l'interrogatoire.
- Les **cancers** sont des causes fréquentes d'amaigrissement. Les cancers digestifs pourraient représenter un tiers des cancers responsables d'amaigrissement. Les **hémopathies lymphoïde**s peuvent se traduire initialement par une asthénie ou un amaigrissement isolé.
- Les **maladies auto-inflammatoires** et **auto-immunes**. Le contexte clinico-biologique sera celui de l'exploration d'un syndrome inflammatoire biologique chronique. Chez une personne âgée, il faudra penser à l'artérite à cellules géantes (maladie de Horton). Un syndrome inflammatoire chronique peut se compliquer d'une amylose AA, responsable d'un amaigrissement.
- **Les infections.** Il peut s'agir d'infections aiguës, notamment une gastroentérite virale, une pneumopathie, qui posent peu de problèmes diagnostiques, mais surviennent sur un terrain fragile comme une personne âgée. Les germes à croissance lente et/ou intracellulaire sont d'identification plus difficile. La tuberculose, la maladie de Whipple (infection bactérienne chronique à *Tropheryma whipplei*) provoquent des amaigrissements, tout comme les endocardites lentes. Enfin les complications de l'infection par le virus d'immunodéficience humaine (**VIH**) peuvent être responsables de cachexie, de même que les lipodystrophies caractéristiques qui compliquent le traitement antiviral de cette infection.
- Les **pathologies chroniques** évolutives s'accompagnent généralement d'un amaigrissement dans leur stade avancé, comme l'insuffisance cardiaque, l'insuffisance respiratoire, l'insuffisance hépatocellulaire, les maladies neurologiques (maladie de Parkinson, sclérose latérale amyotrophique, démences) l'insuffisance rénale chronique, la maladie VIH, l'éthylisme chronique et les toxicomanies. Une poussée aiguë d'une pathologie chronique pouvant décompenser un équilibre nutritionnel parfois précaire.

3.2. Étiologies psychogènes et psychosociales

- L'amaigrissement peut accompagner de nombreux états psychiatriques (syndrome dépressif, accès maniaque, syndrome délirant…) mais le contexte est souvent évident. Chez les sujets jeunes, l'amaigrissement par restriction alimentaire fait évoquer en premier lieu le diagnostic d'anorexie mentale. Les causes psychosociales ne doivent pas être négligées (précarité économique, isolement, en particulier chez les sujets âgés...) (*cf.* question précarité).

3.3. Les causes iatrogènes d'amaigrissement

- La polymédicamentation peut être responsable de dysgueusie ou de nausées (AINS, Metformine...). Le mésusage thérapeutique afin de perdre du poids (ex : benfluorex Mediator®, L-thyroxine) doit aussi parfois être évoqué.

4. Démarche diagnostique

- La démarche diagnostique face à un amaigrissement involontaire repose sur l'**anamnèse** et l'**examen clinique**, à la recherche d'une maladie sous-jacente. L'amaigrissement étant un processus actif, il est nécessaire de reconstituer l'**histoire pondérale** et notamment la cinétique de la perte de poids.

4.1. L'interrogatoire

- L'interrogatoire doit être très complet : mode de vie, contexte social, appétit, évaluation de l'activité physique, comportement alimentaire (**enquête alimentaire**, afin d'évaluer les apports énergétiques), déglutition, prise de médicaments, consommation d'alcool ou de toxiques, signes fonctionnels physiques (neurologiques, cardiovasculaires, respiratoires, endocriniens...) ou psychiques (humeur...).
- Chez les patients jeunes, l'interrogatoire doit attentivement chercher à mettre en évidence des signes d'anorexie mentale (trouble restrictif du comportement alimentaire, hyperactivité physique, aménorrhée, trouble de l'image corporelle) ou d'autres troubles du comportement alimentaire.

4.2. L'examen clinique

4.2.1. L'examen clinique a deux objectifs :

- **Évaluer les conséquences de l'amaigrissement, notamment la dénutrition**
  - Il existe des signes cliniques propres à la dénutrition comme la sarcopénie (fonte musculaire), le lanugo, l'acrocyanose (**Figure 1**), et des signes carentiels (peau sèche, ongles cassants, signes neurologiques...).

Figure 1. Acrocyanose compliquée d'une onychomycose chez une patiente anorexique (IMC : 11,7 kg/m²)

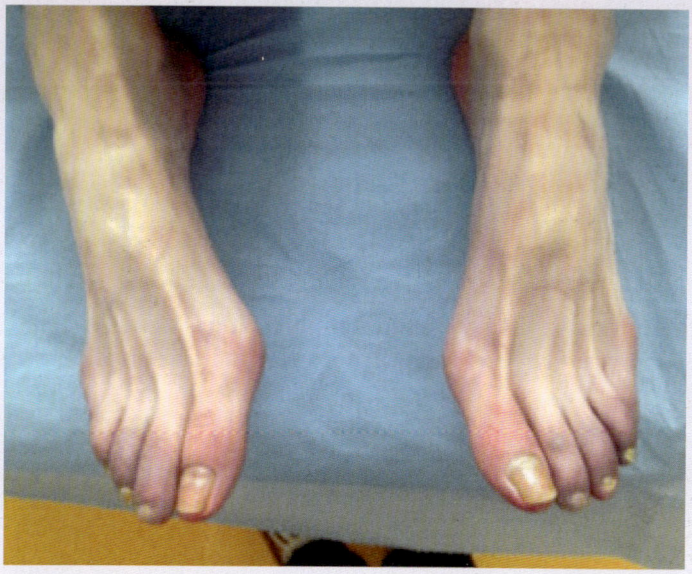

- **Rechercher les signes d'une pathologie organique**
  - La réalité de l'amaigrissement sera attestée par **la pesée**, la comparaison à des photos antérieures. Le patient doit également être mesuré pour permettre le **calcul de l'IMC**. L'examen clinique peut être orienté par l'interrogatoire mais devra être complet et systématique.
  - La mise en évidence d'une fièvre ou de sueurs nocturnes pourra faire évoquer une maladie infectieuse, une hémopathie ou un cancer solide (rénal ++).
  - Une tachycardie régulière fera évoquer une hyperthyroïdie.
  - L'étude de la déglutition est importante car des troubles de déglutition peuvent être à l'origine d'une perte de poids dans certaines maladies neurologiques (accident vasculaire cérébral, sclérose latérale amyotrophique...) ou les cancers ORL.
  - La palpation d'adénopathies pourra faire évoquer une hémopathie (lymphome...) ou un cancer solide.
  - Des signes d'insuffisance cardiaque ou respiratoire doivent être recherchés, car les insuffisances cardiaques et respiratoires sévères peuvent aboutir à une cachexie.
  - La palpation abdominale doit être soigneuse à la recherche d'une hépato-splénomégalie ou d'une douleur digestive.
  - Un toucher rectal et un examen génital doivent être réalisés. L'examen neurologique doit également être complet.
  - L'inspection buccale doit comporter une évaluation de l'état dentaire, surtout chez les personnes âgées.

4.2.2. *Autres signes fonctionnels et physiques*

- **Dans la majorité des cas, l'amaigrissement s'accompagne d'autres signes fonctionnels et physiques qui vont orienter l'enquête étiologique** (exemple : des tremblements des extrémités et une tachycardie conduiront à un dosage de TSH, un syndrome polyuro-polydipsique à une mesure de la glycémie…).
- **Parfois, l'amaigrissement est isolé** (aucun signe d'appel à l'interrogatoire, examen clinique normal). S'il est significatif, cet amaigrissement doit être exploré par étapes successives. Il faut débuter par des explorations simples (**Tableau II**).

4.3. Les examens complémentaires

Tableau II. BILAN DE PREMIÈRE INTENTION D'UN AMAIGRISSEMENT ISOLÉ	
– NFS	– Radiographies du thorax
– CRP, VS	– Échographie abdominale
– Na, K, Ca, créatinine	– Albuminémie, vitamine B12, E.A.L, ferritine
– Glycémie	– Anticorps anti-transglutaminase
– Transaminases, gamma-GT	– Recherche de sang dans les selles
– TSH	– Bandelette urinaire

- **Ce bilan peut être déterminant et orienter la suite des explorations** (exemples : une TSH effondrée conduira à évoquer et explorer une hyperthyroïdie, une hématurie à la bandelette urinaire imposera une exploration de l'appareil urinaire...).
- **Si ce bilan initial est en revanche négatif**, l'attitude habituelle est de surveiller le patient et de le réévaluer 3 mois plus tard. Néanmoins, si la perte de poids initiale est > 10 % ou si le poids ne cesse de diminuer, l'enquête étiologique doit être approfondie. Le bilan biologique est élargi : dosage du cortisol plasmatique à 8 heures et test au Synacthène immédiat à la recherche d'une insuffisance surrénalienne, sérologie VIH, recherche d'auto-anticorps, en particulier d'anticorps anti-nucléaires qui pourront faire évoquer une maladie auto-immune, électrophorèse des protides sériques à la recherche d'un hypergammaglobulinémie polyclonale ou d'un pic monoclonal

qui devront être explorées… Le scanner thoraco-abdomino-pelvien peut s'avérer performant dans cette situation mais d'autres examens pourront être prescrits, toujours en fonction du contexte clinique (coloscopie, recherche de BK…) (**Figure 2**).

Figure 2. Conduite à tenir devant un amaigrissement isolé

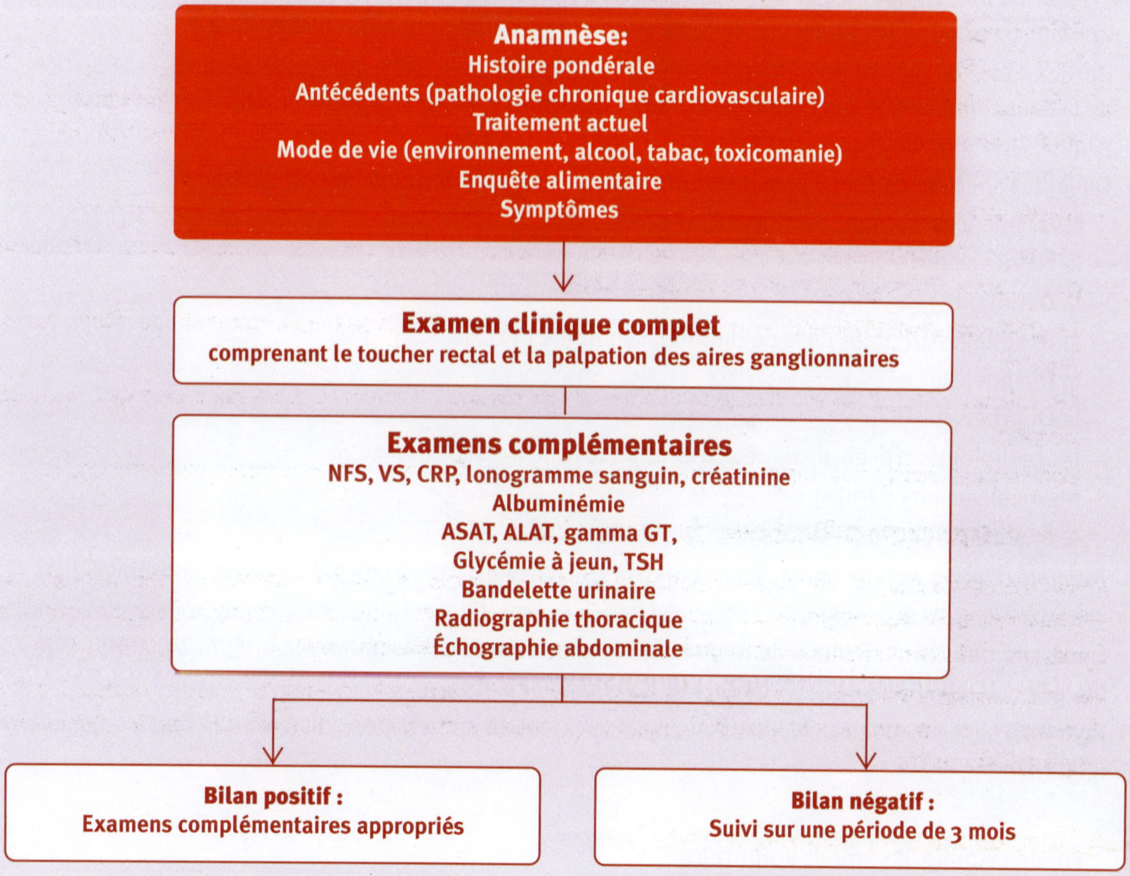

5. Traitement

- **Le traitement doit être celui de l'étiologie** mise en évidence au terme de l'enquête diagnostique.
- Une **prise en charge nutritionnelle** est également importante, notamment dans les pathologies chroniques (cancers, maladies neuro-dégénératives, anorexie mentale...). Cette prise en charge doit être la plus simple et la moins invasive possible, allant de l'alimentation orale enrichie à la nutrition entérale si le tube digestif est fonctionnel, voire la nutrition parentérale (qui est vitale dans les situations d'insuffisance intestinale comme les malabsorptions sévères ou les syndromes de grêle court).

Focus : Amaigrissement chez la personne âgée

- Ne pas banaliser l'amaigrissement « physiologique » lié à l'âge chez les personnes âgées, car il est associé à une augmentation de la morbidité et de la mortalité indépendamment de la cause.
- Si les trois plus fréquentes étiologies restent les cancers, les pathologies gastro-intestinales et les troubles psychiatriques (démence et dépression), la précarité peut aussi être en cause.
- L'ordonnance du patient doit être analysée avec attention car il existe un risque de iatrogénie du fait de la consommation de multiples médicaments, certains d'entre eux pouvant altérer le goût ou provoquer des nausées.
- Quelques spécificités sont à considérer (adaptation des *9 Ds of weight loss in elderly*) :
  - les **D**émences
  - la **D**épression
  - la **D**entition
  - la **D**ysphagie (troubles de la déglutition, syndrome buccal)
  - la **D**ysgueusie
  - la **D**iarrhée
  - les pathologies (**D**isease) aiguës ou chroniques
  - les médicaments (**D**rugs)
  - le handicap (functional **D**isability)
- *Exemple d'interrogatoire* : qui fait les courses ? Qui cuisine ? Y a-t-il une aide de votre entourage dans les actes de la vie quotidienne ?
- Nécessité dans le bilan initial de réaliser une exploration cognitive (*Mini Mental Status, MMS*) et le dépistage d'une dépression (*Geriatric Depression Scale*).
- Parfois, il n'y a pas une cause identifiée, mais le cumul de pathologies qui aboutit *in fine* à un amaigrissement.

Focus : Amaigrissement volontaire

- L'amaigrissement peut être volontaire et s'inscrire dans une prise en charge métabolique plus globale, notamment en cas de surcharge pondérale (obésité ou obésité morbide), de syndrome métabolique ou de diabète. Le rôle du médecin, au même titre que le diététicien-nutrionniste, consiste à accompagner le patient dans sa démarche.

Références

1. Amaigrissement. Conduite à tenir. Polycopié national du Collège de Nutrition. *Cah. Nutr. Diét.*, 2001, 36, Pp : S133-S137.

POINTS CLÉS : AMAIGRISSEMENT

1. Définition de l'amaigrissement : perte pondérale de 5 % en 6 mois.
2. Un amaigrissement peut conduire à un état de dénutrition qui aggrave le pronostic du malade.
3. La démarche diagnostique repose sur un interrogatoire rigoureux et un examen clinique complet. Cette démarche permettra d'orienter les explorations dans la majorité des cas.
4. Un amaigrissement isolé > 10 % doit être exploré, par étapes successives. La conduite à tenir est résumée dans la **Figure 2**.

+++ LE COUP DE POUCE DE L'ENSEIGNANT

1. On chiffre la perte pondérale en pourcentage plus qu'en valeur absolue.
2. Si le bilan initial est négatif, toujours surveiller le patient cliniquement (3 et 6 mois) pour s'assurer de la reprise pondérale et de l'absence de pathologie sous-jacente.
3. Ne pas négliger les causes psychiatriques (anorexie mentale +++) et psychosociales des amaigrissements.

Les pièges à éviter :

1. Attention à la iatrogénie, volontaire par détournement de l'usage d'un médicament (L-thyroxine par exemple) ou involontaire.
2. La maigreur constitutionnelle (IMC < 18,5) est stable dans le temps, sans retentissement fonctionnel : aucune exploration n'est nécessaire.

Chapitre 28

Œdèmes des membres inférieurs localisés ou généralisés

OBJECTIFS PÉDAGOGIQUES NATIONAUX

→ Argumenter les principales hypothèses diagnostiques et justifier les examens complémentaires pertinents.

→ Connaître les principes généraux du traitement symptomatique et de la surveillance.

MOTS CLÉS : **Œdème ; Angioœdème ; Hypoalbuminémie ; Surcharge hydrosodée ; Poids ; Diurétiques ; Natriurèse.**

1. Définition

- Il s'agit d'une accumulation anormale de liquide dans les tissus, localisée ou généralisée.
- Les œdèmes localisés sont le plus souvent la conséquence d'un processus pathologique local (inflammation, stase veineuse ou lymphatique). Un excès d'histamine ou de bradykinine peut aussi être responsable d'œdèmes circonscrits, dans le cadre des angioœdèmes.
- Les œdèmes généralisés résultent le plus souvent d'une hyperhydratation extra-cellulaire provoquée par une rétention de sodium et d'eau dans le secteur interstitiel. L'anasarque est constituée par l'association d'œdèmes généralisés du tissu sous-cutané et d'un épanchement des séreuses (plèvre et/ou péricarde et/ou péritoine).

2. Mécanismes

- **Il existe 4 principaux mécanismes qui peuvent s'associer :**
  - augmentation de la pression hydrostatique (insuffisance cardiaque essentiellement),
  - diminution de la pression oncotique (hypoalbuminémie en rapport avec une insuffisance hépato-cellulaire, une dénutrition, un syndrome néphrotique…),
  - augmentation de la perméabilité capillaire (allergie, insuffisance veineuse),
  - diminution de la résorption lymphatique (néoplasie, insuffisance cardiaque).

3. Diagnostic positif

3.1. Interrogatoire

- Circonstances d'apparition des œdèmes, ancienneté des symptômes, caractère permanent ou intermittent, aigu ou chronique, déclive ou pas, antécédents médico-chirurgicaux, habitudes alimentaires et nutritionnelles, traitements en cours, facteurs de risques cardio-vasculaires et d'insuffisance veineuse, prise de toxiques…

3.2. Examen physique

- **Prise des constantes :** poids (paramètre indispensable pour le diagnostic et le suivi d'un patient présentant des œdèmes), température, pression artérielle, fréquence cardiaque et respiratoire, saturation en oxygène, diurèse des 24 heures.
- **Caractéristiques des œdèmes :**
  - uni ou bilatéraux ?
  - chaleur locale ?
  - prise de godet ?
  - adénopathie locorégionale ?
  - déclives ou pas ? (les œdèmes par rétention hydrosodée sont déclives, ils prédominent aux membres inférieurs chez un malade qui marche, ils sont recherchés au niveau des lombes chez un patient alité)
  - inflammatoires ou non ? (les œdèmes inflammatoires sont tendus, chauds, douloureux, érythémateux et ne prennent pas le godet)
  - association à un épanchement des séreuses ? (définissant alors une anasarque)
- Le myxœdème de l'hypothyroïdie n'est pas un véritable œdème, la peau étant pâle, sèche, cireuse.
- Les œdèmes localisés se distinguent des œdèmes généralisés par leur caractère parfois unilatéral ou asymétrique, une déclivité moins nette voire absente et l'existence éventuelle de signes d'inflammation ou d'insuffisance veineuse associée.
- L'ancienneté des œdèmes doit être recherchée. Les œdèmes qui évoluent depuis plusieurs mois ou années peuvent devenir durs et douloureux, avec des lésions cutanées cyanotiques de stase.

4. Œdèmes généralisés

- Ils apparaissent cliniquement lorsque la rétention hydrosodée est d'au moins 3 % du poids du corps. Ils siègent dans les tissus sous-cutanés, ils sont bilatéraux et symétriques, blancs, mous, prenant le godet, déclives. En position debout, ils sont situés au niveau des membres inférieurs, initialement au niveau des chevilles (ils effacent le sillon rétro-malléolaire). Chez les patients alités, ils sont localisés au niveau des lombes. Chez les patients jeunes, il n'est pas rare d'observer un œdème palpébral ou péri-orbitaire au lever.
- Les œdèmes généralisés résultent d'une rétention hydrosodée, conséquence d'une élimination de NaCl inférieure aux apports. Cette rétention résulte d'une réponse inadaptée du rein aux désordres physiologiques qui accompagnent les maladies responsables d'œdèmes généralisés (voir plus bas). Ainsi, le ionogramme urinaire des patients présentant des œdèmes généralisés, montre une diminution de la natriurèse (< 20 mmol/j). Les autres anomalies biologiques pouvant être observées en cas d'œdèmes généralisés sont une hémodilution (diminution de l'hématocrite et de la protidémie), et parfois une hyponatrémie en cas de rétention d'eau supérieure à la rétention de sel.
- **Ils peuvent être la conséquence de deux principaux mécanismes :**
  - Augmentation de la pression hydrostatique (**Tableau I**).
  - Baisse de la pression oncotique due à une hypoalbuminémie (**Tableau II**).
- Il existe d'autres étiologies dont les causes sont multifactorielles, aboutissant notamment à une hyperperméabilité capillaire (**Tableau III**).
- Chez les femmes jeunes, il existe une étiologie particulière d'œdèmes rythmés par les cycles menstruels, appelés œdèmes cycliques idiopathiques. Ils surviennent chez la femme entre la puberté et la ménopause. Ce sont des œdèmes d'apparition rapide, récidivants, survenant souvent en période prémenstruelle, présents le matin à la racine des cuisses, déclives le soir.

Tableau I. CAUSES DE RÉTENTION HYDROSODÉE PAR AUGMENTATION DE LA PRESSION HYDROSTATIQUE	
Pathologie	**Cause**
Insuffisance cardiaque globale	– Cardiopathie ischémique, hypertensive, valvulaire, obstructive ou dilatée
Insuffisance cardiaque droite	– Insuffisance respiratoire chronique – Cœur pulmonaire chronique – Pathologie valvulaire et shunt droit-gauche
Insuffisance rénale	– Insuffisance rénale aiguë – Insuffisance rénale chronique au stade pré-terminal

Tableau II. CAUSES DE RÉTENTION HYDROSODÉE PAR HYPOALBUMINÉMIE	
Néphropathie glomérulaire	– Syndrome néphrotique (primitif ou secondaire) – Syndrome néphritique
Entéropathie exsudative	– Maladie de Crohn, entérites – Lymphome non hodgkinien – Maladie de Waldmann (lymphangiectasies)
Insuffisance hépatocellulaire	– Cirrhose – Hépatite aiguë grave
Dénutrition	– Carence d'apport – Malabsorption

Tableau III. AUTRES CAUSES D'ŒDÈMES	
Pré-éclampsie	– HTA, protéinurie au 3e trimestre de grossesse
Médicaments	– Inhibiteurs calciques – Corticoïdes – Clonidine – Méthyldopa
Causes rares	– Syndrome de Clarkson (hyperperméabilité capillaire avec chocs hypovolémiques récidivants et immunoglobuline monoclonale) – Syndrome de Gleich (hyperperméabilité capillaire avec hyperéosinophilie et augmentation des IgM) – POEMS syndrome – Vascularites – Traitement par interleukine IL-2 recombinante
HTA : hypertension artérielle ; POEMS : polyneuropathy, organomegaly, endocrinopathy, monoclonal gammopathy, and skin changes.	

5. Œdèmes localisés

- Ils se distinguent habituellement des œdèmes généralisés par leur caractère unilatéral ou asymétrique. Typiquement, ils n'ont pas de caractère déclive et ne prennent pas le godet.
- **Deux présentations cliniques peuvent être distinguées :**

5.1. Œdèmes localisés non inflammatoires

5.1.1. *Obstacle au retour veineux*

- En premier lieu, il faut rechercher une thrombose veineuse profonde, surtout si le contexte est évocateur : alitement prolongé, intervention chirurgicale récente, cancer...
- Une insuffisance veineuse chronique primitive ou post-thrombotique doit également être évoquée devant un œdème chronique avec dermite ocre et présence de varices. L'insuffisance veineuse chronique est une pathologie fréquente chez les femmes, sa prévalence augmente avec l'âge.

5.1.2. *Lymphœdème*

- Il existe des formes primitives liées à une anomalie des vaisseaux lymphatiques (qui donnent plutôt des œdèmes bilatéraux) et des formes secondaires liées à une destruction ou une obstruction des vaisseaux lymphatiques. Ces derniers peuvent faire suite à une intervention chirurgicale (curage ganglionnaire) ou à de la radiothérapie, ou encore à un obstacle d'origine néoplasiques. Chez les patients ayant vécu en Chine, en Inde, en Asie du Sud-Est ou en Afrique, il faut aussi savoir évoquer une filariose lymphatique.

5.1.3. *Angioœdèmes*

- L'angioœdème est un œdème localisé, transitoire et non inflammatoire. Il régresse totalement entre les crises. En cas de localisation à la face, il est appelé « œdème de Quincke » sans que cela ne préjuge en rien de son étiologie.
- **On distingue :**
  - **L'angioœdème histaminique** associé à une urticaire, pouvant être :
    - **allergique** (20 % des cas) : il survient dans les minutes qui suivent un contact avec un allergène et est souvent associé aux signes de la réaction anaphylactique (urticaire, état de choc, bronchospasme, etc.). C'est une réaction qui implique les IgE spécifiques de l'allergène en question et les mastocytes et met en jeu le pronostic vital.
    - **secondaire aux AINS** (10 %) : il survient dans les heures qui suivent la prise des AINS ; il ne s'agit pas d'une réaction IgE médiée. L'angioœdème est isolé, souvent impressionnant mais la plupart du temps bénin.
    - **le plus souvent spontané** (70 %) : il est souvent associé à une urticaire et s'avère le plus souvent bénin. Il s'agit d'une dégranulation spontanée des mastocytes non IgE médiée.
  - **L'angioœdème bradykinique**, beaucoup plus rare, circonscrit, blanc, non prurigineux, touchant souvent le tube digestif (se traduisant alors par de violentes douleurs abdominales avec syndrome pseudo-occlusif et parfois ascite) et engageant le pronostic vital en cas d'œdème laryngé.

    Il peut être dû à :
    - **un déficit quantitatif ou fonctionnel en C1 inhibiteur** pouvant être :
      - héréditaire (90 % des cas), survenant en général chez l'enfant ou l'adolescent.
      - acquis, s'observant au cours des gammapathies monoclonales ou des hémopathies lymphoïdes. Il peut être secondaire à une production d'anticorps anti-C1 INH par la prolifération monoclonale ou à une consommation excessive du C1 INH par les cellules lymphoïdes.
    - **une diminution de la dégradation des kinines,** effet indésirable des inhibiteurs du système rénine-angiotensine-aldostérone (principalement les inhibiteurs de l'enzyme de conversion de l'angiotensine).

5.2. Œdèmes localisés inflammatoires

- La cause la plus fréquente est la dermohypodermite infectieuse (appelée communément érysipèle). Dans ce cas, il existe souvent une fièvre, un placard inflammatoire et une adénopathie locorégionale. Il faut savoir rechercher la porte d'entrée qui peut être une effraction cutanée (plaie spontanée, morsure, piqure d'insecte...) ou un intertrigo des orteils. Cette pathologie survient volontiers dans un contexte favorisant : diabète, insuffisance veineuse, neuropathie périphérique, alcoolisme chronique, corticothérapie, obésité morbide...

- Une fasciite nécrosante peut compliquer l'évolution d'une dermohypodermite. Elle se manifeste par un œdème rapidement progressif, extrêmement douloureux, avec à la palpation une crépitation sous-cutanée.

6. Examens complémentaires en cas d'œdèmes (Tableau IV)

Les examens complémentaires, comme toujours, seront guidés par le contexte clinique.

Tableau IV. EXAMENS COMPLÉMENTAIRES QUI PEUVENT ÊTRE ENVISAGÉS EN FONCTION DU TYPE D'ŒDÈMES ET DU CONTEXTE CLINIQUE

	Œdème généralisé	Œdème localisé non inflammatoire	Œdème localisé inflammatoire
Biologie	– Bilan rénal : créatininémie, urée, protéinurie, hématurie – Ionogramme urinaire – Protidémie, albuminémie, – Bilan hépatique complet électrophorèse des protides, TP, facteur V – Autres : TSH, béta HCG, clairance de l'α1 antitrypsine	– D-dimères – Si angiœdème suspecté : dosage pondéral et fonctionnel du C1Inh	– CRP – Bilan infectieux dont hémocultures
Imagerie	– Écho-doppler veineux des membres inférieurs – Échographie hépatique – Échographie cardiaque – Radiographie thoracique – Électrocardiogramme	– Écho-doppler veineux des membres inférieurs – Échographie abdomino-pelvienne – Scanner thoraco-abdomino-pelvien	– Échographie des parties molles

7. Traitement des œdèmes généralisés

- Le traitement des œdèmes sera dans la mesure du possible basé sur celui de leurs causes. Des mesures symptomatiques peuvent aussi être proposées.

7.1. Traitement symptomatique en cas de rétention hydrosodée

7.1.1. Restriction sodée

- Un régime désodé (apportant 2 à 4 g de NaCl par jour) doit être prescrit en première intention. En l'absence d'hyponatrémie il n'y a pas lieu de restreindre les apports hydriques.

7.1.2. Augmentation de l'élimination du sodium

- Les diurétiques agissant au niveau de la branche ascendante de l'anse de Henle ont l'effet natriurétique le plus puissant :
  - Le furosémide et le bumétanide sont utilisés à des doses d'autant plus importantes que la fonction rénale est altérée. La forme injectable permet d'obtenir une natriurèse plus importante lorsque les œdèmes sont majeurs, ou résistants aux diurétiques per os.

- Les diurétiques d'action distale ont un effet synergique avec les diurétiques de l'anse :
  - La spironolactone, de par son effet anti-aldostérone, limite le risque d'hypokaliémie induite par les diurétiques de l'anse, en ayant un effet synergique sur la natriurèse. Elle est contre-indiquée en cas d'insuffisance rénale en raison du risque d'hyperkaliémie.
  - L'amiloride a également un effet synergique avec les diurétiques de l'anse sur la natriurèse. Elle est contre-indiquée en cas d'insuffisance rénale en raison du risque d'hyperkaliémie.
  - Les thiazidiques du type hydrochlorothiazide ont un effet synergique sur la natriurèse, mais également sur la kaliurèse. L'association diurétique de l'anse – hydrochlorothiazide expose au risque d'hypokaliémie, mais elle peut s'avérer très efficace pour négativer la balance sodée, particulièrement chez les insuffisants cardiaques traités au long cours par diurétiques de l'anse.

7.2. Traitement étiologique

- Traitement d'une insuffisance cardiaque, rénale ou hépatique.
- Perfusions d'albumine dans certains cas (cirrhose, entéropathie exsudative...) associées au traitement de la cause.
- Bas de contention en cas d'insuffisance veineuse et/ou lymphatique.
- Antibiothérapie en cas de dermohypodermite (et intervention chirurgicale en cas de fasciite nécrosante).
- Anti-histaminiques, corticoïdes ou adrénaline (selon la gravité) en cas d'angio-œdème histaminique, traitements spécifiques par C1 inhibiteur purifié ou antagoniste des récepteurs de la bradykinine en cas d'angioœdème bradykinique.

Références

1. Bouillet L. Œdèmes : orientation diagnostique. *La revue du praticien,* 2011.
2. Colombe B. Œdèmes des membres inférieurs. *La revue du praticien,* 2012.

POINTS CLÉS : ŒDÈMES DES MEMBRES INFÉRIEURS LOCALISÉS OU GÉNÉRALISÉS

1. Définitions

Accumulation anormale de liquide dans les tissus. Cela se manifeste par une accumulation visible ou palpable de fluide dans le tissu interstitiel. L'anasarque est l'association d'œdèmes généralisés et d'épanchements des cavités séreuses.

2. Physiopathologie des œdèmes

Il existe 4 principaux mécanismes qui peuvent s'associer :

- augmentation de la pression hydrostatique (insuffisance cardiaque, insuffisance rénale sévère)
- diminution de la pression oncotique (insuffisance hépato-cellulaire, dénutrition, syndrome néphrotique)
- augmentation de la perméabilité capillaire (allergie, angioœdèmes)
- diminution de la résorption lymphatique (néoplasie, insuffisance cardiaque)

3. Étiologies

On distingue 3 types de situation :

- Les œdèmes généralisés par rétention hydrosodée dont les principales causes sont les insuffisances cardiaques globales ou droites, hépatocellulaires, ou rénales, les fuites protéiques d'origine rénale (syndrome néphrotique) ou digestive (entéropathie exsudative), les états de dénutrition et/ou syndrome carentiels et enfin les causes médicamenteuses.
- Les œdèmes localisés :
  - non inflammatoires, en rapport avec des pathologies veineuses (aiguës ou chroniques), des pathologies lymphatiques ou des angioœdèmes.
  - inflammatoires, notamment les dermohypodermites infectieuses (érysipèle).

4. Traitement des œdèmes généralisés par rétention hydrosodée

L'ensemble des mesures symptomatiques vise à induire un bilan sodé négatif, par le biais de la restriction des apports de NaCl et de l'augmentation de son élimination.

- Régime désodé (associé à une restriction hydrique en cas d'hyponatrémie).
- Augmenter l'élimination du sodium avec des diurétiques (furosémide ++).
- Traitement étiologique quand cela est possible : correction d'une hypoalbuminémie, amélioration de la fonction ventriculaire gauche, etc.

L'efficacité du traitement anti-œdémateux sera évaluée par le suivi du poids (+++) et de la pression artérielle. On évaluera aussi le volume des œdèmes et, si nécessaire, la natriurèse. On surveillera également l'absence d'apparition d'une insuffisance rénale fonctionnelle et/ou de troubles ioniques (kaliémie, natrémie) induits par le traitement diurétique.

+++ LE COUP DE POUCE DE L'ENSEIGNANT

1. Œdème généralisé signifie rétention hydrosodée : donc supprimer les apports de sel !
2. Pesez vos malades ! Devant un patient présentant des œdèmes généralisés, il est impensable de ne pas disposer d'une mesure du **poids**, c'est le principal critère sur lequel on s'appuiera pour évaluer la réponse au traitement diurétique !
3. Devant un patient recevant des diurétiques de l'anse pour des œdèmes généralisés mais ne perdant pas de poids, aidez-vous d'un ionogramme urinaire :
   - La natriurèse reste basse (le rapport Na/K est inférieur à 1) : le traitement est inefficace, il faut l'adapter (associer un diurétique d'action distale par exemple).
   - La natriurèse est rétablie : si le patient perd du sel sans perdre de poids, c'est qu'il reçoit le sel qu'il perd (soit par son alimentation, soit avec les traitements qu'il reçoit par ailleurs...).

Chapitre 29

Splénomégalie : Orientation diagnostique

OBJECTIFS PÉDAGOGIQUES NATIONAUX

➔ Devant une splénomégalie, argumenter les principales hypothèses diagnostiques et justifier les examens complémentaires pertinents.

MOTS CLÉS : Splénomégalie ; Infection ; Lymphome ; Syndrome myéloprolifératif ; Hypertension portale.

L'existence d'une splénomégalie est un élément important dans le diagnostic étiologique de nombreuses affections. La palpation de l'abdomen à la recherche d'une splénomégalie doit être systématique dans tout examen clinique.

1. Diagnostic

- La splénomégalie est définie par une rate palpable à l'examen clinique. Une rate de taille normale n'est pas palpable. Elle est confirmée par l'imagerie en cas de doute clinique (chez le sujet obèse par exemple).
- L'examen clinique d'un patient en décubitus dorsal recherche par une palpation douce une masse de l'hypocondre gauche s'abaissant lors de l'inspiration profonde. La palpation en décubitus latéral droit, le bras gauche du malade surélevé et les doigts de l'examinateur en crochet sous le rebord costal facilitent l'examen, notamment quand la splénomégalie est modérée. Cette masse est mate à la percussion.
- Quand la splénomégalie est volumineuse, le pôle inférieur peut atteindre la fosse iliaque gauche et dépasser l'ombilic ; la palpation doit donc débuter en fosse iliaque gauche et remonter progressivement à la recherche du pôle inférieur de la rate. La taille de la rate peut être évaluée à l'examen clinique, le bord supérieur par la matité, le bord inférieur par la palpation, comme pour le foie. Dans les splénomégalies volumineuses, un schéma de la taille de la rate avec des mesures sous xiphoïdiennes et sous costales sur la ligne médio-claviculaire est utile à la surveillance de l'évolution, quelle que soit la pathologie, ainsi qu'à l'évaluation de l'efficacité des traitements.

2. Diagnostic différentiel

- Les autres causes de masse pouvant atteindre l'hypocondre gauche sont :
  - une tumeur de l'estomac, du pancréas, du colon gauche, mais elles ne sont pas mobiles à l'inspiration,
  - une tumeur du lobe gauche du foie, mais elles s'étendent rarement sur l'ensemble de l'hypochondre gauche
  - une tumeur du rein mais il existe un contact lombaire.

3. Circonstances de découverte

- La splénomégalie est découverte le plus souvent de façon fortuite ou lors d'un examen clinique systématique dans un contexte de fièvre, d'altération de l'état général, de bilan d'une hémopathie, d'une hépatopathie ou d'une maladie de surcharge.
- Elle est recherchée devant une pancytopénie modérée dans le cadre d'un **hypersplénisme**, à l'origine d'une anémie normocytaire, d'une thrombopénie (mais avec des plaquettes le plus souvent supérieures à 50 000/mm^3), et d'une leuco-neutropénie (polynucléaires neutrophiles entre 1 400 et 7 700/mm^3).
- La splénomégalie est habituellement indolore, en dehors de l'infarctus splénique, de la séquestration splénique (drépanocytose) ou de l'exceptionnelle rupture splénique. Quand la rate est très volumineuse notamment au cours des hémopathies (lymphomes non hodgkiniens, syndromes myéloprolifératifs…), elle peut entraîner une pesanteur abdominale, des nausées, une constipation.

4. Examens complémentaires

4.1. L'échographie doppler abdominale

- **L'échographie doppler abdominale** permet de préciser la taille de la splénomégalie et de rechercher des anomalies associées (hépatomégalie et signes d'hypertension portale, adénopathies…). Une rate normale n'excède pas 200 grammes. Ses dimensions en échographie ne dépassent pas 12 cm en longueur ; 4 à 8 cm en épaisseur ; 6 à 12 cm en largeur. Le doppler permet de préciser le flux portal, à la recherche d'une hypertension portale.

4.2. La tomodensitométrie (TDM)

- **La tomodensitométrie** (TDM) confirme la splénomégalie **(Figure 1)**, permet d'analyser sa structure, sa vascularisa-tion et celle des organes de voisinage. Elle est plus adaptée que l'échographie à la détection des adénopathies profondes.

Figure 1. Splénomégalie avec infarctus spléniques (flèches) dans le cadre d'un lymphome non hodgkinien

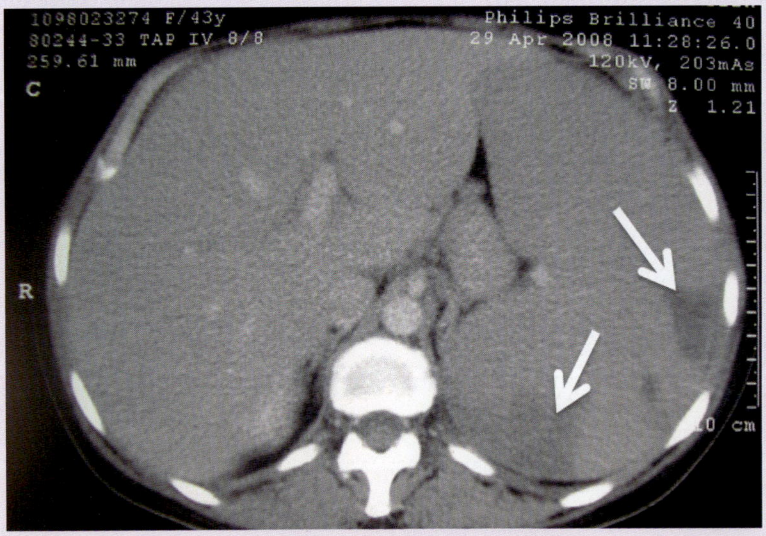

4.3. L'imagerie par résonance magnétique (IRM)

- **L'imagerie par résonance magnétique** (IRM) avec injection de gadolinium peut apporter des éléments diagnostiques sur des lésions focales de la rate.

4.4. La tomographie avec émission de positons couplée au scanner (TEP scan au 18 FDG)

- **La tomographie avec émission de positons couplée au scanner** (**TEP scan au 18 FDG**) peut témoigner d'un processus inflammatoire ou tumoral. L'évaluation de l'intensité de fixation par la mesure de la valeur de fixation normalisée : standardized uptake value (SUV), peut orienter vers une pathologie plutôt qu'une autre (SUV élevée dans les lymphomes de haut grade…).

5. Étiologies

- Les principales causes de splénomégalie sont les infections, les hémolyses chroniques, les hémopathies malignes, l'hypertension portale et plus rarement les maladies systémiques, les maladies de surcharge et les tumeurs primitives de la rate (**Tableau I**).

Tableau I. ÉTIOLOGIES DES SPLÉNOMÉGALIES
Infections
• **bactériennes** : septicémies ; endocardites ; fièvre typhoïde ; brucellose ; tuberculose ; rickettsioses ; syphilis secondaire • **virales** : mononucléose infectieuse (EBV) ; hépatites virales ; VIH ; CMV • **parasitaires** : paludisme ; leishmaniose viscérale ; bilharziose invasive ; kyste hydatique ; toxoplasmose ; larva migrans ; distomatose • **mycoses** : candidoses hépatospléniques
Hémopathies
• **malignes** : – maladie de Hodgkin et lymphomes non hodgkiniens – hémopathies lymphoïdes chroniques : leucémie lymphoïde chronique, leucémie à tricholeucocytes ; magroglobulinémie de Waldenström – leucémies aiguës myéloblastiques et lymphoblastiques – syndromes myéloprolifératifs (maladie de Vaquez, leucémie myéloïde chronique, myélofibrose primitive, thrombocytémie essentielle) – leucémie myélo-monocytaire chronique • **bénignes** : – toutes les hémolyses chroniques
Hypertension portale
• **origine intra-hépatique** : – cirrhose (éthylique, virale, cirrhose biliaire primitive…) • **origine sus-hépatique** : – thrombose des veines sus-hépatiques (syndrome de Budd-Chiari) • **origine sous-hépatique** : – thrombose portale
Maladies systémiques
• polyarthrite rhumatoïde (avec neutropénie : syndrome de Felty) • sarcoïdose • lupus systémique • maladie de Still • fièvre méditerranéenne familiale
Maladies de surcharge
• **maladies lysosomales** : maladie de Gaucher, maladie de Niemann-Pick
Tumeurs solides
• **bénignes** : – kyste épidermoïde, hémangiome, lymphangiome • **malignes** : – primitives (angiosarcome, fibrosarcome) – secondaires (métastases spléniques rares)

5.1. Les infections

Les infections responsables de splénomégalie peuvent être bactériennes, virales, fongiques ou parasitaires. Les splénomégalies sont inconstantes et de taille modérée. La fièvre est habituelle.

5.1.1. *Infections bactériennes*

- **L'endocardite infectieuse**, évoquée devant la présence d'un souffle cardiaque et souvent associée à une hyperleucocytose et à un syndrome inflammatoire important.
- **La fièvre typhoïde** et plus rarement **la brucellose, la tuberculose** (en particulier dans les formes miliaires disséminées avec atteinte hépatique ganglionnaire, médullaire) ; à noter que lors de ces infections, l'hyperleucocytose est absente.

5.1.2. *Infections virales*

- **Les virus Epstein Barr (EBV), cytomégalovirus (CMV)** ainsi que ceux des **hépatites virales** sont des pourvoyeurs fréquents de splénomégalie. Ces infections seront évoquées devant une cytolyse hépatique et un syndrome mononucléosique. D'exceptionnelles ruptures de rate sont décrites au cours des infections à EBV ou CMV.

5.1.3. *Les infections parasitaires*

- **Les leishmanioses viscérales** sont à l'origine d'une splénomégalie s'accompagnant d'une fièvre prolongée, d'une pancytopénie et d'une hypergammaglobulinémie polyclonale.
- **Le paludisme** est rarement responsable d'une splénomégalie dans les formes d'importation. Dans des zones fortement impaludées, on peut observer un tableau très particulier de « splénomégalie paludéenne hyperactive » ou splénomégalie tropicale. La splénomégalie, souvent très marquée, s'accompagne alors d'une altération de l'état général, d'anomalies du bilan hépatique et d'une augmentation polyclonale des IgM.

5.2. Les maladies systémiques

- **Les maladies systémiques** peuvent être à l'origine d'une splénomégalie cependant rarement volumineuse ou au premier plan du tableau clinique (maladie de Still, lupus systémique, sarcoïdose...). La polyarthrite rhumatoïde peut s'associer à une splénomégalie significative et à une neutropénie dans le cadre du syndrome de Felty. La survenue d'une splénomégalie au cours d'un syndrome de Sjögren doit faire craindre la survenue d'un lymphome non hodgkinien.

5.3. L'hypertension portale

- Toute cause d'hypertension portale peut être responsable d'une splénomégalie et donc d'un hypersplénisme. D'autres signes cliniques sont le plus souvent présents : hépatomégalie, ascite, circulation veineuse collatérale, ictère.
- Les cirrhoses sont principalement en cause, quelle que soit leur origine : alcoolique, virale, autoimmune, maladie de surcharge ou métabolique.
- Les thromboses de la veine porte, et les thromboses des veines sus-hépatiques (syndrome de Budd-Chiari) peuvent également être responsables d'hypertension portale et donc de splénomégalie.

5.4. Les hémopathies

5.4.1. *Les hémopathies malignes*

- La plupart des hémopathies malignes peuvent être à l'origine d'une splénomégalie. Les syndromes myéloprolifératifs (polyglobulie, splénomégalie myéloïde, leucémie myéloïde chronique, thrombocytémie essentielle) et les hémopathies lymphoïdes (lymphomes hodgkiniens ou non hodgkiniens, macroglobulinémie de Waldenström...) en sont les plus grands pourvoyeurs. La splénomégalie peut être la seule atteinte de certaines hémopathies lymphoïdes (lymphomes spléniques).

- En revanche la splénomégalie est absente au cours du myélome et des syndromes myélodysplasiques en dehors de la leucémie myélomonocytaire chronique.

5.4.2. Les hémolyses chroniques

L'hémolyse intra-tissulaire est prépondérante à l'état normal (85 %), elle est assurée par les macrophages de la moelle, de la rate et du foie. Au cours des pathologies hémolytiques, les hématies altérées sont phagocytés préférentiellement par les macrophages de la rate entraînant une splénomégalie. L'hémolyse se traduit de plus par une anémie régénérative (réticulocytes > 150 000/mm^3), une baisse de l'haptoglobine, une augmentation de la bilirubine libre et des LDH.

5.4.2.1 Les hémolyses peuvent être constitutionnelles

- **Les hémoglobinopathies (thalassémie, drépanocytose)**
  - Au cours de la drépanocytose, la splénomégalie est possible chez l'enfant, et peut être aiguë et douloureuse au cours de la séquestration splénique. Par la suite les infarctus spléniques entraînent une asplénie fonctionnelle, suspectée sur la présence de corps de Jolly et exposant au risque d'infection à germes encapsulés, en particulier à pneumocoque.
  - L'hémolyse chronique entraîne une splénomégalie dans les thalassémies majeures et intermédiaires.
- **Les maladies de la membrane érythrocytaire** sont dominées par la sphérocytose héréditaire ou maladie de Minkowski-Chauffard.
- **Le déficit en glucose 6 phosphate déshydrogénase (G6PD)** est la principale enzymopathie. Les poussées d'hémolyse sont déclenchées notamment par des prises médicamenteuses ou par l'ingestion de fèves.

5.4.2.2. Les hémolyses peuvent être acquises en particulier les anémies hémolytiques auto-immunes, caractérisées par la présence d'autoanticorps anti-érythrocytes détectés par le test direct à l'antiglobuline (test de Coombs direct).

5.5. Le syndrome d'activation macrophagique (SAM)

- **Cette entité clinico-biologique associe :**
  - fièvre
  - organomégalie : splénomégalie, hépatomégalie, adénomégalie
  - et sur le plan biologique :
    - pancytopénie
    - augmentation des LDH
    - hyperferritinémie
    - hypertriglycéridémie
    - cytolyse hépatique
- Le myélogramme peut mettre en évidence des macrophages phagocytant des éléments cellulaires sanguins ou des précurseurs hématopoïétiques.
- Le SAM est une complication à des degrés variables d'un déficit immunitaire congénital ou acquis, d'une hémopathie maligne (lymphome) ou d'une infection virale (Epstein-Barr virus (EBV), virus de l'immunodéficience humaine (VIH), cytomégalovirus (CMV)) plus souvent que bactérienne.

5.6. Les maladies de surcharge

Les maladies lysosomales génétiques par déficit enzymatique sont principalement en cause mais restent exceptionnelles : maladie de Gaucher (prévalence 1/100 000) et maladie de Niemann Pick (prévalence 1/200 000).

5.7. Les tumeurs primitives de la rate

- Les lymphomes non hodgkiniens peuvent être purement spléniques.
- Les autres tumeurs primitives peuvent être bénignes (kystes, hémangiomes...) ou malignes (sarcomes). Il s'agit de causes vraiment très rares de splénomégalie.

6. Quelle démarche diagnostique ? Quels examens complémentaires demander ?

- Un interrogatoire, un examen clinique complet et des examens complémentaires simples peuvent le plus souvent orienter le diagnostic : hémogramme et frottis sanguin avec quantification des réticulocytes, hémocultures, vitesse de sédimentation, C réactive protéine (CRP), transaminases, électrophorèse des protides sériques, échographie abdominale.
- Des examens supplémentaires seront demandés si nécessaire, **en fonction du contexte, des données de l'examen clinique et des premiers résultats (Tableau II)**.
- Quelquefois la splénomégalie est isolée, ne s'accompagne d'aucune altération de l'état général ou d'anomalies biologiques et est de taille moyenne. Dans ce cas, seule une surveillance régulière s'impose. La place des ponctions ou biopsies de rate est très réduite car elles comportent un risque hémorragique important.
- Lorsque la splénomégalie est volumineuse et symptomatique et qu'aucun diagnostic n'a pu être établi, la splénectomie peut être un geste diagnostique voire thérapeutique (dans les lymphomes spléniques). Avant d'envisager une splénectomie, la mise à jour des vaccins selon les recommandations du calendrier vaccinal, associée à une vaccination anti-pneumococcique (Prevenar 13® puis Pneumo 23® deux mois plus tard) est indispensable. De la même façon, la vaccination contre le méningocoque (ACYW135 conjugué) et contre l'*Haemophilus* (ActHib®) est recommandée. Cette vaccination est associée après le geste chirurgical à une antibioprophylaxie (pénicilline V : Oracilline® 2 millions d'unités par jour) pendant 2 ans, étant donné le risque d'infection invasive à germes encapsulés, en particulier à pneumocoque.

Tableau II. DÉMARCHE DIAGNOSTIQUE DEVANT UNE SPLÉNOMÉGALIE
1- En cas de doute clinique, confirmer l'impression clinique par une échographie
2- Rechercher des arguments pour une pathologie infectieuse :
• Fièvre • Porte d'entrée infectieuse • Séjour en zone tropicale • Souffle cardiaque • Diarrhée • Hémogramme à la recherche d'une hyperleucocytose à PNN, neutropénie • Hémocultures, sérologies virales, salmonelloses, leishmanioses... • Échographie cardiaque
3- Rechercher des signes d'hépatopathie, d'hypertension portale :
• Clinique : circulation veineuse abdominale collatérale, ascite, ictère... • Biologique : cytolyse, bloc βγ sur l'électrophorèse des protides, baisse du TP, du facteur V, hypoalbuminémie... • Échographique
4- Rechercher une hémopathie maligne surtout s'il existe des adénopathies superficielles ou profondes (ces dernières sont vues sur la tomodensitométrie), des anomalies de l'hémogramme ou une augmentation des LDH :
• Phénotypage lymphocytaire • Électrophorèse de protides et immunofixation • Myélogramme, biopsie ostéomédullaire • Mutation bcr-abl ou Jak2...
5- Existe-t-il :
• Une hémolyse ? – Électrophorèse de l'hémoglobine, test de Coombs • Une polyarthrite rhumatoïde orientant vers un syndrome de Felty ? – Facteur rhumatoïde, anti-peptides citrullinés (Ac anti-CCP) • Un contexte familial, un début des troubles dans l'enfance, orientant vers une maladie lysosomale : – Dosages enzymatiques : bêta-glucocérébrosidase en cas de suspicion de maladie de Gaucher...
6- Si la splénomégalie reste isolée et inexpliquée, on évoquera une tumeur primitive de la rate, un lymphome splénique notamment :
• Phénotypage lymphocytaire, biopsie médullaire, biopsie hépatique, IRM, TEP-scanner • Voire splénectomie si le bilan reste négatif et que la situation clinique ou biologique se dégrade
IRM : imagerie par résonance magnétique ; LDH : lacticodehydrogénase ; PNN : polynucléaire neutrophile ; TEP : tomographie à émission de positons ; TP : taux de prothrombine.

Références

1. Sémiologie Médicale. Loïc Guillevin. Lavoisier. 2004.

POINTS CLÉS : SPLÉNOMÉGALIE

1. Un diagnostic clinique
   Confirmation éventuelle par l'échographie
2. Une recherche étiologique
   - Les principales causes :
     - Les infections bactériennes, virales,...
     - Les hémopathies malignes : lymphomes, syndromes myéloprolifératifs...
     - Les hémolyses chroniques
     - L'hypertension portale
   - Les causes plus rares :
     - Les maladies systémiques
     - Les maladies de surcharge
     - Les tumeurs primitives de la rate
3. Orientation en fonction du contexte clinique et biologique
4. Le diagnostic est souvent fait de façon indirecte : prélèvements bactériologiques, phénotypage lymphocytaire, biopsie médullaire ou hépatique...
5. La tomodensitométrie abdominale précise la taille et la structure de la rate, objective des signes d'hypertension portale, des adénopathies et oriente donc le diagnostic quand le contexte clinique et les données paracliniques simples ne suffisent pas.
6. La splénectomie est parfois nécessaire à visée diagnostique et parfois thérapeutique
   Elle doit être précédée d'une vaccination anti-pneumococcique et associée à une antibiothérapie prophylactique pendant 2 ans par pénicilline V.

+++ LE COUP DE POUCE DE L'ENSEIGNANT

1. Les « très grosses rates » sont soit des lymphomes soit des syndromes myéloprolifératifs.
2. Les splénomégalies secondaires à une hypertension portale sont de taille modérée et s'accompagnent d'autres signes d'hypertension portale et d'hépatopathie.
3. L'hypersplénisme est responsable d'une pancytopénie modérée.
   Une thrombopénie < 40 000/mm^3 doit faire rechercher une autre cause.
4. **Ne pas oublier la prophylaxie anti-pneumococcique (vaccination et antibioprophylaxie) entourant une splénectomie.**